广西科学技术出版社

广西中药资源大典

GUANGXI ZHONGYAO ZIYUAN DADIAN

广西中药资源普查专家委员会 编著

缪剑华 余丽莹 刘演 总主编

○ 资源卷

邹春玉 黄俞淞 林春蕊 刘演 主编

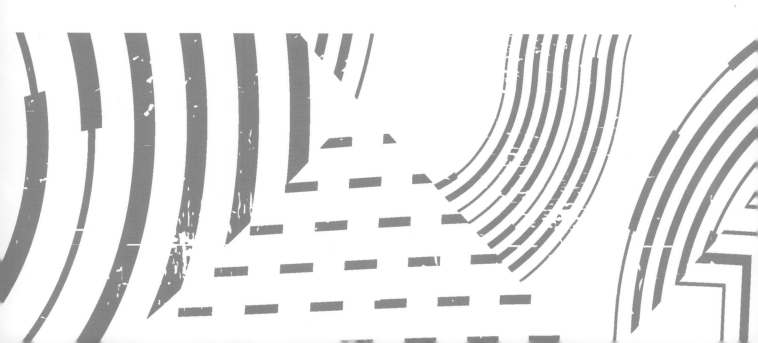

图书在版编目（CIP）数据

广西中药资源大典.资源卷/广西中药资源普查专家委员会编著. —南宁：广西科学技术出版社，2021.1
ISBN 978-7-5551-1211-2

Ⅰ.①广…　Ⅱ.①广…　Ⅲ.①中药资源—中药志—资源县　Ⅳ.①R281.467

中国版本图书馆CIP数据核字（2019）第180797号

广西中药资源大典·资源卷

广西中药资源普查专家委员会　编著

责任编辑：黎志海　张　珂　　　　　　封面设计：李寒林
责任印制：韦文印　　　　　　　　　　责任校对：黎　桦

出 版 人：卢培钊
出版发行：广西科学技术出版社　　　　地　　址：广西南宁市东葛路66号
邮政编码：530023　　　　　　　　　　网　　址：http://www.gxkjs.com

经　　销：全国各地新华书店
印　　刷：广西民族印刷包装集团有限公司
地　　址：南宁市高新区高新三路1号　　邮政编码：530007

开　　本：890 mm×1240 mm　1/16
字　　数：740千字　　　　　　　　　　印　　张：31.25
版　　次：2021年1月第1版　　　　　　印　　次：2021年1月第1次印刷
书　　号：ISBN 978-7-5551-1211-2
定　　价：248.00元

《广西中药资源大典》编委会

总主编

缪剑华　余丽莹　刘　演

学术委员会

主 任 委 员：黄璐琦　肖培根
副主任委员：段金廒　赵润怀　缪剑华　朱　华
　　　　　　李　锋　余丽莹
委　　员（按姓氏笔画排序）：
　　　　　　韦松基　韦家福　邓家刚　刘　演
　　　　　　李　力　李　彤　范航清　林　江
　　　　　　周　放　冼寒梅　莫运明　黄荣韶
　　　　　　黄瑞松　梁士楚　梁学金　童万平
　　　　　　温远光　赖茂祥　滕红丽　潘红平

凡 例

一、《广西中药资源大典》是第四次全国中药资源普查广西普查成果著作，分为综合卷、县卷、专题卷和山脉卷。

二、综合卷为广西中药资源普查的总体情况总结分析及规划。

三、县卷按县（区、市）行政区划划分，共108卷；专题卷为广西新增普查的壮药卷、瑶药卷、海洋药卷，共3卷；山脉卷为十万大山卷、大明山卷、九万山卷、大瑶山卷、岑王老山卷，共5卷。

四、县卷总论内容为各县（区、市）自然地理概况、自然资源概况、药用资源多样性、药用资源应用、药用资源保护与管理等。

五、县卷各论中的植物药各科的排列，蕨类植物按秦仁昌1978年系统编排，裸子植物按郑万钧、傅立国1977年《中国植物志》系统编排，被子植物按哈钦松1926年、1934年系统编排。

六、县卷各论中药材条目内容包括药材名、基原、别名、形态特征、分布、性能主治、采收加工、附注等，依次著述，资料不全者项目从略，并附有药材基原植物的彩色照片。

1. 药材名为药用部位的名称，优先选择《中国药典》收载药物的药材名称，如无收载则依次参考《中华本草》《广西中药志》等权威本草著作及地方药志收录的药材名称。

2. 基原为该药材的原植物学名，附拉丁名，并注明药用部位。学名首选《中国药典》收载的学名，其次参考《中国植物志》中文版和英文版（FOC）。

3. 形态特征描述基原植物的主要特征。

4. 性能主治描述该药材的性味、作用及主治功能，参考《中国药典》《中华本草》《广西中药志》等权威典籍、本草著作、药志、标准等。

5. 采收加工主要描述该药材的采收时间、季节以及初加工的方法。

6. 附注根据资料整理情况而定，可以是标准收录情况、药材流通、民间使用及利用情况等。

7. 基原植物的彩色照片包含植株、花、果实、种子和药用部位等。

七、县卷总名录包括药用植物名录、药用动物名录、药用矿物名录。药用植物名录，按照门、科、属、种进行排序，种的内容包括中文名、别名、学名、凭证标本、功效、功效来源等。名录以第四次全国中药资源普查的结果为基础，同时通过搜索国家标本平台

（NSII）和中国数字植物标本馆（CVH）中收载的全国各标本馆的馆藏标本，筛选分布地在县域内的凭证标本进行比对和补充。

1. 一般植物不写药材名。

2. 学名按照《中国药典》、地方标准、《中国植物志》、FOC的优先顺序进行排列。如FOC有修订，且确为行业热议的类群或物种，如苦苣苔科、新发表的物种按照旧的分类方法进行排序。

3. 凭证标本格式为采集人、采集号和馆藏标本馆缩写。

4. 功效记录用药部位及其作用特征。

八、药用动物名录，属于广西新增普查范围涉及的县域的，则以第四次全国中药资源普查结果为准，如不涉及则整理第三次全国中药资源普查的结果。按门、纲、目、种进行排序，内容包括中文名、学名、功效来源。

九、药用矿物名录，内容包括药材名（按拼音首字母排序）、主含成分、功效、功效来源等。

十、通用参考书籍未列入参考文献，通用参考书籍为《中国药典》（2020年版）、《中华本草》、《广西中药志》、《中国植物志》中文版和英文版。参考文献格式按照《信息与文献　参考文献著录规则》（GB/T 7714—2015）的要求著录。

前　言

　　中药资源是中药产业和中医药事业发展的重要物质基础，也是关系国计民生的战略资源。20世纪60年代、70年代、80年代，我国先后开展了3次全国性的中药资源普查。除矿物药外，中药资源作为可再生性资源，具有周期长、分布地域广、动态性强的特点，易受人为因素及自然力的影响，蕴藏量易发生变化，为此，国家中医药管理局于2011年组织开展第四次全国中药资源普查，旨在通过新一轮的普查来摸清中药资源的家底，形成中药资源调查、研究、监测和服务体系。

　　中医药的传承与发展全靠丰富的中药资源支撑。广西地跨北热带、南亚热带和中亚热带，地形地貌复杂，水热条件优越，土壤类型多样，为各类生物的生存繁衍提供了有利的因素，孕育了丰富的中药资源，中药产业发展潜力巨大。根据第三次全国中药资源普查结果统计，广西中药物种已记载有4623种，其中药用植物4064种，中药物种不仅数量位居我国第二，而且道地药材也十分丰富，民族特色突出鲜明。广西2012年启动第四次中药资源普查，先后分6批对全区108个县（市、区）组织开展了普查，并在对普查成果全面总结的基础上，组织编写《中国中药资源大典》系列重要著作《中国中药资源大典·广西卷》，同时，还组织编写《广西中药资源大典》县域卷。

　　资源县是广西启动中药资源普查的第二批县域，自2014年实施至2018年通过国家验收，在历时4年时间里完成了全县中药资源文献整理、药用物种种类调查、重点物种资源量调查、栽培药用植物调查、药材市场流通及传统知识调查、中药发展规划编制、数据汇总上传、标本提交等工作。资源县中药资源调查取得了丰硕成果，记载到中药资源2125种，药用资源总数比第三次中药资源普查增加1234种，全面摸清了资源县中药资源的家底，在此基础上，资源县中药资源普查队组织编写了《广西中药资源大典·资源卷》（以下简称《资源卷》）。

　　《资源卷》包含总论、各论与总名录三部分。总论介绍资源县的自然地理、人文资源、社会经济、药用资源等情况；各论收录314种区域内重要的药用植物的药材名、基原、形态特征、分布、性能主治及采收加工等，并附有彩色照片；总名录共收录资源县中药资源2124种，其中药用植物1842种、药用动物271种、药用矿物11种。《资源卷》是一部首次全面反映资源县中药资源现状的专著，可作为了解资源中药资源的工具书。《资源卷》的编研出版，对于推广中药资源普查成果，传承和发展民族医药传统文化，深入开展中药资源研究、保护与利用，服务本地区中药产业高质量发展具重要意义。

资源县中药资源普查工作的开展以及《资源卷》的编写，是在国家中医药管理局、广西壮族自治区中医药管理局立项资助下，由广西壮族自治区中国科学院广西植物研究所组织，资源县卫生健康局、资源县中医院等单位共同完成的，并得到了中国科学院植物研究所、中国科学院华南植物园、中国科学院昆明植物研究所、上海辰山植物园、广西大学、广西师范大学、广西药用植物园、广西中医药研究院、广西猫儿山国家级自然保护区管理处、广西银竹老山资源冷杉国家级自然保护区管理处、八角寨国家森林公园、资源县林业局等单位及人员的大力支持，在此谨致以衷心的感谢！在野外考察和编研资料整理过程中，还得到国家自然科学基金项目（31560088、41661012）、广西植物功能物质与资源持续利用重点实验室项目（ZRJJ2015-6）和桂林市科技重大专项项目（20180102-4）等的资助。

中药资源涉及种类多，内容广泛，鉴于编者的知识水平有限，书中错误和遗漏之处在所难免，敬请读者批评指正。

编著者

2020年12月

目　录

总名录

总 论

第一章　自然地理概况

一、地理位置

资源县位于广西壮族自治区东北部，地处越城岭山脉腹地，金紫山和银竹老山的东南侧，东经110°13′～110°54′，北纬25°48′～26°16′，东西直线距离65.5 km，南北直线距离63.4 km。东面毗邻全州县、南面毗邻兴安县、西南毗邻龙胜各族自治县，西面与湖南省城步苗族自治县、新宁县交界。全县总面积1941.01 km²，广西猫儿山国家级自然保护区在县内面积60.37 km²，银竹老山资源冷杉国家级自然保护区面积21.29 km²。全县辖中峰镇、资源镇、梅溪镇、瓜里乡、车田苗族乡、两水苗族乡、河口瑶族乡等7个乡（镇）。

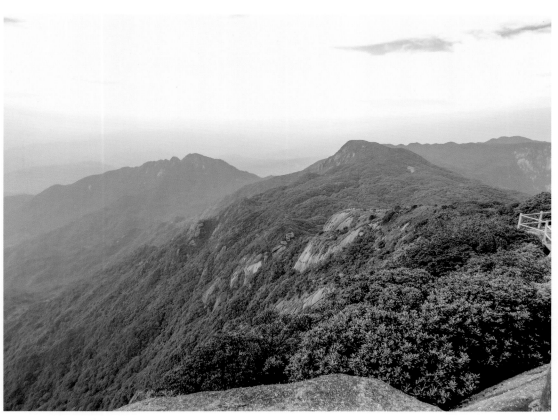

猫儿山自然景观

二、地质地貌

　　资源县的地层从元古界板溪群到古生界奥陶系保存比较完整，中泥盆统、白垩系和第四系仅在资江和浔江河谷局部有分布，其他各系缺失。境内的地质构造从东到西可以划分为越城岭凸起、资—新断陷带、猫儿山凸起、白垌向斜4个构造。与地质构造密切相关的地貌类型也复杂多样，主要有中高山地形，分布于越城岭、猫儿山、金紫山山脉；低山、河谷地形，分布于资江流域河谷地区；低山峡谷地形，分布于浔江流域；丹霞地形，分布于资源县城以北直到湖南省新宁县窑市山，沿资江两岸的狭长地带内。南部有华南第一高峰猫儿山，海拔2141.5 m，北部最低海拔308.5 m，相对高差为1833 m。

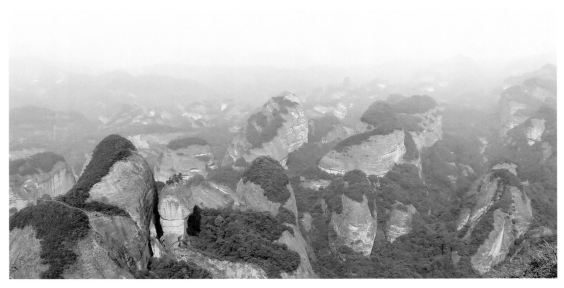

八角寨丹霞地貌

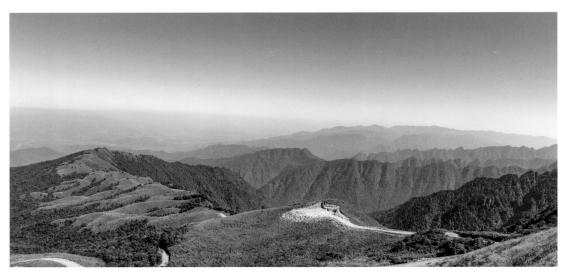

银竹老山山顶草甸灌丛景观

三、气候

1. 区域气候特征

资源县属中亚热带季风湿润气候区，因地形地势关系，具有明显的山地立体气候特征，是广西气温最低，光热最少，雨量较多，湿度最大，霜期、雪期、冰期最早、最长的县份之一。

县域内东、西部气候亦有差异。属资江流域的东半部，因地形开口向东北，易受大陆性气流的袭击，四季温差大；属浔江流域的西半部，因地势向西南倾斜，多受西南暖气团的影响，四季气温变化较小，所以东、西部气候表现出较明显的水平差异。年平均气温东部较西部略低。东部的梅溪乡海拔400 m地区，其气温与西部车田苗族乡海拔450 m地区、两水苗族乡海拔500 m地区、河口瑶族乡550 m地区的气温相当。

县域内东、西部气候虽有差异，但气温均随海拔升高而降低；降水量、云雾、空气湿度则随海拔升高而增加，与此相关的冰期、雪期亦随之延长。境内垂直气候差异大，高山（海拔1500 m以上）与平地（低海拔的丘陵、谷地）气候悬殊。春、秋季，往往是平地干爽，高山则大雾弥漫。寒冬腊月，有时山头和煦如春，山脚却冰天雪地；有时山下阳光灿烂，山上却白雪皑皑。若山顶出现积雪，则是转晴之兆。

2. 主要的气候要素

（1）日照

资源县地处山区，境内日照偏少。年均日照时数为1407.6 h。年日照时数最多为1679.9 h，最少为990 h。每年日照时数最多的是7月，最少的是2月。

（2）气温

资源县因地势较高、四季气温比各邻县（全州、兴安、灵川等县）低，故夏、秋比较凉爽，冬、春比较寒冷。境内气温垂直差异大。1971～2015年的年平均气温为16.8℃。随着全球气候变暖，资源县的气温也在升高，自1998年气温跳升后，温度基本处于平均值以上。

（3）降水

资源县年均降水量约为1735.9 mm。年降水量最多可达2280.8 mm，年降水量最少为1121.7 mm，两者相差1159.1 mm。降水量沿资江河谷地带自南向北递减，年降水量丰沛，但季节分布不均，冬季少雨，春、夏季多雨。

四、土壤类型

资源县土壤以黄壤、黄棕壤、黄红壤、红壤、石灰性土、山地草甸土为主。由于县域内垂直高差大，气候、植被分异明显，导致土壤垂直差异大。

海拔500 m以下的低山或高丘地带是红壤，土层深厚，发育完善，分布于资江谷地两侧。

海拔500～700（800）m地带是黄红壤，本土类属于红壤向黄壤过渡类型，其物化性接近于黄壤类，一般较深厚，表土有机质矿化块。

海拔700（800）～1300（1400）m的低山上部和中山下部主要是山地黄壤，表土为暗褐色，质地为中壤或轻壤。植被以松、杉等针叶林为主，其上部则有禾本科植物占优势的草本群落，原生的常绿阔叶林多遭破坏，保留的面积不多。

海拔1300～1800 m的中山上部主要是黄棕壤，表土棕褐色或褐黄色，质地轻壤。植被以禾本科草本植物为主，原生的落叶阔叶林或常绿阔叶林仅见于溪源沟谷陡坡地。

海拔1800 m（越城岭、猫儿山、金紫山及银竹老山等）以上的孤山山顶或山间洼地主要是山地草甸土，土层厚，深黑色，质地为沙壤，植被以五节芒为主，间有蕨类植物。

五、水文

资源县域内溪河遍布，水源丰富，众多溪流分别汇注入资江和五排河两条主河道中。全县水资源主要集中于资江和五排河。两河主流都穿行于深山峡谷之中，河床结构普遍为卵石和礁石，多急滩、回湾、潭湾。其支流大都清澈湍急，多瀑布、潭湾、礁石，河床比降大。资江发源于老山界东南坡，属长江水系，较大支流有12条。五排河发源于金紫山东南坡，属于珠江水系，较大支流有8条。

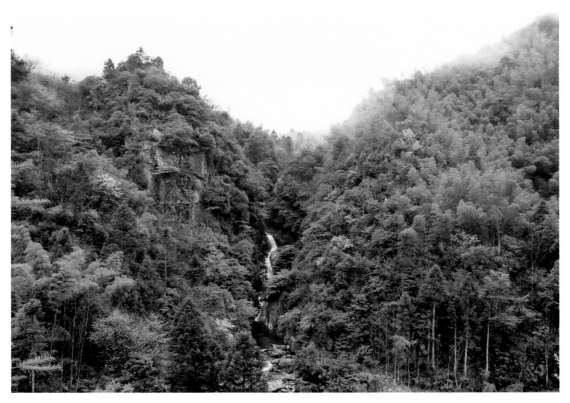

梅溪镇高山自然风光

第二章 自然资源概况

一、植被资源

资源县地处越城岭山脉腹地，也是资江、五排河两大水系的分界地，自然条件复杂，其分界处两侧，不仅地貌、气候、水文、土壤等方面有差异，在植被的分布及其垂直结构上也有所不同。资江两侧山地具有中亚热带南缘的植被特征，而五排河流域则具南亚热带北缘的植被特征。境内植物主要是亚热带植物成分。常见植被类型有常绿阔叶林、常绿落叶阔叶混交林、针阔混交林、人工针叶林、经济林。

因地形地势的关系，植被分布有着明显的垂直地带性差异。在海拔1900 m以上的地区，受特殊气候环境的影响，形成山顶苔藓矮曲林，林内阴湿，树干弯曲变形、低矮粗壮，苔藓植物极为发达。越城岭西北坡、银竹老山东南坡、猫儿山南部陡险地段还保存有部分原始的常绿阔叶林；在海拔1400～1800 m分布有原始常绿落叶阔叶混交林。在银竹老山海拔约1650 m的常绿落叶阔叶混交林中有资源冷杉呈单株散生分布。在猫儿山西北1400～1800 m的阴坡山脊华南铁杉*Tsuga cuneiformis*为优势树种之一；由于长期的不合理利用，中山上部地带已演替为禾草丛和灌木丛，中山下部地带主要是次生的马尾松林和人工杉木林。

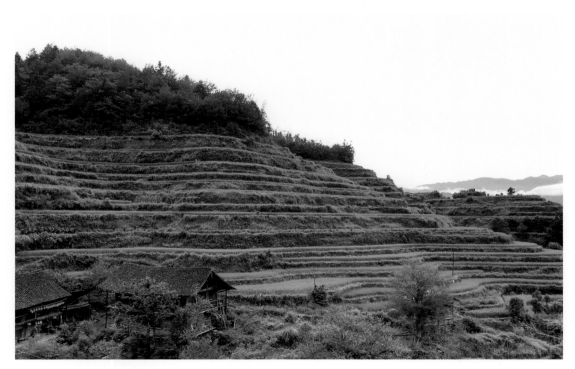

车田苗族乡田园自然景观

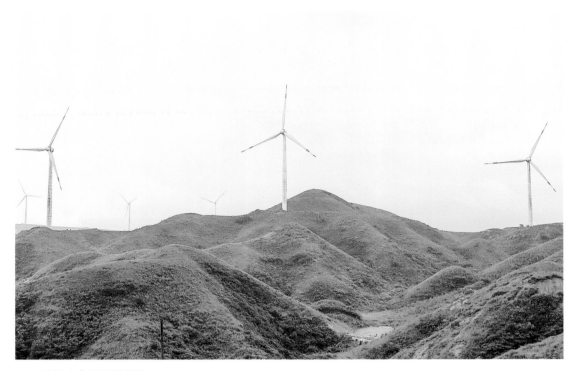

瓜里乡草场植被景观

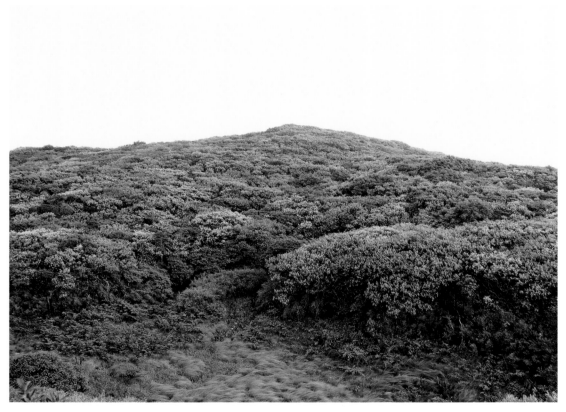

猫儿山高山植被景观

二、植物资源

　　资源县境内各地地质构造不同，地形地貌复杂，植被类型多样，孕育着丰富的植物资源，物种多样性较高，中草药资源也相当丰富。根据第四次全国中药资源普查结果统计，资源县目前已知的药用维管植物1787种（含种下等级），其中蕨类植物共39科109种，裸子植物9科26种，被子植物148科1413种，单子叶植物24科239种。药用真菌和苔藓类植物18种。根据它们的用途，可分为材用树种、纤维植物、鞣料植物、芳香植物、淀粉植物、染料植物、油脂植物、蜜源植物、食用植物、观赏植物、药用植物、珍稀植物等。

　　材用树种通常指能提供木材的乔木树种，资源县主要材用树种有马尾松*Pinus massoniana*、杉木*Cunninghamia lanceolata*、南方红豆杉*Taxus wallichiana* var. *mairei*、深山含笑*Michelia maudiae*、樟*Cinnamomum camphora*、闽楠*Phoebe bournei*、银木荷*Schima argentea*、枫香树*Liquidambar formosana*、米槠*Castanopsis carlesii*、甜槠*Castanopsis eyrei*、罗浮栲*Castanopsis faberi*、硬壳柯*Lithocarpus hancei*、棟*Melia azedarach*、香椿*Toona sinensis*、鹅掌楸*Liriodendron chinense*等。

　　植物纤维具有价廉质轻、比强度高以及可再生利用等优良特性，广泛应用于纺织、造纸、工艺、编织等方面。资源县纤维植物主要有毛竹*Phyllostachys edulis*、藤石松*Lycopodiastrum casuarinoides*、小叶买麻藤*Gnetum parvifolium*、瓜馥木*Fissistigma oldhamii*、甜麻*Corchorus aestuans*、扁担杆*Grewia biloba*、黄蜀葵*Abelmoschus manihot*、葛*Pueraria montana* var. *lobata*、粉葛*Pueraria montana* var. *thomsonii*、藤构*Broussonetia kaempferi* var. *australis*、构树*Broussonetia papyrifera*、五节芒*Miscanthus floridulus*、类芦*Neyraudia reynaudiana*等。

　　鞣料植物是指在茎皮、果实、根皮、叶或木材等植物组织中富含植物单宁的一类资源植物。资源县常见鞣料植物有杉木、马尾松、木荷属*Schima* spp.、山乌桕*Triadica cochinchinensis*、菝葜属*Smilax* spp.、薯蓣*Dioscorea polystachya*等。

　　芳香植物指含有香精油、挥发油或难挥发树胶的一类香料植物，它兼有香料植物、药用植物和观赏植物的多重属性。资源县主要芳香植物有川桂*Cinnamomum wilsonii*、山鸡椒*Litsea cubeba*、檫木*Sassafras tzumu*、山胡椒*Lindera glauca*、香粉叶*Lindera pulcherrima* var. *attenuata*、吴茱萸*Tetradium ruticarpum*、千里香*Murraya paniculata*、滇白珠*Gaultheria leucocarpa* var. *yunnanensis*、栀子*Gardenia jasminoides*、金钱蒲*Acorus gramieus*等。

　　淀粉植物指能食用或工业用的富含淀粉及其他糖类的植物。资源县主要淀粉植物有福建观音座莲*Angiopteris fokiensis*、金毛狗*Cibotium barometz*、蕨*Pteridium aquilinum* var. *latiusculum*、肾蕨*Nephrolepis cordifolia*、小叶买麻藤、何首乌*Fallopia multiflora*、网脉山龙眼*Helicia reticulata*、粉葛、大百合*Cardiocrinum giganteum*等。

　　食用植物指能直接或间接为人类食用的植物资源。资源县主要食用植物有黑老虎*Kadsura coccinea*、猕猴桃属*Actinidia* spp.、褐毛杜英*Elaeocarpus duclouxii*、杨梅*Myrica rubra*、香港四照花*Cornus hongkongensis*、悬钩子属*Rubus* spp.、锥属

Castanopsis spp.、蕺菜*Houttuynia cordata*、牛尾菜*Smilax riparia*、竹亚科Bambusoideae spp.等。

观赏植物是可培植来供观赏的植物资源。资源县观赏植物主要有鹅掌楸、杜鹃花属 *Rhododendron* spp.、木莲属*Manglietia* spp.、含笑属*Michelia* spp.、秋枫*Bischofia javanica*、马蹄荷*Exbucklandia populnea*、凤仙花属*Impatiens* spp.、秋海棠属*Begonia* spp.、山茶属*Camellia* spp.等。

珍稀植物包括数量极少、分布范围极窄的濒危种，具有重要经济、科研、文化价值的濒危种和稀有种。资源县主要珍稀植物有伯乐树*Bretschneidera sinensis*、南方红豆杉、资源冷杉、华南铁杉、香果树*Emmenopterys henryi*等。

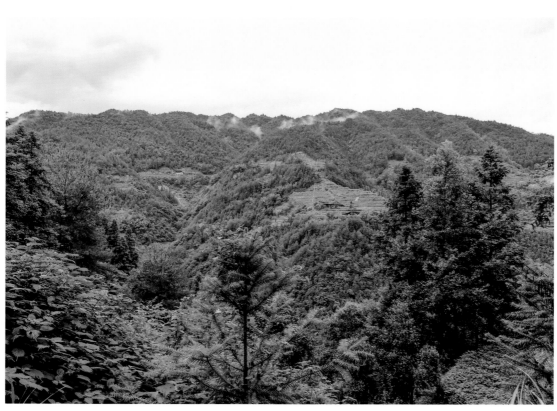

车田苗族乡杉木林景观

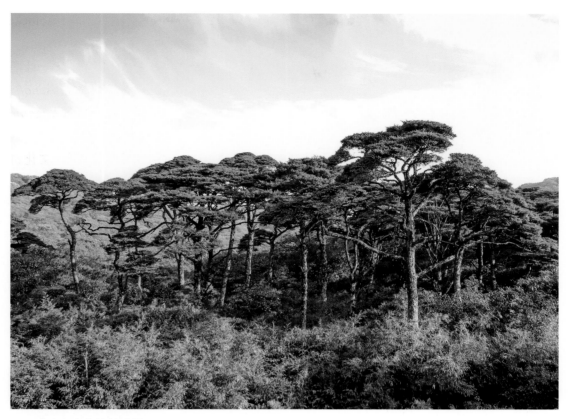

猫儿山南方铁杉林景观

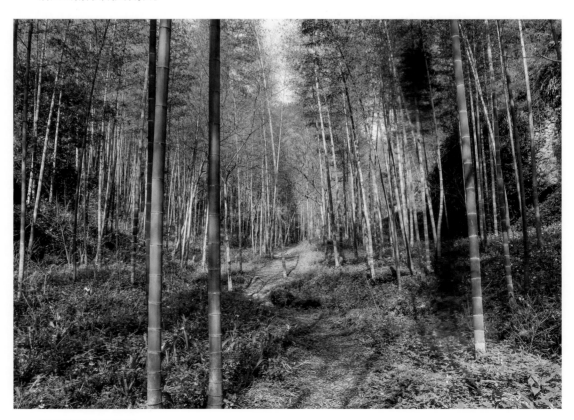

梅溪镇毛竹林景观

第三章　人文资源概况

一、历史文化

　　资源县在1935年由全州县和兴安县各划分出一部分始设县制。建县前属于兴安县的车田、浔源（今两水苗族乡、河口瑶族乡），春秋战国时为楚国地域，秦时属零陵县地域。汉、吴、晋、宋、齐、梁、陈、隋、唐等朝代，车田、浔源两乡均为始安县地，隶属零陵郡。唐代时，先属桂州临源县，后改属全义县，此后全义改县名为德昌，于是成为德昌县地。宋代时，又属全义县。宋太平兴国二年（977年）改全义县为兴安县，隶属静江府。元代时，隶属静江路。明、清时期隶属桂林府。清末预备方宪，兴安县划为六区，车田、浔源为第六区。1933年，改第六区为越城区。建县前属于全州县（时称全县）的西延（今资源镇、中峰镇、梅溪镇、瓜里乡），春秋时属于楚国荆州地域，秦代时属长沙郡零陵县。三国时，先为蜀地，后属东吴。晋、宋、齐、梁、陈时期，属零陵郡洮阳县地域。隋、唐时期属湘源县地。宋、元时期为清湘县地。明代设置全州，全州西延设立分州。清代光绪末，预备立宪，西延分州改为第八区。1911年，改全州为县。1931年，广西实行训政，西延分为第十四、十五两区，1933年，并为西延区。

　　1935年7月，广西省政府将全州县西延全区（含延东、延中、延北、梅溪、瓜里、中峰、枫木、五排等8个乡和万德乡的1个村）和兴安县车田、浔源2个乡划出，建立资源县。1949年中华人民共和国成立后属广西省桂林专区。1952年8月，撤销资源县建制，五排区划归兴安县，延东、中峰、梅瓜3个区划归全州县。1954年6月恢复资源县建制，仍属桂林专区（1971年改名为桂林地区）。1998年9月，桂林地区、桂林市合并为桂林市，资源县属桂林市管辖。

二、民俗文化

1. 主要民族

　　资源县境内现有汉、苗、瑶、壮、黎、侗、回、满、彝、土家、蒙古、毛南、朝鲜、仫佬、仡佬等15个民族。中华人民共和国成立前，县内仅有汉、苗、瑶3个民族，其中苗、瑶族的总人口数4000多人。现今苗、瑶族为县内人口最多的少数民族。

　　（1）苗族

　　县内苗族主要居住于五排（今车田苗族乡、两水苗族乡一带）。五排居民，一为明初自湖南城步迁入的苗族，其祖籍均为江西；二为清代迁入的瑶族和汉族。苗族定居五排的时间先于瑶族和汉族，故苗族聚居于这一地域较平坦开阔地带，而汉族则散居于峒边的山坡上，瑶族则聚居于边远的高寒山区。

　　（2）瑶族

　　瑶族，隋唐时代有"莫徭"之称，宋以后称"徭"，今通作"瑶"，主要分布于湖南、广西、广东、贵州、云南等五省（自治区），分布于广西的占70%以上。县内瑶族大多迁自江西及洞庭湖以西一带，也有少数迁自广东。如中峰乡社岭村、延东乡浦田村和石溪头村的盘姓瑶人，多是清代乾隆、嘉靖年间从湖南省江永县千家洞迁到境内定居的；延东乡蒋家山与金山赵姓瑶族，均从广东省乐昌县迁来。

2. 民族习俗

资源县汉、苗、瑶各民族长期杂居，历来友好，交往甚密，风尚习俗相互影响，除苗族、瑶族仍保持一定的特有习俗外，各地的婚姻、生活、岁时、礼仪等习俗则大同小异。

瑶族的盘王舞是瑶家最古老的舞蹈，是农历四月初二（盘古王生日）和十月十六日（盘王节）庆祝时跳的舞蹈，至今仍有流传。此外瑶族的歌会目前也还在流行，即每逢农历七月半，各村歌手先后云集小地（七月十三日）、车田（七月十四日）和烟竹坪（七月十五日）举行歌会。老一辈人仍然掌握传统刺绣技艺，在节日或歌会的时候佩戴有刺绣的头巾、腰带、围裙、吊帕等。

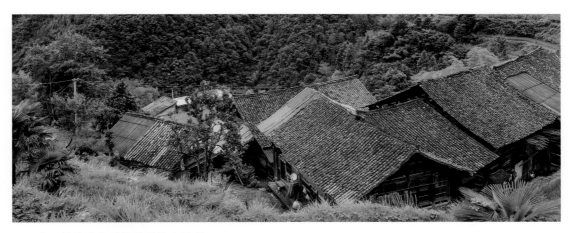

车田苗族乡白羊坪传统住宅景观

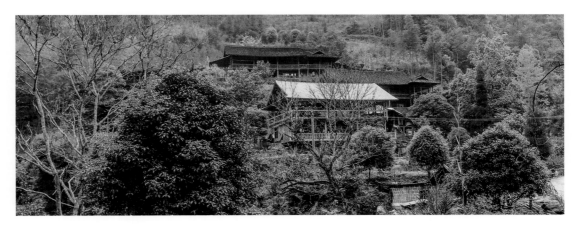

河口瑶族乡葱坪村传统住宅景观

第四章　社会经济条件

一、经济发展

近年来，资源县认真贯彻落实习近平总书记系列重要讲话精神和市委、市政府各项决策部署，坚持"生态立县、农业稳县、工业富县、旅游强县"的发展思路，牢牢守住发展、生态两条底线，积极主动适应新常态，采取有力措施稳增长、调结构、促改革、惠民生，全县经济社会发展保持稳中有进、稳中向好的态势，实现了"十三五"良好开局。

2020年初步核算，资源县全年生产总值比2019年增长2.2%。其中，第一产业增加值增长6.8%，第二产业增加值下降3.5%，第三产业增加值增长1.1%。第一产业增加值占生产总值的比重为35.66%，第二产业增加值占生产总值的比重为13.20%，第三产业增加值占生产总值的比重为51.14%。全年财政收入2.72亿元，比2019年下降12.5%。公共财政预算收入1.63亿元，比2019年下降22.6%。公共财政预算支出22.58亿元，同比增长9.9%。

二、产业结构

1. 推动特色农业新发展

全面完成永久基本农田划定工作。粮食生产稳定并向品牌化迈进，全县完成粮食播种面积13.61万亩*，粮食总产量达5.55万吨。建成瓜里乡白竹村、两水苗族乡塘洞村富硒产品（水稻）示范基地。大力发展特色种植和特色养殖。通过建设避雨栽培、水肥一体化等配套设施，促进西红柿、红提等传统农产品提质增效。全县发展红提、西红柿、辣椒、猕猴桃等特色种植10.76万亩，总产量达9.4万吨；完成蔬菜种植10.58万亩，年产量达15.11万吨。特色药材白及 *Bletilla striata*、重楼全年种植面积分别达1400亩、200亩。发展养殖肉牛、肉羊、竹狸、生态猪等13万多只（头）。车田西红柿、车田辣椒被评为国家地理标志保护产品。扎实推进现代农业示范区建设，打造了3个县级示范区和7个乡级示范区。积极培育新型农业经营主体，新增示范社5家、家庭农场12家，全县市级农业龙头企业达8家、合作社达335家、家庭农场达37家。发放农机补贴80万元，进一步巩固"平安农机"示范县创建成果。

2. 开启绿色工业新模式

以清洁能源、农产品加工、竹产品加工、矿产品深加工等为重点，加快发展绿色工业。国家电力投资集团广西金紫山风电有限公司、丰旺水电有限公司等5家清洁能源企业总产值8.98亿元，占规模企业总产值的14.62%。高纯度石英砂（粉）精深加工基地、绿境竹业等项目顺利实施。农产品加工业初步形成。重点推进中峰工业园

注：★亩为非法定单位。1 亩 ≈ 667 m²，1 hm²=15 亩。

区建设，新增园区工业用地300亩、工业项目18个。为建设服务型园区，投入资金达1亿元，完善了园区规划，园区路网、给排水管网、污水处理厂、标准厂房等基础设施开工建设，园区承载力不断提升。出台《资源县降低实体经济企业成本若干措施意见》，为园区企业投入扶持资金1000多万元。

3. 提升服务业发展新水平

开展"党旗领航·电商扶贫　我为家乡代言"电商大集直播活动，向社会各界推介资源县丰富的旅游产品和优质农产品。建立了"我连网"、义波电商等4家电商平台，对推介产品进行线上销售。成功获批国家电子商务进农村综合示范县建设项目。资源县骏坤果蔬种植农民专业合作社等5家企业上限入库，限额以上批发企业顺利实现零的突破。健康养生、商贸、运动休闲、住宿餐饮等产业快速发展。金融业平稳运行，金融机构各项存贷款余额分别增长10.3%和16.3%。

4. 基础设施逐步优化

八角寨创AAAAA级景区、县城创AAAA级景区、丹霞小镇、智慧旅游、骑行绿道、旅游集散中心、隆翔航空等旅游项目正有序推进。调整了《资源县促进旅游业发展若干奖励办法》，提高了星级景区、星级农家乐、星级酒店等的奖励标准。新增资江灯谷、塘洞、宝鼎瀑布3个国家AAA级旅游景区和八角寨、资源天门山2个AAA级景区，盛源四星级酒店顺利通过复审，丹霞商务宾馆、天成大酒店2家三星级酒店完成评审验收。星级农家乐达15家，旅游厕所达35座。

5. 旅游业态不断丰富

大力发展红色旅游，成功打造李洞红色文化教育旅游基地。投入资金710万元，建成两水苗族乡李洞、瓜里乡石屋水等乡村旅游点。青牛塘滑索、烟竹山地汽车营地等特色户外运动旅游产品初步形成。开发了河灯仙子、金菊茶、金银花茶、糁子酥等一批特色旅游商品。

6. 产业引领增收致富

投入资金6500万元，建立有机蔬菜示范基地2000多亩，带动9个贫困村1000多户贫困户增收。全县养殖场达1094个，带动3000余户贫困户发展养殖产业。建立茶叶、金银花Lonicera japonica及菊花生产示范基地并进行深加工，茶叶种植面积1200多亩，金银花1000多亩，菊花100多亩，年总产值达2300万元，通过带动贫困户种植、采摘、加工及包装农产品等方式，帮助400多户贫困户实现脱贫增收。

7. 集体经济发展壮大

出台《资源县发展壮大村级集体经济实施方案》，投入资金2000多万元，帮助贫困村结合自身实际，通过村集体资产出租、入股企业和专业合作社分红等形式，培育发展村集体经济。74个村（居）全部建立村民合作社，村民合作社覆盖率达100%。胡家田、官洞等35个村，达到了2万元以上的收入目标，收入占全县贫困村的83%。

三、人口概况

资源县的人口分布在县、乡（镇）政府所在地及较平坦的河谷地带比较密集，在山区特别是高寒山区则较稀散。如中峰乡人口大部分分布在产子坪至打鸟界脚下狭长的资江河谷地带，少部分散居在山区和高寒山区。

2020年末，资源县常住人口为139212人，与2010年第六次全国人口普查的146824人相比，十年共减少7612人，下降5.18%，年平均下降率为0.53%。全县有汉、苗、瑶、壮、回、侗、蒙古、彝、朝鲜、满、土家、毛南、仫佬、仡佬、黎等15个民族。常住人口中，汉族占77.71%，各少数民族占22.29%，其中壮族人口为1089人，占0.78%。

四、城镇化建设

城镇化建设是我国现代化建设的历史任务，同时也是扩大内需的最大潜力所在。资源县积极稳妥推进城镇化建设，着力提高城镇化质量。要围绕提高城镇化质量，因势利导、趋利避害，积极引导城镇化健康发展。要构建科学合理的城市格局，与区域经济发展和产业布局紧密衔接，与资源环境承载能力相适应。要把生态文明理念和原则全面融入城镇化全过程，走集约、智能、绿色、低碳的新型城镇化道路。

近年来，资源县城乡风貌改造效果逐步显现，有力推进城乡统筹。全力推进城区基础设施建设和旧城改造进程，城市基础配套设施不断完善。梅溪镇作为城镇化建设的代表，以统筹城乡发展、加快城乡一体化进程、改善农村居民生产生活条件作为重点民心工程全力推进。进行城区主街道"白改黑"、主街道旁的人行道管线铺装，进行镇区集中区域道路、沿河及可视范围内的整改；建设农贸综合市场、便民大厅，建设城区扶贫移民住房，改造街道路灯；调整农业产业结构，因地制宜，规模化种植经济作物；依托丰富的石材、矿产、林产资源，大力发展石材、矿产、农林产品深加工特色产业；充分利用八角寨丹霞峰林地貌独特的旅游资源，着力打造"八角寨"旅游品牌，并进行资源整合。该项目2016年被列为桂林市第三批新型城镇化示范乡镇建设项目。

五、环境保护

资源县重视环境保护，以大气污染防治、资江流域生态保护为工作重点。实施水体、大气、土壤、噪声、光、固体废物、化学品、机动车等的污染防治措施。监督对生态环境有影响的自然资源开发利用活动、重要生态环境建设和生态破坏恢复工作；监督检查各种类型自然保护区、风景名胜区、森林公园环境保护工作，协调、监督野生动植物保护、湿地环境保护、荒漠化防治等工作；统筹城乡生态环境保护，开展"无公害蔬菜生产宣传月"活动，宣传农业环保工作等。

第五章 药用资源多样性

一、药用植物资源

通过对资源县境内药用植物的综合调查、系统整理和统计，资源县共有药用植物1804种（表5-1），隶属239科873属。药用菌类25种，隶属15科22属；药用苔藓植物13种，隶属11科11属；药用维管植物1786种，包括药用蕨类植物109种（表5-2），隶属39科66属；药用裸子植物25种，隶属9科16属；药用被子植物1652种，隶属174科

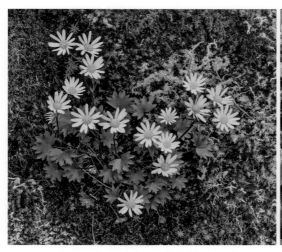

广西蒲儿根 *Sinosenecio guangxiensis*

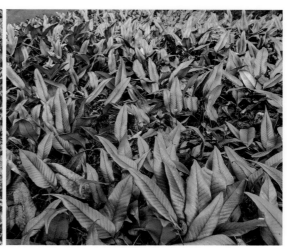

石韦 *Pyrrosia lingua*

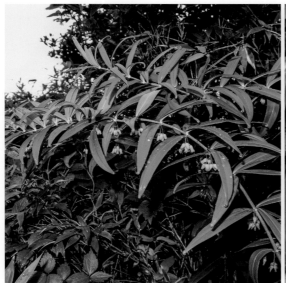

湖北黄精 *Polygonatum zanlanscianense*

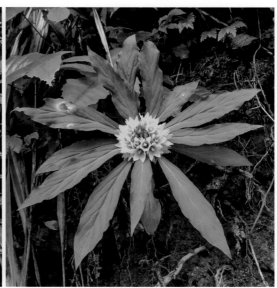

狭叶落地梅 *Lysimachia paridiformis* var. *stenophylla*

774属；药用单子叶植物240种，隶属25科137属。

表5-1　资源县药用植物与广西药用植物比较

类别	科	属	种
资源县药用植物	239	873	1804
广西药用植物	324	1512	4064
资源县药用植物占广西药用植物比重（%）	73.77	57.74	44.38

数据来源：《广西中药资源名录》。

通过对资源县药用植物科、属、种数量与广西药用植物科、属、种数量的比较（表5-2）表明，资源县药用植物资源在科、属、种方面所占比例均较大，种类丰富，各类群在科属水平上所占比例大部分达到44%以上，特别是药用裸子植物所属科、属在广西有分布的，资源县均有分布，而广西药用蕨类植物所属的科、属48%以上在资源县有分布，充分说明资源县药用植物资源种类丰富。

表5-2　资源县药用植物分类群数量统计

分类群		资源县	广西	占广西比重（%）
药用蕨类植物	科	39	46	84.78
	属	66	88	75.00
	种	109	225	48.44
药用裸子植物	科	9	9	100.00
	属	16	17	94.12
	种	25	34	73.25
药用被子植物	科	174	781	22.28
	属	774	1326	58.37
	种	1652	3680	44.89

数据来源：《广西中药资源名录》。

（一）野生药用植物资源

1. 分布特点

资源县位于越城岭山脉腹地，金紫山和银竹老山的东南侧，有号称"华南之巅"的猫儿山主峰，也有浔江流域的低山峡谷地形，还分布有特殊的丹霞地貌，地形地貌复杂，有丰富的药用植物资源。在越城岭山脉、金紫山和银竹老山的中上部有茂密的原始林区，水热条件充足，药用植物主要集中分布于该区域及其周边。其他区域人为活动干扰较大，主要为农林种植业，残存部分次生灌木丛，在资源县四大林区——老山界林区、三千界林区、隘门界林区、牛塘界林区种植大量南方红豆杉、杉木、毛竹等，在车田苗族乡种植大量辣椒、西红柿等，在两水苗族乡、河口瑶族乡、梅溪镇等大量种植厚朴*Houpoea officindis*、金银花、白及*Bletilla striata*等药材。因此，人为活动干扰较大的区域药用植物分布不均匀。

2. 种类组成

通过对资源县药用植物资源类型统计，资源县野生药用植物共1601种，隶属于212科758属，分别占资源县药用植物总种数的88.69%，总科数的88.70%和总属数的86.83%。野生药用植物的科、属、种数均占资源县药用植物总科、属、种数的86%以上，充分说明资源县药用植物种类主要是野生药用植物。其中野生药用非维管植物18种，隶属于17科17属；野生药用维管植物1602种，隶属于212科758属。在野生药用维管植物中，蕨类植物有109种，隶属于39科66属；裸子植物18种，隶属于8科10属；被子植物1474种，隶属于165科682属（表5-3）。

表5-3　资源县野生药用植物分类群数量统计

分类群	科	属	种
野生药用蕨类植物	39	66	109
野生药用裸子植物	8	10	18
野生药用被子植物	165	682	1474
合计	212	758	1601

3. 资源分析

对资源县1601种野生药用维管植物资源进行统计，在药用部位和药用功效类型方面进行分析，对合理利用野生药用植物有重要意义。

（1）药用植物药用部位分析

药用植物的功效与药用部位具有密切的联系，同一植物，入药部位不同，功效可能不同，不同植物可能有相同的功效。药用部位的选择对药用植物的可持续利用具有重要的意义。通过对资源县常见野生药用维管植物药用部位使用频次的统计，发现全株或全草使用频次最高，其次依次是地下部分（块根、根状茎）、枝叶（茎叶、叶）、果（干果、果实）、茎（藤茎、藤）、皮（根皮、茎皮、枝皮）、种子。此外，还有少量使用频次较少的药用部位，如有驱虫作用的粗糠柴*Mallotus philippinensis*果实表面的粉状毛茸。

资源县常见野生药用维管植物的药用部位绝大部分以全株（全草）和地下部分（块根、根状茎）为主，这些药用部位的使用对植物体的损害不可恢复，过度采挖这些药用植物会造成资源枯竭甚至生态破坏，因此，对于此类药用植物要科学、合理地采挖与利用。对于大量使用的药用植物，应加大人工种植的投入力度；对于珍稀濒危的药用植物，应该选取同等功效的替代物种。

（2）药用植物药用功效类型分析

通过对资源县常见野生维管药用植物药用功效类型的统计，主要包括清热解毒类、利尿类、跌打外伤类、风湿类、止咳类和补药类。其中，清热解毒类主要包括清热、解毒、清热解毒、清热利湿、祛风清热等功效类型，此类药用植物共有611种，占资源县常见野生药用维管植物总种数的38.14%；利尿类主要包括利尿、利湿等功效类型，共有467种，占资源县常见野生药用维管植物总种数的29.15%；跌打外伤类主要包括跌打损伤、止血、刀伤、外伤出血等功效类型，此类药用植物资源县共有334种，占资源县常见野生药用维管植物总种数的20.85%；风湿类主要包括风湿骨痛、风湿关节痛、风湿肿痛、祛风湿、祛风除湿等功效类型，共有206种，占资源县常见野生药用维管植物总种数的12.86%；止咳类主要包括止咳、止咳平喘、化痰止咳等功效类型，共108种，占资源县常见野生药用维管植物总数的6.74%；补药类主要包括补血、补肾、补五脏、健胃、健脾、强筋骨等功效类型，共有106种，占资源县常见野

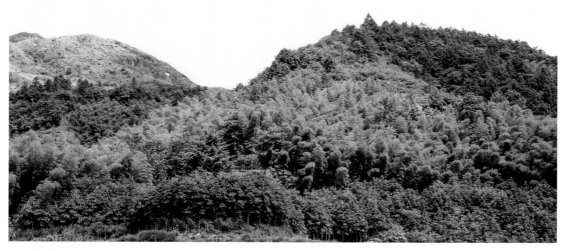

栽培厚朴林

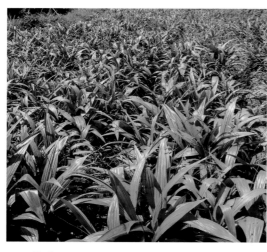

栽培白及

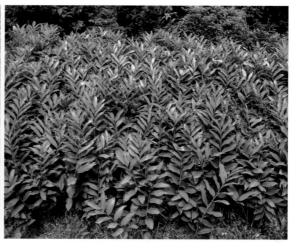

栽培玉竹

生维管药用植物总种数的6.62%。

综上所述，资源县的药用植物资源丰富、药用功效类型多样，大多数野生药用植物都具有"一药多效"的特点。药用植物的功效类型以清热解毒类、利尿类和跌打外伤类为主，此类主治的疾病类型也是人类生活中常发生的，对治疗居民常见疾病具有重大作用。

（二）栽培药用植物

1. 种植种类

资源县地处山区，素有"天然药库"之称，中草药材品种多、质量好，是广西"三木"药材基地县，县域内大宗药材有20多种。种植药材以"三木"药材为主，种植地都在海拔800 m以上无污染的荒山大岭中，药材品质好，药用价值高。"三木"药材为杜仲*Eucommia ulmoides*、黄柏（秃叶黄檗）*Phellodendron chinense* var. *glabriusculum*、厚朴。除"三木"药材外还种植曼地亚红豆杉*Taxus wallichiana* var. *chinense*、金银花、天麻*Gastrodia elata*、茯苓*Wolfiporia cocos* 、百合*Lilium brownii* var. *viridulum*、玉竹*Polygonatum odoratum*、姜*Zingiber officinale*、罗汉果*Siraitia grosvenorii*、白及、重楼、吴茱萸和灵芝*Ganoderma sichuaneues* 等。

2. 种植历史

资源县种植中药材历史悠久，20世纪60年代全县大量种植茯苓，但目前种植量少。60年代全县开始种植"三木"药材杜仲、黄柏、厚朴，目前仍有种植。90年代初开始种植金银花、百合、天麻等。近年来开始种植的药材有曼地亚红豆杉、黑老虎。

3. 种植现状

资源县因地制宜，引导各乡镇开展中药材种植业，带领农民脱贫致富。除传统种植的"三木药材"及茯苓外，近年资源县种植多种大宗中药材，种植面积超过1000亩的有忍冬、曼地亚红豆杉、百合、姜、罗汉果、白及、重楼、铁皮石斛、吴茱萸、玉竹和灵芝等。此外，也零星种植有草珊瑚、吴茱萸、罗汉果、黑老虎、槐花等。

忍冬（金银花）：主要在梅溪镇、资源镇、中峰镇种植，产量可达1000 t（干花）。

曼地亚红豆杉：主要种植区位于老山界林区。目前老山界林区作为主要的材用种植基地，种有南方红豆杉和曼地亚红豆杉（*Taxus × media*）。曼地亚红豆杉是近年来资源县引种的树种，种植面积已达5000亩，苗木近400万株。因此，老山界林区成为全国最大的曼地亚红豆杉种植基地。

百合：百合种植在两水苗族乡和河口瑶族乡发展速度快，种植面积大，占全县百合种植面积的近66%以上，即将成为河口瑶乡和两水苗乡的主导产业。

姜：一年生药食两用品种，全县各地均有种植。

白及：主要种植区为梅溪镇和瓜里乡，主要是以"合作社+基地+农户"的模式发展产业。

玉竹：各乡镇均有种植。

罗汉果：主要种植区为中峰镇、两水苗族乡、河口瑶族乡，以"合作社+基地+农户"的模式发展产业。

重楼：主要种植区为梅溪镇和瓜里乡，以"合作社+基地+农户"的模式发展产业。

吴茱萸：主要种植区为梅溪镇和瓜里乡，以"合作社+基地+农户"的模式发展产业。

灵芝：两水苗族乡积极探索灵芝特色产业基地建设，以"合作社+基地+农户"的生产模式发展产业。

4. 发展趋势

资源县药材种植种类越来越多，种植规模越来越大。正积极推广"龙头企业+基地+合作社+农户"等模式，按照标准化、集约化模式种植经营，推行全程中药材生产质量管理规范（GAP）生产管理，建设一批GAP生产基地，带动农业增效、农民增收，把生物制药培育成链条完整、终端取胜、带动有力的优势产业，改变医药初级加工的局面。

（三）珍稀濒危及特有药用植物

1. 珍稀濒危物种

经济的快速发展、日益增长的物质需求、环境日趋被破坏，以及人类对药用植物资源的需求不断增加，一些药用植物资源急剧减少甚至濒临枯竭。加上药材采收不合理，抢采、抢收等掠夺式利用的现象十分普遍，特别是野生药用植物资源成本低、质量好，人工栽培尚不能完全替代野生资源，甚至许多种类难以实现实质性人工栽培，导致几乎所有经济价值较高的野生药用植物资源遭到了不同程度的破坏。在资源县，除了对野生药用植物的挖采行为，还有大量种植人工经济林、矿产开发利用、道路修建等行为均使原始生态环境遭到了严重破坏，导致很多野生药用植物数量锐减甚至灭绝。根据《濒危野生动植物物种国际贸易公约》（CITES）、《国家重点保护野生动植物名录（第一批）》（1999年国家林业局和农业部公布）以及《中国物种红色名录》（第一卷），统计资源县野生珍稀濒危药用植物共有77种（表5-4），隶属22科50属，包括蕨类植物3种、裸子植物10种、被子植物63种。其中，被列为国家一级保护植物的4种，被列为国家二级保护植物的14种，被列为自治区级保护植物的59种。在世界自然保护联盟（IUCN）物种红色名录濒危等级和标准（3.1版）中，划分了9个评估等级，它们分别为灭绝（EX）、野生灭绝（EW）、极危（CR）、濒危（EN）、易危（VU）、近危（NT）、无危（LC）、缺乏数据（DD）、未予评估（NE）。据此，对资源县77种珍稀濒危药用植物进行了IUCN评估。

表5-4 资源县重点保护野生植物

序号	科名	中文名	学名	保护等级	濒危程度
1	石杉科	金丝条马尾杉	*Phlegmariurus fargesii*	广西重点	缺乏数据（DD）
2	蚌壳蕨科	金毛狗	*Cibotium barometz*	国家二级	无危（LC）
3	水蕨科	水蕨	*Ceratopteris thalictroides*	国家二级	缺乏数据（DD）
4	松科	华南五针松	*Pinus kwangtungensis*	国家二级	近危（NT）
5	松科	海南五针松	*Pinus fenzeliana*	广西重点	近危（NT）
6	松科	铁杉	*Tsuga chinensis*	广西重点	无危（LC）
7	松科	长苞铁杉	*Tsuga longibracteata*	广西重点	易危（VU）
8	杉科	杉木	*Cunninghamia lanceolata*	国家一级	未予评估（NE）
9	柏科	福建柏	*Fokienia hodginsii*	国家二级	易危（VU）
10	三尖杉科	宽叶粗榧	*Cephalotaxus latifolia*	广西重点	极危（CR）
11	三尖杉科	西双版纳粗榧	*Cephalotaxus mannii*	广西重点	缺乏数据（DD）
12	红豆杉科	穗花杉	*Amentotaxus argotaenia*	广西重点	近危（NT）
13	红豆杉科	南方红豆杉	*Taxus wallichiana* var. *mairei*	国家一级	易危（VU）
14	木兰科	厚朴	*Houpoëa officinalis*	国家二级	无危（LC）
15	木兰科	鹅掌楸	*Liriodendron chinense*	国家二级	无危（LC）
16	木兰科	红花木莲	*Manglietia insignis*	广西重点	易危（VU）
17	樟科	樟	*Cinnamomum camphora*	国家二级	缺乏数据（DD）
18	樟科	闽楠	*Phoebe bournei*	国家二级	易危（VU）
19	毛茛科	短萼黄连	*Coptis chinensis* var. *brevisepala*	广西重点	易危（VU）
20	蓼科	金荞麦	*Fagopyrum dibotrys*	国家二级	无危（LC）
21	蝶形花科	野大豆	*Glycine soja*	国家二级	易危（VU）
22	金缕梅科	半枫荷	*Semiliquidambar cathayensis*	国家二级	易危（VU）
23	伯乐树科	伯乐树	*Bretschneidera sinensis*	国家一级	近危（NT）
24	胡桃科	青钱柳	*Cyclocarya paliurus*	广西重点	无危（LC）
25	马尾树科	马尾树	*Rhoiptelea chiliantha*	国家二级	近危（NT）
26	蓝果树科	喜树	*Camptotheca acuminata*	国家二级	无危（LC）
27	五加科	马蹄参	*Diplopanax stachyanthus*	广西重点	近危（NT）
28	五加科	竹节参	*Panax japonicus*	广西重点	易危（VU）
29	安息香科	白辛树	*Pterostyrax psilophyllus*	广西重点	易危（VU）
30	茜草科	香果树	*Emmenopterys henryi*	国家二级	稀少（RARE）
31	兰科	四裂无柱兰	*Amitostigma basifoliatum*	广西重点	易危（VU）
32	兰科	西南齿唇兰	*Odontochilus elwesii*	广西重点	无危（LC）
33	兰科	艳丽齿唇兰	*Rhomboda moulmeinensis*	广西重点	无危（LC）
34	兰科	金钱兰	*Anoectochilus roxburghii*	广西重点	缺乏数据（DD）
35	兰科	浙江金线兰	*Anoectochilus zhejiangensis*	广西重点	濒危（EN）
36	兰科	白及	*Bletilla striata*	广西重点	濒危（EN）
37	兰科	短距苞叶兰	*Brachycorythis galeandra*	广西重点	近危（NT）
38	兰科	钩距虾脊兰	*Calanthe graciliflora*	广西重点	近危（NT）

续表

序号	科名	中文名	学名	保护等级	濒危程度
39	兰科	叉唇虾脊兰	*Calanthe hancockii*	广西重点	无危（LC）
40	兰科	细花虾脊兰	*Calanthe mannii*	广西重点	无危（LC）
41	兰科	反瓣虾脊兰	*Calanthe reflexa*	广西重点	无危（LC）
42	兰科	长距虾脊兰	*Calanthe sylvatica*	广西重点	无危（LC）
43	兰科	金兰	*Cephalanthera falcata*	广西重点	近危（NT）
44	兰科	吻兰	*Collabium chinense*	广西重点	无危（LC）
45	兰科	多花兰	*Cymbidium floribundum*	广西重点	易危（VU）
46	兰科	春兰	*Cymbidium goeringii*	广西重点	易危（VU）
47	兰科	寒兰	*Cymbidium kanran*	广西重点	易危（VU）
48	兰科	兔耳兰	*Cymbidium lancifolium*	广西重点	无危（LC）
49	兰科	罗河石斛	*Dendrobium lohohense*	广西重点	濒危（EN）
50	兰科	细茎石斛	*Dendrobium moniliforme*	广西重点	缺乏数据（DD）
51	兰科	毛萼山珊瑚	*Galeola lindleyana*	广西重点	无危（LC）
52	兰科	天麻	*Gastrodia elata*	广西重点	易危（VU）
53	兰科	高斑叶兰	*Goodyera procera*	广西重点	无危（LC）
54	兰科	斑叶兰	*Goodyera schlechtendaliana*	广西重点	近危（NT）
55	兰科	绒叶斑叶兰	*Goodyera velutina*	广西重点	无危（LC）
56	兰科	毛莛玉凤花	*Habenaria ciliolaris*	广西重点	无危（LC）
57	兰科	鹅毛玉凤花	*Habenaria dentata*	广西重点	无危（LC）
58	兰科	裂瓣玉凤花	*Habenaria petelotii*	广西重点	缺乏数据（DD）
59	兰科	橙黄玉凤花	*Habenaria rhodocheila*	广西重点	无危（LC）
60	兰科	叉唇角盘兰	*Herminium lanceum*	广西重点	无危（LC）
61	兰科	镰翅羊耳蒜	*Liparis bootanensis*	广西重点	无危（LC）
62	兰科	长苞羊耳蒜	*Liparis inaperta*	广西重点	易危（VU）
63	兰科	见血青	*Liparis nervosa*	广西重点	无危（LC）
64	兰科	柄叶羊耳蒜	*Liparis petiolata*	广西重点	易危（VU）
65	兰科	长叶山兰	*Oreorchis fargesii*	广西重点	易危（VU）
66	兰科	阔蕊兰	*Peristylus goodyeroides*	广西重点	无危（LC）
67	兰科	鹤顶兰	*Phaius tankervilleae*	广西重点	无危（LC）
68	兰科	细叶石仙桃	*Pholidota cantonensis*	广西重点	无危（LC）
69	兰科	石仙桃	*Pholidota chinensis*	广西重点	无危（LC）
70	兰科	舌唇兰	*Platanthera japonica*	广西重点	无危（LC）
71	兰科	尾瓣舌唇兰	*Platanthera mandarinorum*	广西重点	无危（LC）
72	兰科	独蒜兰	*Pleione bulbocodioides*	广西重点	无危（LC）
73	兰科	毛唇独蒜兰	*Pleione hookeriana*	广西重点	易危（VU）
74	兰科	缘毛鸟足兰	*Satyrium ciliatum*	广西重点	近危（NT）
75	兰科	香港绶草	*Spiranthes hongkongensis*	广西重点	缺乏数据（DD）
76	兰科	绶草	*Spiranthes sinensis*	广西重点	缺乏数据（DD）

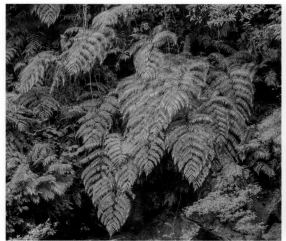

国家二级保护植物金毛狗 *Cibotium barometz*

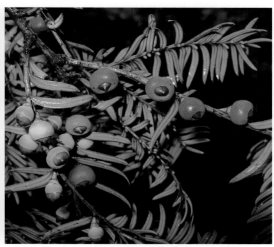

国家一级保护植物南方红豆杉 *Taxus wallichiana* var. *mairei*

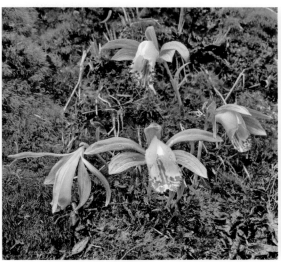

广西重点保护植物独蒜兰 *Pleione bulbocodioides*

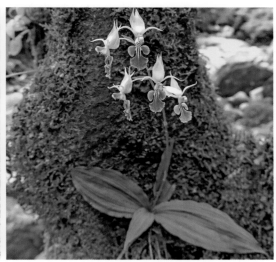

广西重点保护植物反瓣虾脊兰 *Calanthe reflexa*

2. 特有植物

特有现象的研究是生物地理学研究的核心内容，也是物种保护重要的参考依据，对认识一个地区植物区系的特点、发生、发展和演变都具有十分重要的意义。目前，特有现象已成为生物多样性研究的重要内容，在时间、资金、人力和可利用资源极为有限的情况下，特有植物成为生物多样性优先保护区确定的的重要依据之一。据统计，资源县药用植物资源中，中国特有药用植物394种（表5-5），隶属101科232属，占全县药用植物总种数的21.83%，其中广西特有药用植物有5种。

表5-5　资源县特有药用植物

序号	科名	中文名	学名	特有程度
1	松科	江南油杉	*Keteleeria fortunei* var. *cyclolepis*	中国特有
2	松科	马尾松	*Pinus massoniana*	中国特有
3	松科	铁杉	*Tsuga chinensis*	中国特有
4	松科	长苞铁杉	*Tsuga longibracteata*	中国特有
5	柏科	侧柏	*Platycladus orientalis*	中国特有
6	三尖杉科	宽叶粗榧	*Cephalotaxus latifolia*	中国特有
7	三尖杉科	篦子三尖杉	*Cephalotaxus oliveri*	中国特有
8	三尖杉科	粗榧	*Cephalotaxus sinensis*	中国特有
9	木兰科	阔瓣含笑	*Michelia cavaleriei* var. *platypetala*	中国特有
10	木兰科	深山含笑	*Michelia maudiae*	中国特有
11	木兰科	紫玉兰	*Yulania liliiflora*	中国特有
12	八角科	假地枫皮	*Illicium jiadifengpi*	中国特有
13	八角科	短梗八角	*Illicium pachyphyllum*	广西特有
14	五味子科	南五味子	*Kadsura longipedunculata*	中国特有
15	五味子科	绿叶五味子	*Schisandra arisanensis* subsp. *viridis*	中国特有
16	五味子科	翼梗五味子	*Schisandra henryi* subsp. *henryi*	中国特有
17	番荔枝科	瓜馥木	*Fissistigma oldhamii*	中国特有
18	樟科	毛桂	*Cinnamomum appelianum*	中国特有
19	樟科	华南桂	*Cinnamomum austrosinense*	中国特有
20	樟科	川桂	*Cinnamomum wilsonii*	中国特有
21	樟科	黑壳楠	*Lindera megaphylla*	中国特有
22	樟科	香粉叶	*Lindera pulcherrima* var. *attenuata*	中国特有
23	樟科	山橿	*Lindera reflexa*	中国特有
24	樟科	毛豹皮樟	*Litsea coreana* var. *lanuginosa*	中国特有
25	樟科	木姜子	*Litsea pungens*	中国特有
26	樟科	薄叶润楠	*Machilus leptophylla*	中国特有
27	樟科	鸭公树	*Neolitsea chuii*	中国特有
28	樟科	大叶新木姜子	*Neolitsea levinei*	中国特有
29	樟科	闽楠	*Phoebe bournei*	中国特有

续表

序号	科名	中文名	学名	特有程度
30	樟科	檫木	*Sassafras tzumu*	中国特有
31	毛茛科	打破碗花花	*Anemone hupehensis*	中国特有
32	毛茛科	裂叶星果草	*Asteropyrum peltatum* subsp. *cavaleriei*	中国特有
33	毛茛科	钝齿铁线莲	*Clematis apiifolia* var. *argentilacide*	中国特有
34	毛茛科	山木通	*Clematis finetiana*	中国特有
35	毛茛科	单叶铁线莲	*Clematis henryi*	中国特有
36	毛茛科	扬子铁线莲	*Clematis puberula* var. *ganpiniana*	中国特有
37	毛茛科	曲柄铁线莲	*Clematis repens*	中国特有
38	毛茛科	黄连	*Coptis chinensis*	中国特有
39	毛茛科	短萼黄连	*Coptis chinensis* var. *brevisepala*	中国特有
40	毛茛科	蕨叶人字果	*Dichocarpum dalzielii*	中国特有
41	毛茛科	尖叶唐松草	*Thalictrum acutifolium*	中国特有
42	毛茛科	多枝唐松草	*Thalictrum ramosum*	中国特有
43	小檗科	南岭小檗	*Berberis impedita*	中国特有
44	小檗科	豪猪刺	*Berberis julianae*	中国特有
45	小檗科	庐山小檗	*Berberis virgetorum*	中国特有
46	小檗科	六角莲	*Dysosma pleiantha*	中国特有
47	小檗科	湖南淫羊藿	*Epimedium hunanense*	中国特有
48	小檗科	三枝九叶草	*Epimedium sagittatum*	中国特有
49	小檗科	阔叶十大功劳	*Mahonia bealei*	中国特有
50	小檗科	宽苞十大功劳	*Mahonia eurybracteata*	中国特有
51	小檗科	十大功劳	*Mahonia fortunei*	中国特有
52	木通科	白木通	*Akebia trifoliata* subsp. *australis*	中国特有
53	木通科	鹰爪枫	*Holboellia coriacea*	中国特有
54	木通科	野木瓜	*Stauntonia chinensis*	中国特有
55	木通科	尾叶那藤	*Stauntonia obovatifoliola* subsp. *urophylla*	中国特有
56	防己科	轮环藤	*Cyclea racemosa*	中国特有
57	防己科	四川轮环藤	*Cyclea sutchuenensis*	中国特有
58	防己科	秤钩风	*Diploclisia affinis*	中国特有
59	防己科	汝兰	*Stephania sinica*	中国特有
60	马兜铃科	地花细辛	*Asarum geophilum*	中国特有
61	马兜铃科	小叶马蹄香	*Asarum ichangense*	中国特有
62	马兜铃科	金耳环	*Asarum insigne*	中国特有
63	马兜铃科	五岭细辛	*Asarum wulingense*	中国特有
64	胡椒科	小叶爬崖香	*Piper sintenense*	中国特有
65	金粟兰科	宽叶金粟兰	*Chloranthus henryi*	中国特有
66	金粟兰科	多穗金粟兰	*Chloranthus multistachys*	中国特有

续表

序号	科名	中文名	学名	特有程度
67	罂粟科	血水草	*Eomecon chionantha*	中国特有
68	堇菜科	深圆齿堇菜	*Viola davidii*	中国特有
69	堇菜科	三角叶堇菜	*Viola triangulifolia*	中国特有
70	远志科	黄花倒水莲	*Polygala fallax*	中国特有
71	远志科	香港远志	*Polygala hongkongensis*	中国特有
72	远志科	曲江远志	*Polygala koi*	中国特有
73	景天科	凹叶景天	*Sedum emarginatum*	中国特有
74	虎耳草科	鸡心梅花草	*Parnassia crassifolia*	中国特有
75	虎耳草科	蒙自虎耳草	*Saxifraga mengtzeana*	中国特有
76	石竹科	中国繁缕	*Stellaria chinensis*	中国特有
77	石竹科	巫山繁缕	*Stellaria wushanensis*	中国特有
78	蓼科	愉悦蓼	*Polygonum jucundum*	中国特有
79	蓼科	赤胫散	*Polygonum runcinatum* var. *sinense*	中国特有
80	凤仙花科	蓝花凤仙花	*Impatiens cyanantha*	中国特有
81	凤仙花科	黄金凤	*Impatiens siculifer*	中国特有
82	瑞香科	北江荛花	*Wikstroemia monnula*	中国特有
83	山龙眼科	网脉山龙眼	*Helicia reticulata*	中国特有
84	海桐花科	狭叶海桐	*Pittosporum glabratum* var. *neriifolium*	中国特有
85	海桐花科	缝线海桐	*Pittosporum perryanum*	中国特有
86	葫芦科	曲莲	*Hemsleya amabilis*	中国特有
87	葫芦科	翼蛇莲	*Hemsleya dipterygia*	广西特有
88	葫芦科	蛇莲	*Hemsleya sphaerocarpa*	中国特有
89	葫芦科	罗汉果	*Siraitia grosvenorii*	中国特有
90	葫芦科	齿叶赤瓟	*Thladiantha dentata*	中国特有
91	葫芦科	长萼栝楼	*Trichosanthes laceribractea*	中国特有
92	葫芦科	中华栝楼	*Trichosanthes rosthornii*	中国特有
93	秋海棠科	周裂秋海棠	*Begonia circumlobata*	中国特有
94	秋海棠科	紫背天葵	*Begonia fimbristipula*	中国特有
95	秋海棠科	秋海棠	*Begonia grandis*	中国特有
96	秋海棠科	掌裂叶秋海棠	*Begonia pedatifida*	中国特有
97	山茶科	川杨桐	*Adinandra bockiana*	中国特有
98	山茶科	尖连蕊茶	*Camellia cuspidata*	中国特有
99	山茶科	柃叶连蕊茶	*Camellia euryoides*	中国特有
100	山茶科	尖萼毛柃	*Eurya acutisepala*	中国特有
101	山茶科	短柱柃	*Eurya brevistyla*	中国特有
102	山茶科	微毛柃	*Eurya hebeclados*	中国特有
103	山茶科	凹脉柃	*Eurya impressinervis*	中国特有
104	山茶科	细枝柃	*Eurya loquaiana*	中国特有

续表

序号	科名	中文名	学名	特有程度
105	山茶科	金叶柃	*Eurya obtusifolia* var. *aurea*	中国特有
106	山茶科	四角柃	*Eurya tetragonoclada*	中国特有
107	山茶科	尖萼厚皮香	*Ternstroemia luteoflora*	中国特有
108	桃金娘科	轮叶蒲桃	*Syzygium grijsii*	中国特有
109	野牡丹科	少花柏拉木	*Blastus pauciflorus*	中国特有
110	野牡丹科	叶底红	*Bredia fordii*	中国特有
111	野牡丹科	异药花	*Fordiophyton faberi*	中国特有
112	野牡丹科	锦香草	*Phyllagathis cavaleriei*	中国特有
113	野牡丹科	肉穗草	*Sarcopyramis bodinieri*	中国特有
114	金丝桃科	扬子小连翘	*Hypericum faberi*	中国特有
115	椴树科	椴树	*Tilia tuan*	中国特有
116	杜英科	薄果猴欢喜	*Sloanea leptocarpa*	中国特有
117	锦葵科	华木槿	*Hibiscus sinosyriacus*	中国特有
118	锦葵科	梵天花	*Urena procumbens*	中国特有
119	大戟科	白背算盘子	*Glochidion wrightii*	中国特有
120	大戟科	红叶野桐	*Mallotus paxii*	中国特有
121	鼠刺科	厚叶鼠刺	*Itea coriacea*	中国特有
122	鼠刺科	腺鼠刺	*Itea glutinosa*	中国特有
123	绣球花科	四川溲疏	*Deutzia setchuenensis*	中国特有
124	绣球花科	临桂绣球	*Hydrangea linkweiensis*	中国特有
125	绣球花科	蜡莲绣球	*Hydrangea strigosa*	中国特有
126	绣球花科	星毛冠盖藤	*Pileostegia tomentella*	中国特有
127	绣球花科	钻地风	*Schizophragma integrifolium*	中国特有
128	蔷薇科	毛叶木瓜	*Chaenomeles cathayensis*	中国特有
129	蔷薇科	柔毛路边青	*Geum japonicum* var. *chinense*	中国特有
130	蔷薇科	中华绣线梅	*Neillia sinensis*	中国特有
131	蔷薇科	小叶石楠	*Photinia parvifolia*	中国特有
132	蔷薇科	全缘火棘	*Pyracantha atalantioides*	中国特有
133	蔷薇科	楔叶豆梨	*Pyrus calleryana* var. *koehuei*	中国特有
134	蔷薇科	软条七蔷薇	*Rosa henryi*	中国特有
135	蔷薇科	腺毛莓	*Rubus adenophorus*	中国特有
136	蔷薇科	大红泡	*Rubus eustephanos*	中国特有
137	蔷薇科	华南悬钩子	*Rubus hanceanus*	中国特有
138	蔷薇科	白叶莓	*Rubus innominatus*	中国特有
139	蔷薇科	广西悬钩子	*Rubus kwangsiensis*	中国特有
140	蔷薇科	棠叶悬钩子	*Rubus malifolius*	中国特有
141	蔷薇科	深裂悬钩子	*Rubus reflexus* var. *lanceolobus*	中国特有
142	蔷薇科	灰白毛莓	*Rubus tephrodes*	中国特有

续表

序号	科名	中文名	学名	特有程度
143	蔷薇科	美脉花楸	*Sorbus caloneura*	中国特有
144	蔷薇科	毛序花楸	*Sorbus keissleri*	中国特有
145	蔷薇科	中华绣线菊	*Spiraea chinensis*	中国特有
146	苏木科	广西紫荆	*Cercis chuniana*	中国特有
147	苏木科	紫荆	*Cercis chinensis*	中国特有
148	苏木科	皂荚	*Gleditsia sinensis*	中国特有
149	蝶形花科	小花香槐	*Cladrastis delavayi*	中国特有
150	蝶形花科	藤黄檀	*Dalbergia hancei*	中国特有
151	蝶形花科	黄檀	*Dalbergia hupeana*	中国特有
152	蝶形花科	中华胡枝子	*Lespedeza chinensis*	中国特有
153	蝶形花科	美丽胡枝子	*Lespedeza thunbergii* subsp. *formosa*	中国特有
154	蝶形花科	菱叶鹿藿	*Rhynchosia dielsii*	中国特有
155	旌节花科	中国旌节花	*Stachyurus chinensis*	中国特有
156	金缕梅科	瑞木	*Corylopsis multiflora*	中国特有
157	金缕梅科	蜡瓣花	*Corylopsis sinensis*	中国特有
158	金缕梅科	金缕梅	*Hamamelis mollis*	中国特有
159	金缕梅科	半枫荷	*Semiliquidambar cathayensis*	中国特有
160	金缕梅科	水丝梨	*Sycopsis sinensis*	中国特有
161	黄杨科	大花黄杨	*Buxus henryi*	中国特有
162	桦木科	华南桦	*Betula austrosinensis*	中国特有
163	桦木科	亮叶桦	*Betula luminifera*	中国特有
164	榛木科	川黔千金榆	*Carpinus fangiana*	中国特有
165	壳斗科	锥栗	*Castanea henryi*	中国特有
166	壳斗科	茅栗	*Castanea seguinii*	中国特有
167	壳斗科	绵柯	*Lithocarpus henryi*	中国特有
168	壳斗科	白栎	*Quercus fabrei*	中国特有
169	榆科	山油麻	*Trema cannabina* var. *dielsiane*	中国特有
170	桑科	藤构	*Broussonetia kaempferi* var. *australis*	中国特有
171	桑科	爬藤榕	*Ficus sarmentosa* var. *impressa*	中国特有
172	冬青科	满树星	*Ilex aculeolata*	中国特有
173	冬青科	海南冬青	*Ilex hainanensis*	中国特有
174	冬青科	广东冬青	*Ilex kwangtungensis*	中国特有
175	冬青科	毛冬青	*Ilex pubescens*	中国特有
176	冬青科	香冬青	*Ilex suaveolens*	中国特有
177	冬青科	四川冬青	*Ilex szechwanensis*	中国特有
178	冬青科	紫果冬青	*Ilex tsoii*	中国特有
179	卫矛科	苦皮藤	*Celastrus angulatus*	中国特有
180	卫矛科	大芽南蛇藤	*Celastrus gemmatus*	中国特有

续表

序号	科名	中文名	学名	特有程度
181	卫矛科	灰叶南蛇藤	*Celastrus glaucophyllus*	中国特有
182	卫矛科	粉背南蛇藤	*Celastrus hypoleucus*	中国特有
183	卫矛科	窄叶南蛇藤	*Celastrus oblanceifolius*	中国特有
184	卫矛科	短梗南蛇藤	*Celastrus rosthornianus*	中国特有
185	卫矛科	百齿卫矛	*Euonymus centidens*	中国特有
186	卫矛科	裂果卫矛	*Euonymus dielsianus*	中国特有
187	卫矛科	大果卫矛	*Euonymus myrianthus*	中国特有
188	卫矛科	密花假卫矛	*Microtropis gracilipes*	中国特有
189	翅子藤科	无柄五层龙	*Salacia sessiliflora*	中国特有
190	铁青树科	华南青皮木	*Schoepfia chinensis*	中国特有
191	桑寄生科	锈毛钝果寄生	*Taxillus levinei*	中国特有
192	桑寄生科	桑寄生	*Taxillus sutchuenensis*	中国特有
193	桑寄生科	大苞寄生	*Tolypanthus maclurei*	中国特有
194	鼠李科	光枝勾儿茶	*Berchemia polyphylla* var. *leioclada*	中国特有
195	鼠李科	山绿柴	*Rhamnus brachypoda*	中国特有
196	鼠李科	钩齿鼠李	*Rhamnus lamprophylla*	中国特有
197	鼠李科	长柄鼠李	*Rhamnus longipes*	中国特有
198	鼠李科	纤细雀梅藤	*Sageretia gracilis*	中国特有
199	胡颓子科	巴东胡颓子	*Elaeagnus difficilis*	中国特有
200	胡颓子科	角花胡颓子	*Elaeagnus gonyanthes*	中国特有
201	胡颓子科	宜昌胡颓子	*Elaeagnus henryi*	中国特有
202	胡颓子科	披针叶胡颓子	*Elaeagnus lanceolata*	中国特有
203	葡萄科	羽叶蛇葡萄	*Ampelopsis chaffanjoni*	中国特有
204	葡萄科	三裂蛇葡萄	*Ampelopsis delavayana*	中国特有
205	葡萄科	牯岭蛇葡萄	*Ampelopsis glandulosa* var. *kulingensis*	中国特有
206	葡萄科	异叶地锦	*Parthenocissus dalzielii*	中国特有
207	葡萄科	栓翅地锦	*Parthenocissus suberosus*	中国特有
208	葡萄科	东南葡萄	*Vitis chunganensis*	中国特有
209	葡萄科	刺葡萄	*Vitis davidii*	中国特有
210	葡萄科	鸡足葡萄	*Vitis lanceolatifoliosa*	中国特有
211	芸香科	宜昌橙	*Citrus ichangensis*	中国特有
212	芸香科	三桠苦	*Melicope pteleifolia*	中国特有
213	芸香科	九里香	*Murraya exotica*	中国特有
214	芸香科	秃叶黄檗	*Phellodendron chinense* var. *glabriusculum*	中国特有
215	芸香科	毛竹叶花椒	*Zanthoxylum armatum* var. *ferrugineum*	中国特有
216	芸香科	蚬壳花椒	*Zanthoxylum dissitum*	中国特有
217	芸香科	刺壳花椒	*Zanthoxylum echinocarpum*	中国特有
218	无患子科	黄梨木	*Boniodendron minus*	中国特有

续表

序号	科名	中文名	学名	特有程度
219	无患子科	复羽叶栾树	*Koelreuteria bipinnata*	中国特有
220	清风藤科	灰背清风藤	*Sabia discolor*	中国特有
221	清风藤科	凹萼清风藤	*Sabia emarginata*	中国特有
222	省沽油科	锐尖山香圆	*Turpinia arguta*	中国特有
223	漆树科	黄连木	*Pistacia chinensis*	中国特有
224	胡桃科	青钱柳	*Cyclocarya paliurus*	中国特有
225	山茱萸科	细齿桃叶珊瑚	*Aucuba chlorascens*	中国特有
226	山茱萸科	尖叶四照花	*Cornus elliptica*	中国特有
227	山茱萸科	小花梾木	*Cornus parviflora*	中国特有
228	八角枫科	小花八角枫	*Alangium faberi*	中国特有
229	蓝果树科	喜树	*Camptotheca acuminata*	中国特有
230	五加科	黄毛楤木	*Aralia chinensis*	中国特有
231	五加科	食用土当归	*Aralia cordata*	中国特有
232	五加科	棘茎楤木	*Aralia echinocaulis*	中国特有
233	五加科	锈毛罗伞	*Brassaiopsis ferruginea*	中国特有
234	五加科	变叶树参	*Dendropanax proteus*	中国特有
235	五加科	细柱五加	*Eleutherococcus nodiflorus*	中国特有
236	五加科	短梗大参	*Macropanax rosthornii*	中国特有
237	伞形科	藁本	*Ligusticum sinense*	中国特有
238	伞形科	南岭前胡	*Peucedanum longshengense*	中国特有
239	伞形科	前胡	*Peucedanum praeruptorum*	中国特有
240	伞形科	膜蕨囊瓣芹	*Pternopetalum trichomanifolium*	中国特有
241	桤叶树科	贵州桤叶树	*Clethra kaipoensis*	中国特有
242	杜鹃花科	灯笼树	*Enkianthus chinensis*	中国特有
243	杜鹃花科	毛滇白珠	*Gaultheria leucocarpa* var. *crenulata*	中国特有
244	杜鹃花科	毛果珍珠花	*Lyonia ovalifolia* var. *hebecarpa*	中国特有
245	杜鹃花科	腺萼马银花	*Rhododendron bachii*	中国特有
246	杜鹃花科	短脉杜鹃	*Rhododendron brevinerve*	中国特有
247	杜鹃花科	丁香杜鹃	*Rhododendron farrerae*	中国特有
248	杜鹃花科	云锦杜鹃	*Rhododendron fortunei*	中国特有
249	杜鹃花科	百合花杜鹃	*Rhododendron liliiflorum*	中国特有
250	杜鹃花科	黄山杜鹃	*Rhododendron maculiferum* subsp. *anhweiense*	中国特有
251	杜鹃花科	满山红	*Rhododendron mariesii*	中国特有
252	杜鹃花科	团叶杜鹃	*Rhododendron orbiculare*	中国特有
253	杜鹃花科	马银花	*Rhododendron ovatum*	中国特有
254	杜鹃花科	毛果杜鹃	*Rhododendron seniavinii*	中国特有
255	杜鹃花科	长蕊杜鹃	*Rhododendron stamineum*	中国特有
256	乌饭树科	短尾越橘	*Vaccinium carlesii*	中国特有

续表

序号	科名	中文名	学名	特有程度
257	乌饭树科	黄背越橘	*Vaccinium iteophyllum*	中国特有
258	乌饭树科	广西越橘	*Vaccinium sinicum*	中国特有
259	柿科	野柿	*Diospyros kaki* var. *silvestris*	中国特有
260	紫金牛科	少年红	*Ardisia alyxiaefolia*	中国特有
261	紫金牛科	九管血	*Ardisia brevicaulis*	中国特有
262	紫金牛科	月月红	*Ardisia faberi*	中国特有
263	安息香科	陀螺果	*Melliodendron xylocarpum*	中国特有
264	安息香科	白辛树	*Pterostyrax psilophyllus*	中国特有
265	安息香科	赛山梅	*Styrax confusus*	中国特有
266	安息香科	垂珠花	*Styrax dasyanthus*	中国特有
267	安息香科	白花龙	*Styrax faberi*	中国特有
268	山矾科	黄牛奶树	*Symplocos cochinchinensis* var. *laurina*	中国特有
269	马钱科	醉鱼草	*Buddleja lindleyana*	中国特有
270	木犀科	川素馨	*Jasminum urophyllum*	中国特有
271	木犀科	女贞	*Ligustrum lucidum*	中国特有
272	木犀科	光萼小蜡	*Ligustrum sinense* var. *myrianthum*	中国特有
273	夹竹桃科	紫花络石	*Trachelospermum axillare*	中国特有
274	夹竹桃科	贵州络石	*Trachelospermum bodinieri*	中国特有
275	夹竹桃科	短柱络石	*Trachelospermum brevistylum*	中国特有
276	萝藦科	朱砂藤	*Cynanchum officinale*	中国特有
277	萝藦科	青羊参	*Cynanchum otophyllum*	中国特有
278	萝藦科	柳叶白前	*Cynanchum stauntonii*	中国特有
279	茜草科	云桂虎刺	*Damnacanthus henryi*	中国特有
280	茜草科	香果树	*Emmenopterys henryi*	中国特有
281	茜草科	剑叶耳草	*Hedyotis caudatifolia*	中国特有
282	茜草科	粗毛耳草	*Hedyotis mellii*	中国特有
283	茜草科	薄柱草	*Nertera sinensis*	中国特有
284	茜草科	广州蛇根草	*Ophiorrhiza cantoniensis*	中国特有
285	忍冬科	皱叶忍冬	*Lonicera rhytidophylla*	中国特有
286	忍冬科	接骨木	*Sambucus williamsii*	中国特有
287	忍冬科	金腺荚蒾	*Viburnum chunii*	中国特有
288	忍冬科	伞房荚蒾	*Viburnum corymbiflorum*	中国特有
289	忍冬科	南方荚蒾	*Viburnum fordiae*	中国特有
290	忍冬科	巴东荚蒾	*Viburnum henryi*	中国特有
291	忍冬科	常绿荚蒾	*Viburnum sempervirens*	中国特有
292	忍冬科	茶荚蒾	*Viburnum setigerum*	中国特有
293	忍冬科	合轴荚蒾	*Viburnum sympodiale*	中国特有
294	菊科	纤枝兔儿风	*Ainsliaea gracilis*	中国特有

续表

序号	科名	中文名	学名	特有程度
295	菊科	长穗兔儿风	*Ainsliaea henryi*	中国特有
296	菊科	灯台兔儿风	*Ainsliaea macroclinidioides*	中国特有
297	菊科	二色香青	*Anaphalis bicolor*	中国特有
298	菊科	奇蒿	*Artemisia anomala*	中国特有
299	菊科	密毛奇蒿	*Artemisia anomala* var. *tomentella*	中国特有
300	菊科	琴叶紫菀	*Aster panduratus*	中国特有
301	菊科	圆耳紫菀	*Aster sphaerotus*	广西特有
302	菊科	球菊	*Epaltes australis*	中国特有
303	菊科	短葶飞蓬	*Erigeron breviscapus*	中国特有
304	菊科	峨眉千里光	*Senecio faberi*	中国特有
305	菊科	广西蒲儿根	*Sinosenecio guangxiensis*	广西特有
306	龙胆科	福建蔓龙胆	*Crawfurdia pricei*	中国特有
307	龙胆科	五岭龙胆	*Gentiana davidii*	中国特有
308	龙胆科	流苏龙胆	*Gentiana panthaica*	中国特有
309	龙胆科	匙叶草	*Latouchea fokienensis*	中国特有
310	龙胆科	双蝴蝶	*Tripterospermum chinense*	中国特有
311	龙胆科	峨眉双蝴蝶	*Tripterospermum cordatum*	中国特有
312	龙胆科	细茎双蝴蝶	*Tripterospermum filicaule*	中国特有
313	报春花科	灵香草	*Lysimachia foenum-graecum*	中国特有
314	报春花科	山萝过路黄	*Lysimachia melampyroides*	中国特有
315	报春花科	落地梅	*Lysimachia paridiformis*	中国特有
316	报春花科	狭叶落地梅	*Lysimachia paridiformis* var. *stenophylla*	中国特有
317	报春花科	巴东过路黄	*Lysimachia patungensis*	中国特有
318	报春花科	显苞过路黄	*Lysimachia rubiginosa*	中国特有
319	桔梗科	杏叶沙参	*Adenophora petiolata* subsp. *hunanensis*	中国特有
320	桔梗科	无柄沙参	*Adenophora stricta* subsp. *sessilifolia*	中国特有
321	玄参科	台湾泡桐	*Paulownia kawakamii*	中国特有
322	玄参科	粗茎返顾马先蒿	*Pedicularis resupinata* subsp. *crassicaulis*	中国特有
323	玄参科	玄参	*Scrophularia ningpoensis*	中国特有
324	玄参科	长穗腹水草	*Veronicastrum longispicatum*	中国特有
325	玄参科	大叶腹水草	*Veronicastrum robustum* subsp. *grandifolium*	中国特有
326	玄参科	腹水草	*Veronicastrum stenostachyum* subsp. *plukenetii*	中国特有
327	苦苣苔科	羽裂报春苣苔	*Primulina pinnatifida*	广西特有
328	苦苣苔科	长瓣马铃苣苔	*Oreocharis auricula*	中国特有
329	苦苣苔科	大叶石上莲	*Oreocharis benthamii* var. *benthamii*	中国特有
330	苦苣苔科	石上莲	*Oreocharis benthamii* var. *reticulata*	中国特有
331	苦苣苔科	湘桂马铃苣苔	*Oreocharis xiangguiensis*	中国特有
332	马鞭草科	南川紫珠	*Callicarpa bodinieri* var. *rosthornii*	中国特有

续表

序号	科名	中文名	学名	特有程度
333	马鞭草科	老鸦糊	*Callicarpa giraldii*	中国特有
334	马鞭草科	藤紫珠	*Callicarpa integerrima* var. *chinensis*	中国特有
335	马鞭草科	广东紫珠	*Callicarpa kwangtungensis*	中国特有
336	马鞭草科	长柄紫珠	*Callicarpa longipes*	中国特有
337	马鞭草科	秃红紫珠	*Callicarpa rubella* var. *subglabra*	中国特有
338	马鞭草科	广东大青	*Clerodendrum kwangtungense*	中国特有
339	马鞭草科	尖齿臭茉莉	*Clerodendrum lindleyi*	中国特有
340	唇形科	毛药花	*Bostrychanthera deflexa*	中国特有
341	唇形科	灯笼草	*Clinopodium polycephalum*	中国特有
342	唇形科	肉叶鞘蕊花	*Coleus carnosifolius*	中国特有
343	唇形科	小野芝麻	*Galeobdolon chinense*	中国特有
344	唇形科	香茶菜	*Isodon amethystoides*	中国特有
345	唇形科	显脉香茶菜	*Isodon nervosus*	中国特有
346	唇形科	华西龙头草	*Meehania fargesii* var. *fargesii*	中国特有
347	唇形科	梗花华西龙头草	*Meehania fargesii* var. *pedunculata*	中国特有
348	唇形科	龙头草	*Meehania henryi*	中国特有
349	唇形科	贵州鼠尾草	*Salvia cavaleriei* var. *cavaleriei*	中国特有
350	唇形科	血盆草	*Salvia cavaleriei* var. *simplicifolia*	中国特有
351	唇形科	长毛韩信草	*Scutellaria indica* var. *elliptica*	中国特有
352	唇形科	光柄筒冠花	*Siphocranion nudipes*	中国特有
353	泽泻科	小慈姑	*Sagittaria potamogetifolia*	中国特有
354	姜科	矮山姜	*Alpinia psilogyna*	广西特有
355	姜科	三叶豆蔻	*Amomum austrosinense*	中国特有
356	姜科	阳荷	*Zingiber striolatum*	中国特有
357	百合科	灰鞘粉条儿菜	*Aletris cinerascens*	中国特有
358	百合科	薤头	*Allium chinense*	中国特有
359	百合科	小花蜘蛛抱蛋	*Aspidistra minutiflora*	中国特有
360	百合科	四川蜘蛛抱蛋	*Aspidistra sichuanensis*	中国特有
361	百合科	开口箭	*Campylandra chinensis*	中国特有
362	百合科	散斑竹根七	*Disporopsis aspersa*	中国特有
363	百合科	深裂竹根七	*Disporopsis pernyi*	中国特有
364	百合科	短蕊万寿竹	*Disporum bodinieri*	中国特有
365	百合科	紫萼	*Hosta ventricosa*	中国特有
366	百合科	野百合	*Lilium brownii* var. *brownii*	中国特有
367	百合科	百合	*Lilium brownii* var. *viridulum*	中国特有
368	百合科	药百合	*Lilium speciosum* var. *gloriosoides*	中国特有
369	百合科	连药沿阶草	*Ophiopogon bockianus*	中国特有

续表

序号	科名	中文名	学名	特有程度
370	百合科	狭叶沿阶草	*Ophiopogon stenophyllus*	中国特有
371	百合科	多花黄精	*Polygonatum cyrtonema*	中国特有
372	百合科	长梗黄精	*Polygonatum filipes*	中国特有
373	百合科	湖北黄精	*Polygonatum zanlanscianense*	中国特有
374	百合科	牯岭藜芦	*Veratrum schindleri*	中国特有
375	百合科	丫蕊花	*Ypsilandra thibetica*	中国特有
376	延龄草科	球药隔重楼	*Paris fargesii*	中国特有
377	菝葜科	黑果菝葜	*Smilax glaucochina*	中国特有
378	菝葜科	凹脉菝葜	*Smilax lanceifolia* var. *impressinervia*	中国特有
379	天南星科	灯台莲	*Arisaema bockii*	中国特有
380	天南星科	花南星	*Arisaema lobatum*	中国特有
381	天南星科	虎掌	*Pinellia pedatisecta*	中国特有
382	薯蓣科	粉背薯蓣	*Dioscorea collettii* var. *hypoglauca*	中国特有
383	薯蓣科	细叶日本薯蓣	*Dioscorea japonica* var. *oldhamii*	中国特有
384	兰科	四裂无柱兰	*Amitostigma basifoliatum*	中国特有
385	兰科	钩距虾脊兰	*Calanthe graciliflora*	中国特有
386	兰科	叉唇虾脊兰	*Calanthe hancockii*	中国特有
387	兰科	罗河石斛	*Dendrobium lohohense*	中国特有
388	兰科	长苞羊耳蒜	*Liparis inaperta*	中国特有
389	兰科	长叶山兰	*Oreorchis fargesii*	中国特有
390	兰科	细叶石仙桃	*Pholidota cantonensis*	中国特有
391	兰科	独蒜兰	*Pleione bulbocodioides*	中国特有
392	兰科	香港绶草	*Spiranthes hongkongensis*	中国特有
393	竹亚科	水竹	*Phyllostachys heteroclada*	中国特有
394	竹亚科	苦竹	*Pleioblastus amarus*	中国特有

（四）常用药材及道地药材

根据市场调查，资源县县城、车田苗族乡、两水瑶族乡、梅溪镇都有小规模的药材收购站，收购常用药材田基黄（地耳草）*Hypericum japonicum*、一朵云（阴地蕨）*Botrychium ternatum*、小叶马蹄香*Asarum ichangense*、钩藤*Uncaria rhynchophylla*、前胡*Peucedanum praeruptorum*、桂皮、续断*Dipsacus asper*、多花黄精*Polygonatum cyrtonema*、华重楼、淡竹叶*Lophatherum gracile*、蛇足石杉*Huperzia serrata*、金钱蒲。道地药材有杜仲、厚朴、黄柏（秃叶黄檗）、罗汉果、金银花、白及等。

二、药用动物资源

在我国传统医学中，应用动物药的历史悠久，现存最早的本草学专著《神农本草经》已收录动物药67种，对其应用及疗效均有明确记载。《本草纲目》中收录动物药461种，并将其分为虫、鳞、介、禽、兽、人等各部。我国最新出版的《中国药用动物志》（第二版）收载了多达2341种动物药；而《中国药典》（2020年版）中收载动物药有98种。

资源县野生动物种类繁多，已知野生动物271种，主要分布于广西猫儿山国家级自然保护区、银竹老山资源冷杉国家级自然保护区的原始林区。

三、药用矿物资源

矿物入药由来已久，现存最早的本草学专著《神农本草经》已收录矿物药46种。《本草纲目》金石部收录矿物药161种，另附录72种，书中对每种矿物的来源、产地、形态、功效等都做了详细说明。矿物药在我国因药源充沛、疗效显著，历代医药业者均非常重视其临床应用，其在医疗、养生和保健等方面发挥着重大的作用，是我国医药宝库中的重要组成部分。

资源县药用矿物资源较少。根据第三、第四次全国中药资源普查结果统计，县域内有药用矿物11种，包括白石脂、伏龙肝、黄土、钟乳石、钟乳鹅管石、石灰、云母石、阳起石、白石英、寒水石、紫石英。

第六章　药用资源应用

一、市场流通

资源县地处高寒山区，是广西的中药材种植大县，目前尚未设立中药材交易市场，主要的流通方式如下：

各乡镇均有中药材收购站，收购站人员在乡镇开设门面收购，或到田间地头或农户家中收购药材，主要收购一些道地药材，然后销往外地。

每当忍冬、百合、白及、罗汉果出产时，均有广西及湖南、广东、上海、浙江等地的药商纷纷到各乡（镇）各村（屯）收购，再销往外地。

合作社与农户合作种植，先确定药材成本，然后由合作社销售。

二、传统医药知识

通过走访调查，统计了资源县民间经方（17项）、传统技术（4项）、中医特色疗法（8项）等3方面共29项传统医药知识（表6-1）。

表6-1　资源县传统医药知识

类别	方名/技术	主治
中医特色疗法	输刺夹脊穴为主治疗神经根型颈椎病	神经根型颈椎病患者在排除禁忌症后均可应用
	温针灸治疗膝痹的应用推广	寒盛湿重、经络壅滞
	小夹板外固定术的临床应用	四肢闭合性骨折
	刮痧	头痛、漏肩风、腰痛
	贴敷疗法	小儿咳嗽病、小儿脾胃病
	中药熏洗	脉管炎、糖尿病肢体血管病变，软组织损伤、骨折恢复期、疖、痈、带状疱疹、湿疹、癣病，失眠，急性结膜炎、麦粒肿，痔疮、肛门瘙痒等
	针刺、铍针疗法	中风、面瘫
	针刀疗法	各种软组织损伤性疾病、关节（脊柱、四肢）疾病、脊柱疾病；无菌性缺血性骨坏死；顽固性耳鸣、头痛、非器质性病变耳聋、失眠、陈旧性面瘫、肥胖症、顽固性痤疮、各类胃肠病等各类杂病

续表

类别	方名/技术	主治
传统技术	闪（烧）灼术	寻常疣、扁平疣、尖锐湿疣、鸡眼及毒蛇、毒蝎咬伤早期
	熨脐术	新生儿脐带脱落后收敛、脐疝、小儿消化不良
	杨明膏	骨折、脱位、跌打损伤红肿疼痛
	二十五味济阳方	体质虚弱
民间经方	冻疮病方	冻疮
	松针石菖蒲外敷治疗骨折后期方	骨折后期、筋膜粘连、功能受限
	青蛇咬伤方	毒蛇咬伤
	活血治痹药酒	颈肩腰腿痛、偏瘫及手足麻木
	骨折药方	跌打损伤所致的肿痛及骨折
	中草药膏	腰肌劳损、风湿关节炎
	金果榄治疗咽喉肿痛方	咽喉肿痛
	方木通藤治疗漆疮方	漆疮及毛虫毒引起的皮肤红肿疼痛
	九龙藤黑老虎根治疗胃及十二指肠溃疡方	胃及十二指肠溃疡
	烧伤药方	水火烫伤
	黄柏苦参汤外洗治疗痔瘘术后方	痔疮、肛周湿疹、肛周脓肿
	小儿脐敷贴二号方	小儿消化不良（食滞、疳症）、外感风寒泄泻
	止鼻血方	鼻衄
	舒筋牛膝续断汤	年老气血不足、血不养筋、手足挛急
	苗医验方	夏天腹泻
	骨质增生曾氏祖传验方	骨质增生、肩周炎
	不孕方	阳虚脾失健运所致的不孕症

第七章　药用资源保护与管理

一、保护与管理现状

为促进中医药的保护和创新发展，近年来多项政策对中医药行业的扶持力度越来越大，为野生药用资源的保护与管理提供了有力的措施和保障，如国家陆续出台《中华人民共和国中医药条例》《中华人民共和国野生植物保护条例》《野生药材资源保护管理条例》《中药材保护和发展规划（2015—2020年）》等。为加强广西中药资源保护，促进民族特色医药发展，广西也颁布实施《广西壮族自治区发展中医药壮医药条例》《广西中医药壮瑶医药发展"十三五"规划》《广西壮族自治区药用野生植物资源保护办法》等。近年来，资源县大力发展壮大特色中药材产业，建立中药材生态种植示范基地，资源特色中草药生态种植示范基地在全县各乡镇实现"遍地开花"。

二、存在的主要问题

1. 原生境遭到破坏

在两水苗族乡、资源镇到梅溪镇方向有采石、采砂矿场，对原生态环境的破坏是毁灭性的；在瓜里乡河道洗沙场也比较常见，对水质污染大，同时加剧河道冲刷作用，使河道变宽，两岸植被遭受破坏；种植杉木林、厚朴林等经济林或药材，原生植被被大量砍伐，对原生态环境的破坏是不可恢复的；越城岭、猫儿山、金紫山这三条山脉中山的中上部已演替为禾草丛和灌木丛的区域，在未保护的区域，过度放牧现象严重，甚至出现裸露地表。自然环境遭到破坏，野生药用植物资源生境受到威胁甚至丧失。

2. 过度利用

资源县山区气候、生态环境对药材种植很有优势，但当地大量种植的药材种类很少，仅厚朴、秃叶黄檗、杜仲、忍冬、白及等少数几种药材。其他常用药材种植规模小，供不应求的现状使当地居民对药材的使用主要依赖野生资源，药材收购站的药材也以野生药材为主，掠夺式利用现象严重。草医、药农会在不同季节采收野生药材，采收种类多，数量大。

3. 植物自身原因

对于药用部位以根、全草为主的种类，其中部分种类资源量小，生长和繁殖缓慢，过度利用将会导致其濒危。例如百合科的华重楼、野百合，兰科的花坪天麻、金线兰等，其生境特殊、生长和繁殖缓慢，由于近年来的过度利用，野外已经很难见到。

此外，许多药用植物具有观赏价值，近年来，人们更加注重休闲娱乐活动，越来越多的人喜欢种植奇花异草。部分野生药用植物被非法挖采盗卖，例如兰科兰属的寒兰、春兰、多花兰等。

4. 缺乏保护意识

在药材收购站以及集市上，经常见到兰科植物被作为药用或者观赏植物出售。虽然商家出售的量不大，尚不能以当前的法律法规对其进行制裁。在对当地居民宣传保护知识时，当地居民均表现出"靠山吃山""谁采到就是谁的"等态度，可见其缺乏保护植物和环境的意识。

三、发展策略与建议

1. 规划土地利用，保护环境

生态环境与人们的日常生活息息相关，在促进乡镇发展的同时，将土地利用规划和环境保护规划衔接起来，确保在促进经济发展的同时也能保护好生态环境。应减少对自然环境的破坏，保护现有的野生药用植物栖息地。

2. 就地保护和迁地保护相结合

坚持以原生境保护为主的就地保护。在现有自然保护区和国家森林公园体系的原生境保护的基础上，对少见、珍稀濒危药用植物加强科学研究投入，在相对集中分布的区域建立就地保护点位和长期固定监测样地。与此同时，开展科学合理的迁地保护。通过植物园、保育中心对少见、珍稀濒危药用植物进行迁地保护。

3. 合理利用野生药用植物资源

合理利用野生药用植物资源就要做到开发与保护并重。一方面，加大药用植物资源的研究，主要包括野生药材的人工驯化、种植等。对于常用的生长繁殖缓慢的药材，利用无性繁殖、组织培养等技术进行育种育苗，降低对野生资源的依赖。例如七叶一枝花、白及、多花黄精等繁殖困难、生长缓慢的药材，均可利用无性繁殖、组织培养等技术进行育种育苗。对于常用大宗药材，加强种植管理人员专业技术培训。例如草珊瑚、忍冬等，在资源县虽有种植，但种植规模小，产量低。另一方面，建立常用中药材栽培品种种质库，对物种进行保护，促进我国药用植物资源的合理开发和可持续利用。

4. 加强宣传教育和法律法规保障体系建设

加强环境保护和植物资源保护的宣传力度。进行知识宣讲、宣传，让当地居民了解环境保护的重要性，让群众了解非法采挖、盗卖珍稀濒危植物是违法行为，将会受到法律制裁。此外，加强资源县旅游业宣传。资源县域内有地形地貌独特的八角寨国家森林公园，有适合漂流的五排河，促进旅游业发展，降低当地对农、林业的依赖。需要相关部门加强法制法规的建设，完善野生生物资源的保障体系，着重打击非法采挖、盗卖、收购保护植物等违法行为，对于违反保护法规的个人或团体应按照法律追究其应有的责任。要特别加强当地居民的法制教育，提高居民对物种保护、环境保护的意识。

各论

千层塔

【基原】为石杉科蛇足石杉*Huperzia serrata* (Thunb.ex Murr.) Trevis. 的全草。

【别名】蛇足草、虱婆草、虱子草。

【形态特征】多年生草本，常丛生。茎直立或斜升，高10~30 cm。叶螺旋状排列；叶片纸质，披针形，长1~3 cm，宽1~8 mm，基部楔形，下延有柄，先端急尖或渐尖，边缘有不规则的齿。孢子叶与不育叶同形。孢子囊肾形，淡黄色，横生于叶腋。

【分布】生于山谷、山坡或林荫下湿地。产于广西、广东、云南、福建、四川、浙江等地。

【性能主治】全草味辛、甘、微苦，性平；有小毒。有清热解毒、燥湿敛疮、止血定痛、散瘀消肿的作用。主治肺炎，肺痈，劳伤吐血，痔疮便血，白带异常，跌打损伤，肿毒，水湿膨胀，溃疡久不收口，烧烫伤。

【采收加工】夏末秋初采收，去泥土，晒干。

【附注】现代研究表明，因蛇足石杉可提取石杉碱甲等生物碱，在野生资源市场需求量不断增加而遭到掠夺式采收，数量逐年减少，为珍稀濒危药用植物。

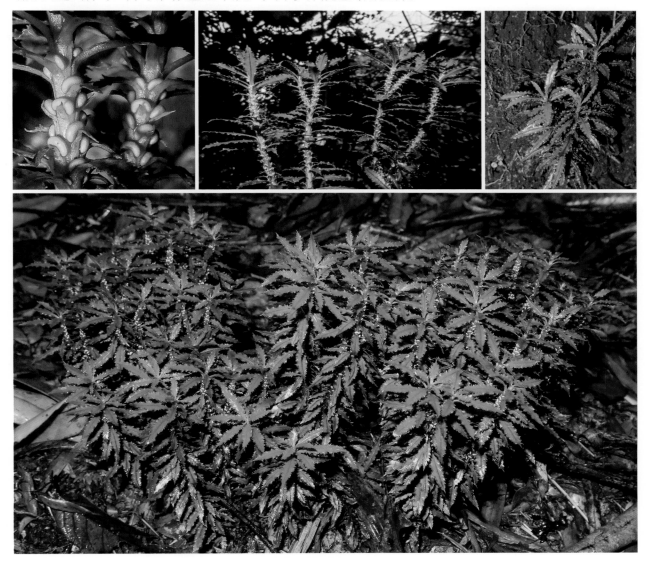

过江龙

【基原】为石松科扁枝石松*Diphasiastrum complanatum* (L.) Holub 的全草或孢子。

【别名】地刷子、扁叶石松、舒筋草。

【形态特征】多年生草本。主茎匍匐状，侧枝近直立，多回不等位二叉分枝，小枝明显扁平状。叶4行排列，密集；叶片三角形，基部贴生在枝上，无柄，全缘，草质。孢子囊穗生于孢子枝顶端，圆柱形，淡黄色；孢子叶宽卵形，覆瓦状排列，边缘具齿。孢子囊圆肾形，黄色。

【分布】生于林下、灌木丛中或山坡草地。产于我国西南、南部、中部、东北大部分省区。

【性能主治】全草或孢子味苦、辛，性温。有祛风除湿、舒筋活络、散瘀止痛、利尿的作用。主治风湿痹痛，跌打损伤，手脚麻木，月经不调。

【采收加工】6~7月采收全草，除根茎，鲜用或晒干。7~8月小穗变黄，孢子成熟时采收，40℃以下的温度烘干，取孢子。

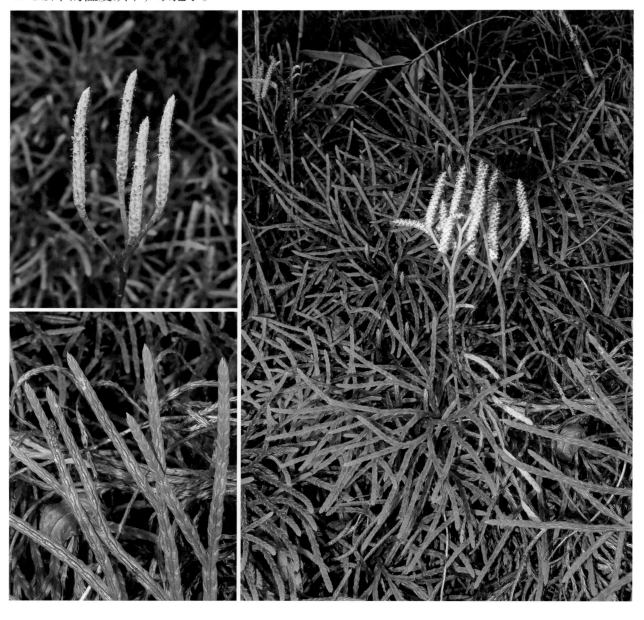

舒筋草

【基原】为石松科藤石松*Lycopodiastrum casuarinoides* (Spring) Holub ex Dixit的地上部分。

【别名】吊壁伸筋、浸骨风、伸筋草。

【形态特征】攀缘藤本植物。地上圆柱状主枝可长达数米，侧枝柔软，多回二叉分枝，小枝扁平，柔软下垂，常分化为营养枝和孢子枝。叶片革质，钻形，基部下延贴生枝上。孢子囊穗每簇6~12个，排成复圆锥状，顶生，具直立小柄；孢子囊内藏于孢子叶腋，圆肾形。孢子表面粗糙，具颗粒状纹饰。

【分布】生于灌木丛中及疏林中，常攀缘于林中树冠上。产于我国南部、东部、中部及西南大部分省区。

【性能主治】地上部分味微甘，性温。有舒筋活血、祛风湿的作用。主治风湿关节痛，跌打损伤，月经不调，盗汗，夜盲症。

【采收加工】全年均可采收，除去杂质，晒干。

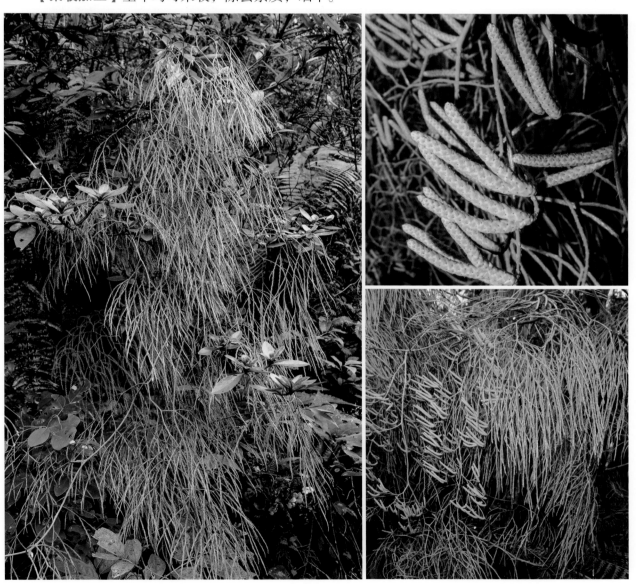

伸筋草

【基原】为石松科石松*Lycopodium japonicum* Thunb. ex Murr. 的全草。

【别名】绿毛伸筋、小伸筋、舒筋草。

【形态特征】多年生草本。主茎横卧，长可达数米，侧枝斜升，分枝较稀疏。叶稀疏；叶片薄而软，钻形或针形。孢子囊穗圆柱形，长2~5 cm，有柄，通常2~6个生于总柄顶部成总状囊穗序，远高出不育枝；孢子叶阔卵形，先端急尖，具芒状长尖头，纸质。孢子囊内藏于孢子叶腋，圆肾形。

【分布】生于林下、灌木丛中、草坡、路边或岩石上。产于我国除东北、北部以外的其他各省区。

【性能主治】全草味微苦、辛，性温。有祛风除湿、舒筋活络的作用。主治关节酸痛，屈伸不利。

【采收加工】夏、秋季茎叶茂盛时采收，除去杂质，晒干。

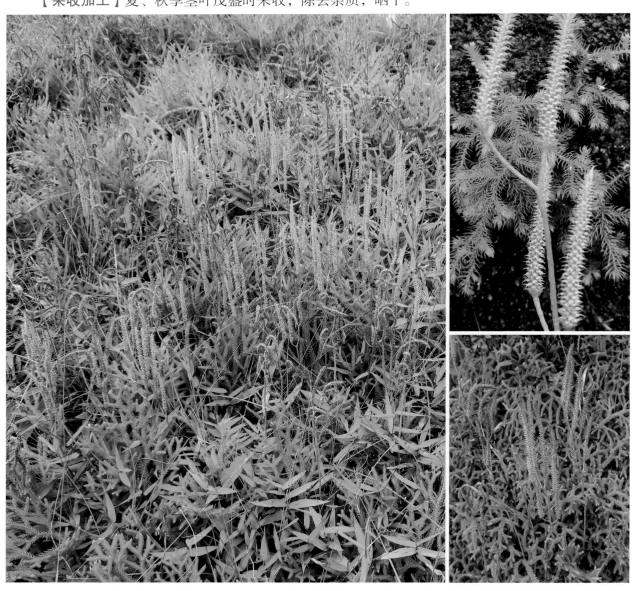

铺地蜈蚣

【基原】为石松科垂穗石松*Palhinhaea cernua* (L.) Vasc et Franco. 的全草。

【别名】伸筋草、灯笼草、小伸筋。

【形态特征】蔓生草本。主茎高20~50 cm，向上叉状分枝，质柔软匍匐于地上。主茎上的叶螺旋状排列，叶片线形，先端尖锐；孢子叶覆瓦状排列，阔卵形。孢子囊穗单生于小枝顶端，短圆柱形，成熟时通常下垂；孢子囊圆肾形，生于小枝顶部，熟时开裂，放出黄色孢子。

【分布】生于林下、林缘及灌木丛中或岩石上。产于广西、广东、海南、云南、贵州、四川、重庆、湖南、香港、福建、台湾、江西、浙江等地。

【性能主治】全草味苦、辛，性温。有祛风散寒、除湿消肿、舒筋活血、止咳、解毒的作用。主治风寒湿痹，关节酸痛，四肢麻木，水肿，跌打损伤，黄疸，咳嗽，疮疡，疱疹，烧烫伤。

【采收加工】夏季采收，连根拔起，除去泥土、杂质，晒干。

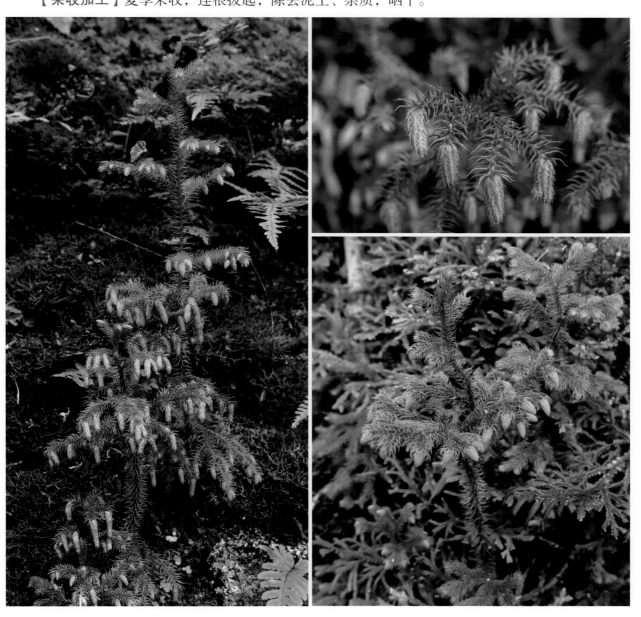

卷柏

【基原】为卷柏科卷柏*Selaginella tamariscina* (Beauv.) Spring 的全草。

【别名】还魂草、九死还魂草。

【形态特征】植株莲座状。主茎短，侧枝丛生于其顶端，干旱时内卷。叶二型；叶片薄革质，侧叶卵形至长圆形，中叶斜卵形，叶缘均具细齿。孢子叶穗单生于小枝末端，四棱柱形；孢子叶一型，卵状三角形，边缘有细齿。大孢子浅黄色；小孢子橘黄色。

【分布】生于林下或溪边石壁上。产于广西、广东、海南、湖南、贵州、云南、四川、台湾、香港、浙江、河北、河南、江苏、江西、吉林等地。

【性能主治】全草味辛，性平。有活血通经的作用。主治经闭痛经、癥瘕痞块、跌扑损伤。卷柏炭有化瘀止血的作用。主治吐血，崩漏，便血，脱肛。

【采收加工】全年均可采收，除去须根和泥土，晒干。

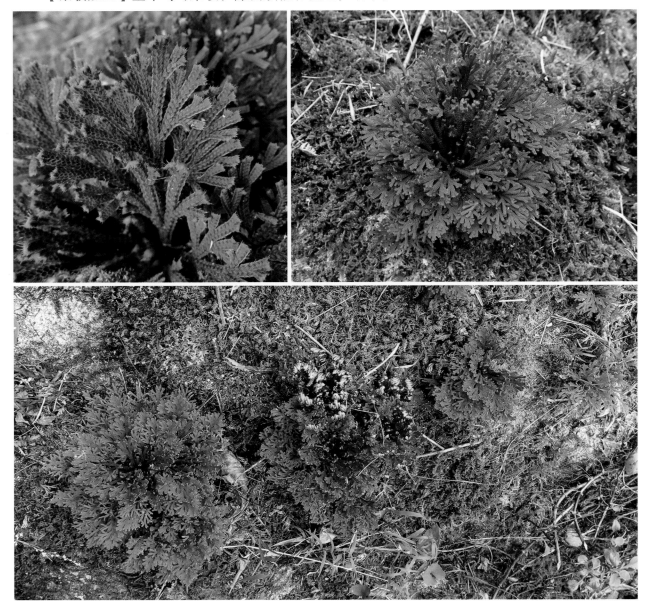

翠云草

【基原】为卷柏科翠云草*Selaginella uncinata* (Desv.) Spring 的全草。

【别名】细风藤、金猫草、铁皮青。

【形态特征】草本植物。主茎伏地蔓生，节上生不定根。主茎上的叶较大，卵形或卵状椭圆形；分枝上的叶二型，排成一平面，叶片边缘具白边，全缘。孢子叶穗单生于枝顶，四棱柱形；孢子叶一型，密生，卵状三角形，边缘全缘。大孢子灰白色或暗褐色；小孢子淡黄色。

【分布】生于常绿阔叶林下。产于广西、广东、贵州、重庆、湖南、湖北、安徽、福建等地。

【性能主治】全草味淡、微苦，性凉。有清热利湿、解毒、止血的作用。主治黄疸，痢疾，泄泻，水肿，淋病，筋骨痹痛，吐血，咳血，便血，外伤出血，痔漏，烧烫伤，毒蛇咬伤。

【采收加工】全年均可采收，洗净，鲜用或晒干。

【附注】羽状分枝密似云纹，一般有蓝绿色荧光，且嫩叶翠蓝色，故名翠云草。

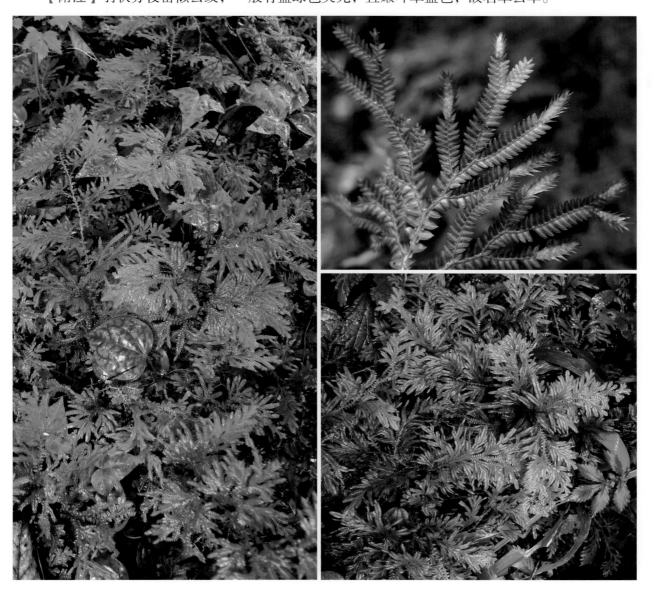

笔筒草

【基原】为木贼科节节草*Equisetum ramosissimum* Desf. 的全草。

【别名】竹节菜、土木贼。

【形态特征】多年生草本。根状茎直立，横走或斜升，黑棕色。地上枝多年生，枝一型，主枝多在下部分枝，常形成簇生状，有脊5~14条。侧枝较硬，圆柱状，有脊5~8条。鞘筒下部灰绿色，上部灰棕色。孢子囊穗短棒状或椭圆形，顶端有小尖突，无柄。

【分布】生于林中、灌木丛中或溪边。产于广西、广东、云南、贵州等地。

【性能主治】全草味甘、苦，性平。有祛风清热、除湿利尿的作用。主治目赤肿痛，翳膜遮睛，淋浊，鼻衄，便血，尿血，牙痛。

【采收加工】全年均可采收，以4~5月生长茂盛时采收最好。

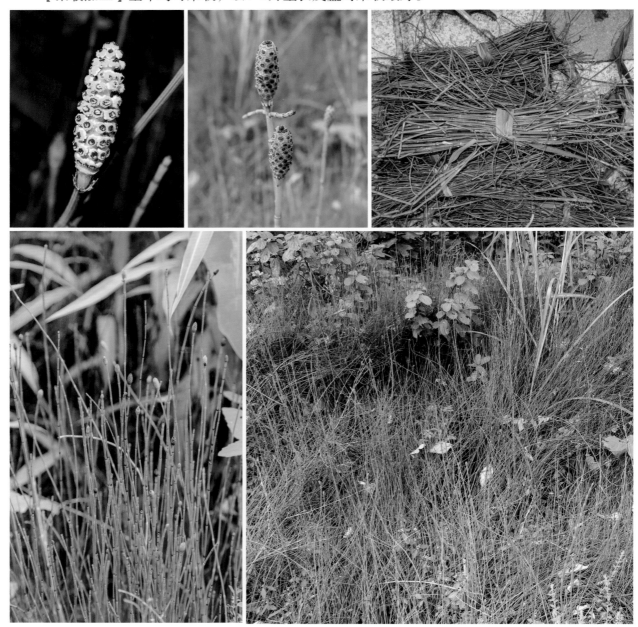

马蹄蕨

【基原】为观音座莲科福建观音座莲*Angiopteris fokiensis* Hieron. 的根状茎。

【别名】马蹄树、马蹄附子、马蹄香。

【形态特征】植株高2 m。根状茎肉质肥大，直立，突出地面20 cm，宿存的叶柄基部聚生呈莲座状。叶簇生，具粗壮的长柄，叶轴及叶柄具瘤状突起；叶片奇数二回羽状，叶缘具小齿，叶脉开展，背面明显。孢子囊群长圆形，棕色，由10~15个孢子囊组成。

【分布】生于林中湿润处及山谷沟旁。产于广西、广东、贵州、湖北等地。

【性能主治】根状茎味苦，性凉。有清热凉血、祛瘀止血、镇痛安神的作用。主治疟腮，痈肿疮毒，毒蛇咬伤，跌打肿痛，外伤出血，崩漏，乳痈，风湿痹痛，产后腹痛，心烦失眠。

【采收加工】全年均可采收，洗净，去须根，切片，鲜用或晒干。

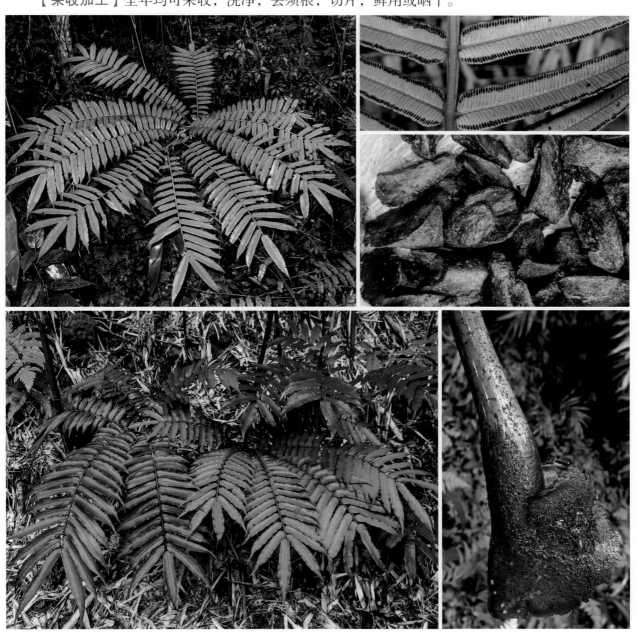

紫萁贯众

【基原】为紫萁科紫萁*Osmunda japonica* Thunb. 的根状茎和叶柄残基。

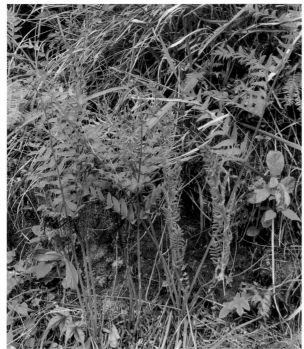

【别名】高脚贯众、老虎台。

【形态特征】多年生草本。根状茎短粗，或呈短树干状而稍弯。叶簇生，直立；柄禾秆色；叶片三角状广卵形，顶部一回羽状，其下为二回羽状；羽片3~5对，对生，长圆形。孢子叶与营养叶等高或稍高，羽片和小羽片均短缩，小羽片线形，背面沿中肋两侧密生孢子囊。

【分布】生于林下或溪边。产于广西、广东、四川、云南、贵州等地。

【性能主治】根状茎和叶柄残基味苦，性微寒；有小毒。有清热解毒、止血、杀虫的作用。主治疫毒感冒，热毒泻痢，痈疮肿毒，吐血，鼻出血，便血，崩漏，虫积腹痛。

【采收加工】春、秋季采挖，洗净，除去须根，晒干。

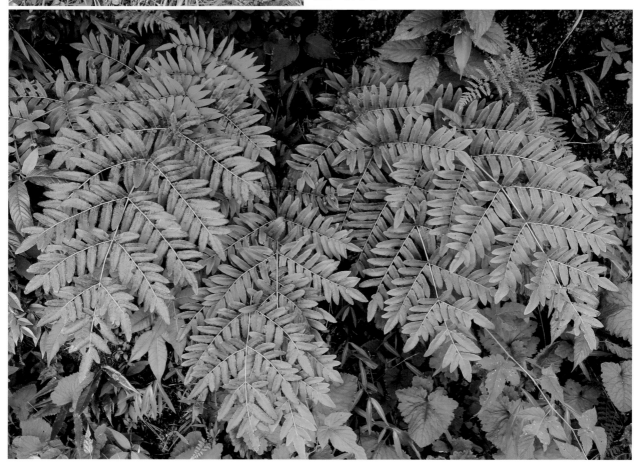

华南紫萁

【基原】为紫萁科华南紫萁 *Osmunda vachellii* Hook. 的根状茎及叶柄的髓部。

【别名】贯众、疯狗药、大凤尾蕨。

【形态特征】多年生草本，植株高达1 m，坚强挺拔。根状茎直立，粗壮，成圆柱状主轴。叶簇生于主轴顶部，一型，羽片二型，一回羽状；叶柄棕禾秆色；叶片长圆形，厚纸质；下部3~4对羽片能育，羽片紧缩为线形，中肋两侧密生圆形孢子囊穗，穗上着生深棕色孢子囊。

【分布】生于草坡、溪边阴湿处。产于广西、广东、云南、海南、贵州、福建等地。

【性能主治】根状茎及叶柄的髓部味微苦、涩，性平。有祛湿舒筋、清热解毒、驱虫的作用。主治妇女带下，筋脉拘挛，流感，疟腮，痈肿疮疖，胃痛，肠道寄生虫病。

【采收加工】全年均可采收，除去须根、茸毛，鲜用或晒干。

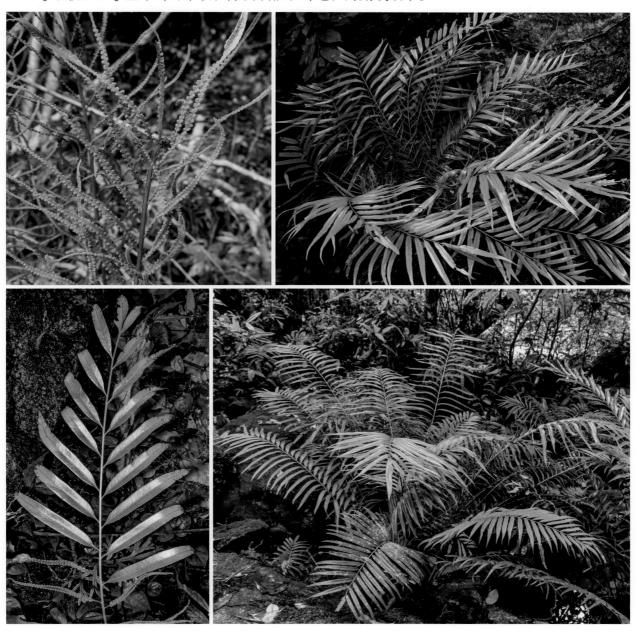

金沙藤

【基原】为海金沙科曲轴海金沙*Lygodium flexuosum* (L.) Sw. 的地上部分。

【别名】海金沙、牛抄蕨、牛抄藤。

【形态特征】多年生攀缘草本，植株高达7 m。叶三回羽状；羽片多数，对生于叶轴上的短距上，向两侧平展，长圆三角形，草质，羽轴多少向左右弯曲；顶生一回小羽片披针形，基部近圆形，钝头；叶缘有细齿。孢子囊穗线形，棕褐色，小羽片顶部的常不育。

【分布】生于疏林下。产于广西、广东、贵州、云南等地。

【性能主治】地上部分味甘，性寒。有清热解毒、利水通淋的作用。主治热淋，砂淋，石淋，血淋，尿道涩痛，湿热黄疸，风热感冒，咳嗽，咽喉肿痛，泄泻，痢疾。

【采收加工】夏、秋季采收，除去杂质，晒干。

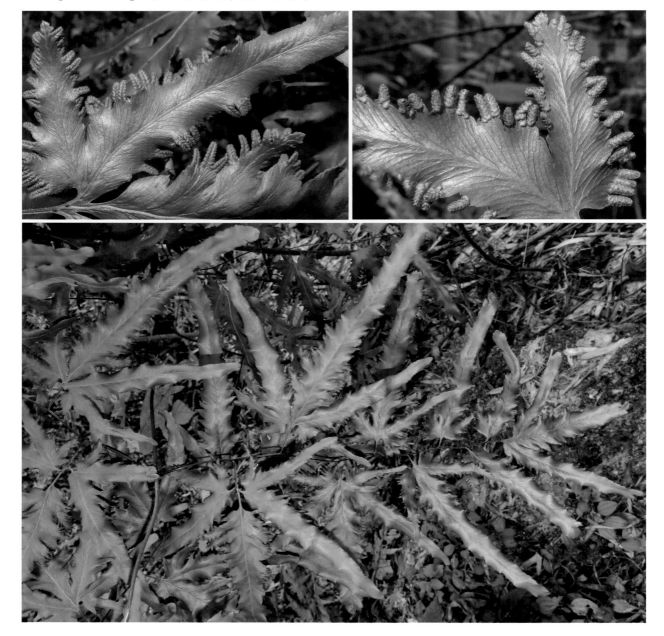

海金沙

【基原】为海金沙科海金沙*Lygodium japonicum* (Thunb.) Sw. 的成熟孢子和地上部分。

【别名】金沙藤、望骨风。

【形态特征】攀缘草本，长可达4 m。茎细弱。叶轴腹面有两条狭边；羽片多数，对生于叶轴上的短距两侧，平展。叶为一至二回羽状复叶；小叶卵状披针形，边缘有齿或不规则分裂；能育羽片卵状三角形，长宽几相等。孢子囊生于能育羽片的背面，排列稀疏。孢子表面有小疣。

【分布】生于林缘或灌木丛中。产于广西、广东、四川、湖南、江西、福建、陕西等地。

【性能主治】成熟孢子味甘、咸，性寒。有清利湿热、通淋止痛的作用。主治热淋，石淋，血淋，膏淋，尿道涩痛。地上部分味甘，性寒。有清热解毒、利水通淋的作用。主治热淋，砂淋，石淋，血淋，膏淋，尿道涩痛，湿热黄疸，风热感冒，咳嗽，咽喉肿痛，泄泻，痢疾。

【采收加工】秋季孢子未脱落时采割藤叶，晒干，搓揉或打下孢子，除去藤叶。夏、秋季采收全草，除去杂质，晒干。

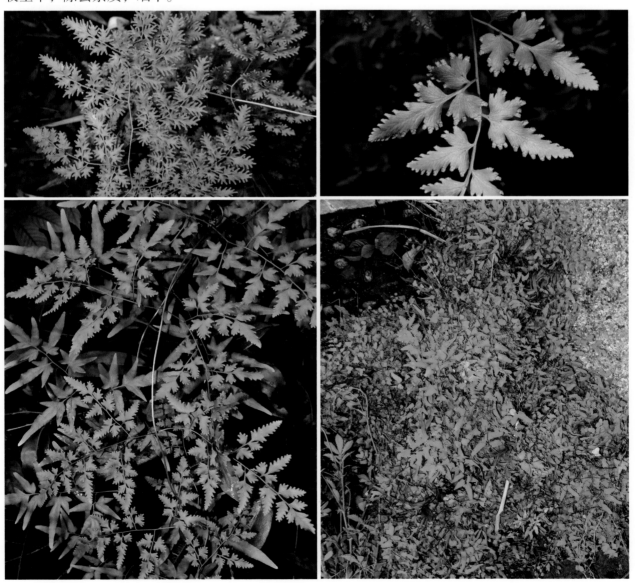

狗脊

【基原】为蚌壳蕨科金毛狗脊*Cibotium barometz* (L.) J. Sm. 的根状茎。

【别名】金猫头、金毛狗、黄狗头。

【形态特征】大型草本植物，高可达3 m。根状茎横卧，粗大，顶端生出一丛大叶，柄长达120 cm，基部密被金黄色长毛。叶片三回羽状深裂；羽片长披针形，裂片边缘有细齿。孢子囊群生于小脉顶端；囊群盖棕褐色，横长圆形，形如蚌壳。

【分布】生于林中阴处或山沟边。产于广西、广东、云南、海南、湖南、贵州、四川、浙江等地。

【性能主治】根状茎味苦、甘，性温。有祛风湿、补肝肾、强腰膝的作用。主治风湿痹痛，腰膝酸软，下肢无力。

【采收加工】秋、冬季采挖，除去泥沙，干燥或去硬根、叶柄及金黄色茸毛，切厚片，干燥，为生狗脊片；蒸后晒至六七成干，切厚片，干燥，为熟狗脊片。

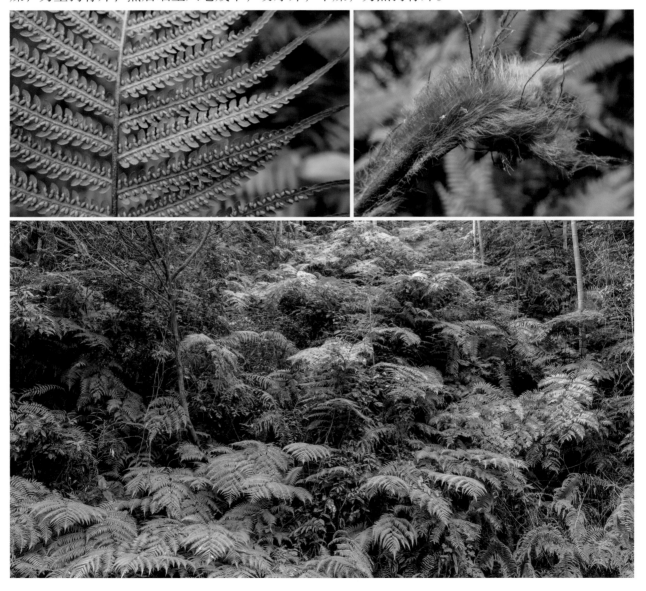

金花草

【基原】为鳞始蕨科乌蕨*Sphenomeris chinensis* J. Sm. 的全草。

【别名】大叶金花草、小叶野鸡尾。

【形态特征】植株高30~70 cm。根状茎横走，密被深褐色钻形鳞片。叶近生；叶片纸质，两面无毛，长卵形或披针形，四回羽状深裂；羽片15~20对，互生，密接，有短柄，斜展，卵状披针形。孢子囊群小，生在裂片先端或1条小脉顶端；囊群盖灰棕色，倒卵形或长圆形。

【分布】生于林下或灌木丛中阴湿地。产于广西、海南、四川、湖南、湖北、福建、浙江等地。

【性能主治】全草味苦，性寒。有清热解毒、利湿的作用。主治感冒发热，咳嗽，扁桃体炎，腮腺炎，肠炎，痢疾，肝炎，食物中毒，农药中毒；外用治烧烫伤，皮肤湿疹。

【采收加工】全年均可采收，夏、秋季较佳，洗净，鲜用或晒干。

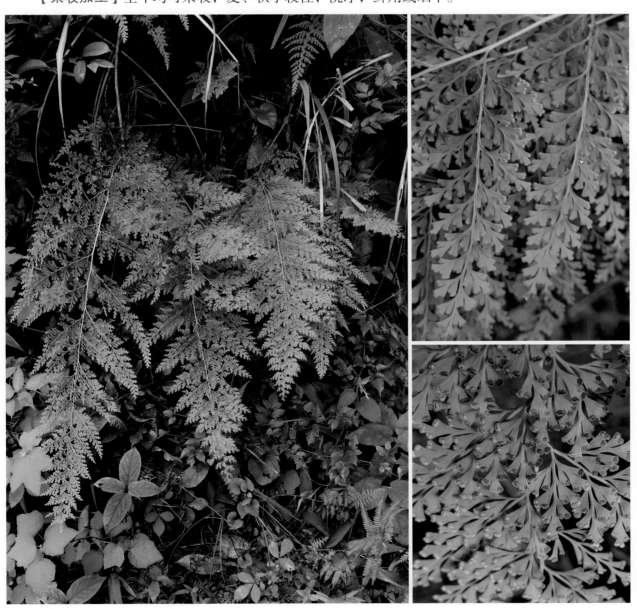

蜈蚣草

【基原】为凤尾蕨科蜈蚣草*Pteris vittata* L. 的全草或根状茎。

【别名】蜈蚣蕨、斩草剑、黑舒筋草。

【形态特征】多年生草本。根状茎直立，密被黄褐色鳞片。叶簇生；叶片倒披针状长圆形，一回羽状；顶生羽片与侧生羽片同形，互生或有时近对生，下部羽片较疏离，中部羽片最长，狭线形；不育的叶缘具密齿。在成熟的植株上除下部缩短的羽片不育外，几乎全部羽片能育。

【分布】生于钙质土上或石灰岩石山石缝中。产于我国秦岭南坡以南各省区。

【性能主治】全草或根状茎味淡，性平。有祛风活血、解毒杀虫的作用。主治流行性感冒，痢疾，风湿疼痛，跌打损伤；外用治蜈蚣咬伤，疥疮。

【采收加工】全年均可采收，洗净，鲜用或晒干。

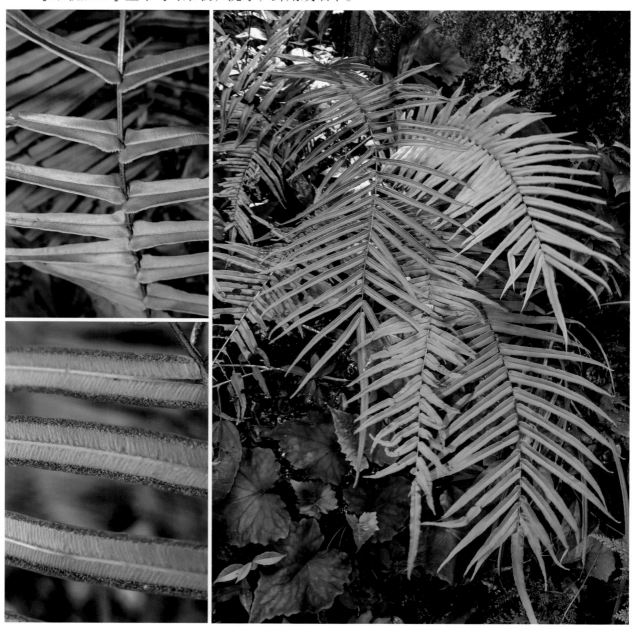

通经草

【基原】为中国蕨科银粉背蕨Aleuritopteris argentea (Gmél.) Fée 的全草。

【别名】金丝草、白背连、印花草。

【形态特征】多年生草本，植株高20~40 cm。根状茎直立，密被鳞片。叶丛生；叶柄褐栗色；叶片五角掌状，长宽几相等，二回至三回羽状分裂，裂片边缘有细齿，背面被白色粉末，中轴褐栗色。孢子囊群较多，生于叶边小脉的顶端，褐色，狭而连续。

【分布】生于石山石缝中。产于我国大部分地区。

【性能主治】全草味辛、甘，性平。有解毒消肿、活血通经、利湿、祛痰止咳的作用。主治风湿关节痛，跌打损伤，肋间神经痛，暴发火眼，月经不调，经闭腹痛，带下，肺痨咳血，疮肿咳嗽。

【采收加工】夏、秋季采收，洗净，晒干。

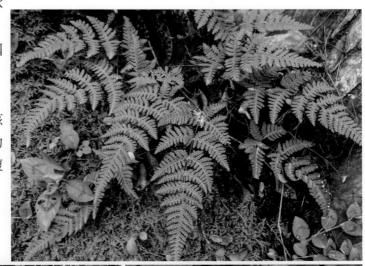

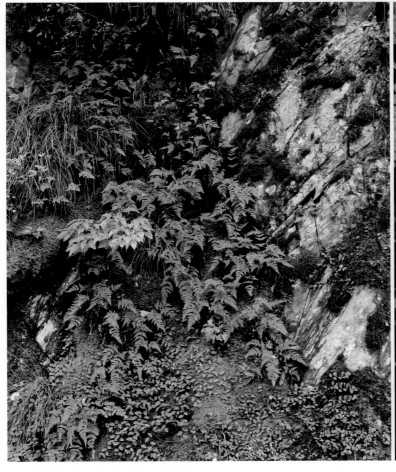

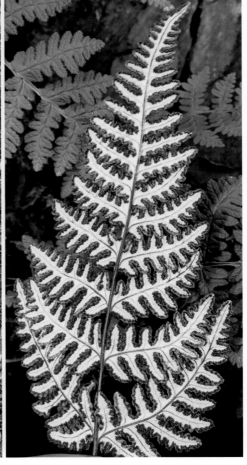

书带蕨

【基原】为书带蕨科书带蕨*Haplopteris flexuosa* (Fée) E. H. Crane 的全草。

【别名】晒不死、柳叶苇、小石韦。

【形态特征】多年生草本。根状茎横走，密被黄褐色鳞片。叶近生，常密集成丛；叶柄短，下部浅褐色，基部被小鳞片；叶片薄草质，线形，边缘反卷，遮盖孢子囊群。孢子囊群线形，生于叶缘内侧；叶片下部和先端的孢子囊不育。孢子长椭圆形，无色透明，单裂缝。

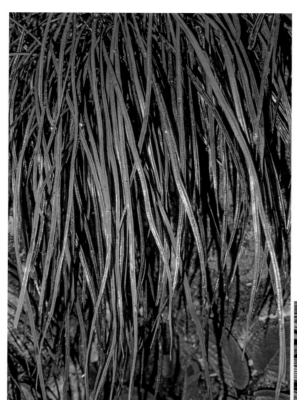

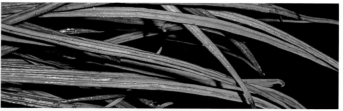

【分布】附生于林中树干或岩石上。产于广西、广东、海南、四川、湖北、江苏、浙江等地。

【性能主治】全草味苦、涩，性凉。有疏风清热、舒筋止痛、健脾消疳、止血的作用。主治小儿急惊风，小儿疳积，风湿痹痛，跌打损伤，妇女血痨，咯血，吐血。

【采收加工】全年或夏、秋季采收，洗净，鲜用或晒干。

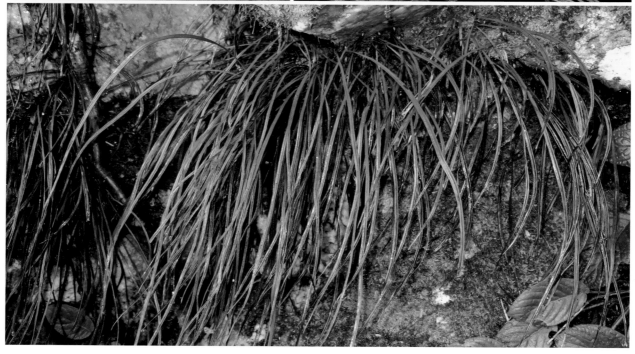

倒挂草

【基原】为铁角蕨科倒挂铁角蕨Asplenium normale D. Don 的全草。

【别名】青背连。

【形态特征】植株高15~40 cm。根状茎直立或斜升，粗壮，黑色，密被黑褐色鳞片。叶簇生；叶柄栗褐色至紫黑色，基部疏被鳞片；叶片草质至薄纸质，披针形，一回羽状，两面无毛；羽片20~44对，互生，平展，无柄，中部羽片同大。孢子囊群椭圆形，棕色，远离主脉伸达叶边，彼此疏离。

【分布】生于密林下、溪边石上或路边阴湿地。产于广西、广东、云南、贵州、湖南、江西、浙江等地。

【性能主治】全草味微苦，性平。有清热解毒、止血的作用。主治肝炎，痢疾，外伤出血。

【采收加工】全年均可采收，洗净，鲜用或晒干。

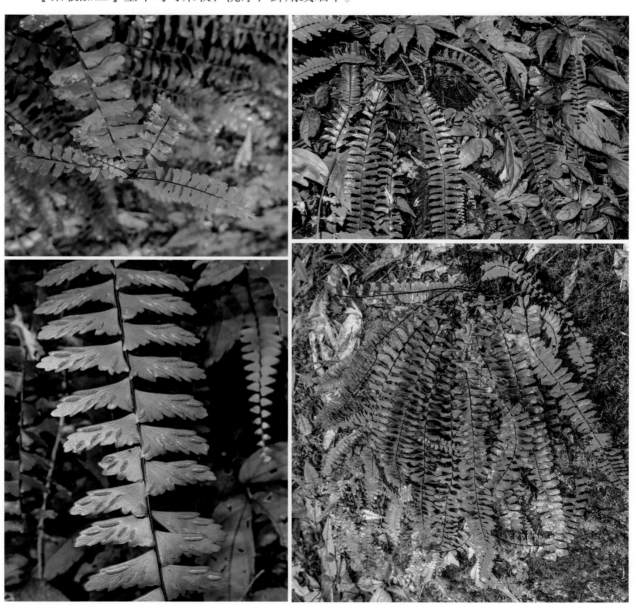

倒生根

【基原】为铁角蕨科长叶铁角蕨*Asplenium prolongatum* Hook. 的全草。

【别名】长生铁角蕨、倒生莲、凤凰尾。

【形态特征】植物高15~30 cm。根状茎短而直立，顶端密被鳞片。叶轴顶端往往延长成鞭状而生根。叶簇生；叶片线状披针形，二回羽状；羽片20~24对，向上互生，斜向上，近无柄，彼此密接，下部羽片常不缩短；叶脉明显，每小羽片或裂片有小脉1条。孢子囊群狭线形，沿小脉着生。

【分布】附生于林中树干上或潮湿岩石上。产于广西、广东、云南、四川等地。

【性能主治】全草味辛、苦，性平。有活血化瘀、祛风湿、通关节的作用。主治吐血，衄血，咳嗽痰多，黄肿，跌打损伤，筋骨疼痛。

【采收加工】全年均可采收，除去杂质，洗净，晒干。

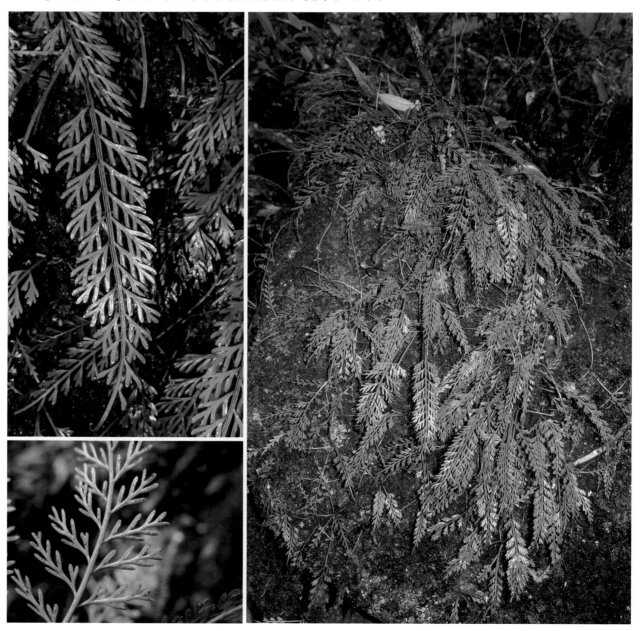

小贯众

【基原】为鳞毛蕨科贯众Cyrtomium fortunei J. Sm. 的根状茎、叶柄残基。

【别名】昏鸡头、鸡脑壳、鸡公头。

【形态特征】植株高25~50 cm。根状茎直立，密被棕色鳞片。叶簇生；叶柄禾秆色，密被棕色鳞片；叶片长圆状披针形，一回羽状；侧生羽片7~16对，互生，披针形，多少上弯成镰状，先端渐尖，少数呈尾状；顶生羽片狭卵形。孢子囊群遍布羽片背面；囊群盖圆形。

【分布】生于林下或石灰岩缝中。产于广西、广东、云南、江西、福建、台湾、湖南、江苏、山东、河北、甘肃等地。

【性能主治】根状茎、叶柄残基味苦，性微寒；有小毒。有清热平肝、解毒杀虫、止血的作用。主治头晕目眩，高血压病，痢疾，尿血，便血，崩漏，白带，钩虫病。

【采收加工】全年均可采收，以秋季较好，除去须根和部分叶柄，晒干。

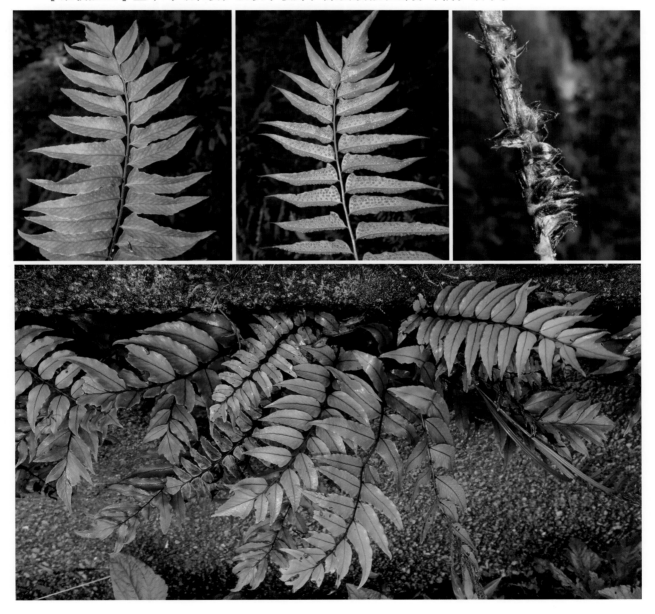

肾蕨

【基原】为肾蕨科肾蕨*Nephrolepis cordifolia* (L.) C. Presl 的根状茎、叶或全草。

【别名】马骝卵、石黄皮、蜈蚣草。

【形态特征】附生或土生植物。根状茎直立，被淡棕色鳞片，球茎肉质多汁。叶丛生；叶柄暗褐色，密被淡棕色鳞片；叶片披针形，光滑，无毛，一回羽状；羽片多数，无柄，互生，覆瓦状排列，披针形。孢子囊群生于羽片两缘的小脉顶端；囊群盖肾形，褐棕色。

【分布】生于石山溪边、路旁或林下。产于广西、广东、海南、云南、湖南、福建、浙江等地。

【性能主治】根状茎、叶或全草味甘、淡、涩，性凉。有清热利湿、通淋止咳、消肿解毒的作用。主治感冒发热，肺热咳嗽，黄疸，淋浊，小便涩痛，泄泻，痢疾，带下，疝气，乳痈，瘰疬，烧烫伤，刀伤，淋巴结炎，体癣，睾丸炎。

【采收加工】全年均可挖取根状茎，去除鳞片，洗净，鲜用或晒干。或夏、秋季采取叶或全草，洗净，鲜用或晒干。

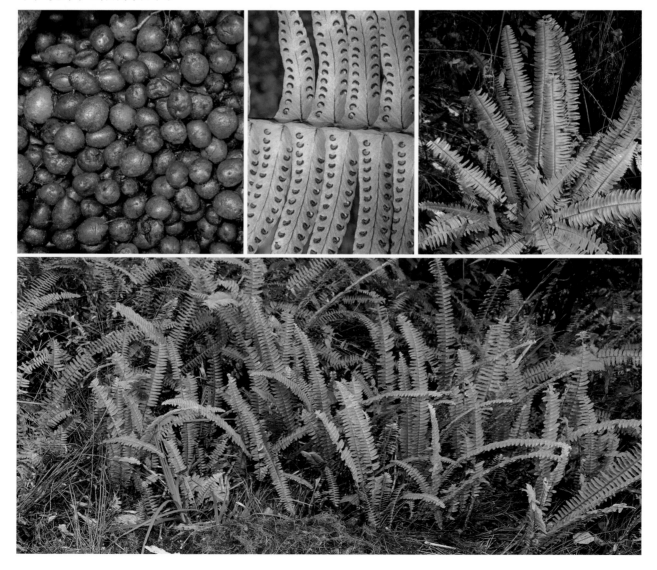

羊七莲

【基原】为水龙骨科线蕨 *Colysis elliptica* (Thunb.) Ching 的全草。

【别名】雷松草。

【形态特征】多年生草本，植株高20~60 cm。根状茎长而横走，密被褐棕色鳞片。叶远生，近二型；叶柄禾秆色，基部密被鳞片；叶片长圆状卵形或卵状披针形，一回羽裂；羽片6~11对，狭长披针形或线形。孢子囊群线形，在每侧脉间各排成一行，伸达叶边，无囊群盖。

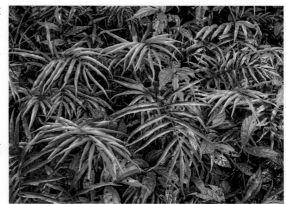

【分布】生于山坡林下或溪边岩石上。产于广西、云南、贵州、湖南、江苏、浙江、江西等地。

【性能主治】全草味微苦，性凉。有活血散瘀、清热利尿的作用。主治跌打损伤，肺结核。

【采收加工】全年均可采收，洗净，鲜用或晒干。

鱼鳖金星

【基原】为水龙骨科抱石莲 *Lemmaphyllum drymoglossoides* (Baker) Ching 的全草。

【别名】抱石蕨、瓜子草、瓜子莲。

【形态特征】多年生小型附生草本。根状茎细长横走，纤细如丝，疏被鳞片。叶远生，二型，肉质；不育叶长圆形至卵形，圆头或钝圆头，基部楔形，几无柄，全缘；孢子叶倒披针形或舌状，有时与孢子叶同形，背面疏被鳞片。孢子囊群圆形，沿主脉两侧各有1行，位于主脉与叶边之间。

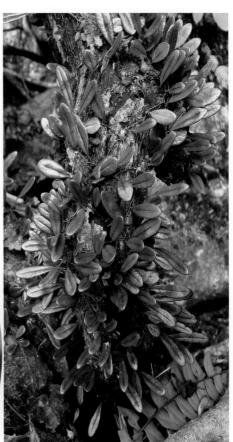

【分布】附生于林下阴湿树干或岩石上。产于广西、广东、贵州、陕西、甘肃等地。

【性能主治】全草味甘、苦，性寒。有清热解毒、祛风化痰、凉血祛瘀的作用。主治小儿高热，肺结核，内外伤出血，风湿关节痛，跌打损伤；外用治疗疮肿毒。

【采收加工】全年均可采收，洗净，鲜用或晒干。

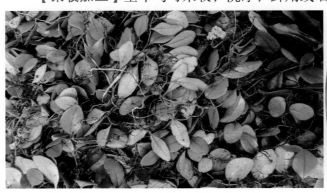
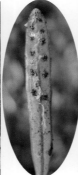

大叶骨牌草

【基原】为水龙骨科江南星蕨*Microsorum fortunei* (T. Moore) Ching 的全草。

【别名】七星剑、斩蛇剑、一包针。

【形态特征】植株高约50 cm。根状茎长而横走，肉质，顶部被棕褐色鳞片。叶远生；叶片厚纸质，直立，带状披针形，先端长渐尖，基部渐狭，下延于叶柄并形成狭翅，全缘，有软骨质的边；中脉两面明显隆起，侧脉不明显。孢子囊群大，圆形，靠近主脉各成1行或不整齐的2行排列。

【分布】生于山坡林下、溪边树干或岩石上。产于广西、湖南、陕西、江苏、安徽、福建等地。

【性能主治】全草味苦，性寒。有清热利湿、凉血解毒的作用。主治热淋，小便不利，痔疮出血，瘰疬结核，痈肿疮毒，毒蛇咬伤，风湿疼痛，跌打骨折。

【采收加工】全年均可采收，洗净，鲜用或晒干。

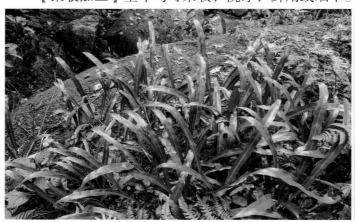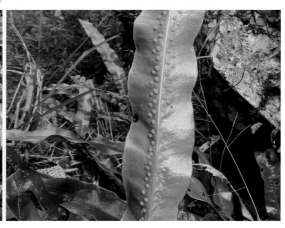

友水龙骨

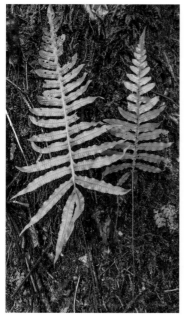

【基原】为水龙骨科友水龙骨*Polypodiodes amoena* (Wall. ex Mett.) Ching. 的根状茎。

【别名】猴子蕨、水龙骨、土碎补。

【形态特征】附生草本。根状茎横走，密被暗棕色鳞片。叶疏生；叶柄禾秆色；叶片卵状披针形，厚纸质，羽状深裂，基部略收缩，先端羽裂渐尖；裂片20~25对，披针形，有锯齿。孢子囊群圆形，在裂片中脉两侧各成1行，着生于内藏小脉顶端，位于中脉与叶缘间，无盖。

【分布】附生于石上或树干基部。产于广西、云南、湖南、贵州、四川、西藏、江西等地。县域内河口瑶族乡有分布。

【性能主治】根状茎味甘、苦，性平。有清热解毒、祛风除湿的作用。主治风湿关节疼痛，咳嗽，小儿高烧。

【采收加工】全年均可采收，洗净，鲜用或晒干。

石韦

【基原】为水龙骨科石韦*Pyrrosia lingua* (Thunb.) Farwell 的叶。

【别名】石耳朵、蛇舌风、小叶下红。

【形态特征】植株高10~30 cm。根状茎长而横走，密被淡棕色鳞片。叶远生，近二型；叶片有长柄，革质，披针形至矩圆披针形，腹面绿色，并有小凹点，叶背密被灰棕色星状毛；孢子叶常远比不育叶高而狭窄。孢子囊群沿着叶背侧脉整齐排列，初为星状毛包被，熟后开裂外露而呈砖红色。

【分布】附生于林中树干或石上。产于我国东部、中南、西南地区。

【性能主治】叶味苦、甘，性微寒。有利尿通淋、清肺止咳、凉血止血的作用。主治热淋，血淋，石淋，小便不通，淋漓涩痛，肺热喘咳，吐血，衄血，尿血，崩漏。

【采收加工】全年均可采收，除去根状茎，晒干或阴干。

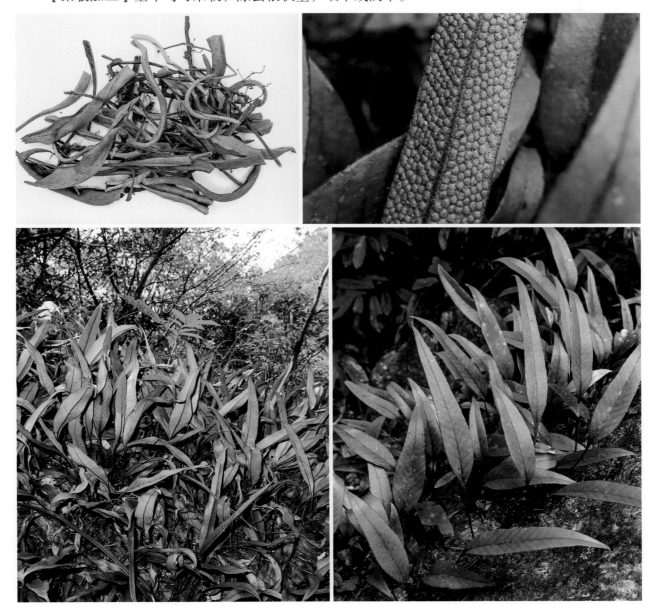

庐山石韦

【基原】为水龙骨科庐山石韦 *Pyrrosia sheareri* (Baker) Ching 的叶。

【别名】石皮、石苇、石韦、金星草。

【形态特征】植株高20~50 cm。根状茎粗壮，横卧，密被线状棕色鳞片。叶近生，一型；叶柄基部密被鳞片；叶片椭圆状披针形，先端钝圆，基部近圆截形或心形。孢子囊群不规则排列于侧脉间，密被基部以上的叶片背面，无盖，熟时孢子囊开裂呈砖红色。

【分布】生于林中岩石上。产于广西、湖南、湖北、四川、浙江、福建、台湾、江西等地。

【性能主治】叶味苦、甘，性微寒。有利尿通淋、清肺止咳、凉血止血的作用。主治热淋，血淋，石淋，小便不通，淋漓涩痛，肺热喘咳，吐血，衄血，尿血，崩漏。

【采收加工】全年均可采收，除去根状茎和须根，晒干或阴干。

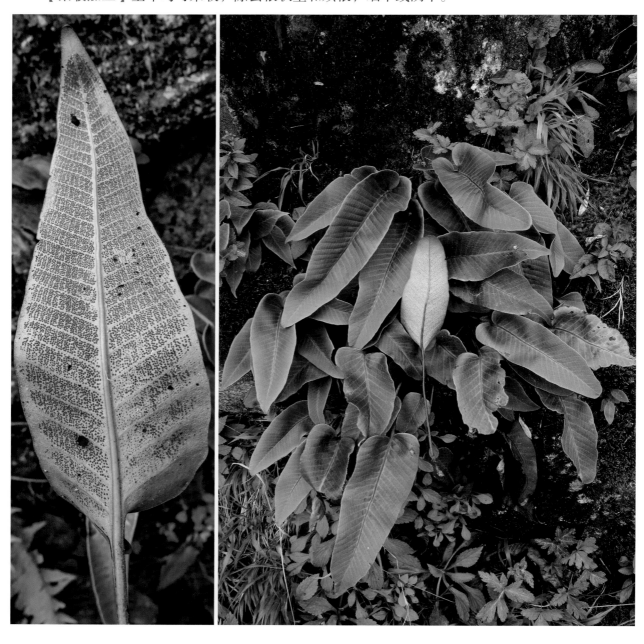

骨碎补

【基原】为槲蕨科槲蕨*Drynaria roosii* Nakaike 的根状茎。

【别名】猴子姜、飞蛾草。

【形态特征】附生草本，植株高25~40 cm。根状茎横走，粗壮肉质，呈扁平的条状或块状，密被鳞片。叶二型；营养叶枯棕色，厚干膜质，覆盖于根状茎上。孢子叶高大，绿色，中部以上深羽裂；裂片7~13对，披针形。孢子囊群生于内藏小脉的交叉处，在主脉两侧各有2~3行。

【分布】附生于树干或岩石上。产于广西、广东、海南、云南、江西、湖北、江苏等地。

【性能主治】根状茎味苦，性温。有疗伤止痛、补肾强骨、消风祛斑的作用。主治跌扑闪挫，筋骨折伤，肾虚腰痛，筋骨痿软，耳鸣耳聋，牙齿松动；外用治斑秃，白癜风。

【采收加工】全年均可采收，除去泥沙，干燥，或再燎去鳞片。

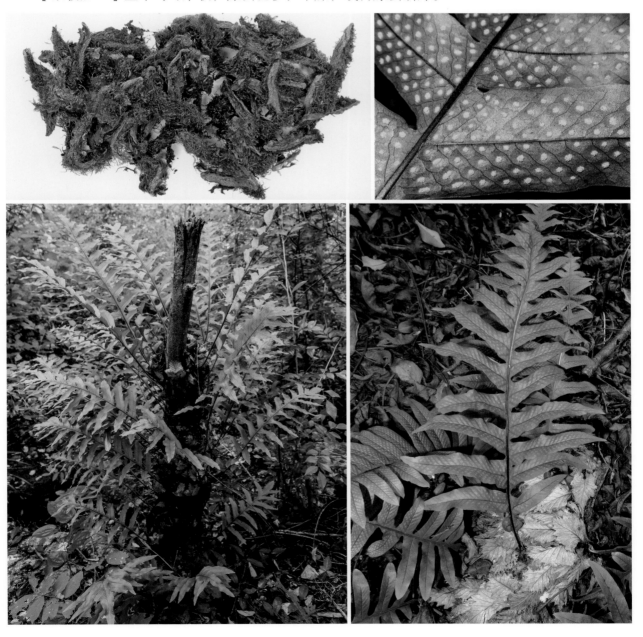

三尖杉

【基原】为三尖杉科三尖杉Cephalotaxus fortunei Hook. f. 的种子及枝、叶。

【别名】沙巴豆、岩杉木、杉巴果。

【形态特征】常绿乔木，高可达20 m。树皮褐色或红褐色，片状脱落。叶排成2列；叶片披针状线形，长可达13.5 cm，先端有长尖头，基部楔形或宽楔形，背面白色气孔带较绿色边带宽3~5倍。雌雄异株。种子卵圆形，熟时假种皮紫色或红紫色。花期3~4月，种子9~10月成熟。

【分布】生于常绿针阔混交林中。产于广西、广东、云南、贵州、湖南、湖北、四川、浙江、安徽、福建、江西、河南、陕西、甘肃等地。

【性能主治】种子味甘、涩，性平。有驱虫、消积的作用。主治蛔虫病，钩虫病，食积。枝、叶味苦、涩，性寒。有抗癌的作用。主治恶性肿瘤。

【采收加工】种子秋季采收。枝、叶全年均可采收。

【附注】为我国特有树种。

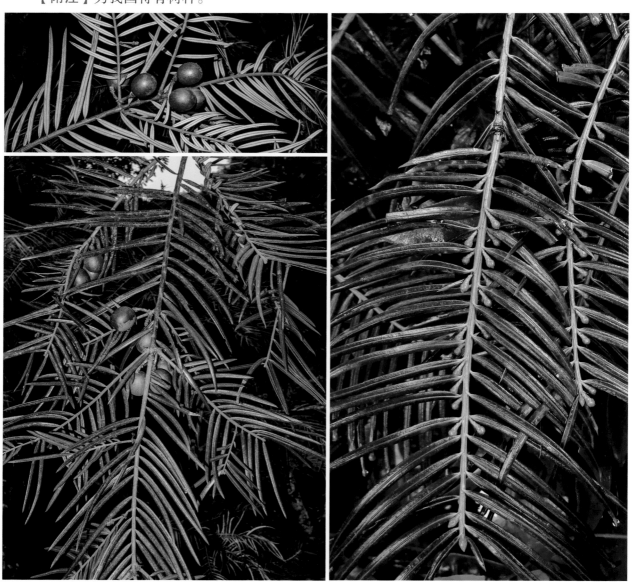

南方红豆杉

【基原】为红豆杉科南方红豆杉*Taxus wallichiana* Zucc. var. *mairei* (Lemée et H. Lév.) L. K. Fu et Nan Li 的种子。

【别名】红豆杉、酸把果。

【形态特征】常绿乔木，高达30 m。树皮纵裂成长条薄片剥落。叶2列，叶片弯镰状条形，长2~4.5 cm，宽3~5 mm，背面中脉带明晰可见，其色泽与气孔带相异，呈淡黄绿色或绿色，绿色边带较宽。种子倒卵圆形，生于杯状红色肉质的假种皮中。花期2~3月，种子10~11月成熟。

【分布】生于天然林中或栽培。产于广西、云南、湖南、湖北、四川、甘肃等地。

【性能主治】种子有驱虫的作用。主治食积，蛔虫病。

【采收加工】秋季种子成熟后采摘，鲜用或晒干。

【附注】为我国特有树种。因树皮含有抗癌物质紫杉醇，故树皮不断遭到采剥，植株数量急剧下降。被列为国家一级重点保护野生植物。野生资源量少，现有人工栽培。

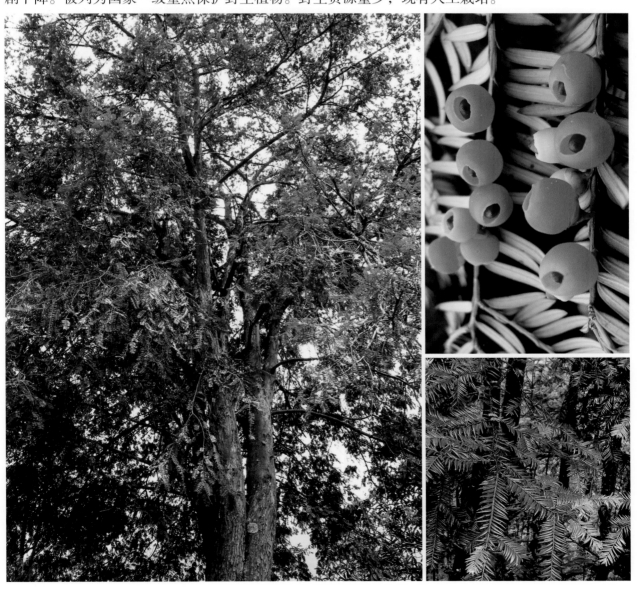

小叶买麻藤

【基原】为买麻藤科小叶买麻藤 *Gnetum parvifolium* (Warb.) W. C. Cheng 的藤茎。

【别名】五层风、大节藤、麻骨风。

【形态特征】常绿木质藤本。茎节膨大呈关节状，茎枝皮孔明显，横断面有5层黑色圆圈，呈蛛网状花纹。叶片革质，长卵形，先端急尖或渐尖而钝，基部宽楔形或微圆。成熟种子长椭圆形或窄矩圆状倒卵圆形，几无柄；假种皮红色。花期4~6月，种子9~11月成熟。

【分布】生于低海拔林中，常缠绕于其他植物上。产于广西、广东、湖南、福建等地。

【性能主治】藤茎味苦，性微温。有祛风活血、消肿止痛、化痰止咳的作用。主治风湿性关节炎，腰肌劳损，筋骨酸软，跌打损伤，骨折，支气管炎，溃疡病出血，小便不利，蜂窝组织炎。

【采收加工】全年均可采收，切段，鲜用或晒干。

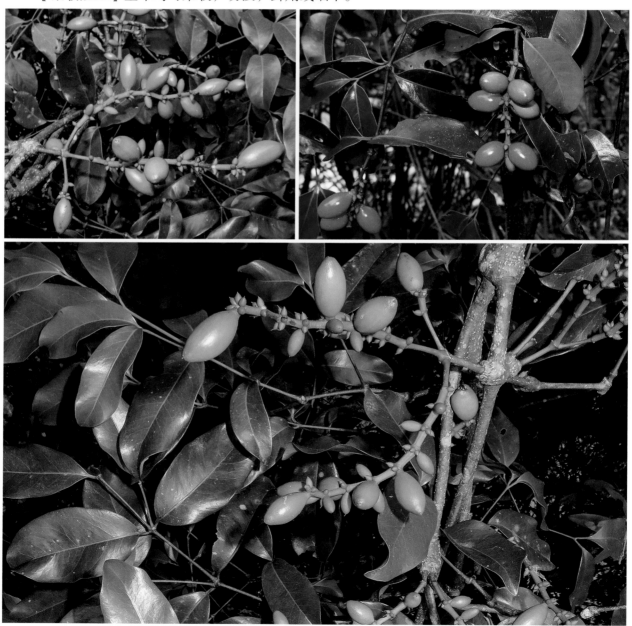

厚朴

【基原】为木兰科厚朴*Houpoëa officinalis* (Rehder et E. H. Wilson) N. H. Xia et C. Y. Wu 的茎皮、根皮、枝皮及花蕾。

【别名】川朴、紫油厚朴。

【形态特征】落叶乔木。树皮厚，褐色，不开裂。叶片大，近革质，长圆状倒卵形，先端具短急尖或圆钝，基部楔形，全缘而微波状，腹面绿色，无毛，背面灰绿色，被灰色柔毛，有白粉。花白色；花梗粗短，被长柔毛。聚合果长圆状卵圆形。种子三角状倒卵形。花期5~6月，果期8~10月。

【分布】生于林地。产于广西北部和东北部、广东北部、湖南、福建、江西等地。

【性能主治】茎皮、根皮及枝皮味辛、苦，性温。有燥湿消痰、下气除满的作用。主治湿滞伤中，脘痞吐泻，食积气滞，腹胀便秘，痰饮喘咳。花蕾味苦，性微温。有芳香化湿、理气宽中的作用。主治脾胃湿阻气滞，胸脘痞闷胀满，纳谷不香。

【采收加工】4~6月剥取根皮和枝皮，直接阴干；茎皮置沸水中微煮后堆置阴湿处，"发汗"至内表面变紫褐色或棕褐色时，蒸软，取出，卷成筒状，干燥。

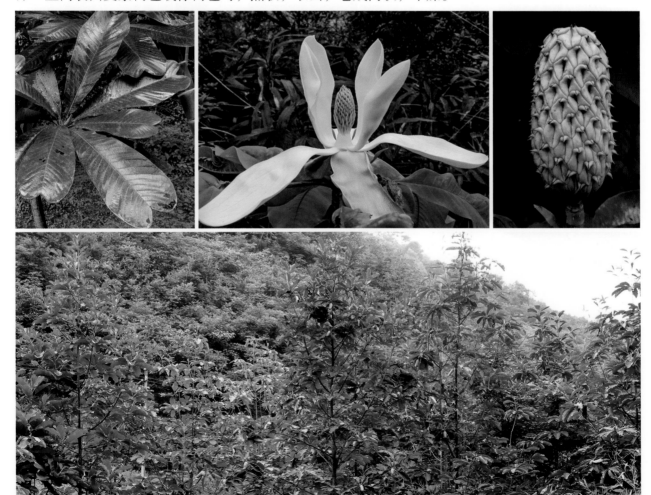

深山含笑

【基原】为木兰科深山含笑*Michelia maudiae* Dunn的花。

【别名】光叶白兰花。

【形态特征】乔木，各部均无毛。芽、嫩枝、叶背面、苞片均被白粉。叶片革质，长圆状椭圆形；叶柄长1~3 cm，无托叶痕。花梗绿色，具3个环状苞片脱落痕，佛焰苞状苞片淡褐色；花芳香，花被片9片，纯白色，基部稍呈淡红色。蓇葖长圆体形。种子红色，斜卵圆形。花期2~3月，果期9~10月。

【分布】生于密林中。产于广西、贵州、湖南、广东、浙江南部、福建等地。

【性能主治】花味辛，性温。有散风寒、通鼻窍、行气止痛的作用。

【采收加工】春季采收，晒干。

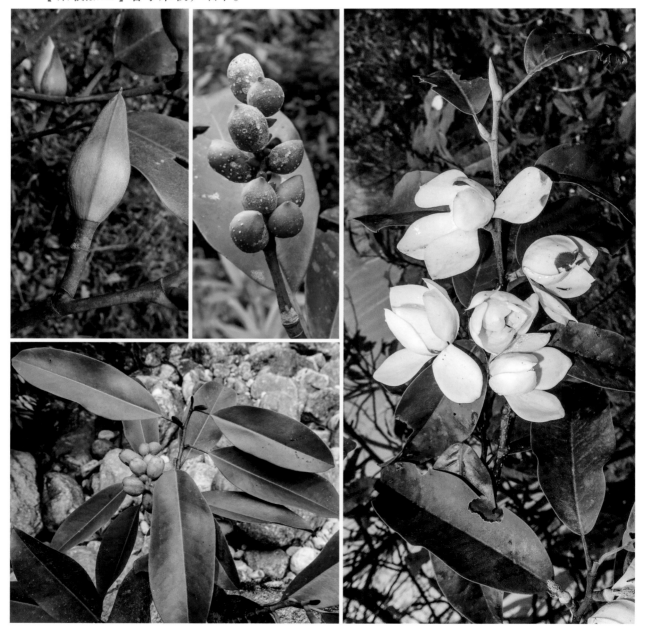

木兰花

【基原】为木兰科天女花*Oyama sieboldii* (K. Koch) N. H. Xia et C. Y. Wu 的花蕾。

【别名】小花木兰、天女木兰。

【形态特征】落叶小乔木。叶片膜质，倒卵形或宽倒卵形。花与叶同时开放，白色，芳香，杯状，盛开时碟状；花梗密被褐色及灰白色平伏长柔毛。聚合果熟时红色，倒卵圆形或长圆体形。蓇葖狭椭圆体形，沿背缝线二瓣全裂；顶端具喙。种子心形，外种皮红色，内种皮褐色。

【分布】生于山地。产于广西、福建、安徽、浙江、江西、辽宁等地。

【性能主治】花蕾味苦，性寒。有利尿消肿、润肺止咳的作用。主治肺虚咳嗽，痰中带血，酒疸，重舌，痈肿。

【采收加工】春季采摘未开放的花蕾，晒干。

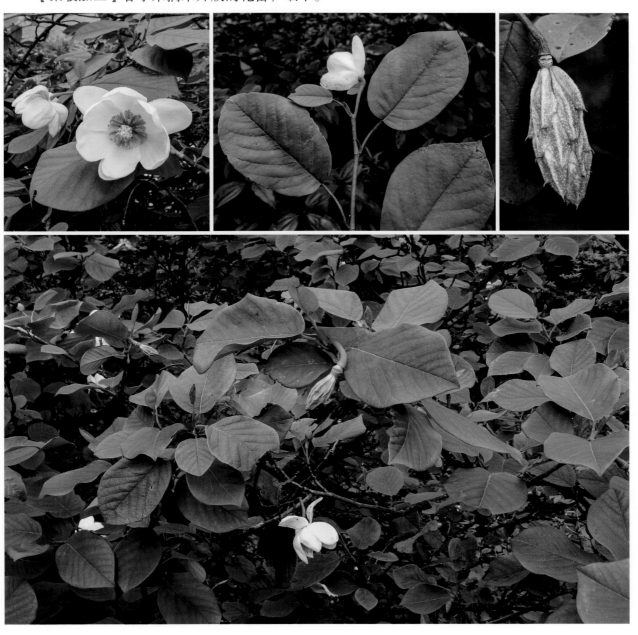

八角茴香

【基原】为八角科八角*Illicium verum* Hook. f. 的果实。

【别名】唛角、大茴香、大料。

【形态特征】乔木。树皮深灰色。叶不整齐互生，近轮生或松散簇生；叶片革质、厚革质，倒卵状椭圆形、倒披针形或椭圆形，在阳光下可见密布透明油点。花被片粉红色至深红色，常具不明显的半透明腺点。聚合果，饱满平直。正糙果3~5月开花，9~10月果成熟；春糙果8~10月开花，翌年3~4月果成熟。

【分布】产于广西西南部和南部、广东西部、云南、福建南部等地。

【性能主治】果实味辛，性温。有温阳散寒、理气止痛的作用。主治寒疝腹痛，肾虚腰痛，胃寒呕吐，脘腹冷痛等。

【采收加工】秋、冬季果实由绿变黄时采摘，置沸水中略烫后干燥或直接干燥。

【附注】野生资源极少见，通常为人工大面积栽培，果实为著名的调味香料。

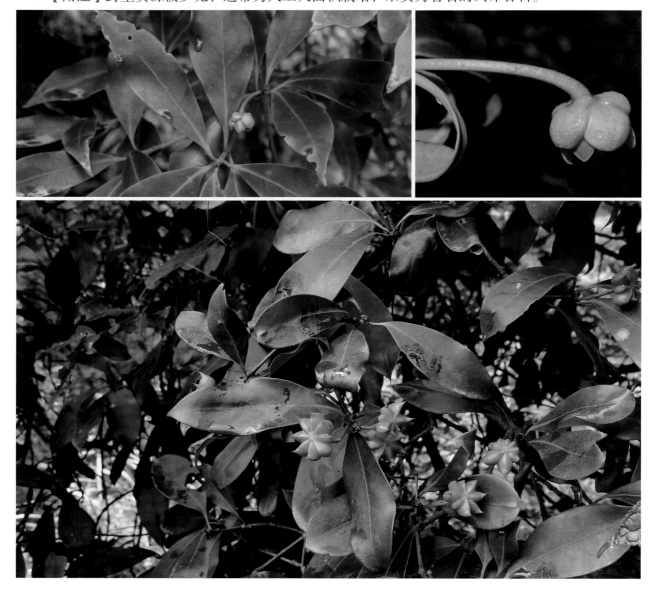

假地枫皮

【基原】为八角科假地枫皮 *Illicium jiadifengpi* B. N. Chang 的树皮。

【别名】八角。

【形态特征】乔木。树皮褐黑色，剥下为板块状；芽卵形，芽鳞卵形或披针形，有短缘毛。叶常聚生于小枝近顶端；叶片狭椭圆形或长椭圆形，先端尾尖或渐尖，基部渐狭，下延至叶柄形成狭翅。花白色或带浅黄色，腋生或近顶生。果直径3~4 cm，蓇葖12~14个。花期3~5月，果期8~10月。

【分布】生于密林、疏林中。产于广西、广东、湖南、江西等地。

【性能主治】树皮味微辛、涩，性温；有小毒。有祛风除湿、行气止痛的作用。主治风湿痹痛，腰肌劳损。

【采收加工】春、秋季采收，先采收10年以上的老株，在树的一侧锯树皮的上下两端，用刀直划，将树皮剥下，其余树皮保留不剥，将剥下的树皮置通风处阴干。

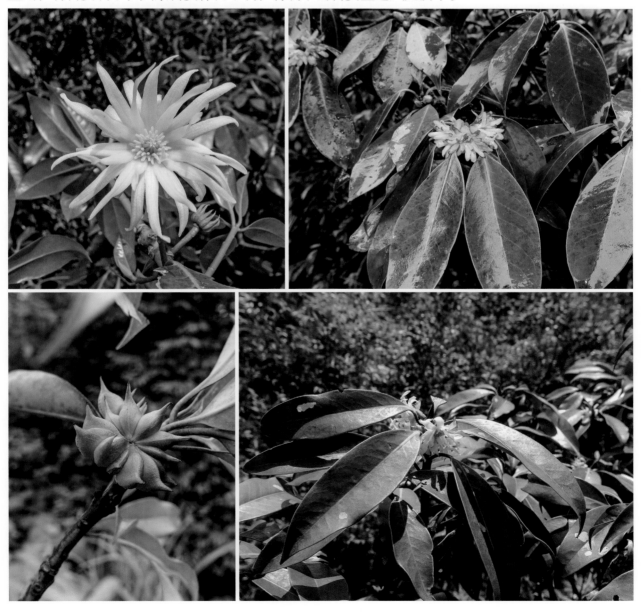

黑老虎

【基原】为五味子科黑老虎*Kadsura coccinea* (Lem.) A. C. Smith 的根。

【别名】大钻、大叶钻骨风、过山风。

【形态特征】藤本，全株无毛。叶片革质，长圆形至卵状披针形，基部宽楔形或近圆形，全缘。花单生于叶腋，稀成对，雌雄异株。聚合果近球形，熟时红色或暗紫色；小浆果倒卵形，外果皮革质，不显出种子。种子心形或卵状心形。花期4~7月，果期7~11月。

【分布】生于林中。产于广西、广东、香港、云南、贵州、四川、湖南等地。

【性能主治】根味辛、微苦，性温。有行气活血、祛风止痛的作用。主治胃痛，腹痛，风湿痹痛，跌打损伤，痛经，产后瘀血腹痛，疝气痛。

【采收加工】全年均可采收，洗净，干燥。

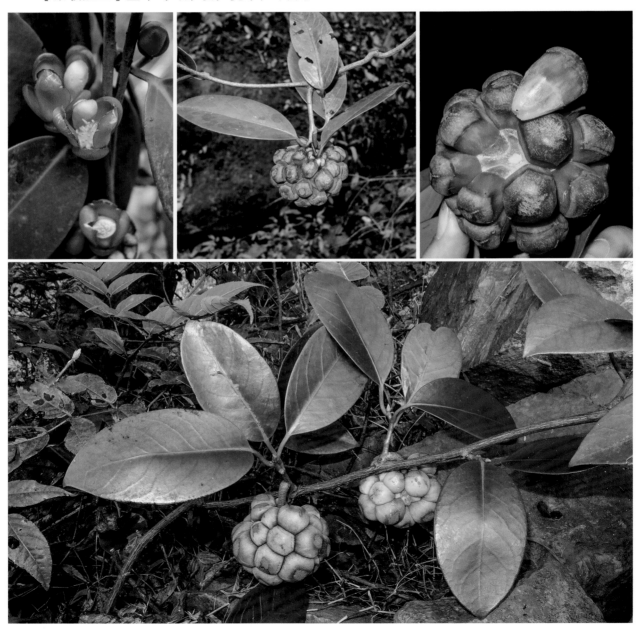

广西海风藤

【基原】为五味子科异形南五味子*Kadsura heteroclita* (Roxb.) Craib 的藤茎。

【别名】梅花钻、海风藤、地血香。

【形态特征】木质大藤本，无毛。小枝褐色，干时黑色，有明显深入的纵条纹，具椭圆形点状皮孔；老茎木栓层厚，块状纵裂。叶片卵状椭圆形至阔椭圆形，全缘或上半部边缘有疏离的小齿。花单生于叶腋，雌雄异株，花被片白色或浅黄色。聚合果近球形。花期5~8月，果期7~10月。

【分布】生于山谷、溪边、密林中。产于广西、广东、海南、云南、贵州、湖北等地。

【性能主治】藤茎味甘、微辛，性温。有祛风散寒、行气止痛、舒筋活络的作用。主治风湿性痹痛，腰肌劳损，感冒，产后风瘫。

【采收加工】全年均可采收，除去枝叶，切片，干燥。

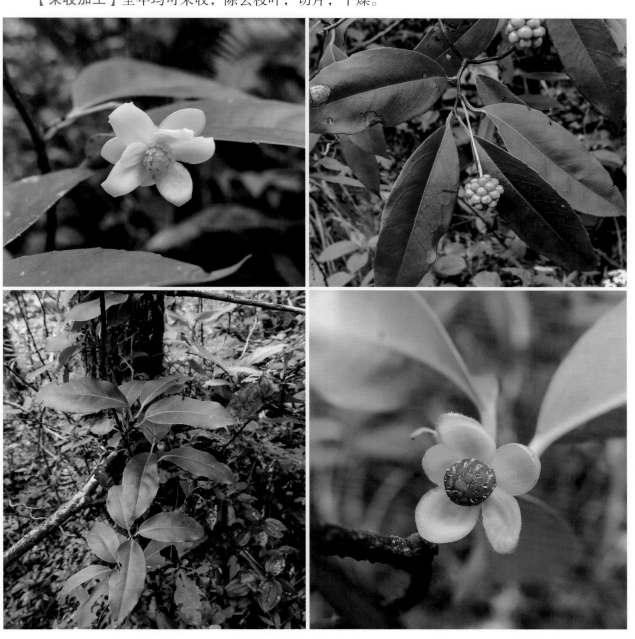

南五味子

【基原】为五味子科南五味子*Kadsura longipedunculata* Finet et Gagnep. 的根、根皮和茎。

【别名】钻骨风、小钻、风沙藤。

【形态特征】藤本，全株无毛。叶片长圆状披针形、倒卵状披针形或卵状长圆形，先端渐尖或尖，边缘有疏齿，腹面具淡褐色透明腺点。花单生于叶腋，雌雄异株。聚合果球形，小浆果倒卵圆形，外果皮薄革质，干时显出种子。种子肾形或肾状椭圆体形。花期6~9月，果期9~12月。

【分布】生于山坡、林中。产于广西、广东、云南、四川、湖南、湖北、安徽、浙江、江苏、江西、福建等地。

【性能主治】根、根皮及茎味辛、苦，性温。有活血理气、祛风活络、消肿止痛的作用。主治溃疡，胃肠炎，中暑腹痛，月经不调，风湿性关节炎，跌打损伤。

【采收加工】全年均可采收，晒干。

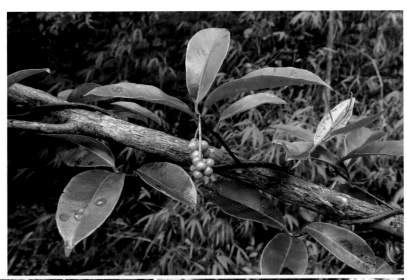

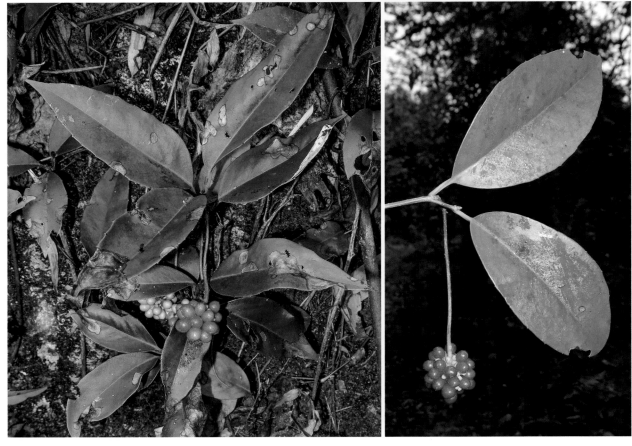

绿叶五味子

【基原】为五味子科绿叶五味子*Schisandra arisanensis* Hayata subsp. *viridis* (A. C. Sm.) R. M. K. Saunders 的藤茎和根。

【别名】过山风、内风消、小血藤。

【形态特征】落叶木质藤本，全株无毛。叶片纸质，卵状椭圆形，先端渐尖，基部钝或阔楔形，中上部边缘有胼胝质齿尖的粗齿或波状疏齿。雄蕊群倒卵圆形或近球形，花托椭圆状圆柱形。聚合果，成熟心皮红色，果皮具黄色腺点。种子肾形，种皮具皱纹或小瘤点。花期4~6月，果期7~9月。

【分布】生于沟谷边、山坡林下或灌木丛中。产于广西、广东、贵州、湖南、安徽、浙江、江西、福建等地。

【性能主治】藤茎或根味辛，性温。有祛风活血、行气止痛的作用。主治风湿骨痛，胃痛，疝气痛，月经不调，荨麻疹，带状疱疹。

【采收加工】全年均可采收，切片，鲜用或晒干。

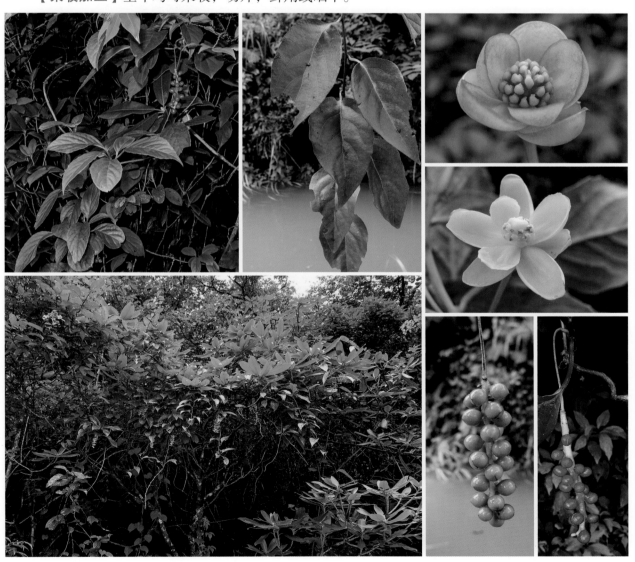

紫金血藤

【基原】为五味子科翼梗五味子*Schisandra henryi* C. B. Clarke subsp. *henryi* 的藤茎和根。

【别名】血藤、黄皮血藤、气藤。

【形态特征】落叶木质藤本。小枝具翅棱，被白粉。叶片宽卵形、长圆状卵形或近圆形，先端短渐尖，基部宽楔形或近圆形，下延成薄翅。雌雄同株，花被片黄色。小浆果球形，熟时红色，直径4~5 mm。种子褐黄色，扁球形或扁长圆形；种皮淡褐色，具乳头状突起或皱突起。花期5~7月，果期8~9月。

【分布】生于山坡林下或灌木丛中。产于广西、广东、云南、贵州、四川、湖南、湖北、浙江、河南、江西、福建等地。

【性能主治】藤茎和根味辛、涩，性温。有祛风除湿、行气止痛、活血止血的作用。主治风湿痹痛，心胃气痛，痨伤吐血，闭经，月经不调，跌打损伤，金疮肿毒。

【采收加工】秋季采收，切片，晒干。

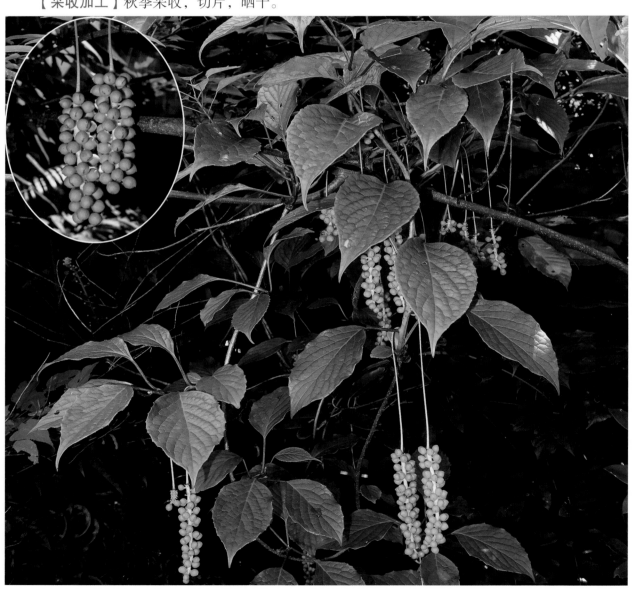

钻山风

【基原】为番荔枝科瓜馥木*Fissistigma oldhamii* (Hemsl.) Merr. 的根和藤茎。

【别名】山龙眼藤、广香藤、小香藤。

【形态特征】攀缘状灌木。小枝、叶背和叶柄被黄褐色柔毛。叶片革质，倒卵状椭圆形或长圆形，先端圆形或急尖，基部近圆形。花大，长约2.5 cm，常1~3朵集成密伞花序。果圆球状，径约1.8 cm，密被黄棕色茸毛；果梗长不及2.5 cm。花期4~9月，果期7月至翌年2月。

【分布】生于低海拔山地林下或山谷水旁灌木丛中。产于广西、广东、云南、湖南、浙江、江西、福建、台湾等地。

【性能主治】根及藤茎味微辛，性平。有祛风镇痛、活血化瘀的作用。主治坐骨神经痛，风湿性关节炎，跌打损伤。

【采收加工】全年均可采收，切段，晒干。

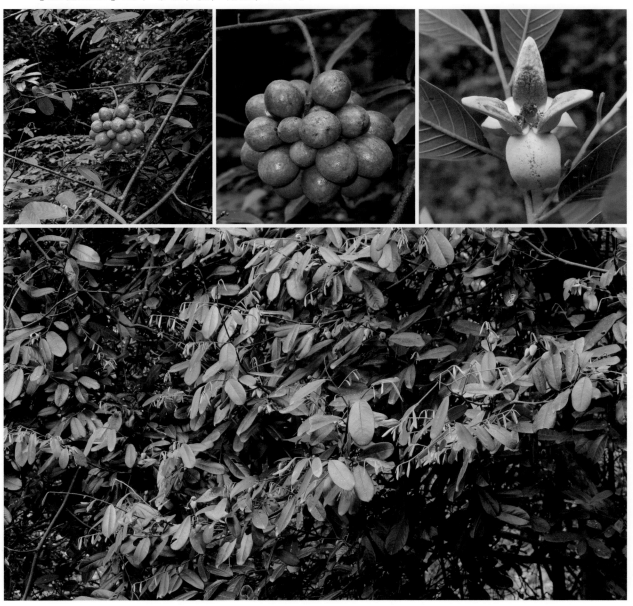

山桂皮

【基原】为樟科毛桂*Cinnamomum appelianum* Schewe 的树皮。

【别名】假桂皮、土桂皮、香桂子。

【形态特征】小乔木。枝条略芳香，当年生枝密被土黄色硬毛状茸毛，老枝无毛，黄褐色或棕褐色。叶互生或近对生；叶片椭圆形、椭圆状披针形至卵形或卵状椭圆形。圆锥花序生于当年生枝条基部叶腋内。花白色，极密被黄褐色微硬柔毛或柔毛。未成熟果椭圆形，绿色。花期4~6月，果期6~8月。

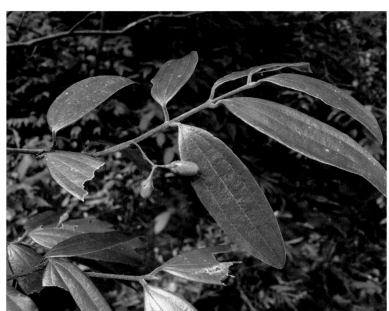

【分布】生于山坡、谷地的灌木丛和疏林中。产于广西、广东、贵州、四川、云南、湖南等地。

【性能主治】树皮味辛，性温。有温中理气、发汗解痉的作用。主治虚寒胃痛，泄泻，腰膝冷痛，风寒感冒，月经不调。

【采收加工】全年均可采收，洗净，切碎，晒干备用。

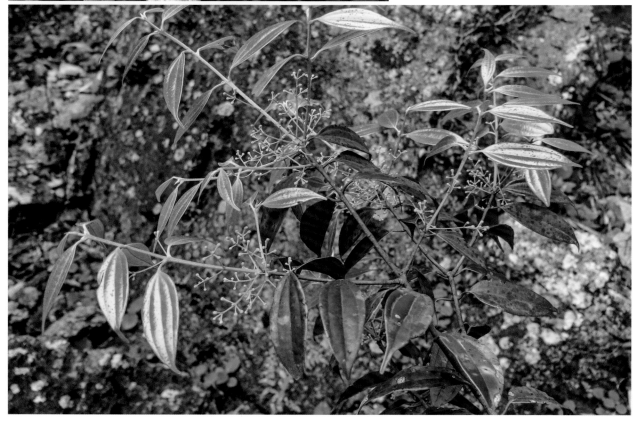

香叶树

【基原】为樟科香叶树*Lindera communis* Hemsl. 的枝叶或茎皮。

【别名】冷青子、千年树、土冬青。

【形态特征】常绿灌木或小乔木。叶互生；叶片通常披针形、卵形或椭圆形，羽状脉，侧脉每边5~7条，弧曲。伞形花序具5~8花，单生或2朵并生叶腋，总梗极短；雄花黄色；雌花黄色或黄白色。果卵形，也有时略小而近球形，无毛，熟时红色。花期3~4月，果期9~10月。

【分布】生于干燥沙质土壤，散生或混生于常绿阔叶林中。产于广西、广东、云南、贵州、湖南、湖北、四川、江西、浙江、陕西、甘肃等地。

【性能主治】枝叶或茎皮味涩、微辛，性微寒。有解毒消肿、散瘀止痛的作用。主治跌打肿痛，外伤出血，疮痈疖肿。

【采收加工】全年均可采收，茎皮应刮去粗皮后晒干。

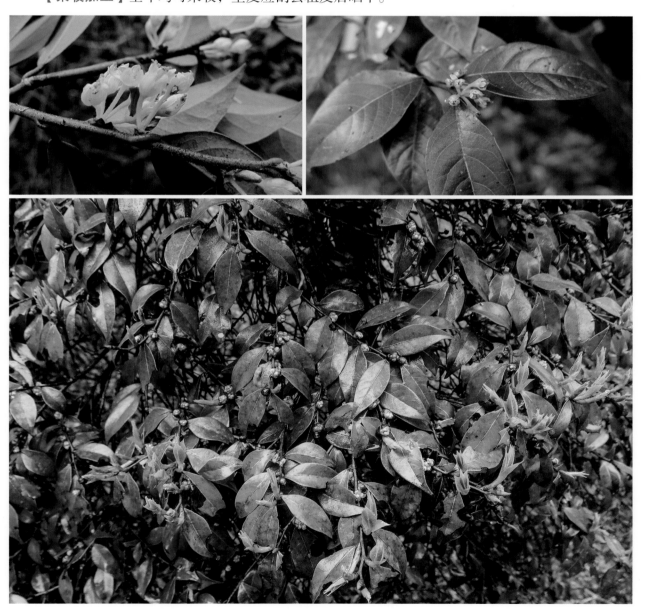

山胡椒

【基原】为樟科山胡椒*Lindera glauca* (Sieb. et Zucc.) Blume 的果实和根。

【别名】牛筋条、山花椒、牛筋条根。

【形态特征】落叶灌木或小乔木。树皮平滑，灰色或灰白色。叶互生；叶片宽椭圆形、椭圆形、倒卵形至狭倒卵形，纸质，腹面深绿色，背面淡绿色，被白色柔毛。伞形花序腋生；雄花花被片黄色，椭圆形；雌花花被片黄色，椭圆形或倒卵形。果熟时红色。花期3~4月，果期7~8月。

【分布】生于山坡、林缘。产于广西、广东、湖南、湖北、四川、福建、台湾、安徽、浙江、江苏、江西等地。

【性能主治】果实味辛，性温。有温中散寒、行气止痛、平喘的作用。主治脘腹冷痛，哮喘。根味辛，性温。有祛风通络、理气活血、利湿消肿、化痰止咳的作用。主治风湿痹痛，跌打损伤，胃脘疼痛，脱力劳伤，支气管炎，水肿。

【采收加工】秋季果实成熟时采收，晾干。根秋季采收，晒干。

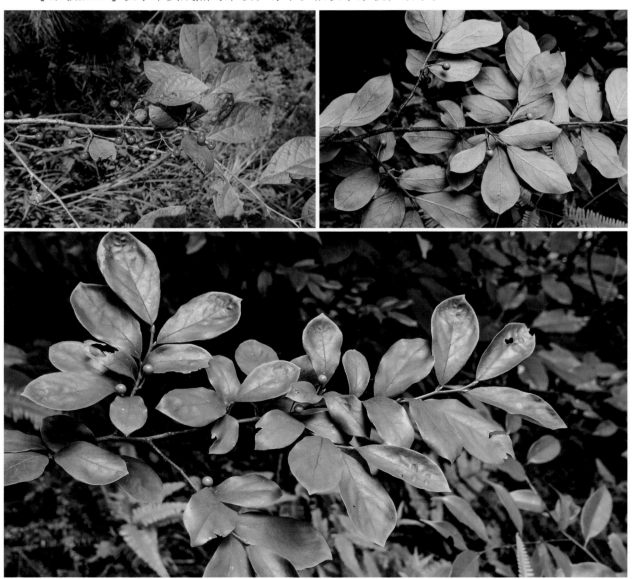

荜澄茄

【基原】为樟科山鸡椒*Litsea cubeba* (Lour.) Per. 的果实。

【别名】山苍子、山香椒、豆豉姜。

【形态特征】落叶灌木或小乔木。幼树树皮黄绿色，光滑，老树树皮灰褐色。小枝细长，绿色，无毛，枝、叶芳香。叶互生；叶片披针形或长圆形，纸质，腹面深绿色，背面粉绿色，两面均无毛。伞形花序单生或簇生。果幼时绿色，熟时黑色。花期2~3月，果期7~8月。

【分布】生于向阳的山地、灌木丛中、林缘路旁。产于广西、广东、云南、湖南、四川、浙江、福建、台湾等地。

【性能主治】果实味辛，性温。有温中散寒、行气止痛的作用。主治胃寒呕逆，脘腹冷痛，寒疝腹痛，寒湿郁滞，小便浑浊。

【采收加工】秋季果实成熟时采收，除去杂质，晒干。

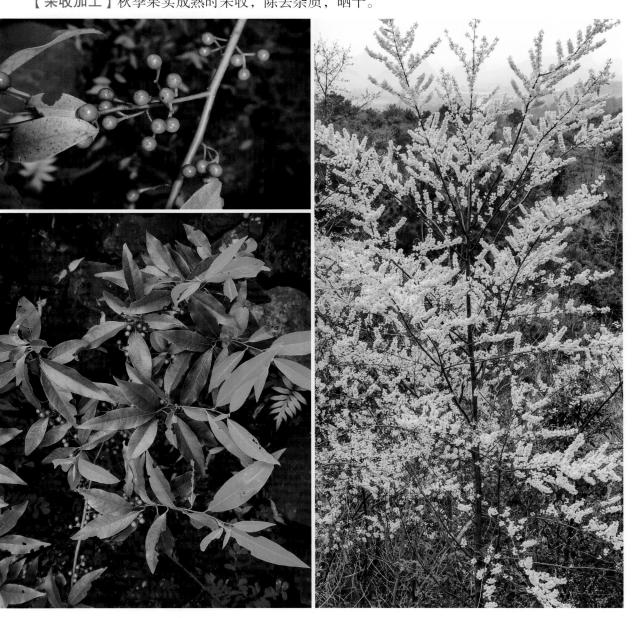

打破碗花花

【基原】为毛茛科打破碗花花*Anemone hupehensis* (Lemoine) Lemoine 的根或全草。

【别名】野棉花、大头翁、山棉花。

【形态特征】多年生草本。基生叶3~5片，有长柄，通常为三出复叶，有时1~2片或全部为单叶；小叶片卵形或宽卵形，先端急尖或渐尖，基部圆形或心形。聚伞花序二回至三回分枝，有较多花；花葶直立，疏被柔毛。聚合果球形，直径约1.5 cm；瘦果长约3.5 mm，有细梗，密被绵毛。花期7~10月开花。

【分布】生于低山或丘陵的草坡或沟边。产于广西北部、广东北部、云南东部、贵州、四川、陕西南部等地。

【性能主治】根或全草味辛、苦，性平；有小毒。有清热利湿、解毒杀虫、消肿散瘀的作用。主治痢疾，泄泻，蛔虫病，疮疖痈肿，瘰疬，跌打损伤。

【采收加工】选择栽培2~3年的植株，6~8月花未开放前挖取根部，除去茎叶、须根及泥土，晒干；茎叶切段，鲜用或晒干。

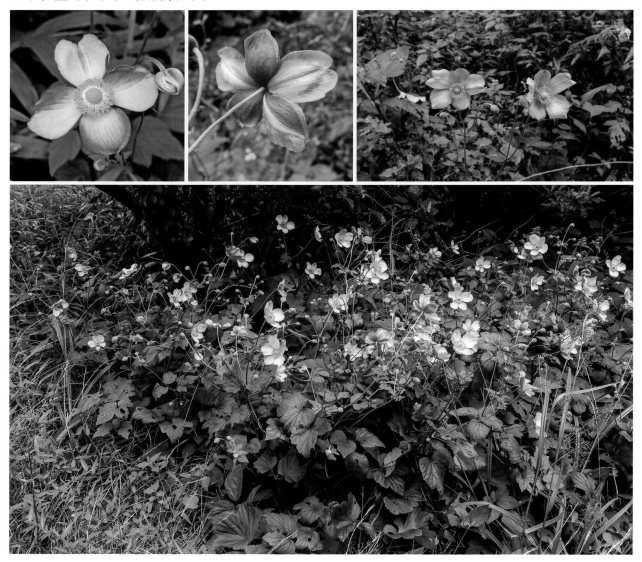

鸭脚黄边

【基原】为毛茛科裂叶星果草*Asteropyrum peltatum* (Franch.) Drumm. et Hutch. subsp. *cavaleriei* (H. Lév. et Vaniot) Q. Yuan et Q. E. Yang 的根及根状茎。

【别名】水黄边、五角连、鸡脚莲。

【形态特征】多年生草本。叶片五角形，3~5浅裂或近深裂，先端急尖，基部近截形；叶柄长6~13 cm，无毛，基部具膜质鞘。苞片卵形至宽卵形，近互生或轮生；萼片椭圆形至倒卵形；花瓣长约为萼片的1/2，近圆形，下部具细爪。蓇葖卵形，种子椭圆形。花期5~6月，果期6~7月。

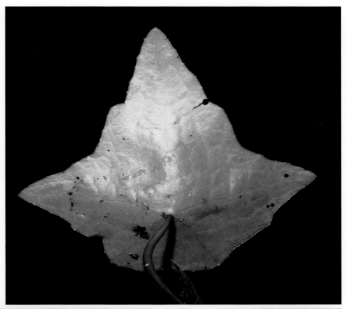

【分布】生于山地林下，路旁及水旁的阴处。产于广西北部、云南东南、贵州、四川西南、湖南西部等地。

【性能主治】根及根茎味苦，性寒。有清热解毒、利湿的作用。主治湿热痢疾，泄泻，黄疸，水肿，目赤肿痛。

【采收加工】定植3~4年后，于冬初采收，除去地上部分，洗净，晒干或烘干。

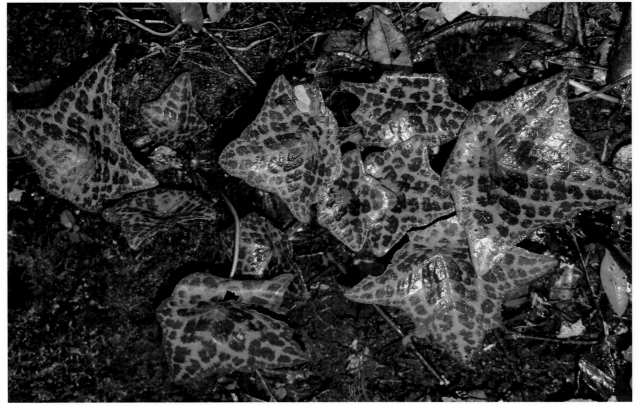

棉花藤

【基原】为毛茛科钝齿铁线莲*Clematis apiifolia* DC. var. *argentilucida* H. Lév. et Vaniot W. T. Wang 的藤茎。

【别名】山木通、木通、川本通。

【形态特征】藤本。小枝和花序梗、花梗密生贴伏短柔毛。三出复叶；小叶片卵形或宽卵形，小叶片较大，长5~13 cm，宽3~9 cm，边缘有少数钝齿，背面密生短柔毛。圆锥状聚伞花序多花，萼片开展，白色，狭倒卵形，有短柔毛。瘦果纺锤形或狭卵形。花期7~9月，果期9~10月。

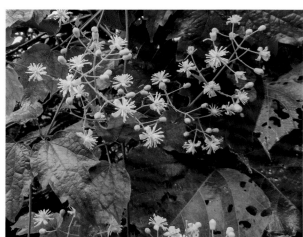

【分布】生于山坡林中或沟边。产于贵州、广西北部、广东北部、云南、四川、湖南、湖北、江西、安徽大别山以南、浙江、江苏南部、陕西南部、甘肃等地。

【性能主治】藤茎味苦，性凉；有小毒。有消食止痢、利尿消肿、通经下乳的作用。主治食滞腹胀，泄泻，痢疾，湿热淋证，水肿，妇女闭经及乳汁不通。

【采收加工】秋季采收，刮去外皮，切片，晒干。

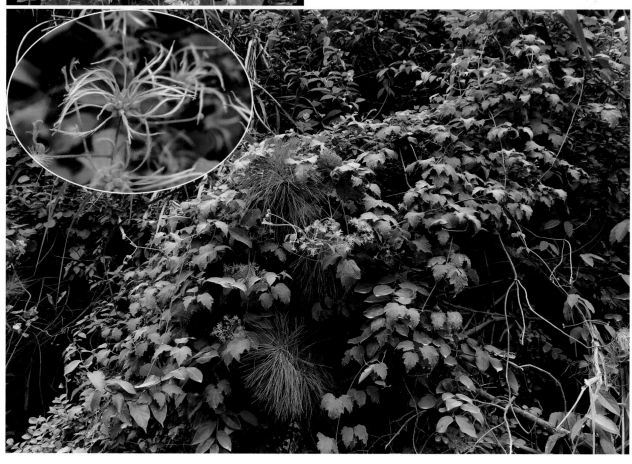

黄连

【基原】为毛茛科短萼黄连*Coptis chinensis* Franch. var. *brevisepala* W. T. Wang et P. G. Xiao 的根状茎。

【形态特征】多年生草本。根状茎灰褐色，呈连珠状的圆柱形，分枝少，多弯曲，密生多数不定根。叶均基生，具细柄，叶片掌状全裂，无毛。花黄绿色。花期2~4月，果期3~6月。

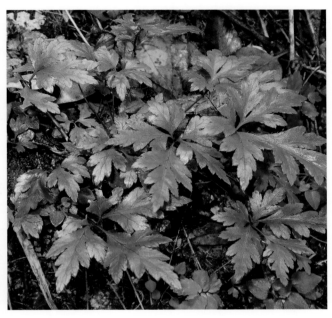

【分布】生于山地林中或山谷阴处。产于广西、贵州、湖南、四川、陕西等地。

【性能主治】根状茎味苦，性寒。有清热解毒、燥湿、泻火的作用。主治湿热痞满，呕吐吞酸，黄疸，高热神昏，心火亢盛，血热吐衄，目赤，牙痛；外用治湿疹，耳道流脓。

【采收加工】秋季采收，除净须根及泥沙，干燥。

【附注】《中国药典》（2020年版）记载药材黄连的基原为黄连*Coptis chinensis* Franch.、三角叶黄连*Coptis deltoidea* C. Y. Cheng et Hsiao。

还亮草

【基原】为毛茛科还亮草*Delphinium anthriscifolium* Hance 的全草。

【别名】芫荽七、牛疔草、还魂草。

【形态特征】草本。叶二回至三回近羽状复叶，间或三出复叶；近基部叶在开花时常枯萎；叶片菱状卵形或三角状卵形，羽片2~4对。总状花序具2~15朵花，花瓣紫色。蓇葖果长。种子扁球形。花期3~5月，果期4~7月。

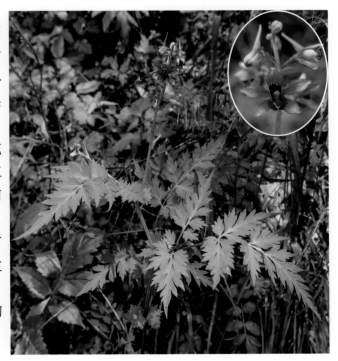

【分布】生于丘陵，低山的山坡草丛或溪边草地。产于广西、广东、贵州、湖南、江西、福建、浙江、江苏、安徽、河南、山西南部等地。

【性能主治】全草味辛、苦，性温；有毒。有祛风除湿、通络止痛、解毒的作用。主治风湿痹痛，半身不遂，荨麻诊，痈疮癣癞。

【采收加工】夏、秋季采收，洗净，切段，鲜用或晒干。

岩节连

【基原】为毛茛科蕨叶人字果*Dichocarpum dalzielii* (J. R. Drumm. et Hutch.) W. T. Wang et P. G. Xiao 的根状茎及根。

【别名】野黄连、龙节七。

【形态特征】植株全体无毛。根状茎较短，密生多数黄褐色的不定根。叶基生，为鸟足状复叶。复单歧聚伞花序；花萼片白色，倒卵状椭圆形，先端钝尖；花瓣金黄色，近圆形，先端微凹或有时全缘，常在凹缺中央具1个小短尖。蓇葖倒人字状叉开，狭倒卵状披针形。花期4~5月，果期5~6月。

【分布】生于山地密林下、溪旁及沟边等的阴湿处。产于广西、广东、贵州、四川（南川）、江西、福建西部、浙江等地。

【性能主治】根状茎及根味辛、微苦，性寒。有清热解毒、消肿止痛的作用。主治痈疮肿毒，外伤肿痛，跌打疼痛。

【采收加工】栽培3~4年后，于冬季挖根，除去地上部分，洗净，晒干或烘干。

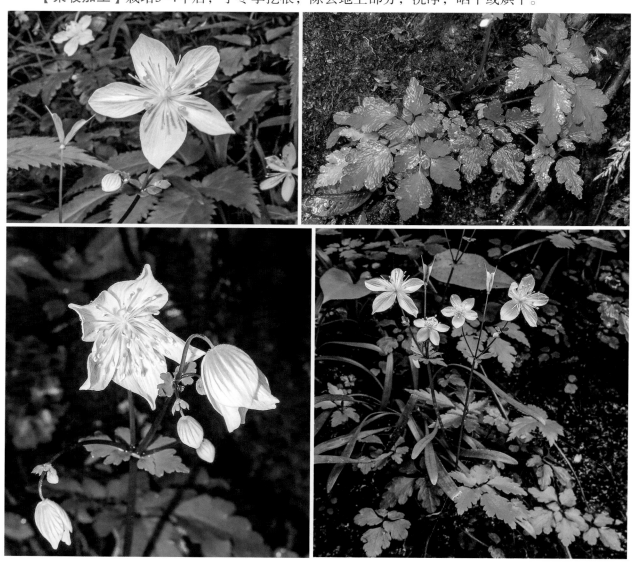

小檗

【基原】为小檗科豪猪刺*Berberis julianae* C. K. Schneid. 的根、根皮、茎。

【别名】三颗针、狗奶子、酸醋溜。

【形态特征】常绿灌木。老枝黄褐色或灰褐色，幼枝淡黄色，具条棱和稀疏黑色疣点。茎刺粗壮，三分叉，腹面具槽，与枝同色。叶片革质，椭圆形、披针形或倒披针形。花10~25朵簇生，黄色。浆果长圆形，熟时蓝黑色，顶端具宿存花柱，表面被白粉。花期3月，果期5~11月。

【分布】生于山坡、林中、林缘、灌木丛中。产于广西、贵州、湖南、湖北、四川等地。

【性能主治】根、根皮、茎味苦，性寒。有清热燥湿、泻火解毒的作用。主治细菌性痢疾，胃肠炎，副伤寒，消化不良，黄疸，肝硬化腹水，泌尿系感染，急性肾炎，扁桃体炎，口腔炎，支气管炎；外用治中耳炎，目赤肿痛，外伤感染。

【采收加工】春、秋季采收，除去枝叶、须根及泥土，将皮剥下，分别切片，晒干。

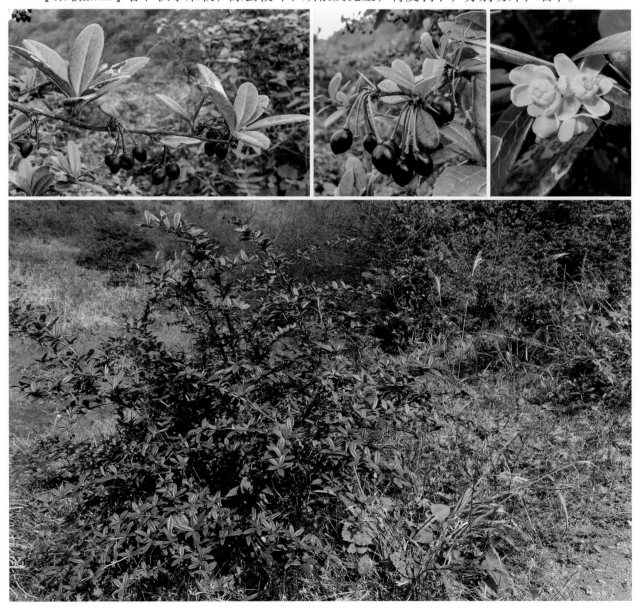

淫羊藿

【基原】为小檗科三枝九叶草*Epimedium sagittatum* (Sieb. et Zucc.) Maxim.的地上部分。

【别名】箭叶淫羊藿。

【形态特征】多年生草本。根状茎短粗，略呈结节状，坚硬。一回三出复叶；小叶狭长，卵状披针形，背面被粗短硬毛或近无毛，叶缘生细刺毛。圆锥花序顶生；花白色。花期2~3月，果期5~6月。

【分布】生于山坡草丛中、疏林下或水沟石缝中。产于广西、广东、湖南、四川、浙江、陕西、甘肃等地。

【性能主治】地上部分味辛、甘，性温。有补肾阳、强筋骨、祛风除湿的作用。主治阳痿遗精，筋骨痿软，风湿痹痛，麻木拘挛。

【采收加工】夏、秋季茎叶茂盛时采收，除去粗梗及杂质，晒干。

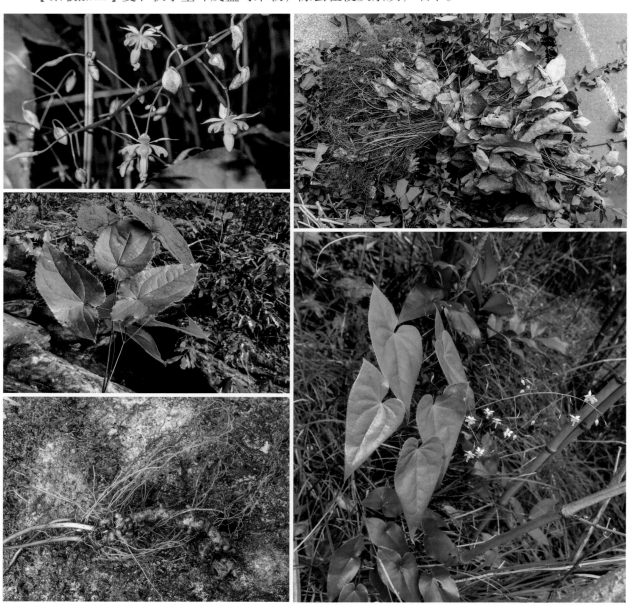

八月炸

【基原】为木通科三叶木通*Akebia trifoliata* (Thunb.) Koidz. subsp. *trifoliata*的果实及根。

【别名】预知子、狗腰藤、八月瓜。

【形态特征】落叶木质藤本。茎皮灰褐色，有稀疏的皮孔及小疣点。掌状复叶互生或在短枝上簇生；小叶3片，纸质或薄革质，卵形至阔卵形，先端具小突尖。总状花序自短枝簇生的叶中抽出。果长圆形，熟时灰白略带淡紫色，种子极多数，扁卵形；种皮红褐色或黑褐色，稍有光泽。花期4~5月，果期7~8月。

【分布】生于地沟谷边疏林或丘陵灌木丛中。产于广西、河北、山西、山东、河南、甘肃等地。

【性能主治】果实及根味甘，性温。有疏肝、补肾、止痛的作用。主治胃痛，疝痛，睾丸肿痛，腰痛，遗精，月经不调，白带增多，子宫脱垂。

【采收加工】秋季采收果实及根，晒干。

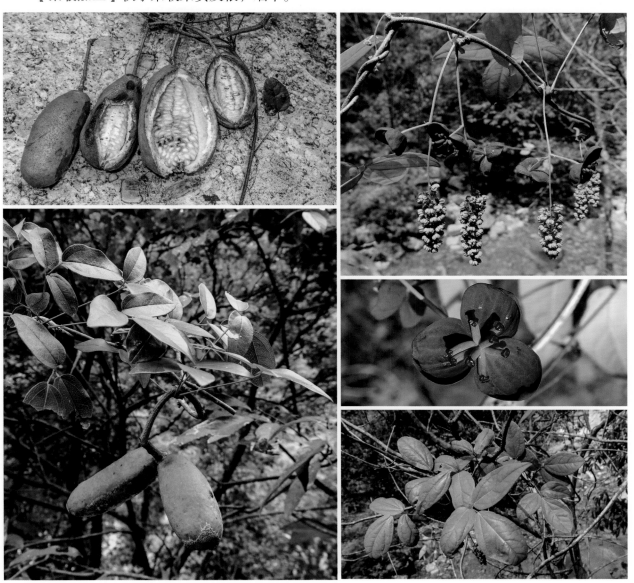

牛藤

【基原】为木通科尾叶那藤 *Stauntonia obovatifoliola* Hayata subsp. *urophylla* (Hand.-Mazz.) H. N. Qin 的茎、根。

【别名】石月、郁子、七姐妹藤。

【形态特征】木质藤本。茎、枝和叶柄具细线纹。掌状复叶有小叶5~7片；小叶革质，倒卵形或阔匙形，全缘，先端骤然收缩为狭而弯的长尾尖，尾尖长可达小叶长的1/4。花雌雄同株，组成总状花序数个簇生于叶腋，花白绿色。浆果椭圆形，内含数粒黑色光亮的种子。花期4月，果期6~7月。

【分布】生于沟谷。产于广西、广东、湖南、福建、江西、浙江等地。

【性能主治】茎、根味苦，性凉。有祛风、散瘀止痛、利尿消肿的作用。主治风湿痹痛，跌打伤痛，各种神经性疼痛，小便不利，水肿。

【采收加工】夏、秋季采收藤茎，除去枝叶须根，洗净，待润透，切段或切片，晒干。

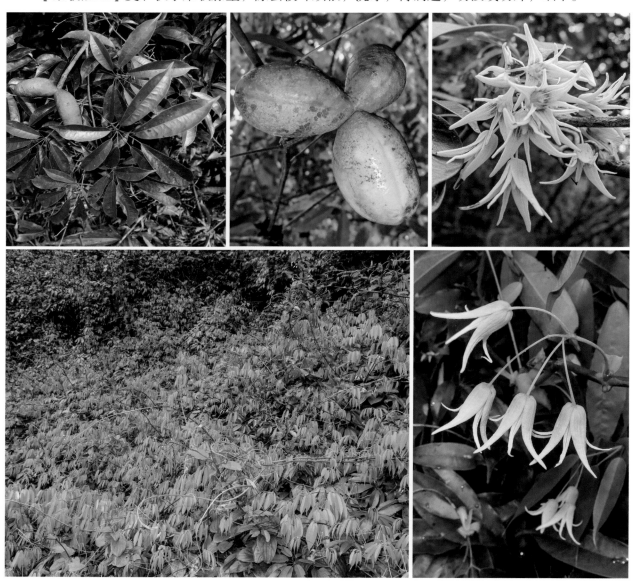

大血藤

【基原】为大血藤科大血藤*Sargentodoxa cuneata* (Oliv.) Rehder et E. H. Wilson 的藤茎。

【别名】槟榔钻、红藤、血藤。

【形态特征】落叶木质藤本。全株无毛。藤茎直径达9 cm，当年生枝条暗红色，老树皮有时纵裂。叶互生，三出复叶；顶生小叶菱状倒卵形；侧生小叶较大，斜卵形，两侧极不对称。总状花序；花多数，黄色或黄绿色。浆果近球形，熟时黑蓝色。种子卵球形，种皮黑色。花期4~5月，果期6~9月。

【分布】生于海拔数百米的山坡灌木丛中、疏林中和林缘等。产于广西、广东、海南、云南、贵州、四川、浙江、陕西等地。

【性能主治】藤茎味苦，性平。有清热解毒、活血、祛风止痛的作用。主治肠痈腹痛，热毒疮疡，经闭，痛经，跌扑肿痛，风湿痹痛。

【采收加工】秋、冬季采收，除去侧枝，切段，干燥。

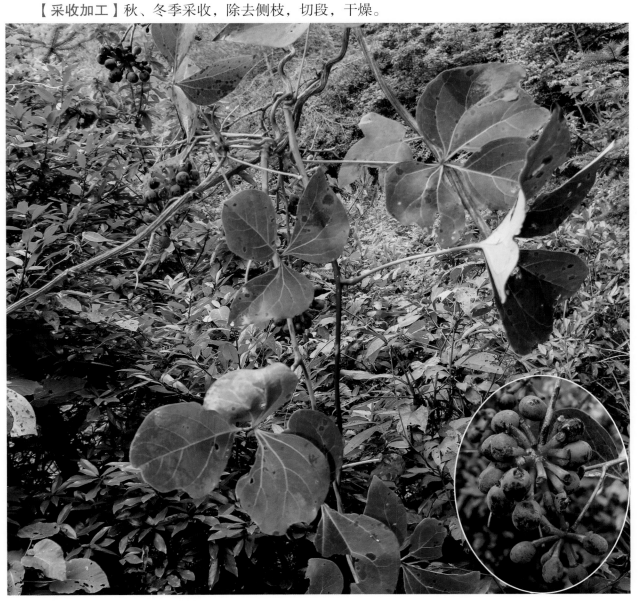

百解藤

【基原】为防己科粉叶轮环藤*Cyclea hypoglauca* (Schauer) Diels 的根、藤茎。

【别名】金线风、凉粉藤、金锁匙。

【形态特征】藤本。老茎木质，小枝纤细，除叶腋有簇毛外其他部位无毛。叶片阔卵状三角形至卵形，先端渐尖，基部截平至圆，边全缘而稍反卷，两面无毛或背面被稀疏而长的白毛。花序腋生，雄花序为间断的穗状花序，花序轴常不分枝或有时基部有短小分枝，纤细而无毛。核果熟时红色，无毛。花期5~7月，果期7~9月。

【分布】生于林缘和山地灌木丛中。产于广西、广东、海南、湖南、江西、福建、云南等地。

【性能主治】根、藤茎味苦，性寒。有清热解毒、祛风止痛、利水通淋的作用。主治风热感冒，咳嗽，咽喉肿痛，尿路感染及尿路结石，风湿疼痛，疮疡肿毒，毒蛇咬伤。

【采收加工】全年均可采收，除去须根或枝叶，洗净，切段，晒干。

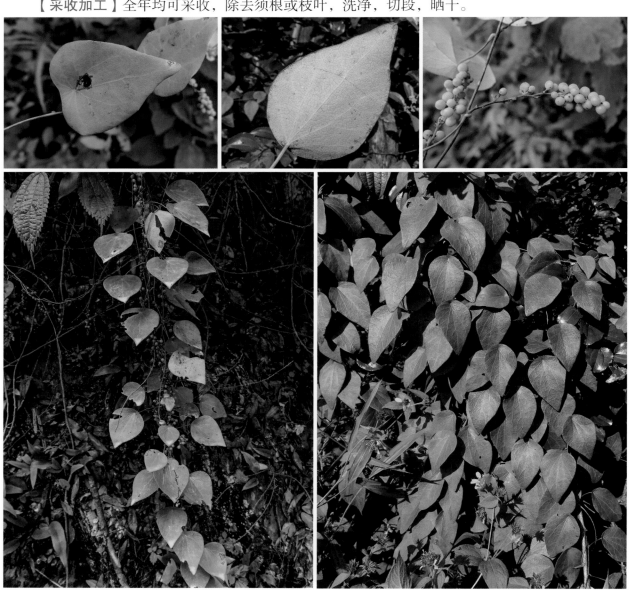

鼻血雷

【基原】为马兜铃科管花马兜铃*Aristolochia tubiflora* Dunn 的根、全草。

【别名】天然草、一点血、南木香。

【形态特征】草质藤本。根细长，黄褐色。茎无毛，干后有槽纹。嫩枝、叶柄折断后渗出微红色汁液。叶片纸质或近膜质，卵状心形或卵状三角形。花单生或2朵聚生于叶腋；花被基部膨大呈球形，向上急收狭成长管，管口扩大呈漏斗状。蒴果长圆形。种子卵形或卵状三角形。花期4~8月，果期10~12月。

【分布】生于林下阴湿处。产于广西、广东、贵州、四川、湖南、湖北、江西、福建、浙江、河南等地。

【性能主治】根、全草味苦、辛，性寒。有清热解毒、行气止痛的作用。主治毒蛇咬伤，疮疡疖肿，胃疼痛，腹泻，风湿关节疼痛，痛经，跌打损伤。

【采收加工】冬季采挖，洗净，切段，鲜用或晒干。

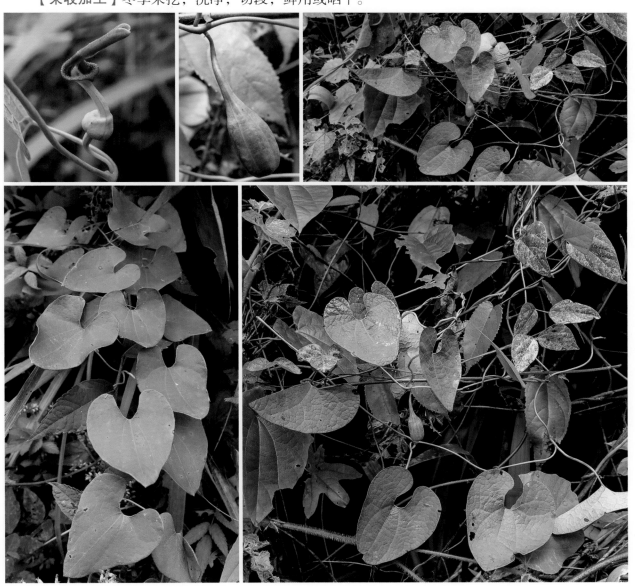

尾花细辛

【基原】为马兜铃科尾花细辛*Asarum caudigerum* Hance 的全草。

【别名】马蹄金、土细辛、金耳环。

【形态特征】多年生草本。全株被散生柔毛。根状茎粗壮，有多条纤维质不定根。叶片阔卵形、三角状卵形或卵状心形，基部耳状或心形。花被绿色，被紫红色圆点状短毛丛，花被裂片上部卵状长圆形，先端骤狭成细长尾尖，尾长可达1.2 cm。果近球状，具宿存花被。花期4~5月，广西可晚至11月。

【分布】生于林下、溪边和路旁阴湿地。产于广西、广东、云南、贵州、四川、湖南、湖北、台湾、福建等地。

【性能主治】全草味辛、微苦，性温；有小毒。有温经散寒、消肿止痛、化痰止咳功效。主治头痛，风寒感冒，咳嗽哮喘，口舌生疮，风湿痹痛，跌打损伤，毒蛇咬伤，疮疡肿毒。

【采收加工】全年均可采，阴干。

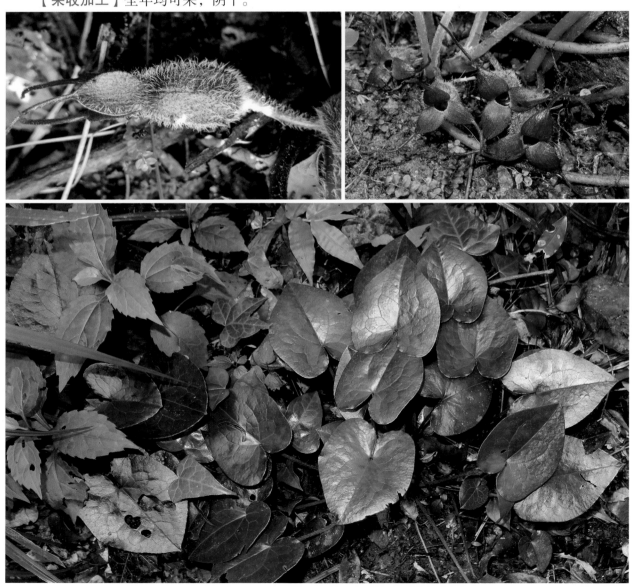

大块瓦

【基原】为马兜铃科地花细辛*Asarum geophilum* Hemsl. 的根、根状茎或全草。

【别名】花叶细辛、摘耳根、矮细辛。

【形态特征】多年生草本。全株散生柔毛。根状茎横走。叶片圆心形或宽卵形，基部心形，腹面散生短毛或无毛，背面初被密生黄棕色柔毛。花紫色，常向下弯垂，有毛；花被与子房合生部分球状或卵状，表面密生紫色点状毛丛。果卵状，熟时棕黄色，直径约12 mm，具宿存花被。花期4~6月。

【分布】生于密林下或山谷湿地。产于广西、广东、贵州南部等地。

【性能主治】根、根状茎、全草味辛，性温。有疏风散寒、宣肺止咳、消肿止痛的作用。主治风寒头痛，鼻渊，痰饮咳喘，风寒湿痹，毒蛇咬伤。

【采收加工】4~5月挖取全草，除去泥土，置通风处阴干。

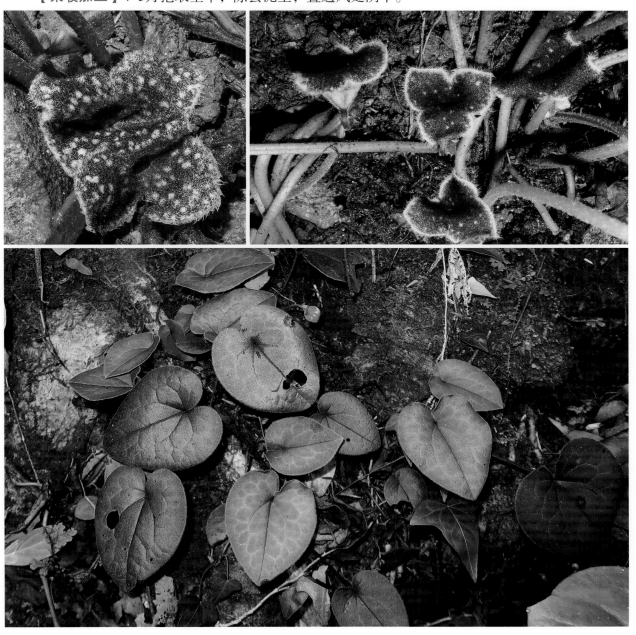

金耳环

【基原】为马兜铃科金耳环*Asarum insigne* Diels 的全草。

【别名】土细辛、大叶细辛、一块瓦。

【形态特征】多年生草本。根状茎粗短，不定根丛生，有浓烈的麻辣味。叶片长卵形或三角状卵形，背面可见细小颗粒状油点，脉上和叶缘有柔毛，腹面有白色云斑或无。花紫色，花被筒钟状，中部以上扩展成环突，喉孔窄三角形，花被裂片宽卵形，中部至基部有1个半圆形白色垫状斑块。花期3~4月。

【分布】生于林下阴湿地或土石山坡上。产于广西、广东、江西等地。

【性能主治】全草味辛、苦，性温；有小毒。有温经散寒、祛痰止咳、散瘀消肿、行气止痛的作用。主治风寒咳嗽，风寒感冒，慢性支气管炎，哮喘，慢性胃炎，风寒痹痛，龋齿痛，跌打损伤，毒蛇咬伤。

【采收加工】夏、秋季连根采挖，除去泥土，阴干。

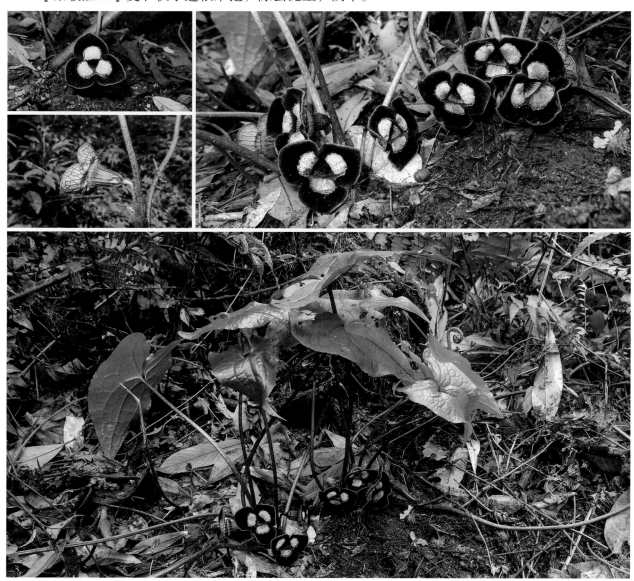

倒插花

【基原】为马兜铃科五岭细辛*Asarum wulingense* C. F. Liang 的根、根状茎或全草。

【别名】盘蛇莲、盘龙草、土细辛。

【形态特征】多年生草本。根状茎短，不定根丛生，稍肉质而较粗壮。叶片长卵形或卵状椭圆形，基部耳形或耳状心形，腹面绿色，偶有白色云斑；叶柄被短柔毛；芽苞叶卵形。花绿紫色；花梗长约2 cm，常向下弯垂；花被片三角状卵形，基部有乳突皱褶区；子房下位，花柱离生。花期12月至翌年4月。

【分布】生于林下阴湿地。产于广西、广东、贵州、湖南、江西等地。

【性能主治】根、根状茎或全草味辛，性温。有温经散寒、止咳化痰、消肿止痛的作用。主治胃痛，咳喘，跌打损伤，烧烫伤，蛇咬伤，牙痛。

【采收加工】根及根状茎秋季采挖，除去泥土，置通风处阴干。全草春、秋季采收，阴干。

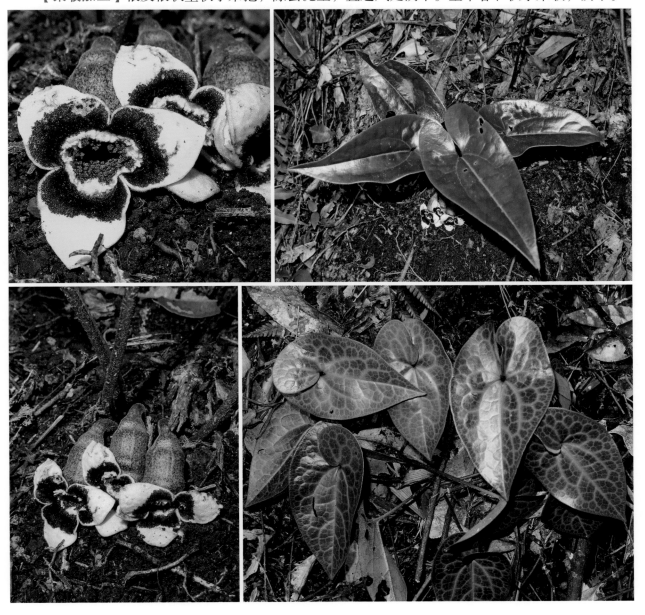

南藤

【基原】为胡椒科石南藤*Piper wallichii* (Miq.) Hand.-Mazz.的茎、叶或全株。

【别名】爬岩香。

【形态特征】攀缘藤本。枝被疏毛。叶干时变淡黄色；叶片椭圆形或向下渐次为狭卵形至卵形，先端长渐尖，有小尖头，基部渐狭或钝圆。花单性；雄花序与叶片近等长，花序梗与叶柄近等长；雌花苞片柄于果期延长达2 mm，密被白色长毛。花期5~6月。

【分布】生于林中荫处或湿润地，攀于石壁上或树上。产于广西、云南、贵州、湖南、湖北、四川、甘肃等地。

【性能主治】茎、叶或全株味辛，性温。有祛风湿、强腰膝、补肾壮阳、止咳平喘、活血止痛的作用。主治风寒湿痹，腰膝酸痛，阳痿，咳嗽气喘，痛经，跌打肿痛。

【采收加工】全株全年均可采；茎、叶夏、秋季采集，晒干。

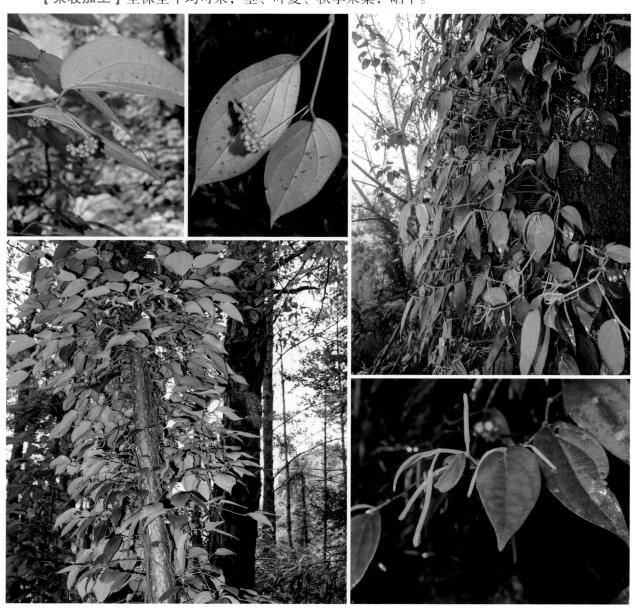

鱼腥草

【基原】为三白草科蕺菜*Houttuynia cordata* Thunb. 的根、全草或地上部分。

【别名】侧耳根、猪鼻孔、臭草。

【形态特征】草本。茎下部伏地，节上轮生不定根，上部直立，有时带紫红色。叶片薄纸质，卵形或阔卵形，先端短渐尖，基部心形，两面有腺点，背面尤甚，两面有时除叶脉被毛外其余均无毛，背面常呈紫红色。花序长约2 cm，无毛；总苞片长圆形或倒卵形。花期4~7月。

【分布】生于沟边、林下潮湿处。产于我国中部、东南至西南部各省区，东起台湾，西南至云南、西藏，北达陕西、甘肃。

【性能主治】根、全草或地上部分味辛，性微寒。有清热解毒、消痈排脓、利尿通淋的作用。主治肺痈吐脓，痰热喘咳，热痢，热淋，痈肿疮毒。

【采收加工】夏季茎叶茂盛花穗多时采割，除去杂质，晒干。

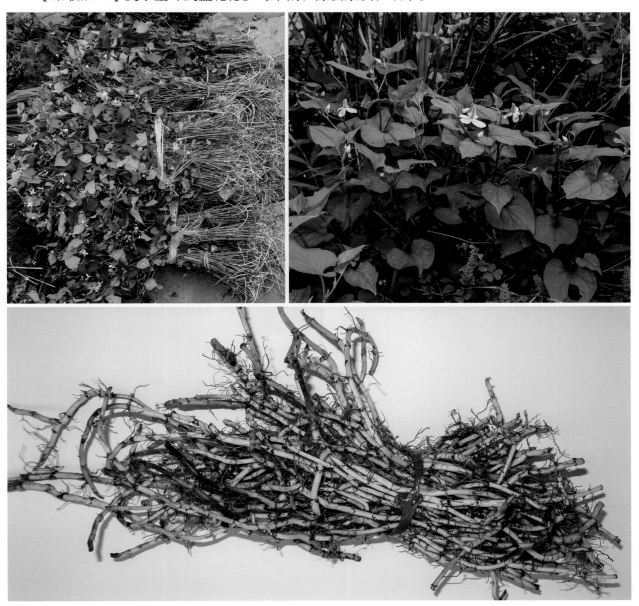

及己

【基原】为金粟兰科及己 *Chloranthus serratus* (Thunb.) Roem. et Schult. 的根。

【别名】四大金刚、牛细辛、老君须。

【形态特征】多年生草本。根状茎横生，生多数土黄色不定根；茎直立，单生或数条丛生，具明显的节，无毛，下部节上对生2片鳞状叶。叶对生，4~6片生于茎顶，叶片椭圆形、倒卵形或卵状披针形，边缘具齿，齿尖具腺体。穗状花序顶生，稀腋生；花白色。核果近球形或梨形，熟时绿色。花期4~5月，果期6~8月。

【分布】生于山地林下湿润处和山谷溪边草丛中。产于广西、广东、四川、江西、福建、湖南、湖北、安徽、浙江、江苏等地。

【性能主治】根味苦，性平；有毒。有活血散瘀、祛风止痛、解毒杀虫的作用。主治跌打损伤，骨折，经闭，风湿痹痛，疔疮疖肿，疥癣，皮肤瘙痒，毒蛇咬伤。

【采收加工】春季开花前采挖，除去杂质，阴干。

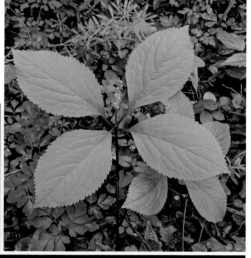

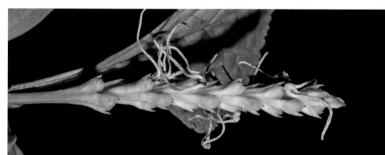

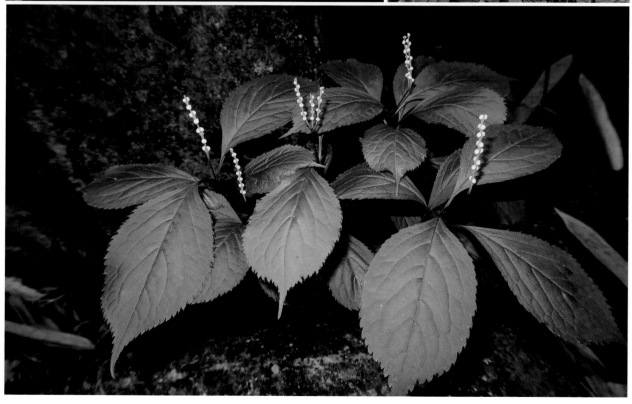

肿节风

【基原】为金粟兰科草珊瑚*Sarcandra glabra* (Thunb.) Nakai 的全株。

【别名】九节茶、九节风、接骨莲。

【形态特征】常绿小灌木。叶片革质，椭圆形、卵形至卵状披针形，边缘具粗锐齿，齿尖有1个腺体，两面均无毛；叶柄基部合生成鞘状。穗状花序顶生，通常分枝，多少成圆锥花序状；花黄绿色；子房球形或卵形，无花柱。核果球形，直径3~4 mm，熟时亮红色。花期6月，果期8~10月。

【分布】生于山谷林下阴湿处。产于广西、广东、云南、贵州、四川、湖南、江西、福建、台湾、安徽、浙江等地。

【性能主治】全株味苦、辛，性平。有清热凉血、活血消斑、祛风通络的作用。主治血热紫斑，紫癜，风湿痹痛，跌打损伤。

【采收加工】夏、秋季采收，除去杂质，晒干。

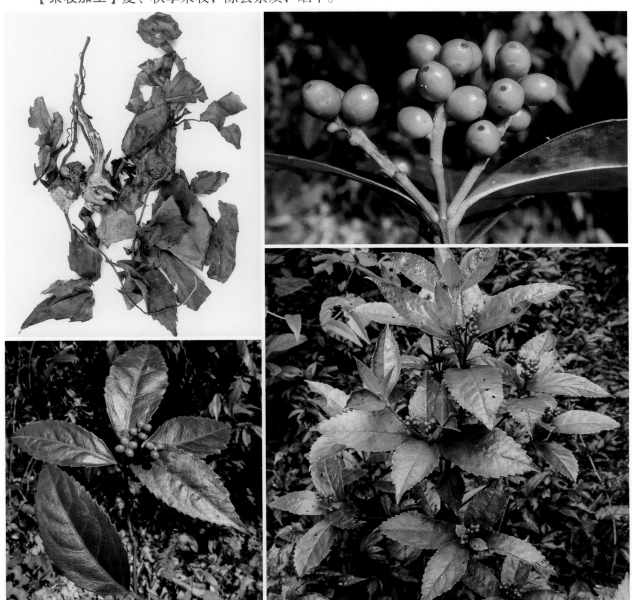

血水草根

【基原】为罂粟科血水草 *Eomecon chionantha* Hance 的根及根状茎。

【别名】广扁线、捆仙绳、斗蓬草。

【形态特征】多年生草本。植株具红黄色液汁。根橙黄色，根状茎匍匐。叶全部基生，叶片心形或心状肾形，稀心状箭形；掌状脉5~7条，网脉明显；叶柄长10~30 cm，蓝灰色。花葶灰绿色略带紫红色，排列成聚伞状伞房花序；花白色，花药黄色。蒴果狭椭圆形。花期3~6月，果期6~10月。

【分布】生于林下、灌木丛中或路旁。产于广西、广东、云南、贵州、湖南、安徽、江西、福建等地。

【性能主治】根及根状茎味苦、辛，性凉；有小毒。有清热解毒、散瘀止痛的作用。主治风热目赤肿痛，咽喉疼痛，尿路感染，疮疡疔肿，毒蛇咬伤，产后小腹瘀痛，跌打损伤，湿疹，疥癣等。

【采收加工】9~10月采收，晒干或鲜用。

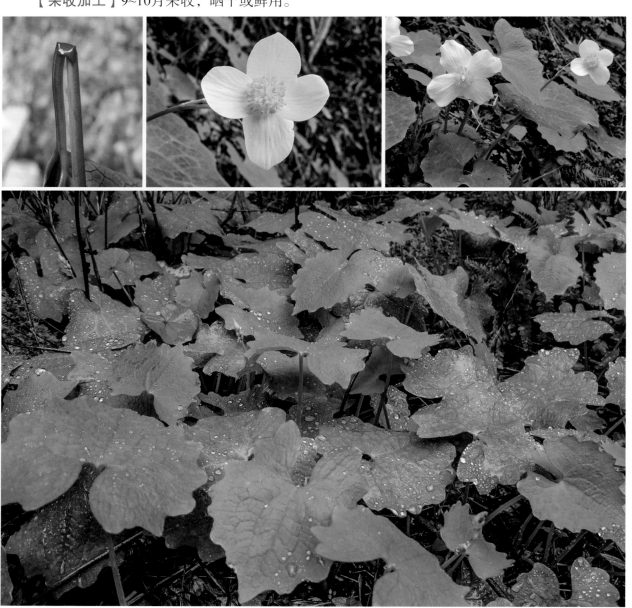

博落回

【基原】为罂粟科博落回*Macleaya cordata* (Willd.) R. Br. 的根或全草。

【别名】三钱三、号筒草、勃逻回。

【形态特征】直立草本。基部木质化，具乳黄色浆汁。叶片宽卵形或近圆形，通常7或9深裂或浅裂，裂片半圆形、方形、三角形或其他，边缘波状、缺刻状、粗齿或多细齿，腹面绿色，无毛；背面多白粉，被易脱落的细茸毛。大型圆锥花序多花。蒴果狭倒卵形或倒披针形。花期6~8月，果期7~10月。

【分布】生于丘陵或低山林中、灌木丛中或草丛间。我国长江以南、南岭以北的大部分省区均有分布，南至广东，西至贵州，西北达甘肃南部。

【性能主治】全草味辛、苦，性寒；有剧毒。有散瘀、祛风、解毒、止痛、杀虫的作用。主治痈疮疔肿，臁疮，痔疮，湿疹，蛇虫咬伤，跌打肿痛，风湿关节痛，龋齿痛，顽癣，滴虫性阴道炎及酒糟鼻。

【采收加工】秋、冬季采收，根状茎与茎叶分开，晒干。鲜用随时可采。

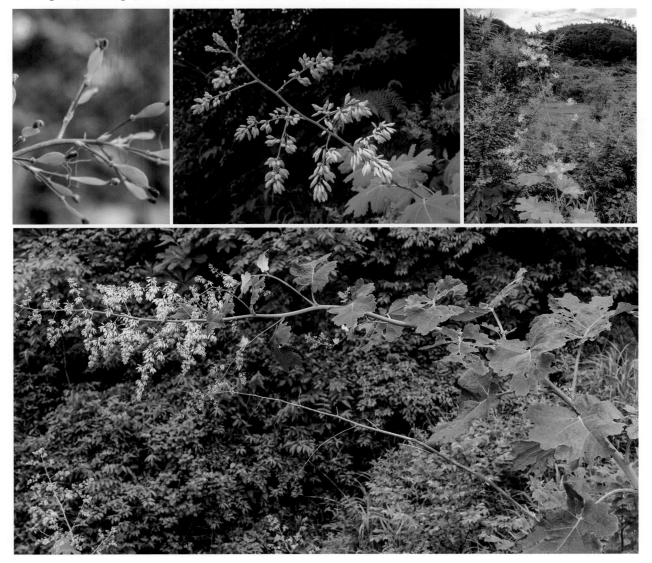

护心胆

【基原】为紫堇科地锦草*Corydalis sheareri* S.Moore 的全草或块茎。

【别名】地锦苗、山芹菜、苦心胆。

【形态特征】多年生草本。主根明显，具多数纤维质根，棕褐色。根状茎粗壮，干时黑褐色，被残枯的叶柄基。基生叶数片，具带紫色的长柄，叶片三角形或卵状三角形，二回羽状全裂；茎生叶数枚，互生于茎上部，较小。总状花序生于茎及分枝顶端，花紫红色。蒴果狭圆柱形。花果期3~6月。

【分布】生于水边或林下潮湿地。产于广西、广东、香港、云南、贵州、四川、江西、福建、湖南、湖北、安徽、浙江、江苏、陕西等地。

【性能主治】全草或块茎味苦、辛，性寒；有小毒。有活血止痛、清热解毒的作用。主治腹痛泄泻，跌打损伤，痈疮肿毒，目赤肿痛，胃痛。

【采收加工】春、夏季采全草，冬、春季采挖块茎，洗净，鲜用或晒干。

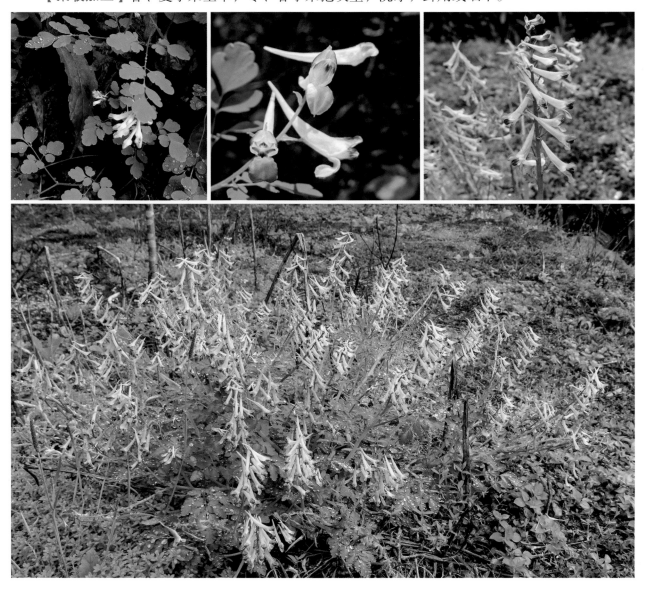

荠

【基原】为十字花科荠 *Capsella bursa-pastoris* (L.) Medik. 的全草、花序、种子。

【别名】护生草、荠花、荠实。

【形态特征】一年或二年生草本。基生叶丛生呈莲座状，大头羽状分裂，顶裂片卵形至长圆形，侧裂片长圆形至卵形；茎生叶窄披针形或披针形，基部箭形，抱茎，边缘有缺刻或锯齿。总状花序顶生及腋生；花瓣白色，卵形，有短爪。短角果倒三角形或倒心状三角形，扁平，顶端微凹。花果期4~6月。

【分布】生于山坡、田边及路旁。产于我国大部分地区。

【性能主治】全草味甘、淡，性凉。有凉肝止血、平肝明目、清热利湿的作用。主治叶血，鼻出血，咯血，尿血，崩漏，目赤疼痛，眼底出血，高血压病，赤白痢疾，肾炎水肿，乳糜尿。花序味甘，性凉。有凉血止血、清热利湿的作用。主治痢疾，崩漏，尿血，咯血，衄血，小儿乳积，赤白带下。种子味甘，性平。有祛风明目的作用。主治目痛，青盲翳障。

【采收加工】全草3~5月采收，洗净，晒干。花序4~5月采收，晒干。种子6月间果实成熟时，采摘果枝，晒干，揉出种子。

【附注】《中华本草》记载荠以全草、花序、种子入药的药材名分别为荠菜、荠菜花、荠菜子。

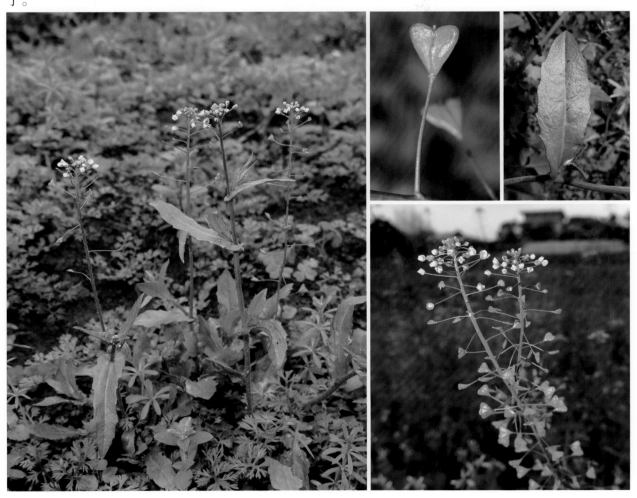

如意草

【基原】为堇菜科如意草*Viola arcuata* Blume 的全草。

【别名】白三百棒、红三百棒。

【形态特征】多年生草本。根状茎横走，褐色，密生多数纤维质不定根，向上发出多条地上茎或匍匐枝。基生叶深绿色，三角状心形或卵状心形，弯缺呈新月形，边缘具浅而内弯的疏锯齿，两面通常无毛或背面沿脉被疏柔毛。花淡紫色或白色，自茎生叶或匍匐枝的叶腋抽出，具长梗。花期3~6月。

【分布】生于溪谷潮湿地、沼泽地、灌木丛中、林缘。产于广西、广东、云南、台湾等地。

【性能主治】全草味辛麻、微酸，性寒。有清热解毒、散瘀止血的作用。主治疮疡肿毒，乳痈，跌打损伤，开放性骨折，外伤出血。

【采收加工】秋季采收，洗净，晒干。

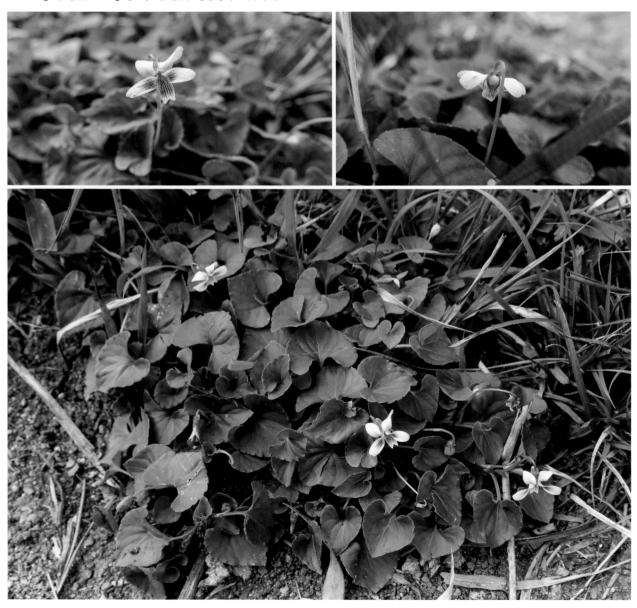

地白草

【基原】为堇菜科七星莲*Viola diffusa* Ging. 的全草。

【别名】白菜仔、狗儿草、黄瓜菜。

【形态特征】一年生草本。全体被糙毛或白色柔毛，或近无毛。花期生出地上匍匐枝，匍匐枝顶端具莲座状叶丛，通常生不定根。基生叶丛生，呈莲座状或于匍匐枝上互生；叶片卵形或卵状长圆形，边缘具钝齿及缘毛。花较小，淡紫色或浅黄色。蒴果长圆形，顶端常具宿存的花柱。花期3~5月，果期5~8月。

【分布】生于山地林下、林缘、草坡、溪谷旁、岩石缝隙中。产于广西、云南、四川、浙江、台湾等地。

【性能主治】全草味苦、辛，性寒。有清热解毒、散瘀消肿的作用。主治疮疡肿毒，肺热咳嗽，百日咳，黄疸型肝炎，带状疱疹，水火烫伤，跌打损伤，毒蛇咬伤。

【采收加工】夏、秋季采收，除杂，洗净，鲜用或晒干。

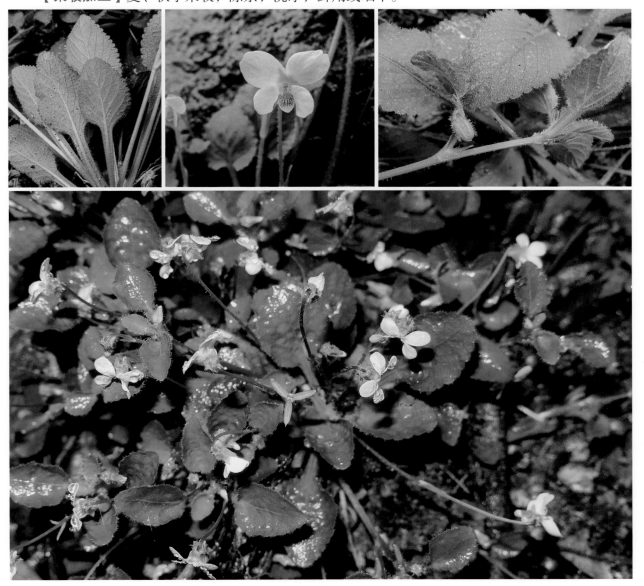

黄花倒水莲

【基原】为远志科黄花倒水莲*Polygala fallax* Hemsl. 的根。

【别名】黄花参、观音串、黄花远志。

【形态特征】灌木或小乔木。根粗壮，多分枝，表皮淡黄色。单叶互生；叶片膜质，披针形至椭圆状披针形，全缘，腹面深绿色，背面淡绿色，两面均被短柔毛。总状花序顶生或腋生，花瓣正黄色，侧生花瓣长圆形。蒴果阔倒心形至圆形，绿黄色。种子圆形，密被白色短柔毛。花期5~8月，果期8~10月。

【分布】生于山谷林下水旁阴湿处。产于广西、广东、云南、湖南、江西、福建等地。

【性能主治】根味甘、微苦，性平。有补益、强壮、祛湿、散瘀的作用。主治产后或病后体虚，急慢性肝炎，腰腿酸痛，子宫脱垂，脱肛，神经衰弱，月经不调，尿路感染，风湿骨痛，跌打损伤。

【采收加工】茎叶春、夏季采收，切段，晒干。根秋、冬季采挖，切片，晒干。

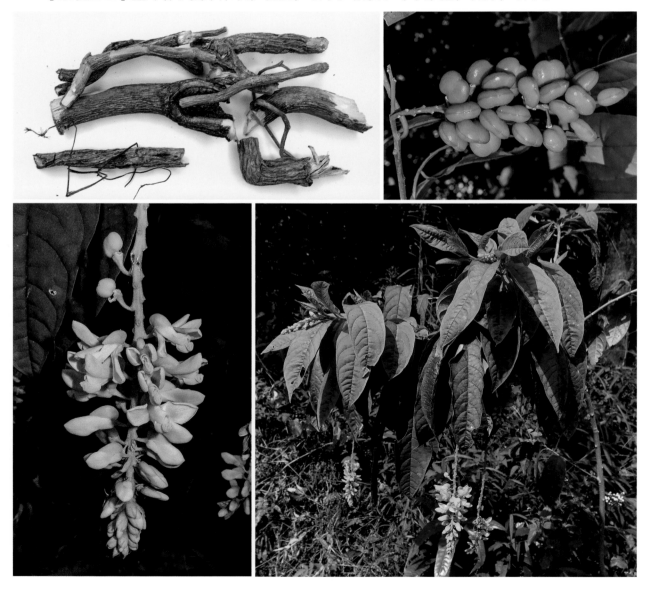

一包花

【基原】为远志科曲江远志*Polygala koi* Merr. 的全草。

【别名】红花倒水莲。

【形态特征】直立或平卧半灌木。茎木质，具半圆形叶痕，无毛或幼嫩部分被紧贴短柔毛。单叶互生；叶片或多或少肉质，椭圆形，腹面绿色，背面淡绿色带紫。总状花序顶生，花序轴被短柔毛，花多而密；花瓣3片，紫红色。蒴果圆形，熟时淡绿色，边缘带紫色，具翅。花期4~9月，果期6~10月。

【分布】生于阔叶林中岩石上。产于广西、广东、湖南等地。

【性能主治】全草味辛、苦，性平。有化痰止咳、活血调经的作用。主治咳嗽痰多，咽喉肿痛，小儿疳积，跌打损伤，月经不调。

【采收加工】春、夏季采收，切段，晒干。

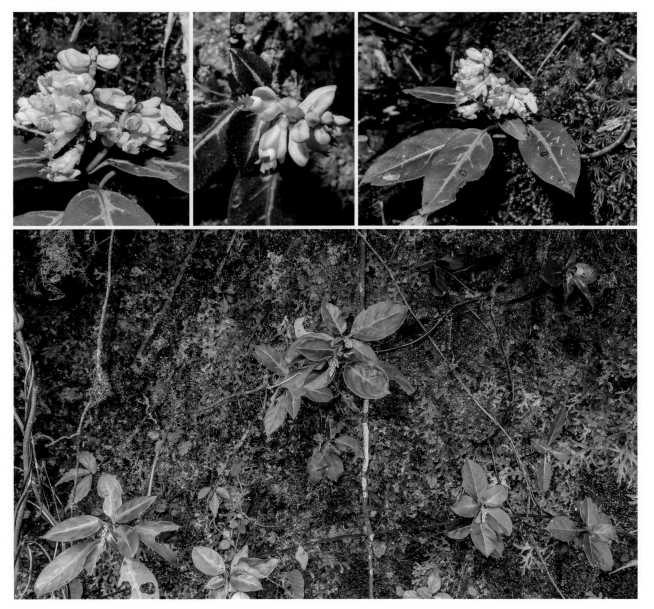

吹云草

【基原】为远志科齿果草*Salomonia cantoniensis* Lour. 的全草。

【别名】一碗泡、斩蛇剑、过山龙。

【形态特征】一年生直立草本。根纤细，芳香。茎细弱，多分枝，具狭翅。单叶互生；叶片膜质，卵状心形或心形，先端钝，具短尖头，基部心形，全缘或微波状，绿色，无毛。穗状花序顶生，多花；花瓣3片，淡红色。蒴果肾形，两侧具2列三角状尖齿。种子2粒，卵形。花期7~8月，果期8~10月。

【分布】生于山坡林下、灌木丛中或草地。产于我国东部、中部、南部和西南地区。

【性能主治】全草味微辛，性平。有解毒消肿、散瘀止痛的作用。主治痈肿疮疡，无名肿毒，喉痹，毒蛇咬伤，跌打损伤，风湿关节痛，牙痛。

【采收加工】夏、秋季采收，洗净，鲜用或晒干。

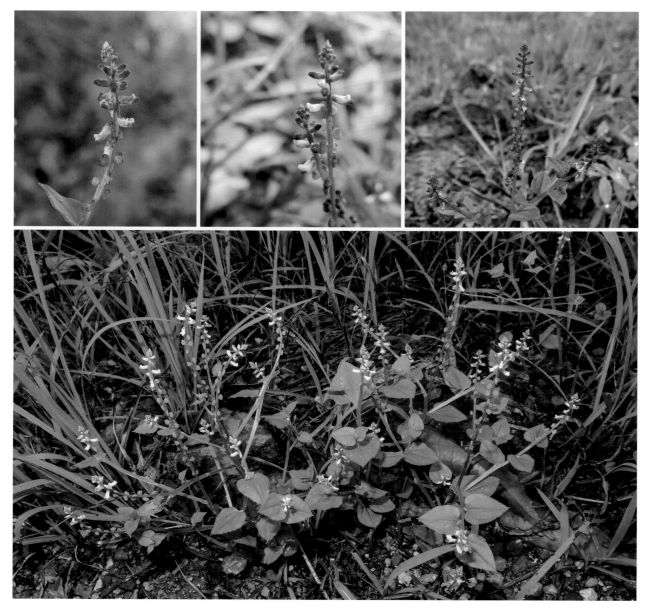

佛甲草

【基原】为景天科佛甲草*Sedum lineare* Thunb. 的茎、叶。

【别名】火焰草、火烧草、铁指甲。

【形态特征】多年生草本。3叶轮生，少有4叶轮生或对生的；叶片线形，先端钝尖，基部无柄，有短距。花序聚伞状，顶生，疏生花，中央有1朵有短梗的花；着生花无梗；萼片5枚，线状披针形，先端钝；花瓣5片，黄色，披针形。蓇葖略叉开，长4~5 mm，花柱短。种子小。花期4~5月，果期6~7月。

【分布】生于低山或平地草坡上。产于广西、广东、云南、四川、贵州、湖南、湖北、江西、台湾、福建、安徽、江苏、浙江、陕西、甘肃、河南等地。

【性能主治】茎、叶味甘、淡，性寒。有清热解毒、利湿、止血的作用。主治咽喉肿痛，目赤肿毒，热毒痈肿，疔疮，烧烫伤，毒蛇咬伤，湿热泻痢，便血，崩漏，外伤出血，扁平疣。

【采收加工】鲜用随时可采。夏、秋季采收，洗净，放入开水中烫一下，捞起，晒干或烘干。

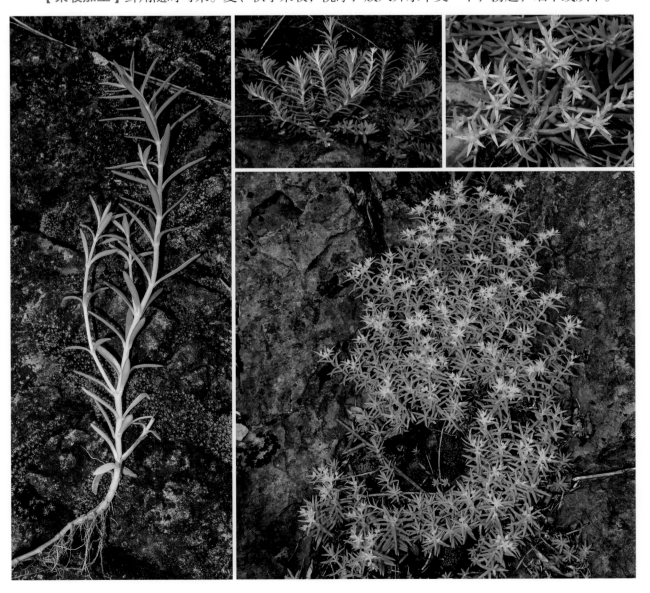

虎耳草

【基原】为虎耳草科虎耳草*Saxifraga stolonifera* Curtis 的全草。

【别名】石荷叶、天荷叶、老虎耳。

【形态特征】多年生小草本。鞭状枝匍匐细长，密被卷曲长腺毛，具鳞片状叶。基生叶具长柄；叶片近心形、肾形至扁圆形；裂片边缘具不规则齿和腺睫毛，被腺毛；背面通常红紫色，被腺毛，有斑点。聚伞花序圆锥状；花瓣5片，白色，中上部具紫红色斑点，基部具黄色斑点。花期5~8月，果期7~11月。

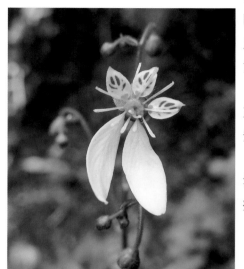

【分布】生于林下、草丛和阴湿岩隙。产于广西、广东、云南、贵州、四川、江西、福建、台湾、湖南、湖北、安徽、江苏、浙江、河南、河北、陕西、甘肃等地。

【性能主治】全草味辛、苦，性寒；有小毒。有疏风、清热、凉血解毒的作用。主治风热咳嗽，肺痈，吐血，风火牙痛，风疹瘙痒，痈肿丹毒，痔疮肿痛，毒虫咬伤，外伤出血。

【采收加工】全年均可采收。

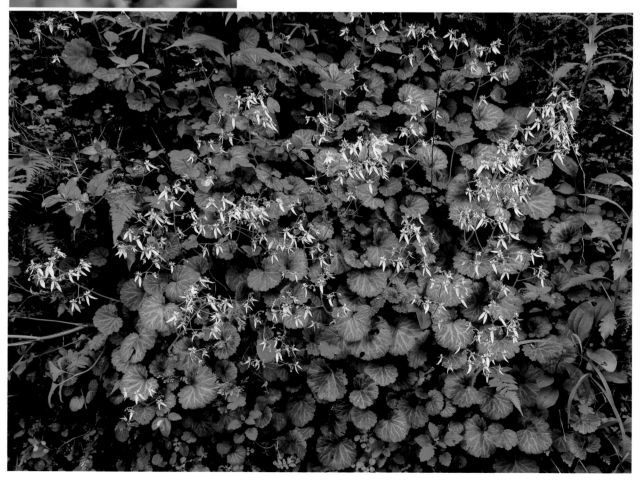

瞿麦

【基原】为石竹科瞿麦*Dianthus superbus* L. 的地上部分。

【别名】石竹子花、十样景花、洛阳花。

【形态特征】多年生草本。茎丛生，直立，绿色，无毛。叶片线状披针形，绿色，有时带粉绿色。花1朵或2朵生于枝端，有时枝顶下腋生。苞片2~3对，倒卵形；花萼圆筒形，常染紫红色晕；花瓣宽倒卵形，边缘繸裂至中部或中部以上，淡红色或带紫色，稀白色。蒴果圆筒形。花期6~9月，果期8~10月。

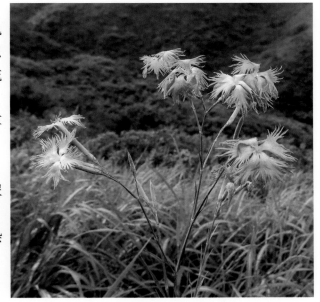

【分布】生于丘陵山地疏林下、林缘、草甸、沟谷溪边。产于广西、贵州、四川、湖北、山东、江苏、浙江、江西、河南、新疆等地。

【性能主治】地上部分味苦，性寒。有利尿通淋、活血通经的作用。主治热淋，经闭瘀阻。

【采收加工】夏、秋季花果期采收，除去杂质，干燥。

鹅肠草

【基原】为石竹科鹅肠菜*Myosoton aquaticum* (L.) Moench 的全草。

【别名】抽筋草、伸筋藤、伸筋草。

【形态特征】二年生或多年生草本。茎上升，多分枝，上部被腺毛。叶片卵形或宽卵形，有时边缘具毛；茎上部叶常无柄或具短柄，疏生柔毛。顶生二歧聚伞花序；苞片叶状，边缘具腺毛；花瓣白色，2深裂至基部，裂片线形或披针状线形。蒴果卵圆形。种子近肾形，褐色，表面具小疣。花期5~8月，果期6~9月。

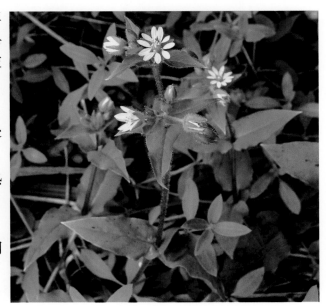

【分布】生于河流两旁冲积沙地的低湿处或灌木丛林缘和水沟旁。产于我国南北各地。

【性能主治】全草味甘、酸，性平。有清热解毒、散瘀消肿的作用。主治肺热喘咳，痢疾，痈疽，痔疮，牙痛，月经不调，小儿疳积。

【采收加工】春季生长旺盛时采收，鲜用或晒干。

金线草

【基原】为蓼科金线草 *Antenoron filiforme* (Thunb.) Roberty et Vautier 的全草。

【别名】人字草、九盘龙、毛血草。

【形态特征】多年生草本。茎直立，具糙伏毛，有纵沟，节部膨大。叶片椭圆形或长圆形，两面具长糙伏毛；托叶鞘筒状，膜质，褐色。总状花序呈穗状，通常数个顶生或腋生；花序轴延伸；花排列稀疏。瘦果卵形，双凸镜状，熟时褐色。花期7~8月，果期9~10月。

【分布】生于坡林缘、山谷路旁。产于我国东部、中部、南部、西南地区和陕西南部、甘肃南部。

【性能主治】全草味辛，性凉；有小毒。有凉血止血、清热利湿、散瘀止痛的作用。主治咳血，吐血，便血，血崩，泄泻，痢疾，胃痛，痛经，产后血瘀腹痛，跌打损伤，风湿痹痛。

【采收加工】夏、秋季采收，晒干或鲜用。

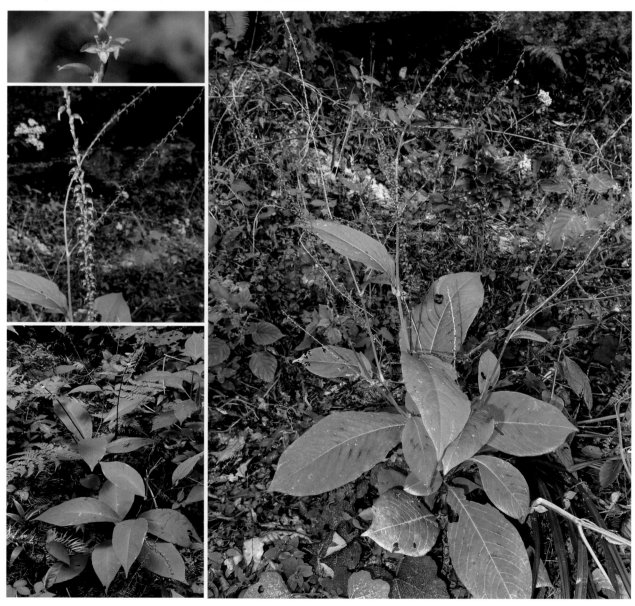

金荞麦

【基原】为蓼科金荞麦*Fagopyrum dibotrys* (D. Don) H. Hara 的根状茎。

【别名】野荞麦、荞麦三七、金锁银开。

【形态特征】多年生草本。根状茎木质化，黑褐色。叶片三角形，边缘全缘，两面具乳头状突起或被柔毛；托叶鞘筒状，膜质，褐色，无缘毛。花序伞房状，顶生或腋生；苞片卵状披针形，先端尖，边缘膜质；花被5深裂，白色，花被片长椭圆形。瘦果宽卵形，熟时黑褐色，无光泽。花期7~9月，果期8~10月。

【分布】生于山谷湿地、山坡灌木丛中。产于我国东部、中部、南部、西南地区和陕西。县域内梅溪镇、资源镇有分布。

【性能主治】根状茎味微辛、涩，性凉。有清热解毒、排脓祛瘀的作用。主治肺痈吐脓，肺热喘咳，乳蛾肿痛。

【采收加工】冬季采挖，除去茎和须根，洗净，晒干。

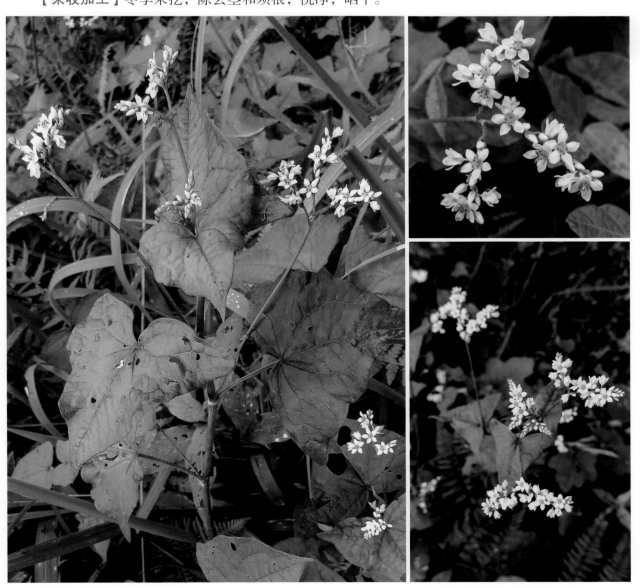

何首乌

【基原】为蓼科何首乌*Fallopia multiflora* (Thunb.) Haraldson 的块根。

【别名】首乌、赤首乌、铁秤砣。

【形态特征】多年生草本。块根肥厚，黑褐色。茎缠绕，多分枝，具纵棱，无毛，下部木质化。叶片卵状心形，全缘。花序圆锥状，顶生或腋生；苞片三角状卵形，具小突起，每苞内具2~4朵花；花被5深裂，白色或淡绿色，果时增大，近圆形。瘦果卵形，熟时黑褐色。花期8~9月，果期9~10月。

【分布】生于山谷路边、灌木丛中、山坡及沟边石隙。产于广西、贵州、四川、河南、江苏、湖北等地。

【性能主治】块根味苦、甘、涩，性微温。有解毒、消痈、截疟、润肠通便的作用。主治疮痈，瘰疬，风疹瘙痒，久疟体虚，肠燥便秘。

【采收加工】秋、冬季叶枯萎时采挖，削去两端，洗净，个大的切成块，干燥。

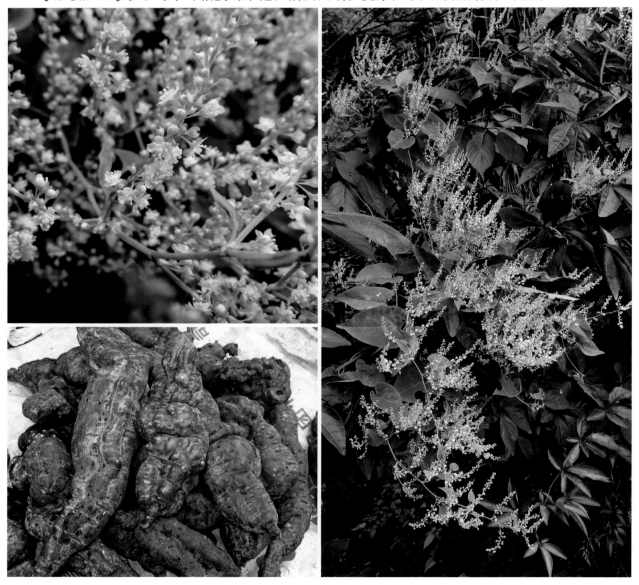

火炭母

【基原】为蓼科火炭母*Polygonum chinense* L. 的全草。

【别名】火炭毛、乌炭子、运药。

【形态特征】多年生草本。茎直立，通常无毛。叶片卵形或长卵形，边缘全缘，两面无毛，有时背面沿叶脉疏生短柔毛。花序头状，通常数个排成圆锥状，顶生或腋生，花序梗被腺毛；花被5深裂，白色或淡红色，花被裂片卵形，果时增大呈肉质，蓝黑色。瘦果宽卵形，熟时黑色。花期7~9月，果期8~10月。

【分布】生于山谷湿地、山坡草地。产于我国东部、中部、南部、西南地区和陕西南部、甘肃南部。

【性能主治】全草味酸、涩，性凉；有毒。有清热解毒、利湿止痒、明目退翳的作用。主治痢疾，肠炎，扁桃体炎，咽喉炎；外用治角膜云翳，宫颈炎，霉菌性阴道炎，湿疹。

【采收加工】夏、秋季采收，除去泥沙，晒干。

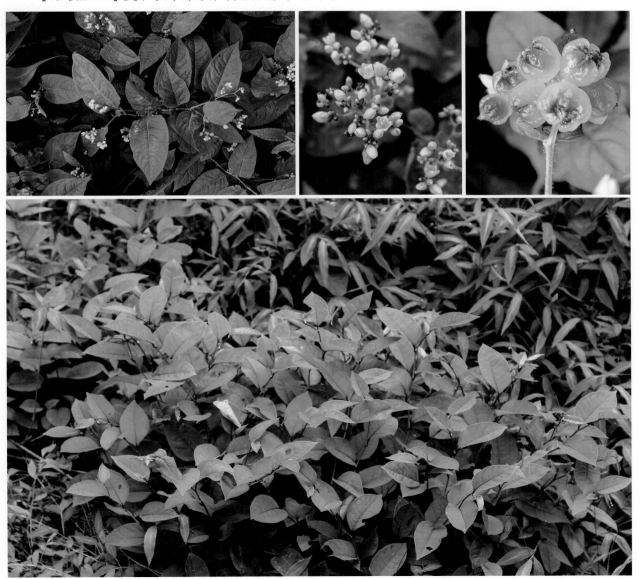

扛板归

【基原】为蓼科杠板归*Polygonum perfoliatum* L. 的全草。

【别名】方胜板、刺犁头、蛇不过。

【形态特征】一年生草本。茎攀缘，多分枝，沿棱具稀疏的倒生皮刺。叶片三角形，薄纸质，腹面无毛，背面沿叶脉疏生皮刺。总状花序呈短穗状，不分枝，顶生或腋生；花被5深裂，白色或淡红色，果时增大，呈肉质，深蓝色。瘦果球形，熟时黑色，有光泽，包于宿存花被内。花期6~8月，果期7~10月。

【分布】生于田边、路旁、山谷湿地。产于广西、广东、云南、贵州、四川、海南、江西、福建、台湾、湖南、湖北、安徽、浙江、江苏、山东、河南、河北、陕西、甘肃、黑龙江、吉林、辽宁等地。

【性能主治】全草味酸、苦，性平。有清热解毒、利湿消肿、散瘀止血的作用。主治疔疮痈肿，丹毒，瘫腮，乳腺炎，聤耳，喉蛾，感冒发热，肺热咳嗽，百日咳，瘰疬，痔疾，泻痢，黄疸，水肿，淋浊，带下，疟疾，风火赤眼，跌打肿痛，吐血，便血，蛇虫咬伤。

【采收加工】夏、秋季采收，割取地上部分，鲜用或晒干。

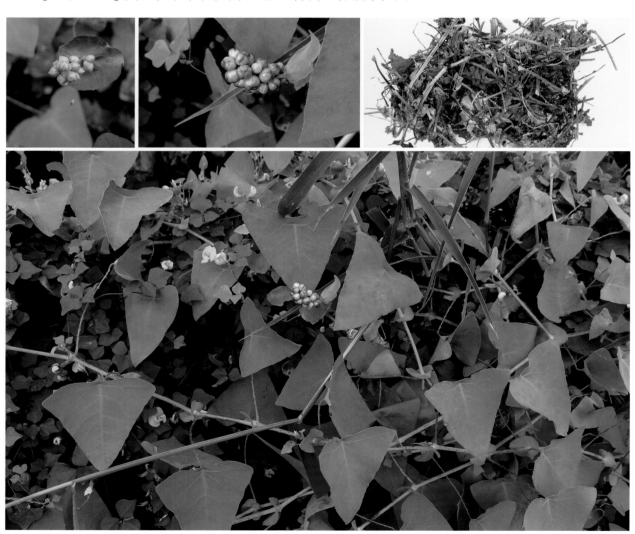

小篇蓄

【基原】为蓼科习见蓼*Polygonum plebeium* R. Br. 的全草。

【别名】姑巴草、扁竹、水米草。

【形态特征】一年生草本。茎平卧，自基部分枝，通常小枝的节间比叶片短。叶片窄椭圆形或倒披针形，两面无毛，侧脉不明显；托叶鞘膜质，白色，透明，顶端撕裂。花3~6朵簇生叶腋，遍布全植株；花被5深裂，绿色，边缘白色或淡红色。瘦果宽卵形，熟时黑褐色，包于宿存花被内。花期5~8月，果期6~9月。

【分布】生于田边、路旁、水边湿地。除西藏外，分布几遍全国。

【性能主治】全草味苦，性凉。有清热解毒、通淋利尿、化湿杀虫的作用。主治热淋，石淋，黄疸，痢疾，恶疮疥癣，蛔虫病。

【采收加工】开花时采收，晒干。

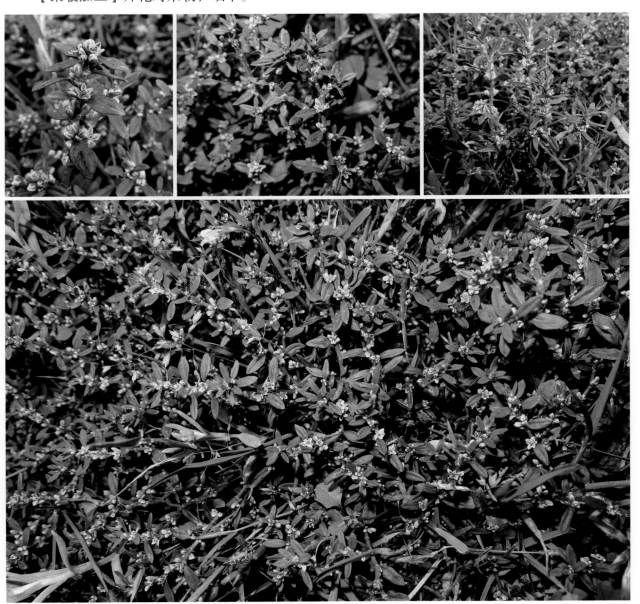

虎杖

【基原】为蓼科虎杖*Reynoutria japonica* Houtt. 的根状茎和根。

【别名】花斑竹、酸筒杆、酸汤梗。

【形态特征】多年生草本。根状茎粗壮，横走。茎直立，表面具小突起，无毛，散生红色或紫红斑点。叶片宽卵形或卵状椭圆形，近革质，两面无毛，沿叶脉具小突起。花单性，雌雄异株，花序圆锥状，花被5深裂，淡绿色，雄花花被裂片具绿色中脉，无翅。瘦果卵形，熟时黑褐色。花期8~9月，果期9~10月。

【分布】生于山坡灌木丛中、山谷、路旁、田边湿地。产于广西、广东、四川、云南、贵州、陕西南部、甘肃南部等地。

【性能主治】根状茎、根味咸，性寒。有消痰、软坚散结、利水消肿的作用。主治瘿瘤，瘰疬，睾丸肿痛，痰饮水肿。

【采收加工】夏、秋季采收，晒干。

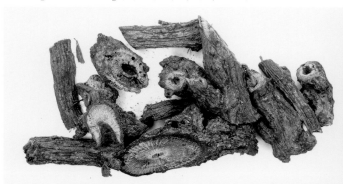
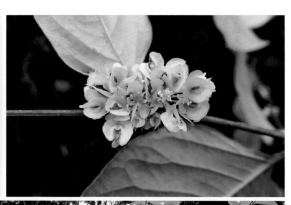
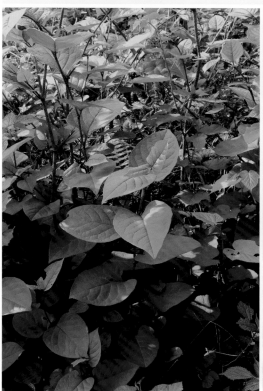
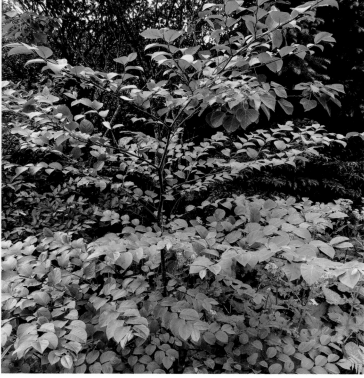

商陆

【基原】为商陆科垂序商陆Phytolacca americana L. 的根。

【别名】地萝卜、章柳、金七娘。

【形态特征】多年生草本。主根粗壮，肥大，倒圆锥形。茎直立，圆柱形，有时带紫红色。叶片椭圆状卵形或卵状披针形。总状花序顶生或侧生；花被白色，微带红晕，花被裂片5片；雄蕊、心皮及花柱通常均为10，心皮合生。果序下垂；浆果扁球形，熟时紫黑色。种子肾圆形。花期6~8月，果期8~10月。

【分布】生于山坡、路旁、田边。产于广东、云南、四川、江西、福建、湖北、浙江、江苏、山东、河南、河北、陕西等地。

【性能主治】根味苦，性寒；有毒。有逐水消肿、通利二便、解毒散结的作用。主治水肿胀满，二便不通；外用治痈肿疮毒。

【采收加工】秋季至翌年春季采挖，除去须根和泥沙，切成块或片，晒干或阴干。

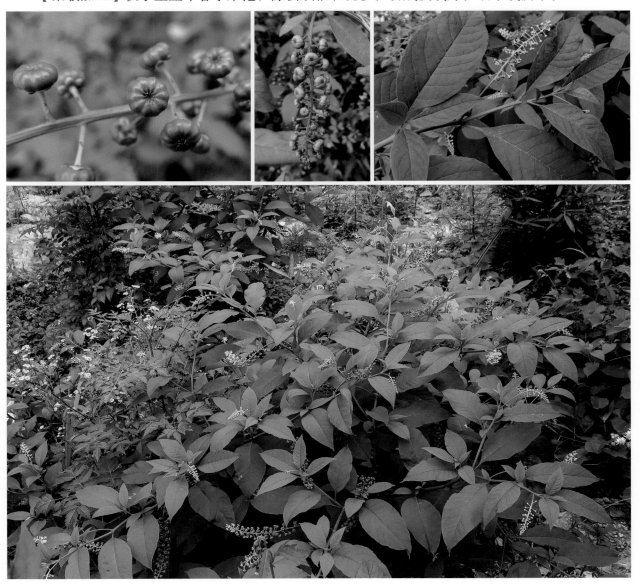

土牛膝

【基原】为苋科柳叶牛膝*Achyranthes longifolia* (Makino) Makino 的根及根状茎。

【别名】杜牛膝。

【形态特征】多年生草本。茎有棱角或四方形，绿色或带紫色，有白色贴生或开展柔毛，或近无毛，分枝对生。本种和牛膝相近，区别为本种叶片披针形或宽披针形，长10~20 cm，宽2~5 cm，顶端尾尖；小苞片针状，长约3.5 mm，基部有2片耳状薄片，仅有缘毛；退化雄蕊方形，顶端有不显明牙齿。花果期9~11月。

【分布】生于山坡、沟边。产于广西、广东、云南、贵州、湖南、江西、湖北、四川、台湾等地。

【性能主治】根及根状茎味甘、微苦、微酸，性寒。有活血化瘀、泻火解毒、利尿通淋的作用。主治闭经，跌打损伤，风湿关节痛，痢疾，白喉，咽喉肿痛，痈疮，淋证，水肿。

【采收加工】秋季或冬春间采挖，除去茎、叶及须根，洗净，晒干或用硫黄熏后晒干。

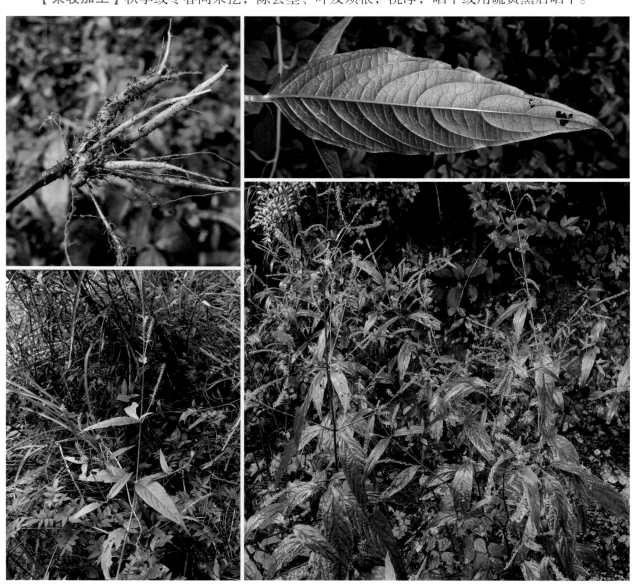

青葙子

【基原】为苋科青葙*Celosia argentea* L. 的成熟种子。

【别名】野鸡冠花、狗尾花、狗尾苋。

【形态特征】一年生草本。全体无毛。茎直立，有分枝，绿色或红色，具显明条纹。叶片矩圆状披针形、披针形或披针状条形,少数卵状矩圆形，绿色常带红色。花多数，密生，在茎端或枝端成单一、无分枝的塔状或圆柱状穗状花序。胞果小，包裹在宿存花被片内。花期5~8月，果期6~10月。

【分布】生于平原、田边、丘陵、山坡。分布几遍全国。

【性能主治】种子味苦、辛，性寒。有清虚热、除骨蒸、解暑热、截疟、退黄的作用。主治温邪伤阴，夜热早凉，阴虚发热，骨蒸劳热，暑邪发热，疟疾寒热，湿热黄疸。

【采收加工】秋季果实成熟时采割植株或摘取果穗，晒干，收集种子，除去杂质。

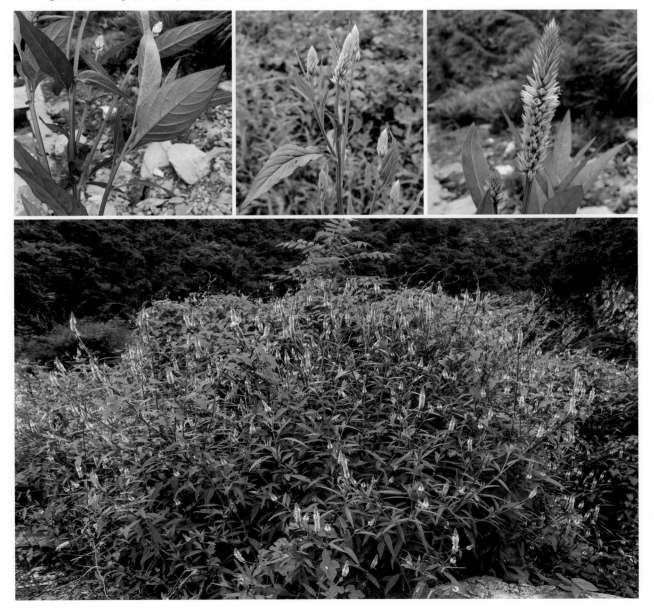

铜锤草

【基原】为酢浆草科红花酢浆草*Oxalis corymbosa* DC. 的全草。

【别名】大酸味草、大老鸦酸、地麦子。

【形态特征】多年生草本。地下部分有球状鳞茎；外层鳞片膜质，褐色，被长缘毛；内层鳞片呈三角形。叶基生，被毛或近无毛；叶片通常两面或有时仅边缘有干后呈棕黑色的小腺体，背面尤甚并被疏毛。二歧聚伞花序，通常排列成伞形花序式，总花序梗基生；花瓣淡紫色至紫红色。花果期3~12月。

【分布】生于低海拔的山地、路旁、田野、菜地的潮湿处。产于我国东部、中部、南部地区和广西、云南等。

【性能主治】全草味酸，性寒。有散瘀消肿、清热利湿、解毒的作用。主治跌打损伤，月经不调，咽喉肿痛，水泻，痢疾，水肿，白带异常，淋浊，痔疮，痈肿，疮疖，烧烫伤。

【采收加工】3~6月采收，洗净，鲜用或晒干。

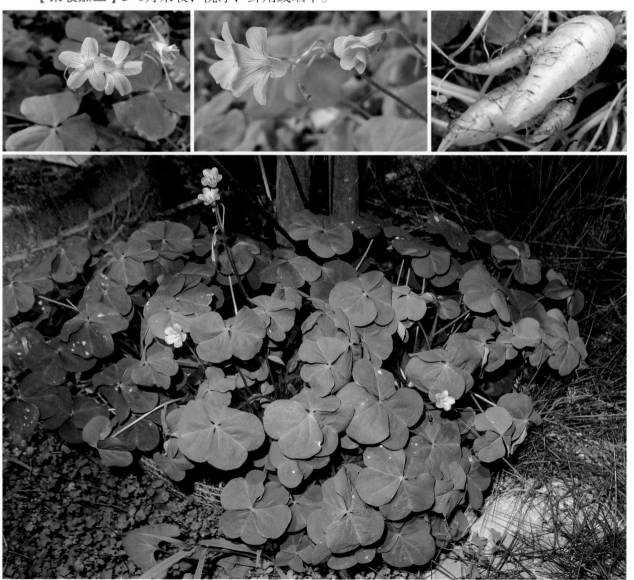

软皮树

【基原】为瑞香科白瑞香*Daphne papyracea* Wall. ex Steud. 的根皮、茎皮或全株。

【别名】雪花皮、雪花构、小构皮。

【形态特征】常绿灌木，高1~1.5 m。树皮灰色。小枝圆柱形，纤细，灰褐色至灰黑色。叶片较薄，长圆形或长圆状披针形，侧脉不明显。花白色，多花簇生于小枝顶端成头状花序。核果卵状球形、卵形或倒梨形。种子圆球形。花期11~12月，果期翌年4~5月。

【分布】生于山地和山谷密林下灌木丛中。产于广西、广东、贵州、四川、云南、湖南、湖北等地。

【性能主治】根皮、茎皮或全株味甘、辛，性微温；有小毒。有祛风止痛、活血调经的作用。主治风湿痹痛，跌打损伤，月经不调，痛经。

【采收加工】夏、秋季挖取全株，剥取根皮和茎皮，洗净，晒干。冬季采收花，晒干。

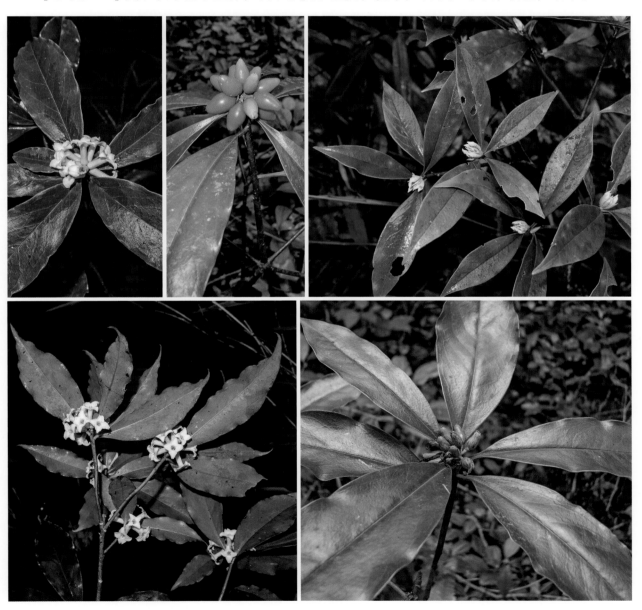

紫茉莉

【基原】为紫茉莉科紫茉莉*Mirabilis jalapa* L. 的叶、果实。

【别名】胭脂花、胭粉豆、白粉果。

【形态特征】一年生草本。茎直立，多分枝，节稍膨大。叶片卵形或卵状三角形，全缘，两面均无毛。花常数朵簇生于枝端；花紫红色、黄色、白色或杂色，花被筒高脚碟状；花午后开放，有香气，翌日午前凋萎。瘦果球形，熟时黑色，表面具皱纹。花期6~10月，果期8~11月。

【分布】我国各地常栽培，为观赏花卉，有时逸为野生。

【性能主治】叶味甘、淡，性微寒。有清热解毒、祛风渗湿、活血的作用。主治痈肿疮毒，疥癣，跌打损伤。果实味甘，性微寒。有清热化痰、利湿解毒的作用。主治斑痣，脓疱疮。

【采收加工】叶生长茂盛花未开时采摘，洗净，鲜用。9~10月果实成熟时采收，除去杂质，晒干。

【附注】《中华本草》记载紫茉莉以叶和果实入药的药材名分别为紫茉莉叶和紫茉莉子。

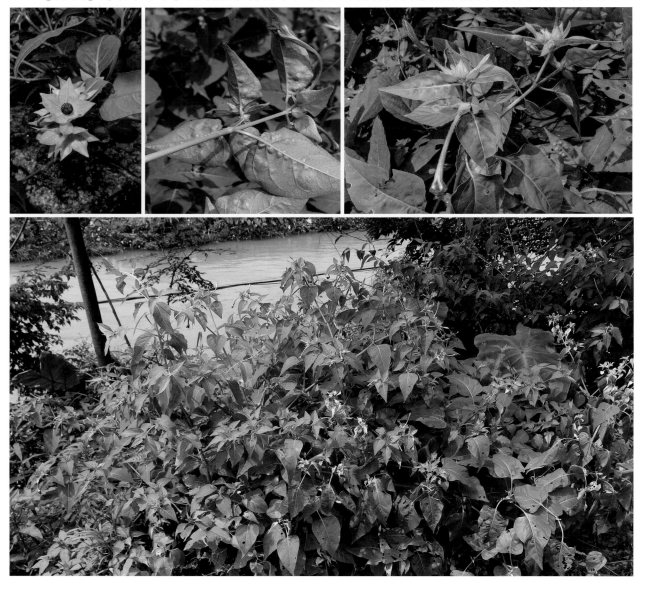

绞股蓝

【基原】为葫芦科绞股蓝*Gynostemma pentaphyllum* (Thunb.) Makino 的全草。

【别名】盘王茶、五叶参。

【形态特征】常绿草质藤本。茎细弱，具纵棱及槽，卷须纤细，二歧，稀单一。叶为鸟足状复叶具5~7片小叶；小叶膜质或纸质。花雌雄异株；雄花圆锥花序；花绿白色；雌花圆锥花序远较雄花短小，花萼、花冠与雄花相似。果肉质不裂，球形，熟时黑色。种子卵状心形。花期3~11月，果期4~12月。

【分布】生于沟谷林下、山坡或灌木丛中。产于我国南部。

【性能主治】全草味苦、微甘，性寒。有清热解毒、止咳祛痰、益气养阴、延缓衰老的作用。主治胸膈痞闷，痰阻血瘀，心悸气短，眩晕头痛，健忘耳鸣，自汗乏力，高血脂症，老年咳嗽。

【采收加工】夏、秋季采收，除去杂质，洗净，晒干。

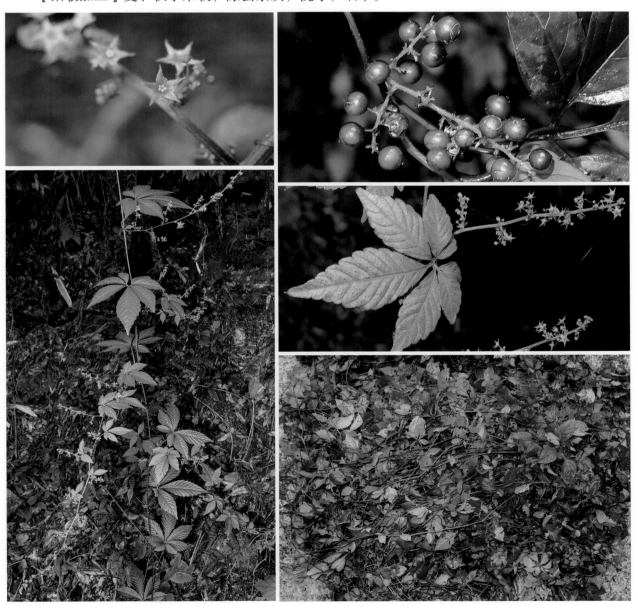

罗汉果

【基原】为葫芦科罗汉果 *Siraitia grosvenorii* (Swingle) C. Jeffrey ex A. M. Lu et Z. Y. Zhang 的果实。

【别名】野栝楼、光果木鳖。

【形态特征】多年生攀缘状草本。根多年生，肥大，纺锤形或近球形。全株被黄褐色柔毛和黑色疣状腺鳞。叶片膜质，卵状心形，近全缘。雌雄异株；雄花序总状；花黄色，被黑色腺点。果实阔椭圆形或近球形，被黄色柔毛，老后脱落变光滑。种子压扁状，有放射状沟纹。花期2~5月，果期7~9月。

【分布】生于山地林中，多为栽培。产于广西、贵州、湖南、广东和江西等地。

【性能主治】果实味甘，性凉。有清热润肺、利咽开音、滑肠通便的作用。主治肺火燥咳，咽痛失音，肠燥便秘。

【采收加工】秋季果实由嫩绿色变深绿色时采收，晾晒数天后低温干燥。

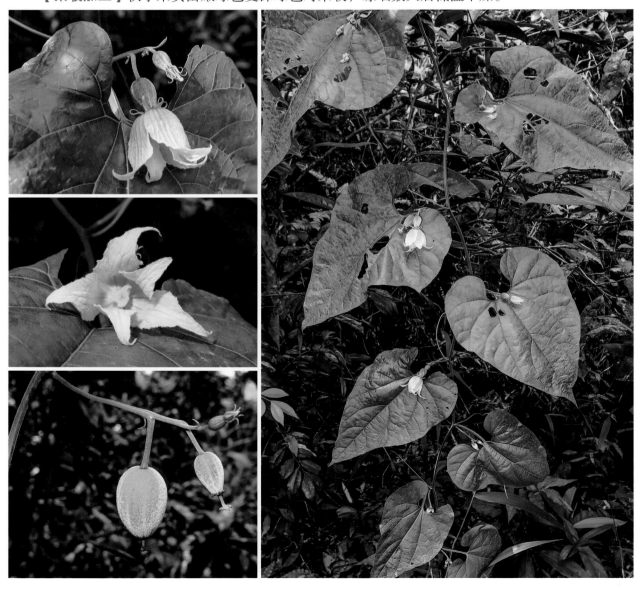

王瓜

【基原】为葫芦科王瓜*Trichosanthes cucumeroides* (Ser.) Maxim. 的种子、果实。

【别名】赤雹子、野黄瓜、鸭屎瓜。

【形态特征】攀缘藤本。块根纺锤形，肥大。茎细弱，具纵棱及槽。叶片纸质，阔卵形或圆形，常3~5浅裂至深裂，或有时不分裂，基部深心形。雌雄异株；花萼筒喇叭形，裂片具极长的丝状流苏；花冠白色。果实卵圆形、卵状椭圆形或球形。种子横长圆形。花期5~8月，果期8~11月。

【分布】生于山谷林中、山坡林下或灌木丛中。产于我国东部、中部、华南部和西南等地区。

【性能主治】种子味酸、苦，性平。有清热利湿、凉血止血的作用。主治肺痿吐血，痢疾，肠风下血。果实味苦，性寒。有清热、化瘀、通乳的作用。主治黄疸，噎膈反胃，经闭，乳汁滞少，痈肿，慢性咽炎。

【采收加工】秋季果熟后采收，鲜用或取出种子，洗净，晒干。

【附注】《中华本草》记载王瓜以种子、果实入药的药材名分别为王瓜子、王瓜。

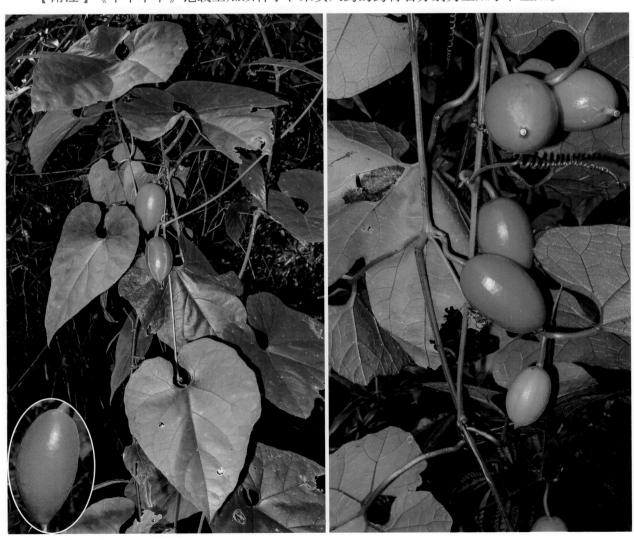

石蟾蜍

【基原】为葫芦科趾叶栝楼 *Trichosanthes pedata* Merr. et Chun 的全草。

【别名】入地老鼠、瓜蒌。

【形态特征】草质攀缘藤本。指状复叶具小叶3~5片；小叶片膜质或近纸质，中央小叶常为披针形或长圆状倒披针形。卷须长而细弱，具条纹，2歧。花冠白色，花冠裂片倒卵形先端具流苏。果实球形，熟时橙黄色。种子卵形，灰褐色；种脐压扁，三角形，无边棱及线。花期6~8月，果期7~12月。

【分布】生于山谷、疏林或灌木丛中。产于广西、广东、云南、湖南、江西等地。

【性能主治】全草味苦，性寒。有清热解毒的作用。主治咽喉肿痛，胸闷，便秘，毒蛇咬伤。

【采收加工】全年均可采收，洗净，鲜用或切片晒干。

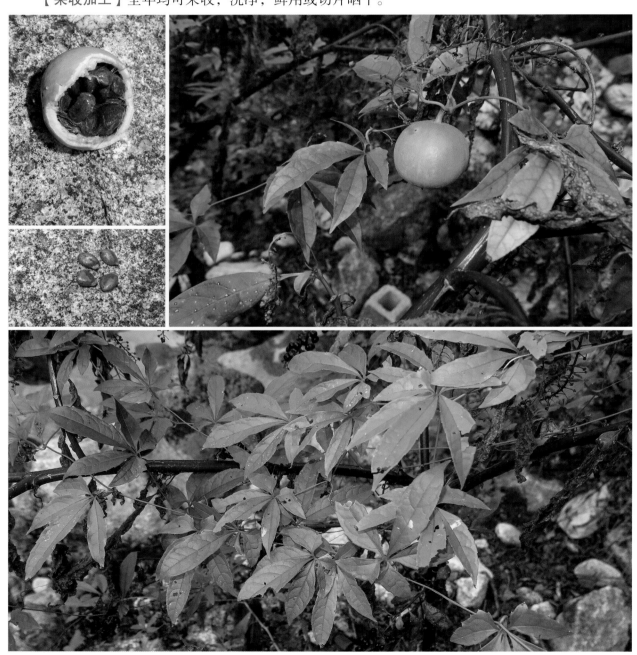

中华栝楼

【基原】为葫芦科中华栝楼*Trichosanthes rosthornii* Harms 的根、果实、种子。

【别名】双边栝楼、栝楼子。

【形态特征】草质藤本。块根条状，肥厚，具横瘤状突起。叶片纸质，3~7深裂，几达基部，裂片线状披针形至倒披针形，叶基心形。花冠白色，先端具丝状长流苏。果实球形或椭圆形，熟时果皮及果瓤均呈橙黄色。种子卵状椭圆形，深棕色，边缘呈环状隆起。花期6~8月，果期8~10月。

【分布】生于山坡、灌木丛或湿地。产于广西、贵州、云南、四川、湖北、江西、甘肃、陕西等地。

【性能主治】根味甘、微苦，性微寒。有清热泻火、生津止渴、消肿排脓的作用。主治热病烦渴，肺热燥咳，内热消渴，疮疡肿毒。果实味甘、微苦，性寒。有清热涤痰、宽胸散结、润燥滑肠的作用。主治肺热咳嗽，痰浊黄稠，胸痹心痛，结胸痞满，乳痈，肺痈，肠痈肿痛，大便秘结。种子味甘，性寒。有润肺化痰、滑肠通便的作用。主治燥咳痰黏，肠燥便秘。

【采收加工】根秋、冬季采挖，洗净，除去外皮，切段或纵剖成瓣，干燥。秋季果实成熟时，连果梗剪下，置通风处阴干。秋季采摘成熟果实，剖开，取出种子，洗净，晒干。

【附注】《中国药典》（2020年版）记载中华栝楼以根、果实、种子入药的药材名分别为天花粉、瓜蒌、瓜蒌子。

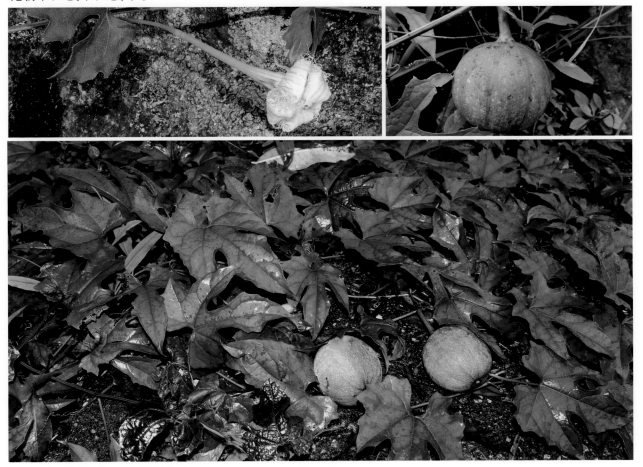

钮子瓜

【基原】为葫芦科钮子瓜 *Zehneria maysorensis* (Wight et Arn.) Arn. 的全草或根。

【别名】野苦瓜、三角枫。

【形态特征】草质藤本。叶片宽卵形或稀三角状卵形，长、宽均为3~10 cm。雌雄同株；雄花白色，花常3~9朵生于总梗顶端呈近头状或伞房状花序；雌花单生，稀几朵生于总梗顶端或极稀雌雄同序。果球形或卵形，浆果状。种子卵状长圆形，扁压。花期4~8月，果期8~11月。

【分布】生于村边、林边或山坡潮湿处。产于广西、广东、云南、四川、贵州、福建等地。

【性能主治】全草或根味甘，性平。有清热解毒、通淋的作用。主治发热，惊厥，头痛，咽喉肿痛，疮疡肿毒，淋证。

【采收加工】夏、秋季采收，洗净，鲜用或晒干。

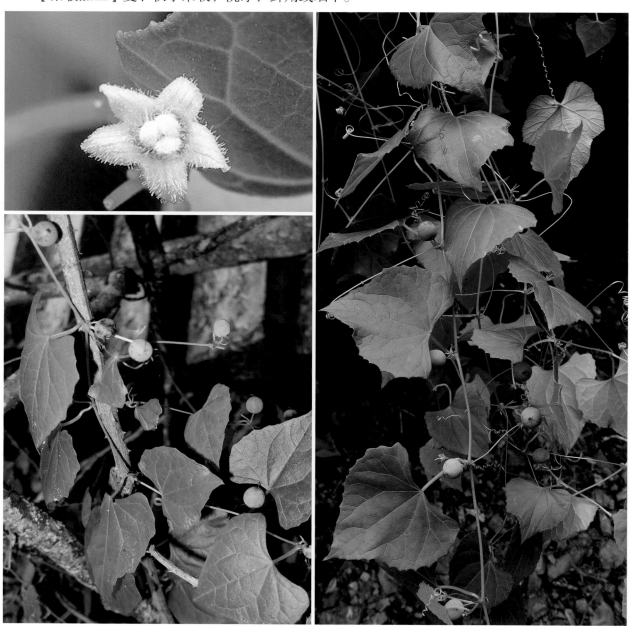

散血子

【基原】为秋海棠科紫背天葵*Begonia fimbristipula* Hance 的块茎或全草。

【别名】红水葵、红天葵。

【形态特征】多年生小草本。根状茎球状。基生叶常1片，先端急尖或渐尖状急尖，基部略偏斜，腹面绿色，常有白色小斑点，背面紫色。花葶高6~18 cm；花粉红色，二歧至三歧聚伞状花序；雄花花被片4片，雌花花被片3片。蒴果具不等的3翅；种子极多数。花期4~5月，果期6月。

【分布】生于山坡、沟谷湿润的石壁上。产于广西、广东、浙江、湖南、福建、海南、浙江、江西等地。

【性能主治】块茎或全草味甘、淡，性凉。有清热凉血、散瘀消肿、止咳化痰的作用。主治肺热咳嗽，中暑发烧，咯血，淋巴结结核；外用治扭挫伤，烧烫伤，骨折。

【采收加工】夏、秋季采收，洗净，晒干。

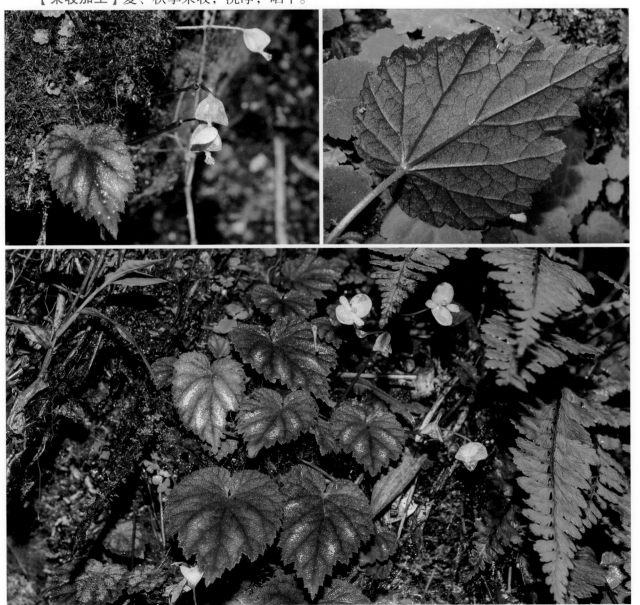

红孩儿

【基原】为秋海棠科裂叶秋海棠Begonia palmata D. Don 的全草。

【别名】红天葵、鸡爪莲、八多酸。

【形态特征】多年生草本，高可达50 cm。根状茎匍匐，节膨大。茎直立，有明显沟纹。叶片阔斜卵形，不规则浅裂，边缘被紫红色小锯齿和缘毛，背面淡绿或淡紫色；叶柄被褐色长毛。聚伞花序，花粉红色或白色。蒴果具不等的3翅。花期6~8月、10~12月，果期7~11月。

【分布】生于林下、溪谷边阴湿处。产于我国长江以南各地。

【性能主治】全草味甘、酸，性寒。有清热解毒、化瘀消肿的作用。主治肺热咳嗽，疔疮痈肿，痛经，闭经，风湿热痹，跌打肿痛，蛇咬伤。

【采收加工】夏、秋季采收，洗净，晒干。

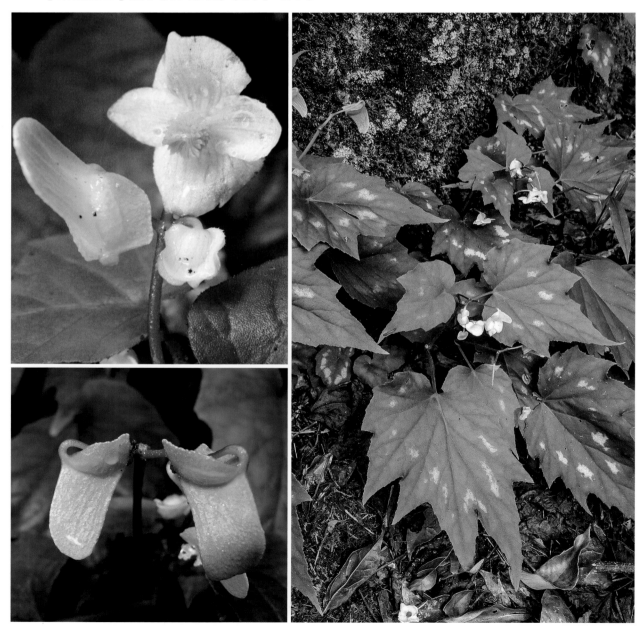

茶

【基原】为山茶科茶*Camellia sinensis* (L.) O. Ktze. 的根、花、果实。

【别名】茶实、茗。

【形态特征】灌木或小乔木。嫩枝无毛。叶片革质，长圆形或椭圆形，先端渐尖，基部楔形，无毛，边缘有齿。花1~3朵腋生；萼片5片，阔卵形至圆形，宿存；花瓣5~6片，阔卵形，白色，花瓣基部稍连生；子房密生白毛。蒴果球形，每果有种子1~2粒。花期10月至翌年2月。

【分布】野生种遍见于我国长江以南的山区，现为广泛栽培，毛被及叶型变化很大。

【性能主治】根味苦，性凉。有强心利尿、活血调经、清热解毒的作用。主治心脏病，水肿，肝炎，痛经，疮疡肿毒，烧烫伤，带状疱疹，牛皮癣。花味微苦，性凉。有清肺平肝的作用。主治鼻疳，高血压。种子味苦，性寒；有毒。有降火消痰平喘的作用。主治痰热喘嗽，头脑鸣响。

【采收加工】根全年均可采挖，鲜用或晒干。花夏、秋季开花时采摘，鲜用或晒干。果实秋季成熟时采收。

【附注】《中华本草》记载茶以根、花、果实入药的药材名分别为茶树根、茶花、茶子。

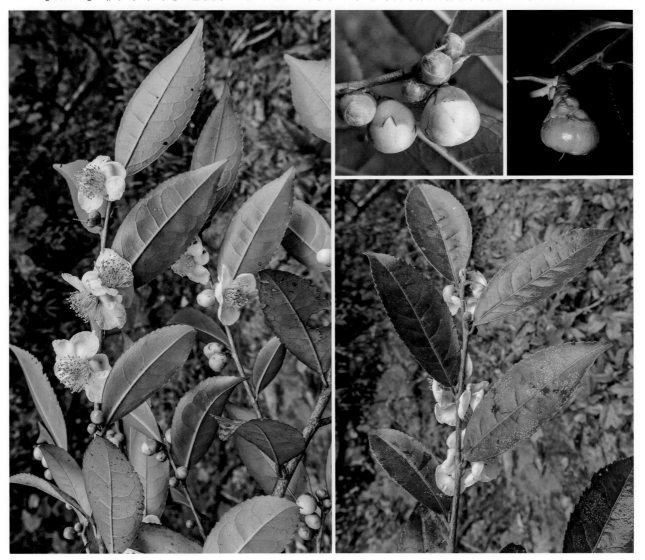

水梨藤

【基原】为猕猴桃科京梨猕猴桃*Actinidia callosa* Lindl. var. *henryi* Maxim. 的根皮。

【形态特征】大型落叶藤本。茎髓淡褐色，片层状或实心。叶片卵形、阔卵形、倒卵形，边缘有芒刺状小齿或普通斜锯齿至粗大的重锯齿。花序有花1~3朵，通常1朵花单生；萼片5片；花瓣5片，白色，倒卵形。果熟时墨绿色，有明显的淡褐色圆形斑点，具反折的宿存萼片。花期4~6月，果期9~10月。

【分布】生于山谷溪涧边或其他湿润处。产于我国长江以南各地，尤以四川、湖北、湖南等地最多，华东地区较少，甘肃、陕西也有少量分布。

【性能主治】根皮味涩，性凉。有清热消肿、利湿止痛的作用。主治湿热水肿，肠痈，痈肿疮毒。

【采收加工】全年均可采收，剥取根皮，鲜用或晒干。

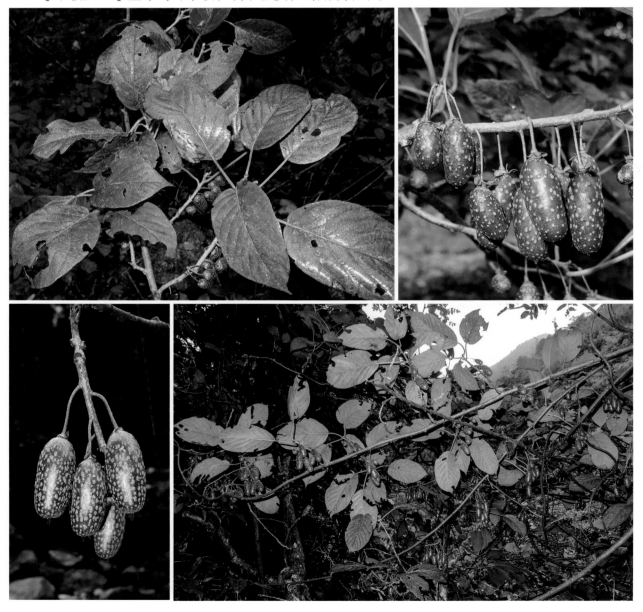

中华猕猴桃

【基原】为猕猴桃科中华猕猴桃 *Actinidia chinensis* Planch. 的枝、叶、藤茎、果实或藤中的汁液。

【别名】藤梨、白毛桃、毛梨子。

【形态特征】大型落叶藤本。茎髓白色至淡褐色，片层状。叶片纸质，先端截平。聚伞花序1~3朵，苞片小，卵形或钻形；花初放时白色，后变淡黄色，有香气；萼片3~7片；花瓣5片，有短距。果实熟时黄褐色，具小而多的淡褐色斑点，宿存萼片反折。种子纵径约2.5 mm。花期4~5月，果期9月。

【分布】生于山区的山林中，一般多出现于高草灌木丛中或次生疏林中。产于广西、广东、湖北、湖南、河南、安徽、江苏、浙江、江西等地。

【性能主治】枝、叶味微苦、涩，性凉。有清热解毒、散瘀、止血的作用。主治痈肿疮疡，烧烫伤，风湿关节痛，外伤出血。藤茎味甘，性寒。有和中开胃、清热利湿的作用。主治消化不良，反胃呕吐，黄疸，石淋。果味酸、甘，性寒。有调中理气、生津润燥、解热除烦的作用。主治消化不良，食欲不振，呕吐，烧烫伤。

【采收加工】枝叶夏季采收，鲜用或晒干。藤茎全年均可采收，洗净，鲜用或晒干，或鲜品捣汁。9月中下旬至10月上旬采摘成熟果实，鲜用或晒干。

【附注】《中华本草》记载中华猕猴桃以枝、叶、藤茎、果实入药的药材名分别为猕猴桃枝叶、猕猴桃藤、猕猴桃。

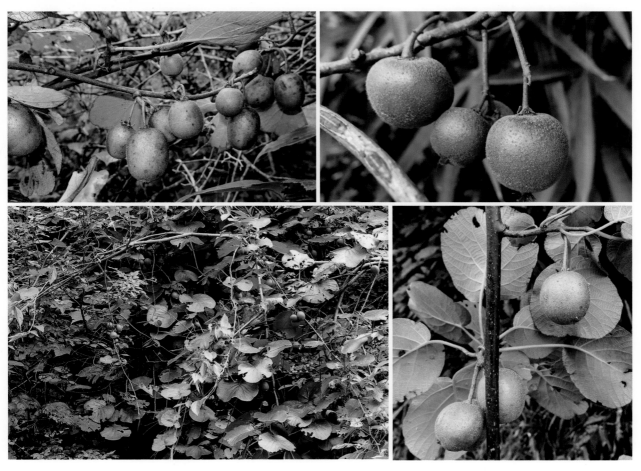

毛冬瓜

【基原】为猕猴桃科毛花猕猴桃*Actinidia eriantha* Benth. 的根、根皮和叶。

【别名】白洋桃、白毛桃、白葡萄。

【形态特征】大型落叶藤本。小枝、叶柄、花序和萼片密被乳白色或淡污黄色直展的茸毛或交织压紧的绵毛。髓白色，片层状。叶片软纸质。聚伞花序具花1~3朵，被蓬松的毛；花瓣顶端和边缘橙黄色，中央和基部桃红色。果柱状卵珠形。花期5月上旬至6月上旬，果熟期11月。

【分布】生于山地上的高草灌木丛中或灌木丛中。产于广西、广东、湖南、贵州、浙江、福建、江西等地。

【性能主治】根、根皮及叶味微辛，性寒。有抗癌、解毒消肿、清热利湿的作用。根主治胃癌，乳癌，腹股沟淋巴结炎，皮炎。根皮外用治跌打损伤。叶外用治乳腺炎。

【采收加工】根全年可采收，晒干。夏、秋季采收叶，鲜用或晒干。

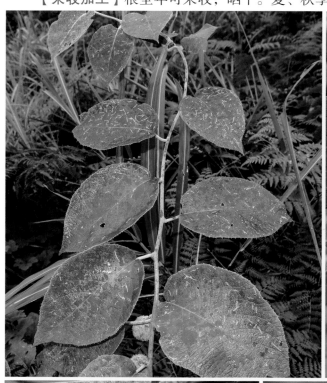
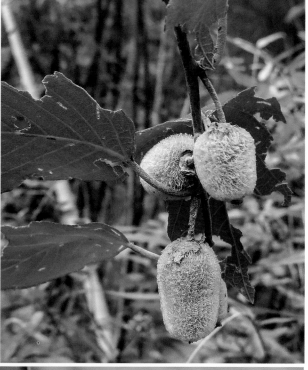
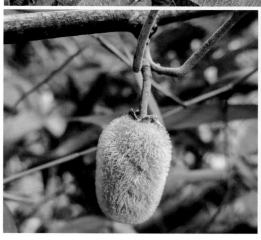
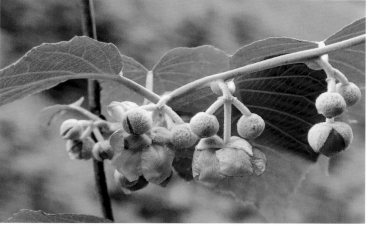

多花猕猴桃

【基原】为猕猴桃科阔叶猕猴桃*Actinidia latifolia* (Gardn. et Champ.) Merr. 的茎、叶。

【别名】红蒂砣、多果猕猴桃。

【形态特征】大型落叶藤本。茎髓白色，片层状或实心。叶片坚纸质，边缘具疏生的突尖状硬头小齿。花序为3~4歧多花的大型聚伞花序；萼片5片，瓢状卵形；花瓣5~8片，上半部及边缘部白色，下半部的中部橙黄色。果熟时暗绿色，具斑点。花期5月上旬至6月中旬，果期11月。

【分布】生于山地的山谷或山沟地带的灌木丛中或森林迹地上。产于广西、广东、云南、贵州、四川、安徽、浙江、台湾、福建、江西、湖南等地。

【性能主治】茎、叶味淡、涩，性平。有清热解毒、消肿止痛、除湿的作用。主治咽喉肿痛，痈肿疔疮，毒蛇咬伤，烧烫伤，泄泻。

【采收加工】春、夏季采收，鲜用或晒干。

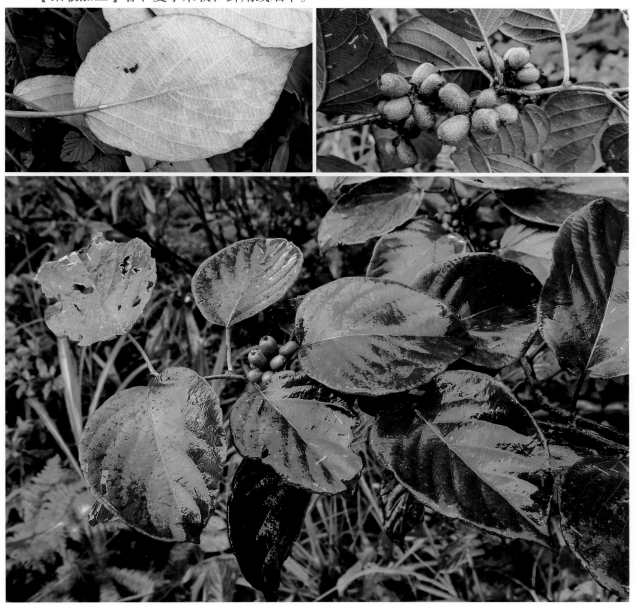

地菍

【基原】为野牡丹科地菍*Melastoma dodecandrum* Lour. 的全草、果实。

【别名】铺地锦、地枇杷、山地菍。

【形态特征】小灌木，高10~30 cm。茎匍匐上升，逐节生不定根；分枝多，披散。叶片坚纸质，对生，卵形或椭圆形；3~5基出脉。聚伞花序顶生；花瓣淡紫红色，菱状倒卵形，上部略偏斜，顶端有1束刺毛。果实坛状球形，近顶端略缢缩，肉质，熟时紫黑色。花期5~7月，果期7~9月。

【分布】生于丘陵山地，为酸性土壤常见的植物。产于广西、广东、贵州、湖南、江西、福建等地。

【性能主治】全草味甘、涩，性凉。有清热解毒、活血止血的作用。主治高热，咽肿，牙痛，黄疸，水肿，痛经，产后腹痛，瘰疬，疔疮，毒蛇咬伤。果味甘，性温。有补肾养血、止血安胎的作用。主治肾虚精亏，腰膝酸软，血虚萎黄，气虚乏力，胎动不安。

【采收加工】5~6月采收全草，洗净，除去杂质，晒干或烘干。秋季果实成熟时采收，晒干。

【附注】《中华本草》记载地菍以全草、果实入药的药材名分别为地菍、地菍果。

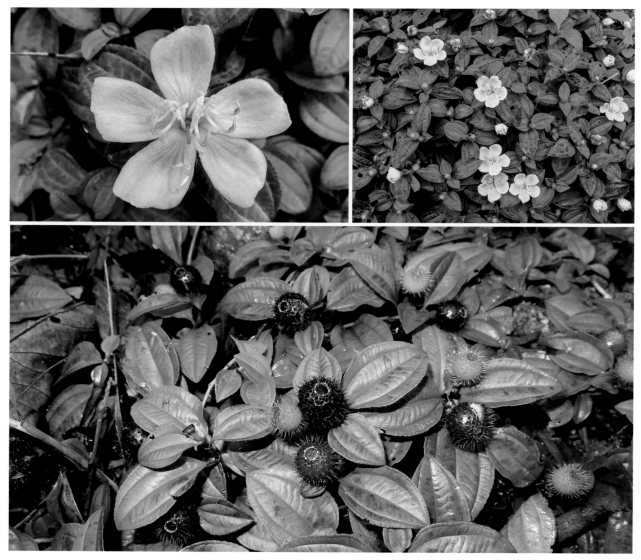

天香炉

【基原】为野牡丹科金锦香*Osbeckia chinensis* L. 的全草或根。

【别名】金香炉、大香炉、天吊香。

【形态特征】直立草本或半灌木，高20~60 cm。茎四棱柱形，具紧贴的糙伏毛。叶片坚纸质，线形或线状披针形，全缘，两面被糙伏毛。头状花序顶生，有花2~8（10）朵，无花梗；花瓣4片，淡紫红色或粉红色，倒卵形。蒴果熟时紫红色，卵状球形，具4条纵裂。花期7~9月，果期9~11月。

【分布】生于草坡、路旁、田埂或疏林向阳处。产于我国长江流域以南、广西以东各地。

【性能主治】全草或根味辛、淡，性平。有化痰利湿、祛瘀止血、解毒消肿的作用。主治咳嗽，哮喘，痢疾，泄泻，吐血，咯血，便血，闭经，风湿骨痛，跌打损伤。

【采收加工】夏、秋季采挖全草，或去掉地上部分，留根，洗净，鲜用或晒干。

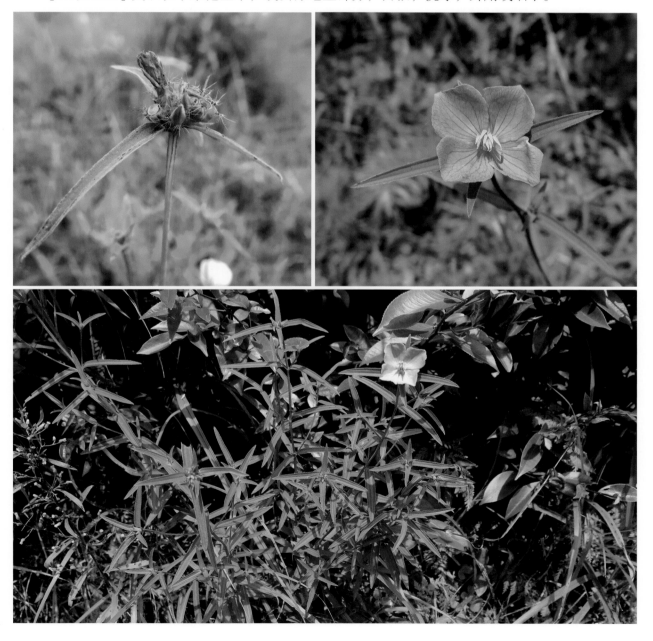

朝天罐

【基原】为野牡丹科朝天罐*Osbeckia opipara* C. Y. Wu et C. Chen 的根、枝、叶。

【别名】抗劳草、公石榴。

【形态特征】灌木，高0.3~1.2 m。茎四棱柱形或稀六棱柱形，被糙伏毛。叶对生或有时3片轮生；叶片卵形至卵状披针形，两面除被糙伏毛外尚密被微柔毛及透明腺点；5基出脉。圆锥花序顶生；花瓣深红色至紫色。蒴果长卵形，宿存萼长坛状，被刺毛。花果期7~9月。

【分布】生于山坡、山谷、水边、路旁、疏林中或灌木丛中。产于我国长江以南流域及广西、贵州至台湾各省区。

【性能主治】根味甘，性平。有止血、解毒的作用。主治咯血，痢疾，咽喉痛。枝叶味苦、甘，性平。有清热利湿、止血调经的作用。主治湿热泻痢，淋痛，久咳，劳嗽，咯血，月经不调，白带异常。

【采收加工】根秋后采挖，洗净，切片晒干。枝、叶全年均可采收，切段晒干。

【附注】《中华本草》记载朝天罐以根、枝叶入药的药材名分别为倒罐子根、罐子草。

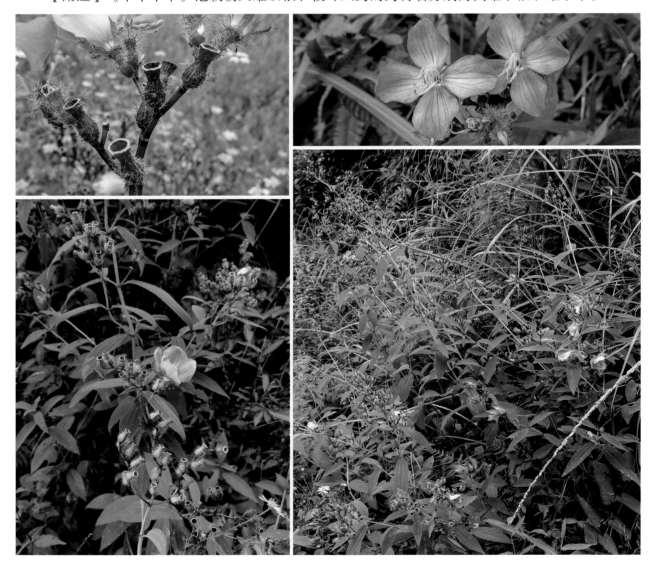

锦香草

【基原】为野牡丹科锦香草*Phyllagathis cavaleriei* (H. Lév. et Vaniot) Guillaum. 的全草。

【别名】熊巴掌、老虎耳。

【形态特征】草本，高10~15 cm。茎直立或匍匐，逐节生不定根，近肉质，四棱柱形，密被长粗毛。叶片广卵形或圆形，绿色或有时背面紫红色，腹面具疏糙伏毛状长粗毛。伞形花序顶生；花瓣粉红色至紫色。蒴果杯形，顶端4裂；宿存萼具8纵肋，被糠秕。花期6~8月，果期7~9月。

【分布】生于山谷、山坡林下阴湿处及水沟旁。产于广西、广东、贵州、云南、湖南等地。

【性能主治】全草味苦、辛，性寒。有清热凉血、利湿的作用。主治热毒血痢，湿热带下，月经不调，血热崩漏，肠热痔血，小儿阴囊肿大。

【采收加工】全草春、夏季采收，根全年均可采挖，洗净，鲜用或切碎晒干。

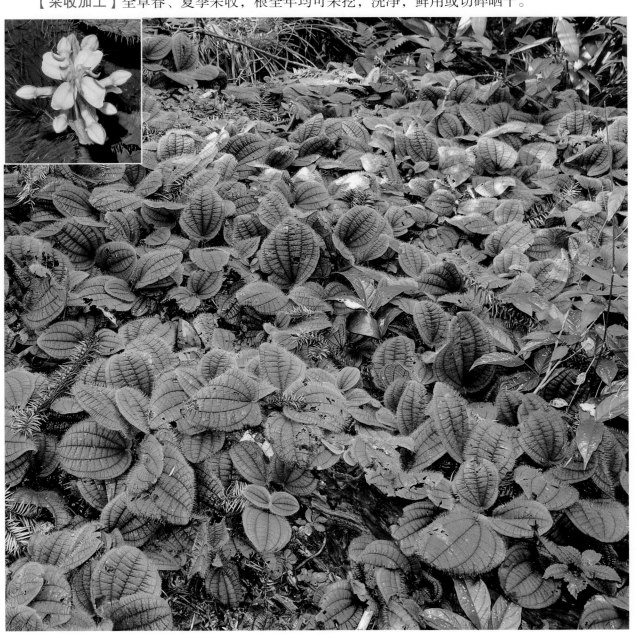

田基黄

【基原】为金丝桃科地耳草 *Hypericum japonicum* Thunb. 的全草。

【别名】雀舌草、蛇查口、合掌草。

【形态特征】一年生草本。茎常四棱柱形，直立或外倾或匍地而在基部生不定根，具4条纵线棱，散布淡色腺点。叶小，无柄叶片卵形或广卵形，有透明腺点；具3条主脉。聚伞花序顶生；花瓣白色、淡黄色至橙黄色，无腺点。蒴果长圆形。种子淡黄色，圆柱形。花期3~8月，果期6~10月。

【分布】生于田边、草地、沟边较湿润处。产于我国长江以南各省区。

【性能主治】全草味苦、辛，性平。有清利湿热、散瘀消肿的作用。主治肝炎，疮疖痈肿。

【采收加工】春、夏季花开时采收，除去杂质，晒干。

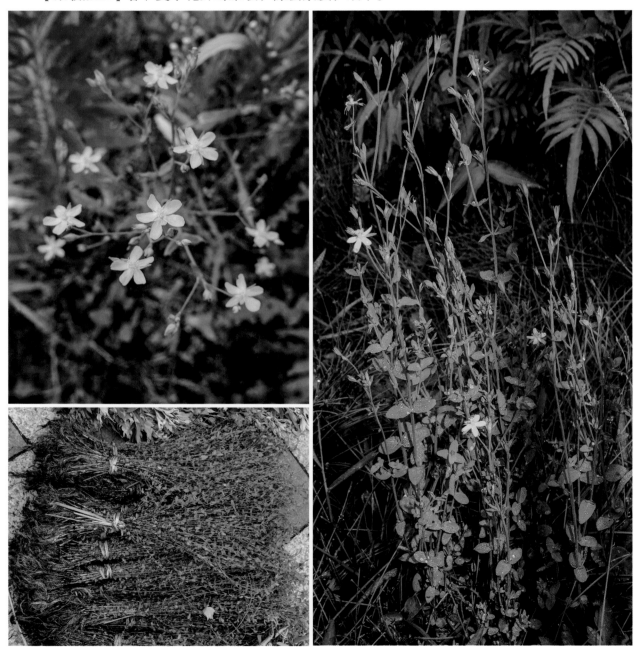

金丝桃

【基原】为金丝桃科金丝桃*Hypericum monogynum* L. 的全株、果实。

【别名】山狗木、土连翘、五心花。

【形态特征】灌木。叶片倒披针形、椭圆形或长圆形，茎上部叶有时平截至心形，近无柄。花序近伞房状，具1~30朵花；花瓣金黄色至柠檬黄色；花柱长为子房的3.5~5倍，合生几达顶端。蒴果宽卵球形，稀卵状圆锥形或近球形。种子深红褐色。花期5~8月，果期8~9月。

【分布】生于路边、山坡或灌木丛中。产于广西、广东、湖南、浙江、江西、福建、河南、湖北等地。

【性能主治】全株味苦，性凉。有清热解毒、散瘀止痛的作用。主治肝炎，肝脾肿大，急性咽喉炎，疮疖肿毒，跌打损伤。果实味甘，性凉。有润肺止咳的作用。主治虚热咳嗽，百日咳。

【采收加工】全株全年均可采收，洗净，晒干。果实秋季熟时采摘，鲜用或晒干。

【附注】《中华本草》记载金丝桃以全株、果实入药的药材名分别为金丝桃、金丝桃果。

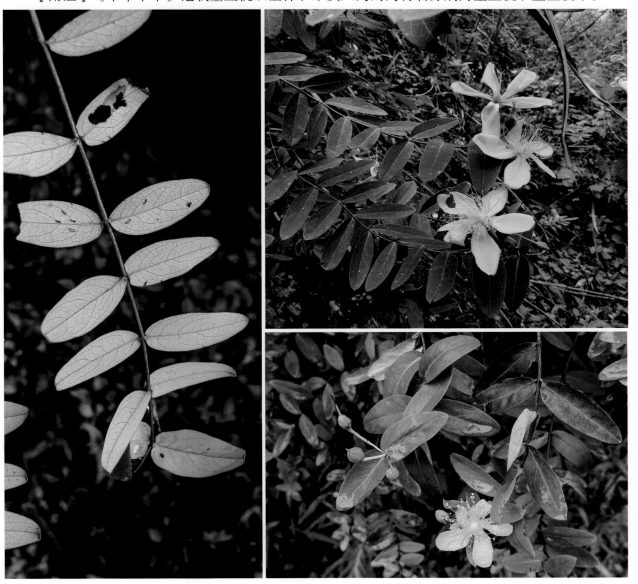

金纳香

【基原】为椴树科长勾刺蒴麻*Triumfetta pilosa* Roth 的根和叶。

【别名】狗屁藤、牛虱子、小桦叶。

【形态特征】木质化草本或半灌木。嫩枝被黄褐色长茸毛。叶片厚纸质，卵形或长卵形，腹面有稀疏星状茸毛，背面密被黄褐色厚星状茸毛，边缘有不整齐的齿。聚伞花序1个至数个腋生；花瓣黄色，与萼片等长；雄蕊10枚；子房被毛。蒴果具长刺；刺被毛，先端有勾。花期夏季。

【分布】生于路旁、田边及灌木丛中阳处。产于广西、广东、贵州、四川等地。

【性能主治】根和叶味甘、微辛，性温。有活血行气、散瘀消肿的作用。主治月经不调，症积疼痛，跌打损伤。

【采收加工】秋、冬季挖根，洗净，切片，晒干。春季采叶，晒干。

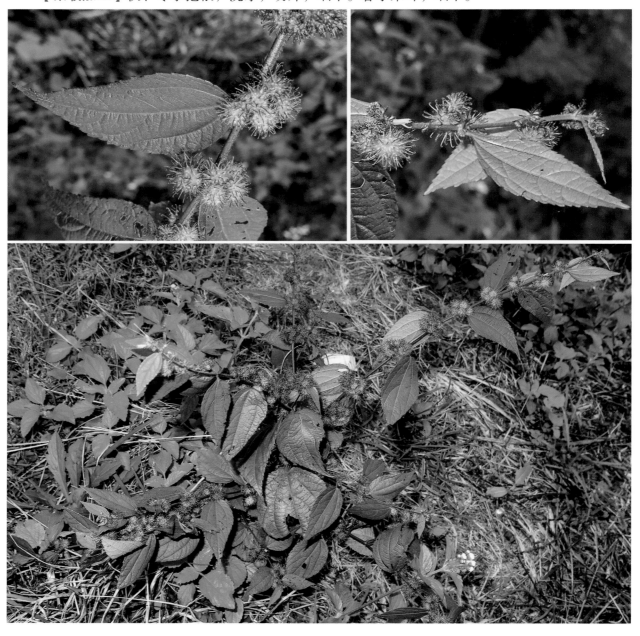

黄蜀葵

【基原】为锦葵科黄蜀葵*Abelmoschus manihot* (L.) Medik. 的根、茎或茎皮、叶、花、种子。

【别名】秋葵、野棉花、假芙蓉。

【形态特征】一年生或多年生草本，高1~2 m，疏被长硬毛。叶片卵形至近圆形，掌状5~9深裂，边缘有粗齿，两面疏被长硬毛。花单生于枝端叶腋；花萼佛焰苞状近全缘，果时脱落；花大，花瓣淡黄色，内面基部紫色。蒴果长圆形，被硬毛。种子多数，肾形，表面具柔毛组成的条纹。花期8~10月。

【分布】生于山谷草丛或沟旁灌木丛间。产于广西、广东、云南、贵州、湖南、四川、河北、山东、湖北、福建等地。

【性能主治】根味甘、苦，性寒。有利水、通经、解毒的作用。主治淋证，水肿，便秘，跌打损伤，乳汁不通痈肿，疟腮。茎或茎皮味甘，性寒。有清热解毒、通便利尿的作用。主治高热不退，大便秘结，小便不利，疔疮肿毒，烫伤。叶味甘，性寒。有清热解毒、接骨生肌的作用。主治热毒疮痈，尿路感染，骨折，烧烫伤，外伤出血。花味甘、辛，性凉。有利尿通淋、活血、止血、消肿解毒的作用。主治淋证，吐血，鼻出血，崩漏，胎衣不下，痈肿疮毒，水火烫伤。种子味甘，性寒。有利水、通经、消肿解毒的作用。主治淋证，水肿便秘，乳汁不通，痈肿，跌打损伤。

【采收加工】秋季挖根，洗净，晒干。茎或茎皮秋、冬季采收，晒干或烘干。春、夏季采叶，鲜用或晒干。秋季分批采摘花蕾，晒干。果实成熟时采收，晒干脱粒，除去杂质，晒干。

【附注】《中华本草》记载黄蜀葵以根、茎或茎皮、叶、花、种子入药的药材名分别为黄蜀葵根、黄蜀葵茎、黄蜀葵叶、黄蜀葵花、黄蜀葵子。

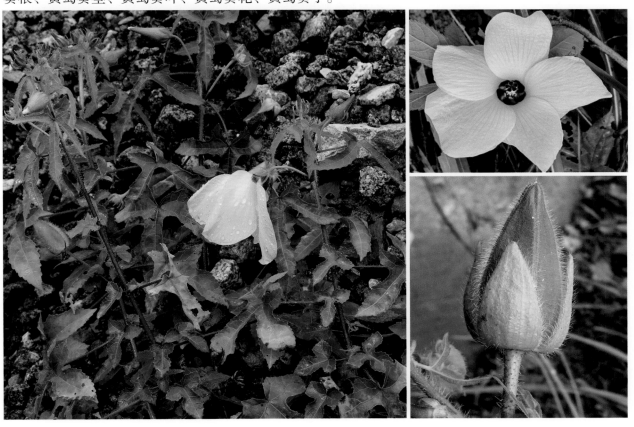

梵天花

【基原】为锦葵科梵天花 *Urena procumbens* L. 的全株。

【别名】狗脚迹、野棉花、铁包金。

【形态特征】直立小灌木。小枝、叶柄、花梗均被星状柔毛。茎下部叶为掌状3~5深裂，裂口深达中部以下，圆形而狭。花单生于叶腋或簇生；花瓣淡红色；雄蕊柱无毛，与花瓣等长。果球形，直径约6 mm，具刺和长硬毛，刺端有倒钩。种子平滑无毛。花期6~9月。

【分布】生于山坡灌木丛中或路旁。产于广西、广东、湖南、福建、江西、浙江等地。

【性能主治】全草味甘、苦，性凉。有祛风利湿、消热解毒的作用。主治风湿痹痛，泄泻，感冒，咽喉肿痛，肺热咳嗽，风毒流注，跌打损伤，毒蛇咬伤。

【采收加工】夏、秋季采收，除杂，洗净，切碎，晒干。

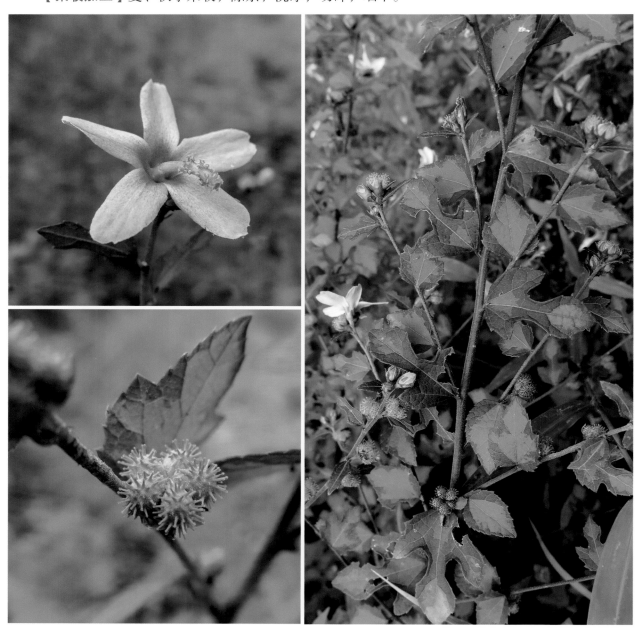

铁苋

【基原】为大戟科铁苋菜*Acalypha australis* L. 的全草。

【别名】海蚌含珠、耳仔茶。

【形态特征】一年生草本，多分枝。叶片长卵形、近菱状卵形或阔披针形。雌雄花同序，雄花在上，雌花在下，2~3朵生于叶状苞片内；花柱羽裂到基部；雌花苞片特殊，开放时为肾形，而合拢时为蚌壳状，其中藏有果实，故有"海蚌含珠"之名。花果期4~12月。

【分布】生于荒地、山坡或村边较湿润处。产于我国大部分地区。

【性能主治】全草味苦、涩，性凉。有清热解毒、止痢、止血、消积的作用。主治痢疾，泄泻，吐血，鼻出血，尿血，崩漏，小儿疳积，痈疖疮疡，皮肤湿疹。

【采收加工】夏、秋季采收，去杂质，洗净，晒干。

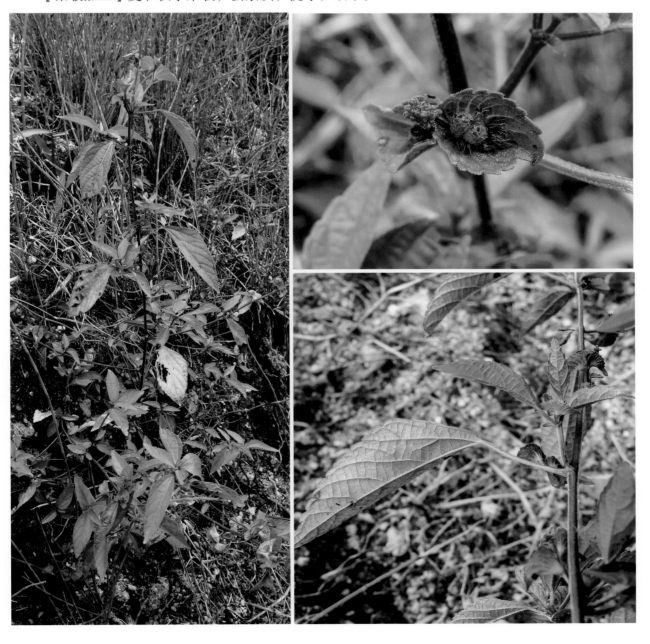

小叶双眼龙

【基原】为大戟科毛果巴豆*Croton lachnocarpus* Benth. 的根、叶。

【别名】山猪刨、土巴豆、鸡骨香。

【形态特征】灌木，高1~3 m。幼枝、幼叶、花序和果均密被星状毛。叶片长圆形或椭圆状卵形，稀长圆状披针形，基部近圆或微心形，边缘具不明显细钝齿，齿间常有具柄腺体，老叶背面密被星状毛，叶基部或叶柄顶端有2个具柄腺体。总状花序顶生。蒴果扁球形，被毛。花期4~5月。

【分布】生于山地、灌木丛下。产于我国南部地区等。

【性能主治】根、叶味辛、苦，性温；有毒。有散寒除湿、祛风活血的作用。主治寒湿痹痛，瘀血腹痛，产后风瘫，跌打肿痛，皮肤瘙痒。

【采收加工】全年均可采收，根洗净，切片，晒干。叶鲜用或晒干。

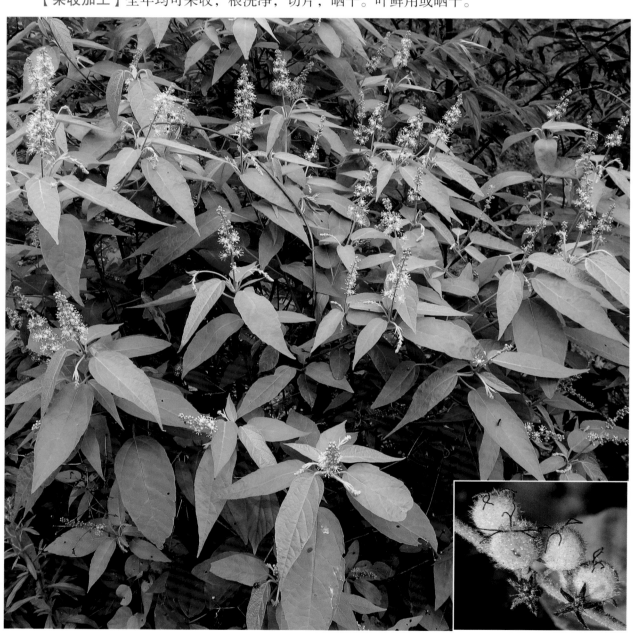

京大戟

【基原】为大戟科大戟 *Euphorbia pekinensis* Rupr. 的根。

【别名】空心塔、龙虎草、天平一枝香。

【形态特征】多年生草本。茎单生或自基部多分枝。叶片椭圆形，少披针形或披针状椭圆形，变异大。花序单生于二歧分枝顶端，无柄；总苞杯状，边缘4裂，腺体4个；总苞叶4~7片，苞叶2片。蒴果球状，被稀疏的瘤状突起，熟时分裂为3个分果瓣。花期5~8月，果期6~9月。

【分布】生于山坡、路旁、草丛及林下阴湿处。产于广西、广东、湖南、四川、河南、河北等地。

【性能主治】根味苦，性寒；有毒。有泻水逐饮、消肿散结的作用。主治水肿胀满，胸腹积水，痰饮积聚，气逆咳喘，二便不利，痈肿疮毒，瘰疬痰核。

【采收加工】秋、冬季采挖，洗净，晒干。

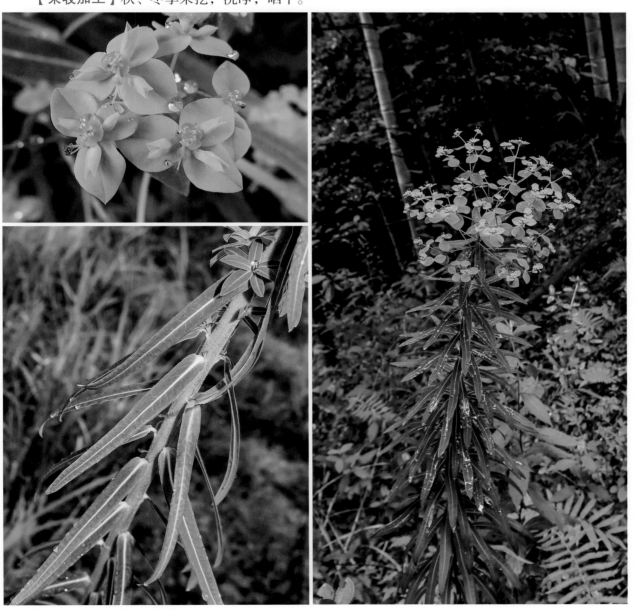

算盘子

【基原】为大戟科算盘子 *Glochidion puberum* (L.) Hutch. 的根、叶、果实。

【别名】算盘珠、八瓣橘、馒头果。

【形态特征】直立灌木。小枝、叶背、花序和果均密被短柔毛。叶片长圆状披针形或长圆形，基部楔形，背面粉绿色。花小，2~4朵簇生于叶腋内，雌雄同株或异株；雌花生于小枝上部，雄花则生于小枝下部。蒴果扁球状，具8~10条纵沟，熟时带红色。花期4~8月，果期7~11月。

【分布】生于山坡、路边或草地向阳处的灌木丛中。产于广西、广东、四川、福建、湖南、湖北、江西、河南等地。

【性能主治】根味苦，性凉；有小毒。有清热利湿、行气活血、解毒消肿的作用。主治感冒发热，咽喉肿痛，咳嗽，牙痛，湿热泻疾，带下，风湿痹痛，腰痛，闭经，跌打损伤，蛇虫咬伤。叶味苦、涩，性凉；有小毒。有清热利湿、解毒消肿的作用。主治湿热泻痢，黄疸，带下，发热，咽喉肿痛，痈疮疖肿，漆疮，蛇虫咬伤。果实味苦，性凉；有小毒。有清热除湿、解毒利咽、行气活血的作用。主治痢疾，泄泻，黄疸，疟疾，带下，咽喉肿痛，牙痛，疝痛，产后腹痛。

【采收加工】根全年均可采挖，洗净，鲜用或晒干。叶夏、秋季采收，鲜用或晒干。果实秋季采收，除去杂质，晒干。

【附注】《中华本草》记载算盘子以根、叶、果实入药的药材名分别为算盘子根、算盘子叶、算盘子。

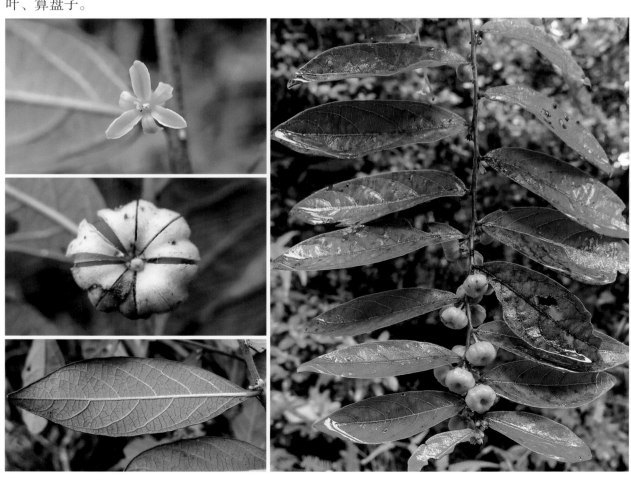

白背叶

【基原】为大戟科白背叶*Mallotus apelta* (Lour.) Müll. Arg. 的根、叶。

【别名】白吊粟、野桐、叶下白。

【形态特征】灌木或小乔木。小枝、叶柄和花序均密被淡黄色星状柔毛和散生橙黄色颗粒状腺体。叶互生；叶片卵形或阔卵形。雌雄异株，雄花序为开展的圆锥花序或穗状，雌花序穗状。蒴果近球形，密生被灰白色星状毛的软刺。种子近球形，表面具皱纹。花期6~9月，果期8~11月。

【分布】生于山坡或山谷灌木丛中。产于广西、广东、海南、云南、湖南、江西、福建等地。

【性能主治】根、叶味微苦、涩，性平。根有柔肝活血、健脾化湿、收敛固脱的作用。主治慢性肝炎，肝脾肿大，子宫脱垂，脱肛，白带异常，妊娠水肿。叶有消炎止血的作用。外用治中耳炎，疖肿，跌打损伤，外伤出血。

【采收加工】根全年均可采，洗净，切片，晒干。叶夏、秋季采收，多鲜用，或晒干研粉。

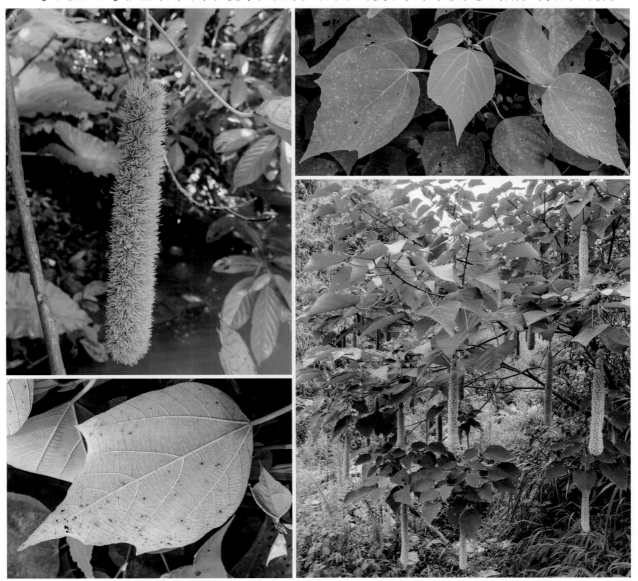

毛桐

【基原】为大戟科毛桐*Mallotus barbatus* (Wall.) Müll. Arg. 的根、叶。

【别名】粗糠根、毛叶子。

【形态特征】小乔木。嫩枝、叶柄和花序均被黄棕色星状毛。叶片卵状三角形或卵状菱形，先端渐尖，基部圆或平截，边缘具齿或波状。花雌雄异株，总状花序顶生。蒴果球形，密被淡黄色星状毛及紫红色软刺。种子卵形，黑色，光滑。花期4~5月，果期9~10月。

【分布】生于林缘、灌木丛中。产于广西、广东、湖南、云南、贵州、四川等地。

【性能主治】根味微苦，性平。有清热、利湿的作用。主治肺热吐血，湿热泄泻，小便淋痛，带下。叶味苦，性寒。有清热解毒、燥湿止痒、凉血止血的作用。主治下肢溃疡，湿疹，背癣，漆疮，外伤出血。

【采收加工】根全年均可采挖，洗净，切片，晒干。叶夏、秋季采收，洗净，晒干。

【附注】《中华本草》记载毛桐以根、叶入药的药材名分别为大毛桐子根、红帽顶。

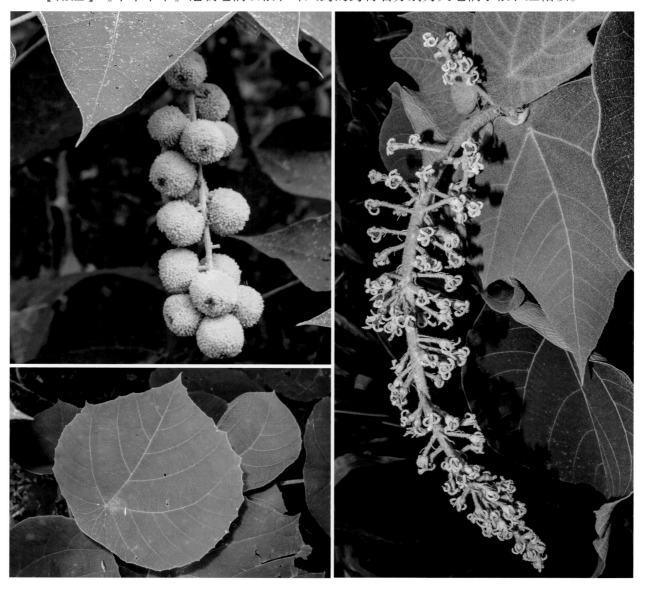

杠香藤

【基原】为大戟科石岩枫*Mallotus repandus* (Willd.) Müll. Arg. 的根、茎、叶。

【别名】黄豆树、倒挂茶、倒挂金钩。

【形态特征】攀缘状灌木。嫩枝、叶柄、花序和花梗均密生黄色星状柔毛。茎枝常有皮孔。叶片卵形或椭圆状卵形。雌雄异株，总状花序，或花序下部有分枝；雄花序顶生，稀腋生；雌花序顶生。蒴果具2~3个分果瓣，密生黄色粉末状毛和具颗粒状腺体。种子卵形。花期3~5月，果期8~9月。

【分布】生于山地疏林中或林缘。产于广西、广东、海南和台湾等地。

【性能主治】根、茎、叶味苦、辛，性温。有祛风除湿、活血通络、解毒消肿、驱虫止痒的作用。主治风湿痹证，腰腿疼痛，跌打损伤，绦虫病，湿疹，顽癣，蛇犬咬伤。

【采收加工】根、茎全年均可采收，洗净，切片，晒干。夏、秋季采叶，鲜用或晒干。

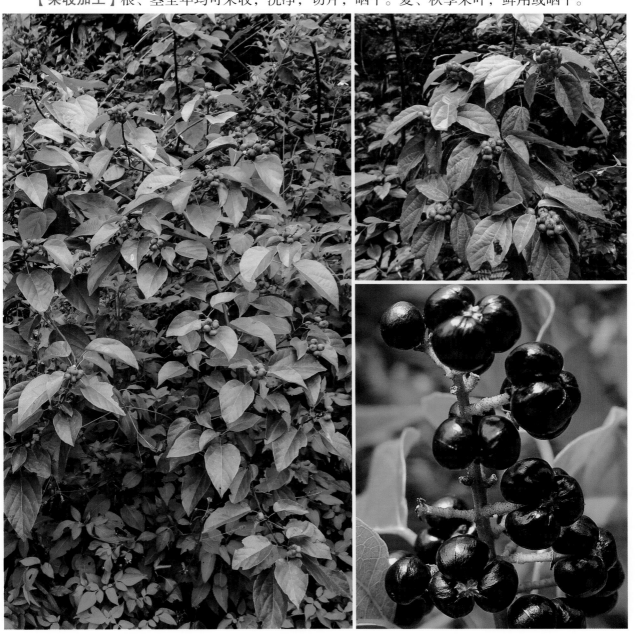

叶下珠

【基原】为大戟科叶下珠*Phyllanthus urinaria* L. 的全草。

【别名】夜关门、鱼蛋草。

【形态特征】一年生草本。因叶柄扭转而呈羽状排列；叶片纸质，长圆形或倒卵形。雄花2~4朵簇生于叶腋；雌花单生于小枝中下部的叶腋内。蒴果无柄，近圆形，叶下2列着生，熟时赤褐色，表面有小鳞状突起物，呈1列珠状，故名"叶下珠"。花期6~8月，果期9~10月。

【分布】生于山地疏林、灌木丛中、荒地或山沟向阳处。产于广西、广东、贵州、海南、云南、四川、台湾、福建等地。

【性能主治】全草微苦、甘，性凉。有清热利尿、消积、明目的作用。主治肾炎水肿，泌尿系感染、结石，肠炎，角膜炎，黄疸型肝炎；外用治毒蛇咬伤。

【采收加工】夏、秋季采收，除去杂质，晒干。

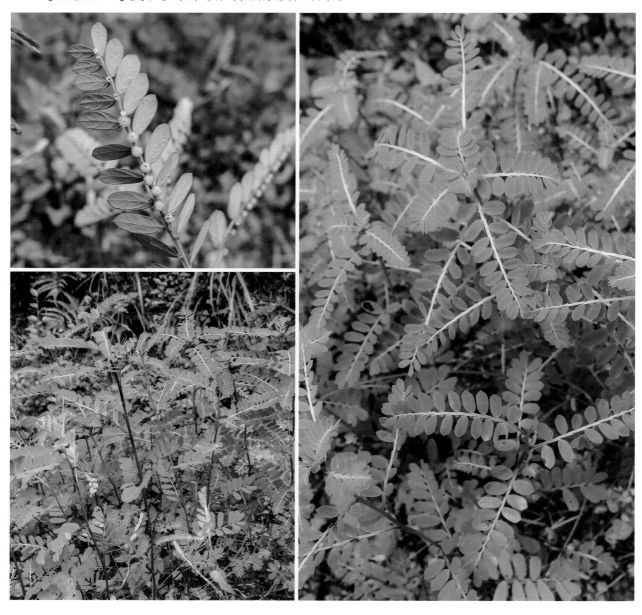

黄珠子草

【基原】为大戟科黄珠子草*Phyllanthus virgatus* G. Forst. 的全草。

【别名】珍珠草、野珠草。

【形态特征】一年生草本，高达60 cm。枝条通常自茎基部发出，上部扁平而具棱。全株无毛。叶片先端有小尖头，基部圆而稍偏斜；几无叶柄。通常2~4朵雄花和1朵雌花簇生于叶腋。蒴果扁球形，直径2~3 mm，熟时紫红色，表面有鳞片状突起。花期4~5月，果期6~11月。

【分布】生于沟边草丛或路旁灌木丛中。产于广西、广东、湖南、海南、福建、台湾、湖北等地。

【性能主治】全草味甘、苦，性平。有健脾消积、利尿通淋、清热解毒的作用。主治疳积，痢疾，淋病，乳痈，毒蛇咬伤。

【采收加工】夏、秋季采收，鲜用或晒干。

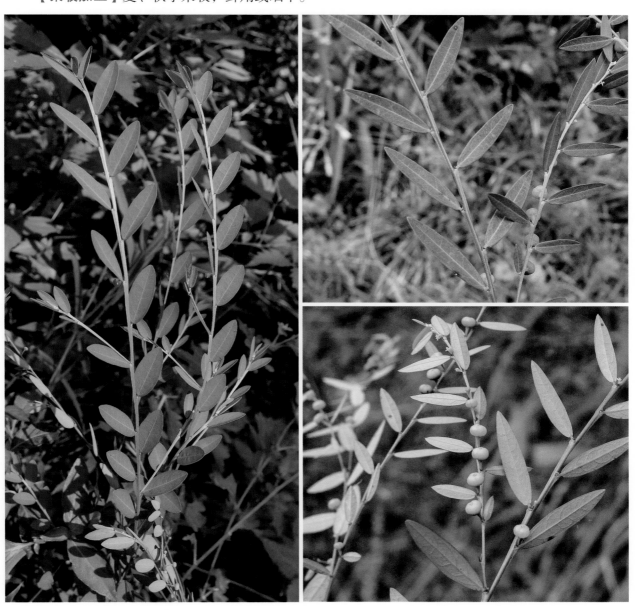

山乌桕

【基原】为大戟科山乌桕*Sapium discolor* (Champ. ex Benth.) Müll. Arg. 的根皮、茎皮及叶。

【别名】红乌桕、红叶乌桕。

【形态特征】乔木或灌木。叶片椭圆形或长卵形，背面近缘常有数个圆形腺体；叶柄顶端具2个毗连的腺体。花单性，雌雄同株，密集成顶生总状花序；雌花生于花序轴下部，雄花生于花序轴上部，或有时整个花序全为雄花。蒴果熟时黑色，球形。种子外薄被蜡质的假种皮。花期4~6月。

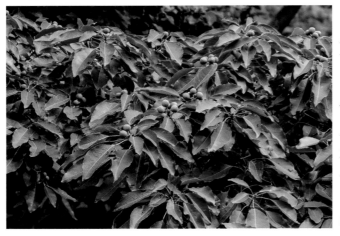

【分布】生于山坡或山谷林中。产于广西、广东、贵州、云南、湖南、四川、江西、台湾等地。

【性能主治】根皮、茎皮及叶味苦，性寒；有小毒。有泻下逐水、消肿散瘀的作用。根皮、茎皮主治肾炎水肿，肝硬化腹水，二便不通。叶外用治跌打肿痛，毒蛇咬伤，带状疱疹，过敏性皮炎，湿疹。

【采收加工】根皮、茎皮全年可采收。叶夏、秋季采收，晒干。

乌桕子

【基原】为大戟科乌桕*Sapium sebiferum* (L.) Roxb. 的种子。

【别名】腊子树、柏子树、木子树。

【形态特征】乔木。叶互生；叶片纸质，菱形、菱状卵形或稀有菱状倒卵形，先端骤然紧缩具长短不等的尖头；叶柄顶端具2个腺体。花单性，雌雄同株，聚集成顶生总状花序。蒴果梨状球形，熟时黑色；具3粒种子；分果爿脱落后而中轴宿存。种子扁球形，黑色。花期4~8月。

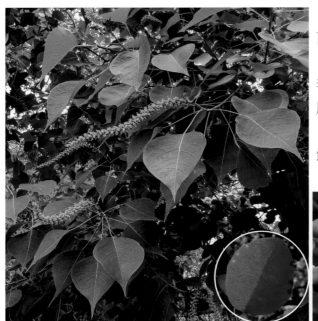

【分布】生于村边、路旁、山坡。产于我国西南、中南、东部及甘肃等地。

【性能主治】种子味甘，性凉；有毒。有拔毒消肿、杀虫止痒的作用。主治湿疹，癣疮，皮肤皲裂，水肿，便秘。

【采收加工】果实成熟时采摘，取出种子，鲜用或晒干。

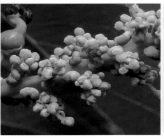
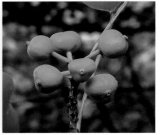

油桐

【基原】为大戟科油桐*Vernicia fordii* (Hemsl.) Airy Shaw 的根、叶、花、果实及种子所榨出的油。

【别名】三年桐、光桐。

【形态特征】落叶乔木。树皮灰色，近光滑；枝条具明显皮孔。叶片卵形或阔卵形；叶柄顶端有2个盘状、无柄的红色腺体。花雌雄同株，先叶或与叶同时开放；花瓣白色，内面基部有淡红色斑纹。核果球形或扁球形，光滑。种子3~5粒。种皮木质。花期3~4月，果期8~9月。

【分布】通常栽培于丘陵山地。产于广西、广东、湖南、贵州、云南、四川、江西、浙江、江苏等地。

【性能主治】根、叶、花味苦、微辛，性寒；有毒。根有下气消积、利水化痰、驱虫的作用。主治食积痞满，水肿，哮喘，瘰疬，蛔虫病。叶有清热消肿、解毒杀虫的作用。主治肠炎，痢疾，痈肿，臁疮，疥癣，漆疮，烫伤。花有清热解毒、生肌的作用。主治新生儿湿疹，秃疮，热毒疮，天沟疮，烧烫伤。果实味苦，性平。有行气消食、清热解毒的作用。主治疝气，食积，月经不调，疔疮疖肿。种子所榨出的油味甘、辛，性寒；有毒。有涌吐痰涎、清热解毒、收湿杀虫、润肤生肌的作用。主治喉痹，痈疡，疥癣，烧烫伤，冻疮，皮肤皲裂。

【采收加工】根全年均可采挖，洗净，鲜用或晒干。叶秋季采收，鲜用或晒干。4~5月收集凋落的花，晒干。收集未熟而早落的果实，除去杂质，鲜用或晒干。

【附注】《中华本草》记载油桐以根、叶、花、果实及种子所榨出的油入药的药材名分别为油桐根、油桐叶、桐子花、气桐子、桐油。

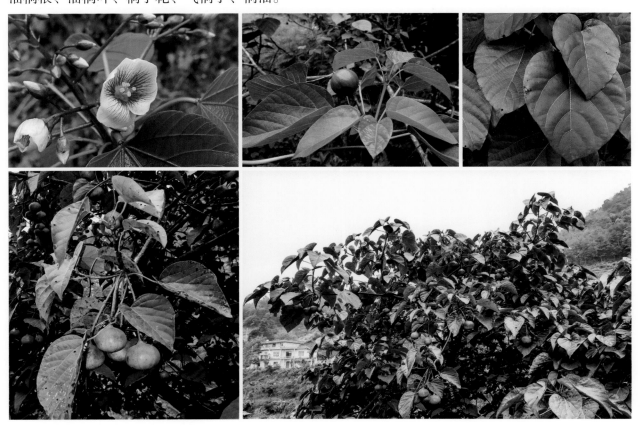

常山

【基原】为绣球花科常山*Dichroa febrifuga* Lour. 的根。

【别名】黄常山、鸡骨常山。

【形态特征】灌木，高1~2 m。小枝、叶柄和叶长均无毛或有微柔毛。叶片椭圆形、椭圆状长圆形或披针形，两端渐尖，边缘具齿。伞房状圆锥花序顶生，有时叶腋有侧生花序；花瓣蓝色或白色。浆果熟时蓝色，干时黑色。种子长约1 mm，具网纹。花期2~4月，果期5~8月。

【分布】生于山谷、林缘、沟边、路旁等地。产于广西、广东、云南、贵州、四川、西藏、江西、福建、台湾、湖南、湖北、安徽、江苏、浙江、陕西、甘肃等地。

【性能主治】根味苦、辛，性寒；有毒。有涌吐痰涎、截疟的作用。主治痰饮停聚，胸膈痞塞，疟疾。

【采收加工】秋季采挖，除去须根，洗净，晒干。

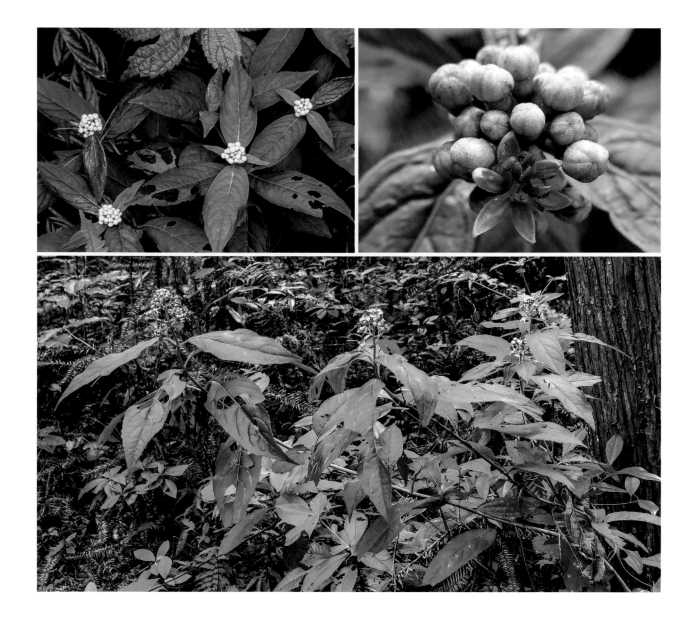

青棉花藤叶

【基原】为绣球花科冠盖藤*Pileostegia viburnoides* Hook. f. et Thomson 的根。

【别名】红棉花藤、猴头藤。

【形态特征】常绿攀缘状灌木。叶对生；叶片薄革质，椭圆状倒披针形或长椭圆形，边缘全缘或稍波状，常稍背卷，有时近先端有稀疏蜿蜒状齿缺。伞房状圆锥花序顶生，苞片和小苞片线状披针形，褐色；花瓣白色，卵形。蒴果圆锥形，具宿存花柱和柱头。花期7~8月，果期9~12月。

【分布】生于山谷林中。产于广西、广东、贵州、云南、江西、安徽、浙江、福建、台湾、湖北等地。

【性能主治】根味辛、苦，性温。有祛风除湿、散瘀止痛、消肿解毒的作用。主治腰腿酸痛，风湿麻木，跌打损伤，骨折，外伤出血，痈肿疮毒。

【采收加工】全年均可采收，洗净，切片，鲜用或晒干。

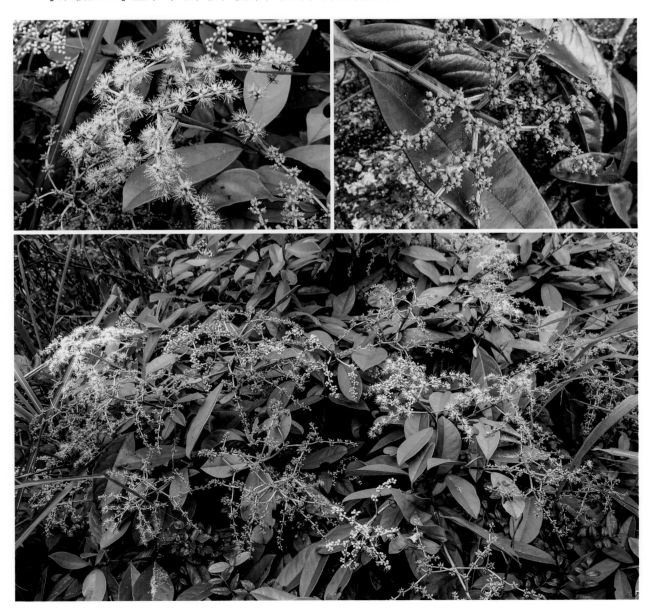

仙鹤草

【基原】为蔷薇科龙芽草*Agrimonia pilosa* Ledeb. 的地上部分。

【别名】脱力草、鹤草芽、龙牙草。

【形态特征】多年生草本。根常呈块茎状，周围具若干侧根。茎短，基部常有1个至数个地下芽。奇数羽状复叶；小叶倒卵形，叶缘有锐齿或裂片，两面被毛且有腺点。总状花序顶生；花瓣黄色，长圆形。瘦果倒圆锥形，外面有10条肋，顶端具钩刺。花果期5~12月。

【分布】生于村边、路旁及溪边。产于广西、广东、湖南、云南、浙江、江苏、湖北、河北等地。

【性能主治】地上部分味苦、涩，性平。有收敛止血、杀虫的作用。主治咯血，吐血，尿血，便血，劳伤脱力，痈肿，跌打，创伤出血。

【采收加工】夏、秋季在枝叶茂盛未开花时采收，洗净，晒干。

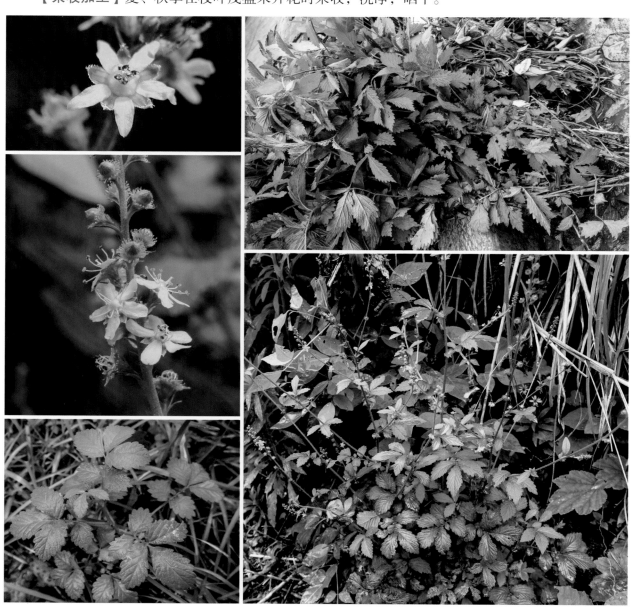

枇杷叶

【基原】为蔷薇科枇杷*Eriobotrya japonica* (Thunb.) Lindl. 的叶。

【别名】枇杷叶、白花木。

【形态特征】常绿灌木至小乔木。枝及叶均密被锈色茸毛。叶片革质，长椭圆形或倒卵状披针形，边缘有疏齿，腹面光亮，多皱，背面密生灰棕色茸毛。圆锥花序顶生；花瓣白色，长圆形或卵形。果近圆形，熟时橙黄色。种子1~5粒，球形或扁球形。花期4~5月，果期5~10月。

【分布】多栽种于村边、平地或坡地。产于广西、贵州、云南、福建、江苏、安徽、浙江、江西等地。

【性能主治】叶味苦，性微寒。有清肺止咳、降逆止呕的作用。主治肺热咳嗽，气逆喘急，胃热呕逆，烦热口渴。

【采收加工】全年均可采收，晒至七成干时扎成小把，再晒干。

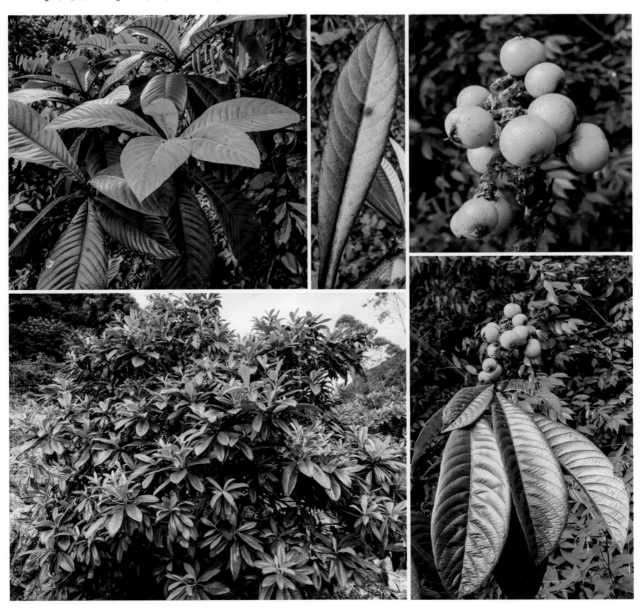

蛇含

【基原】为蔷薇科蛇含委陵菜*Potentilla kleiniana* Wight et Arn. 的全草。

【别名】五爪风、小龙牙、紫背龙牙。

【形态特征】一年生、二年生或多年生宿根草本。茎上升或匍匐，常于节处生不定根并发育出新植株，被疏柔毛或开展长柔毛。基生叶为近鸟足状5小叶，下部茎生叶5小叶，上部茎生叶3小叶。聚伞花序密集枝顶如假伞形；花瓣黄色。瘦果近圆形，表面具皱纹。花果期4~9月。

【分布】生于山坡草地、田边、水边。产于广西、广东、四川、云南、贵州、湖南、湖北、福建、江苏、浙江、江西、辽宁、陕西等地。

【性能主治】全草味苦，性微寒。有清热定惊、截疟、止咳化痰、解毒活血的作用。主治高热惊风，疟疾，肺热咳嗽，百日咳，痢疾，疮疖肿毒，咽喉肿痛，风火牙痛，带状疱疹，目赤肿痛，虫蛇咬伤，跌打损伤，月经不调，外伤出血。

【采收加工】5月和9~10月采收，除去杂质，晒干。

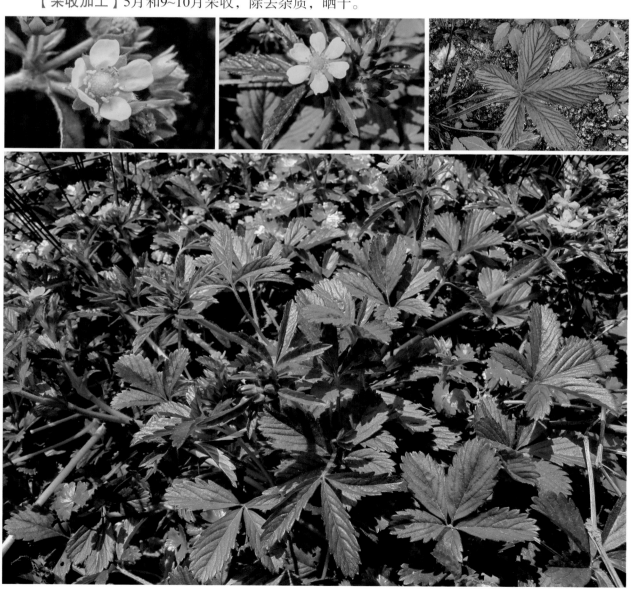

全缘火棘

【基原】为蔷薇科全缘火棘*Pyracantha atalantioides* (Hance) Stapf 的叶、果实。

【别名】火把果、救兵粮。

【形态特征】常绿灌木或小乔木。茎上常有枝刺。叶片椭圆形或长圆形，稀长圆状倒卵形，全缘或有不明显细齿，背面微带白霜。花成复伞房花序；花梗和花萼表面被黄褐色柔毛；花瓣白色，卵形；子房上部密生白色茸毛。梨果扁球形，熟时亮红色。花期4~5月，果期9~11月。

【分布】生于山坡或谷地林中。产于广西、广东、贵州、湖北、陕西等地。

【性能主治】叶味微苦，性凉。有清热解毒、止血的作用。主治疮疡肿痛，目赤，痢疾，便血，外伤出血。果实味甘、酸、涩，性平。有健脾消积、收敛止痢、止痛的作用。主治食积停滞，脘腹胀满，泄泻，痢疾，崩漏，带下，跌打损伤。

【采收加工】叶全年均可采收，鲜用，随采随用。果实秋季成熟时采摘，晒干。

【附注】《中华本草》记载全缘火棘以叶、果实入药的药材名分别为救军粮叶、赤阳子。

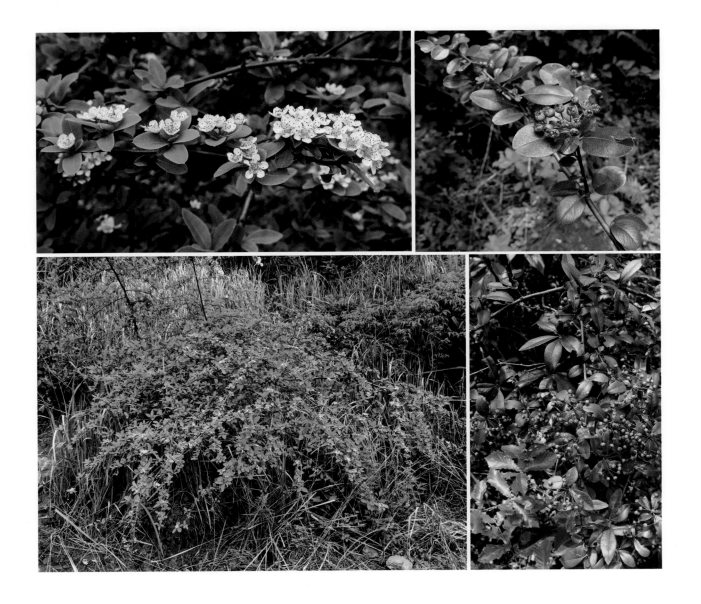

豆梨

【基原】为蔷薇科豆梨*Pyrus calleryana* Decne. 的根皮、果实。

【别名】糖梨子、山沙梨、野梨。

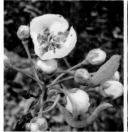
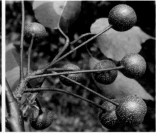
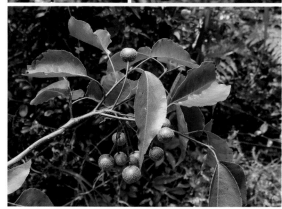

【形态特征】乔木。小枝粗壮，圆柱形，幼时有茸毛，不久脱落；二年生枝灰褐色；冬芽三角卵形。叶片宽卵形至卵形，稀长椭圆形，边缘有钝齿。伞形总状花序有花6~12朵；花瓣白色。梨果球形，熟时黑褐色，表面有斑点；果梗细长。花期4月，果期8~9月。

【分布】生于山坡或山谷林中。产于广西、广东、湖南等地。

【性能主治】根皮味酸、涩，性寒。有清热解毒、敛疮的作用。主治疮疡，疥癣。果实味酸、涩，性寒。有健脾消食、涩肠止痢的作用。主治饮食积滞，泻痢。

【采收加工】根皮全年均可采收，挖出侧根，剥取根皮，鲜用。果实8~9月成熟时采摘，晒干。

【附注】《中华本草》记载豆梨以根皮、果实入药的药材名分别为鹿梨根皮、鹿梨。

蓝布正

【基原】为蔷薇科柔毛路边青*Geum japonicum* Thunb. var. *chinense* F. Bolle 的全草。

【别名】野白、头晕草、柔毛水杨梅。

【形态特征】多年生草本。茎直立，高25~60 cm，被黄色短柔毛及粗硬毛。基生叶为大头羽状复叶，通常有小叶1~2对；茎下部生叶3小叶；茎上部生叶单叶，3浅裂。花序疏散，顶生数个；花瓣黄色。聚合果卵球形或椭球形，瘦果被长硬毛，顶端有小钩，果托被长硬毛。花果期5~10月。

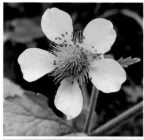
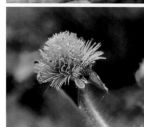
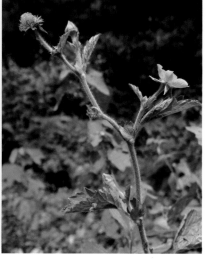

【分布】生于山坡草地、路旁、灌木丛及疏林下。产于广西、广东、贵州、湖南、湖北、四川、福建、山东、安徽、浙江、陕西、甘肃等地。

【性能主治】全草味甘、微苦，性凉。有益气健脾、补血养阴、润肺化痰的作用。主治气血不足，虚痨咳嗽，脾虚带下。

【采收加工】夏、秋季采收，洗净，晒干。

金樱子

【基原】为蔷薇科金樱子*Rosa laevigata* Michx. 的果实。

【别名】刺糖果、倒挂金钩、黄茶瓶。

【形态特征】攀缘状灌木。小枝粗壮，有疏钩刺，无毛，幼时被腺毛，老时逐渐脱落减少。三出复叶；小叶革质，椭圆状卵形，边缘有细齿。花单生于叶腋；花梗和萼筒密被腺毛；花瓣白色，宽倒卵形，先端微凹。果梨形，熟时红褐色，外密被刺毛。花期4~6月，果期7~11月。

【分布】生于山野、田边、灌木丛中的向阳处。产于广西、广东、湖南、四川、浙江、江西、安徽、福建等地。

【性能主治】果实味酸、甘、涩，性平。有固精缩尿、固崩止带、涩肠止泻的作用。主治遗精，滑精，遗尿，尿频，崩漏带下，久泻久痢。

【采收加工】10~11月果实成熟变红时采收，除去毛刺，干燥。

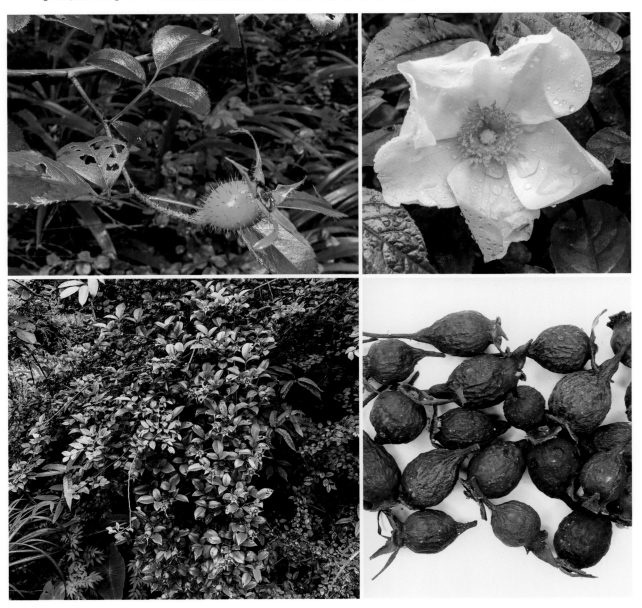

粗叶悬钩子

【基原】为蔷薇科粗叶悬钩子*Rubus alceifolius* Poir. 的根、叶。

【别名】候罕、牛暗桐、大叶蛇泡簕。

【形态特征】攀缘状灌木。枝被黄灰色至锈色茸毛状长柔毛，有稀疏皮刺。单叶；叶片近圆形或宽卵形，先端圆钝，基部心形，边缘不规则3~7浅裂。花成顶生狭圆锥花序或近总状，也成腋生头状花束；花瓣白色。果实近球形，肉质，熟时红色；核有皱纹。花期7~9月，果期10~11月。

【分布】生于山坡、路旁、山谷林中。产于广西、广东、云南、贵州、湖南、福建、江苏等地。

【性能主治】根、叶味苦、涩，性平。有清热利湿、止血、散瘀的作用。主治肝炎，痢疾，肠炎，乳腺炎，口腔炎，行军性血红蛋白尿，外伤出血，肝脾肿大，跌打损伤，风湿骨痛。

【采收加工】全年均可采收，洗净，晒干。

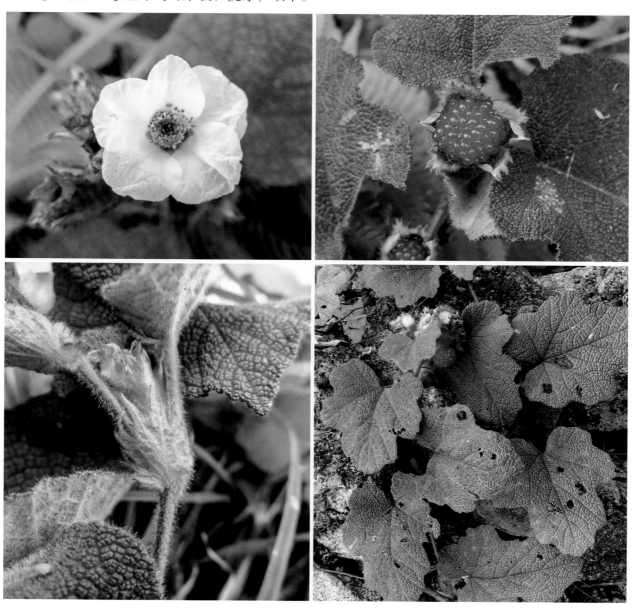

山莓

【基原】为蔷薇科山莓*Rubus corchorifolius* L. f. 的根、叶。

【别名】三角刺、五月泡、三月泡。

【形态特征】直立灌木，高1~3 m。枝具皮刺。单叶；叶片卵形或卵状披针形，基部微心形，沿中脉疏生小皮刺，边缘不分裂或3裂，通常不育枝上的叶3裂，有不规则锐齿或重齿。花单生或少数生于短枝上；花瓣白色。果近球形或卵圆形，熟时红色；核具皱纹。花期2~3月，果期4~6月。

【分布】生于阳坡草地、山谷、溪边、荒地。产于我国东部、中南、西南等地。

【性能主治】根味苦、涩，性平。有活血、止血、祛风利湿的作用。主治吐血，便血，肠炎，痢疾，风湿关节痛，跌打损伤，月经不调，白带异常。叶味苦，性凉。有消肿解毒的作用。外用治痈疖肿毒。

【采收加工】秋季挖根，洗净，切片晒干。春季至秋季采叶，洗净，切碎晒干。

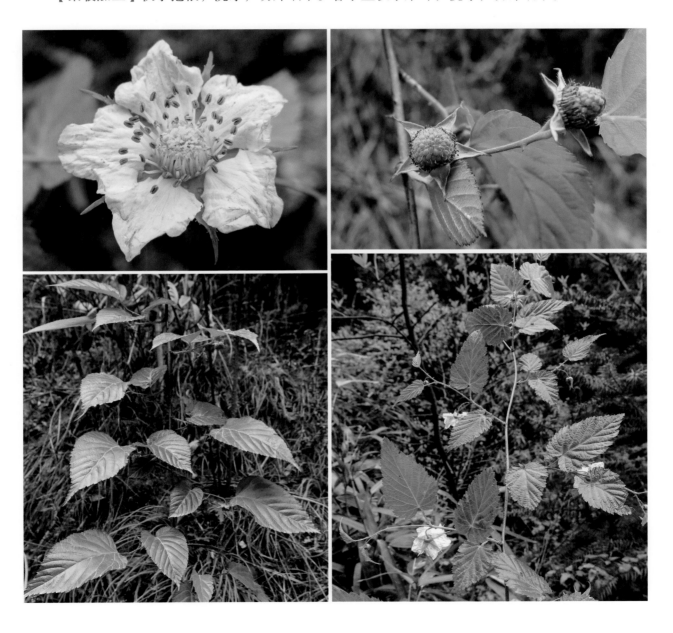

高粱泡叶

【基原】为蔷薇科高粱泡 *Rubus lambertianus* Ser. 的叶。

【别名】十月莓、秧泡子。

【形态特征】半落叶藤状灌木。枝幼时有细柔毛或近无毛，有微弯小皮刺。单叶；叶片宽卵形，稀长圆状卵形，中脉常疏生小皮刺。圆锥花序顶生，生于枝上部叶腋内的花序常近总状，有时仅数朵花簇生于叶腋；花瓣倒卵形，白色。聚合果近球形，熟时红色。花期7~8月，果期9~11月。

【分布】生于路旁、山坡、山谷或林缘。产于广西、广东、云南、江西、湖南、河南、安徽、江苏、台湾等地。

【性能主治】叶味甘、苦，性平。有清热凉血、解毒疗疮的作用。主治感冒发热，咳血，便血，崩漏，创伤出血，瘰疬溃烂，皮肤糜烂，黄水疮。

【采收加工】夏、秋季采收，晒干。

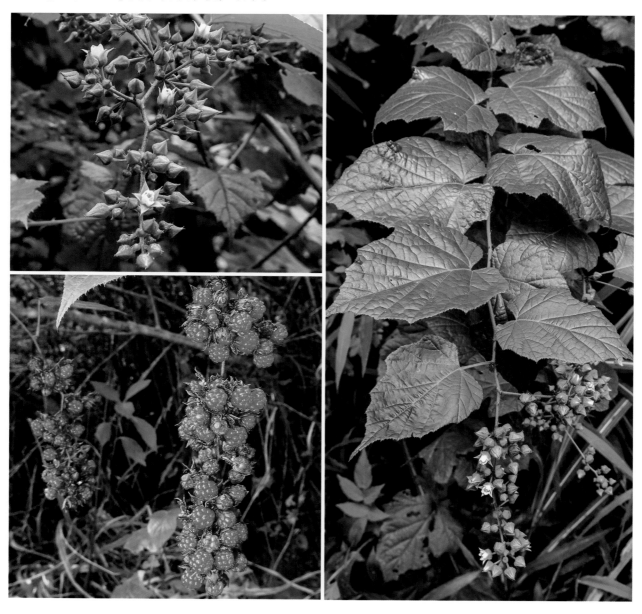

茅莓

【基原】为蔷薇科茅莓*Rubus parvifolius* L. 的地上部分、根。

【别名】三月泡、铺地蛇。

【形态特征】落叶小灌木。枝上被短毛和倒生皮刺。三出复叶；顶生小叶较大，阔倒卵形或近圆形，边缘有不规则齿。伞房花序顶生或腋生，稀顶生花序成短总状，具花数朵，被柔毛和细刺；花瓣卵圆形或长圆形，粉红色至紫红色。聚合果球形，熟时红色。花期5~6月，果期7~8月。

【分布】生于路旁、山坡林下或荒野。产于广西、湖南、湖北、江苏、福建、江西、山西、山东、吉林、辽宁等地。县域内各地均有分布。

【性能主治】地上部分味苦、涩，性凉。有清热解毒、散瘀止血、杀虫疗疮的作用。主治感冒发热，咳嗽痰血，痢疾，跌打损伤，产后腹痛，疥疮，疖肿，外伤出血。根味甘、苦，性凉。有清热解毒、祛风利湿、活血凉血的作用。主治感冒发热，咽喉肿痛，风湿痹痛，肝炎，肠炎，痢疾，肾炎水肿，尿路感染，结石，跌打损伤，咳血，吐血，崩漏，疔疮肿毒，腮腺炎。

【采收加工】7~8月割取地上部分，晒干。秋、冬季挖根，洗净，鲜用或切片晒干。

【附注】《中华本草》记载茅莓以地上部分、根入药的药材名分别为薅田藨、薅田藨根。

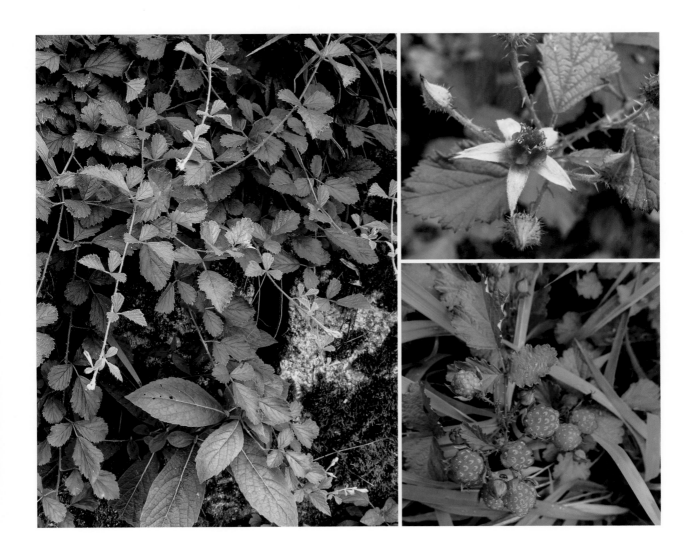

倒触伞

【基原】为蔷薇科空心泡*Rubus rosifolius* Sm. 的根或嫩枝叶。

【别名】托盘子、覆盆子、蔷薇莓。

【形态特征】直立或攀缘状灌木，高2~3 m。小枝圆柱形，疏生皮刺。小叶5~7片卵状披针形或披针形，两面疏生柔毛，老时几无毛，有浅黄色发亮的腺点，背面沿中脉有稀疏小皮刺。花常1~2朵，顶生或腋生；花瓣白色。果卵球形或长圆状卵圆形，熟时红色。花期3~5月，果期6~7月。

【分布】生于草地、山地林中阴处。产于广西、广东、湖南、贵州、安徽、浙江、江西、台湾、福建、四川等地。

【性能主治】根或嫩枝叶味微辛、苦、涩，性平。有清热解毒、止咳、收敛止血、接骨的作用。主治肺热咳嗽，百日咳，牙痛，小儿惊风，月经不调，跌打损伤，筋骨痹痛，烧烫伤。

【采收加工】夏季采嫩枝叶，鲜用或晒干。秋、冬季挖根，洗净，晒干。

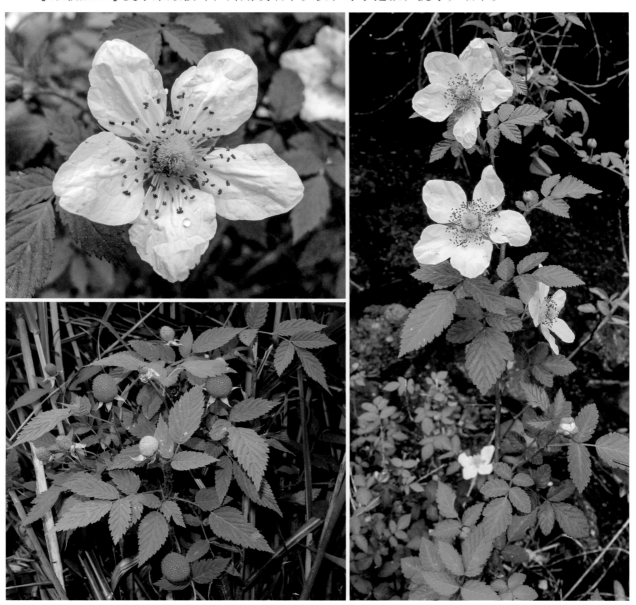

老虎刺

【基原】为苏木科老虎刺*Pterolobium punctatum* Hemsl. 的根。

【别名】倒爪刺、假虎刺、绣花针。

【形态特征】木质藤本或攀缘状灌木。小枝具下弯的短钩刺。羽片9~14对；小叶片19~30对，对生，狭长圆形。总状花序腋上生或于枝顶排列成圆锥状；花瓣稍长于花萼，倒卵形，先端稍呈啮蚀状。荚果发育部分菱形，翅一边直，另一边弯曲。种子椭圆形。花期6~8月，果期9月至翌年1月。

【分布】生于山坡阳处、路旁。产于广西、广东、云南、贵州、四川、湖南、湖北等地。

【性能主治】根味苦、辛，性温。有消炎、解热、止痛的作用。主治黄疸型肝炎，胃痛，风湿关节炎，淋巴腺炎，急性结膜炎，牙周炎，咽喉炎。

【采收加工】全年均可采收，除去杂质，晒干。

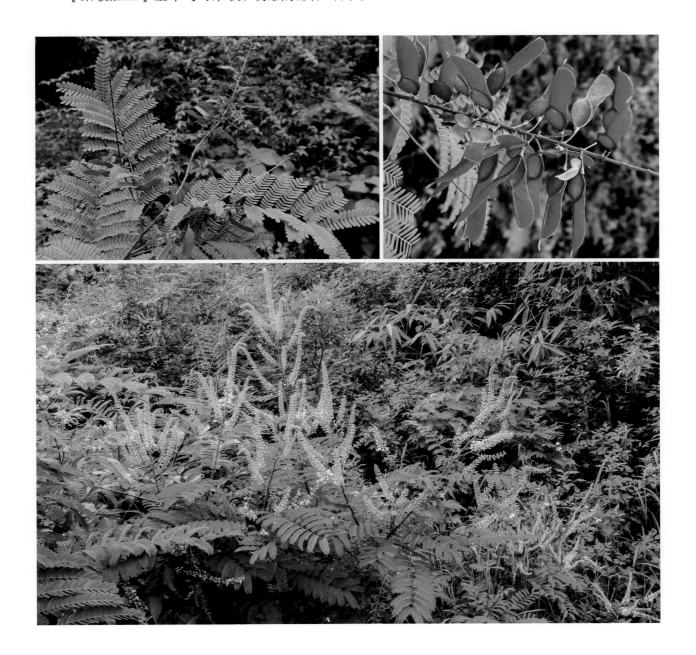

响铃豆

【基原】为蝶形花科响铃豆*Crotalaria albida* B. Heyne ex Roth 的根、全草。

【别名】黄花地丁、小响铃、马口铃。

【形态特征】多年生直立草本。茎基部常木质，分枝细弱。叶片倒卵形、长圆状椭圆形或倒披针形，先端钝或圆，基部楔形。总状花序顶生或腋生，有花20~30朵；花冠淡黄色，旗瓣椭圆形，先端具束状柔毛，基部胼胝体可见。荚果短圆柱形，有种子6~12粒。花果期5~12月。

【分布】生于路旁、荒地、山坡林下。产于广西、广东、云南、湖南、贵州、四川等地。

【性能主治】根、全草味苦、辛，性凉。有清热解毒、止咳平喘的作用。主治尿道炎，膀胱炎，肝炎，胃肠炎，痢疾，支气管炎，肺炎，哮喘；外用治痈肿疮毒，乳腺炎。

【采收加工】夏、秋季采收，洗净，切碎，晒干。

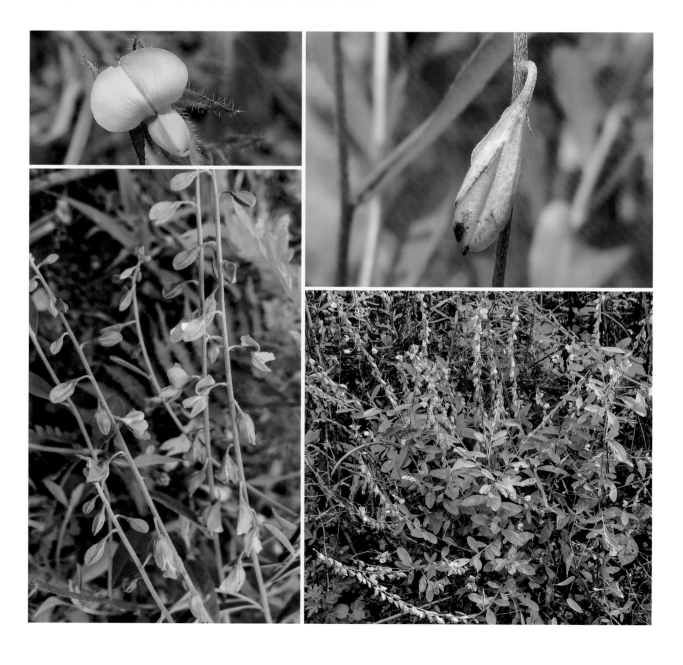

藤檀

【基原】为蝶形花科藤黄檀*Dalbergia hancei* Benth. 的茎和根。

【别名】大香藤、降香。

【形态特征】藤本。枝纤细，小枝有时变钩状或旋扭。小叶3~6对，狭长圆或倒卵状长圆形。总状花序远较复叶短，数个总状花序常再组成腋生短圆锥花序；花冠绿白色，芳香。荚果扁平，长圆形或带状，基部收缩为一细长果颈，通常有1粒种子。种子肾形，极扁平。花期4~5月。

【分布】生于山坡灌木丛中或山谷溪旁。产于广西、广东、海南、贵州、四川、安徽、浙江、江西等地。

【性能主治】茎和根味辛，性温。有理气止痛、舒筋活络、强壮筋骨的作用。茎主治胸胁痛，胃痛，腹痛。根主治腰痛，关节痛。

【采收加工】全年均可采收，洗净，切碎，晒干。

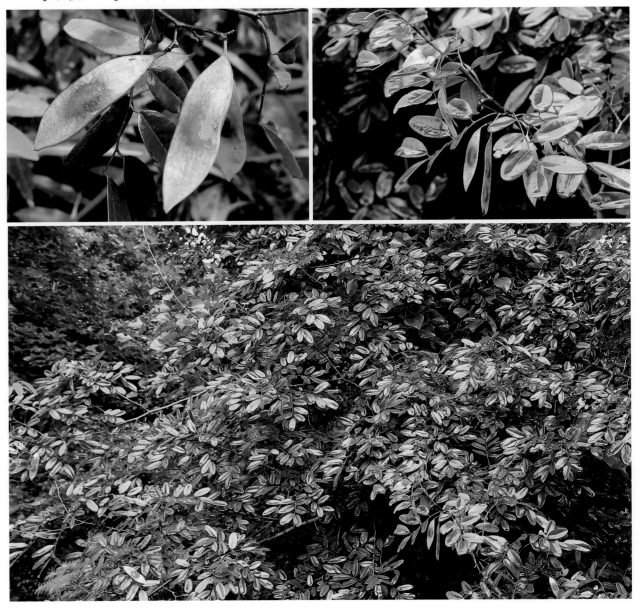

小槐花

【基原】为蝶形花科小槐花*Ohwia caudata* (Thunberg) H. Ohashi 的根或全株。

【别名】草鞋板、味噌草、拿身草。

【形态特征】直立灌木或半灌木。树皮灰褐色；茎分枝多，上部分枝略被柔毛。叶为羽状3小叶，两侧具狭翅；小叶近革质或纸质，顶生小叶披针形或阔披针形，干后黑色。总状花序顶生或腋生；花冠绿白色或黄白色。荚果线形，扁平，被钩状毛。花期8~9月，果期10~12月。

【分布】生于山坡草地、路旁和林缘。产于我国长江以南各省区，西至喜马拉雅山，东至台湾。

【性能主治】根或全株味微苦、辛，性平。有清热解毒、祛风利湿的作用。主治感冒发烧，肠胃炎，痢疾，小儿疳积，风湿关节痛，毒蛇咬伤，痈疖疔疮，乳腺炎。

【采收加工】夏、秋季采集，洗净，鲜用或晒干。

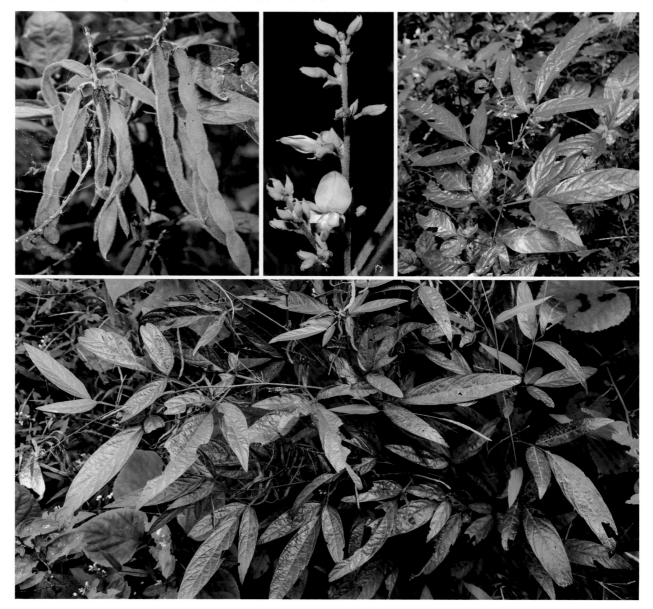

葛根

【基原】为蝶形花科葛*Pueraria montana* (Lour.) Merr. var. *lobata* (Willd.) Sanjappa et Predeep 的根。

【别名】葛藤、五层风。

【形态特征】粗壮藤本。全株被黄色长硬毛。块根肥厚。三出复叶，顶生小叶全缘或2~3浅裂，两面被淡黄色硬伏毛。总状花序；花紫色，旗瓣倒卵形，翼瓣镰状，龙骨瓣镰状长圆形。荚果狭长椭圆形，被黄色长硬毛。花期9~10月，果期11~12月。

【分布】生于山地林中。产于我国南北各地，除新疆、青海和西藏外，分布几遍全国。

【性能主治】根味甘、辛，性凉。有解肌退热、生津止渴、透疹、升阳止泻、通经活络、解酒毒的作用。主治外感发热头痛，项背强痛，口渴，消渴，麻疹不透，热痢，泄泻，眩晕头痛，中风偏瘫，胸痹心痛，酒毒伤中。

【采收加工】秋、冬季采挖，趁鲜切成厚片或小块，干燥。

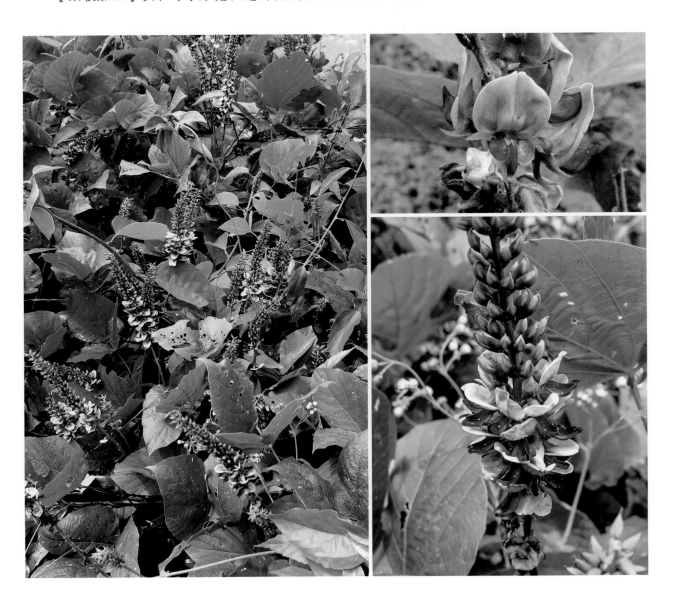

鹿藿

【基原】为蝶形花科鹿藿*Rhynchosia volubilis* Lour. 的根、茎、叶。

【别名】鹿豆、苣豆、野绿豆。

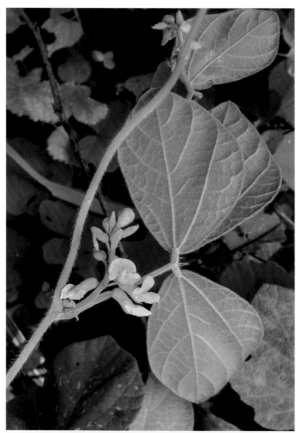

【形态特征】缠绕草质藤本。全株各部多少被灰色至淡黄色柔毛。叶为羽状或有时近指状小叶3片；顶生小叶菱形或倒卵状菱形。总状花序1~3个腋生；花冠黄色，旗瓣近圆形，有宽而内弯的耳，冀瓣倒卵状长圆形，基部一侧具长耳，龙骨瓣具喙。荚果长圆形。花期5~8月，果期9~12月。

【分布】生于山坡、路旁、草丛中。产于广西、广东、贵州、湖南、福建、浙江、江西、四川等地。

【性能主治】根味苦，性平。有活血止痛、解毒、消积的作用。主治妇女痛经，瘰疬，疖肿，小儿疳积。茎叶味苦、酸，性平。有祛风除湿、活血、解毒的作用。主治风湿痹痛，头痛，牙痛，腰脊疼痛，瘀血腹痛，产褥热，瘰疬，痈肿疮毒，跌打损伤，烧烫伤。

【采收加工】秋季挖根，除去泥土，洗净，鲜用或晒干。5~6月采收茎叶，鲜用或晒干。

【附注】《中华本草》记载鹿藿以根、茎、叶入药的药材名分别为鹿藿根、鹿藿。

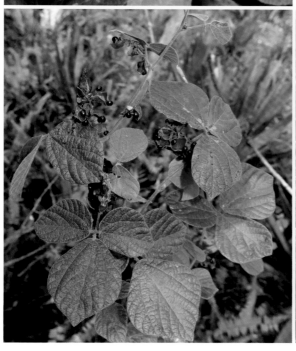

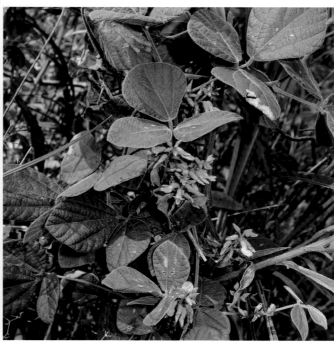

槐

【基原】为蝶形花科槐 *Sophora japonica* L. 的花、花蕾及果实。

【别名】金槐、白槐、槐米。

【形态特征】乔木，高达25 m。树皮灰褐色，当年生枝绿色。羽状复叶长达25 cm；小叶4~7对，卵状披针形或卵状长圆形，背面灰白色。圆锥花序顶生；花冠白色或淡黄色。荚果肉质，串珠状，不开裂。种子卵球形，淡黄绿色，干后黑褐色。花期7~8月，果期8~10月。

【分布】原产于我国，全国各地广泛栽培，华北和黄土高原地区尤为多见。

【性能主治】花、花蕾味苦，微寒。有凉血止血、清肝泻火的作用。主治便血，痔血，血痢，吐血，鼻出血，肝热目赤，头痛眩晕。果实味苦，性寒。有清热泻火、凉血止血的作用。主治肠热便血，痔肿出血，肝热头痛，眩晕目赤。

【采收加工】夏季花开或花蕾形成时采收，及时干燥，除去枝、梗及杂质。果实冬季采收，除去杂质，干燥。

【附注】《中国药典》（2020年版）记载槐以干燥花、花蕾及果实入药的药材名分别为槐花、槐角。

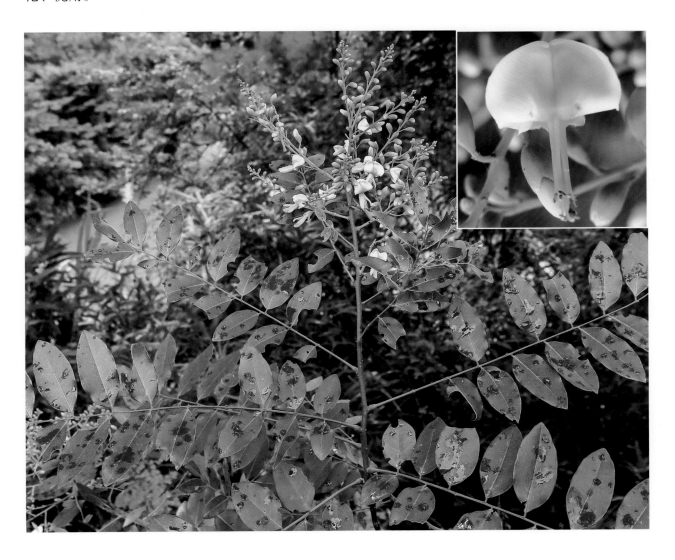

枫香树

【基原】为金缕梅科枫香树*Liquidambar formosana* Hance 的果序、树脂。

【别名】九孔子、白胶香。

【形态特征】落叶乔木。树脂有芳香气味。单叶互生；叶长掌状3裂，叶色有明显的季相变化，通常初冬变黄色，至翌年春季落叶前变红色。雄性短穗状花序，常多个排成总状，雄蕊多数，花丝不等长；雌性花序头状，花序梗长3~6 cm；花柱长6~10 mm，先端常卷曲。果序头状，木质。花期3~4月，果期9~10月。

【分布】生于山坡疏林、村边、路旁。产于我国秦岭及淮河以南各省区。

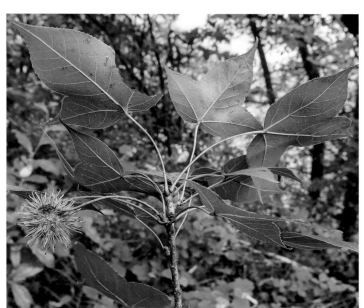

【性能主治】果序味苦，性平。有祛风活络、利水通经的作用。主治关节痹痛，麻木拘挛，水肿胀满，乳少经闭。树脂味辛、微苦，性平。有活血止痛、解毒生肌、凉血止血的作用。主治跌扑损伤，痈疽肿痛，吐血，鼻出血，外伤出血。

【采收加工】果序冬季果实成熟后采收，除去杂质，干燥。7~8月割裂树干，使树脂流出，10月至翌年4月采收，阴干。

【附注】《中国药典》（2020年版）记载枫香以果序、树脂入药的药材名分别为路路通、枫香脂。

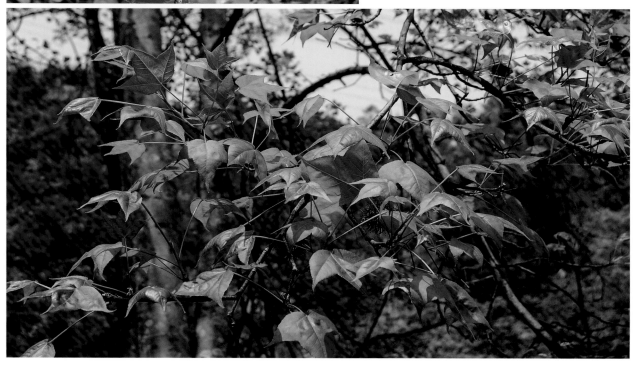

檵花

【基原】为金缕梅科檵木*Loropetalum chinense* (R. Br.) Oliv. 的花。

【别名】突肉根、白花树、螺砚木。

【形态特征】灌木或小乔木。叶片革质，卵形，长2~5 cm，宽1.5~2.5 cm，背面被星状毛。花3~8朵簇生，有短花梗，白色，比新叶先开放，或与嫩叶同时开放；苞片线形；萼筒杯状，被星状毛；花瓣4片，带状；雄蕊4枚；子房完全下位。蒴果卵圆形，顶端圆。种子圆卵形，黑色，发亮。花期3~4月。

【分布】生于丘陵及山地的向阳处。产于我国南部、西南及中部等地。

【性能主治】花味甘、涩，性平。有清热、止血的作用。主治鼻出血，外伤出血。

【采收加工】夏季采收，鲜用或晒干。

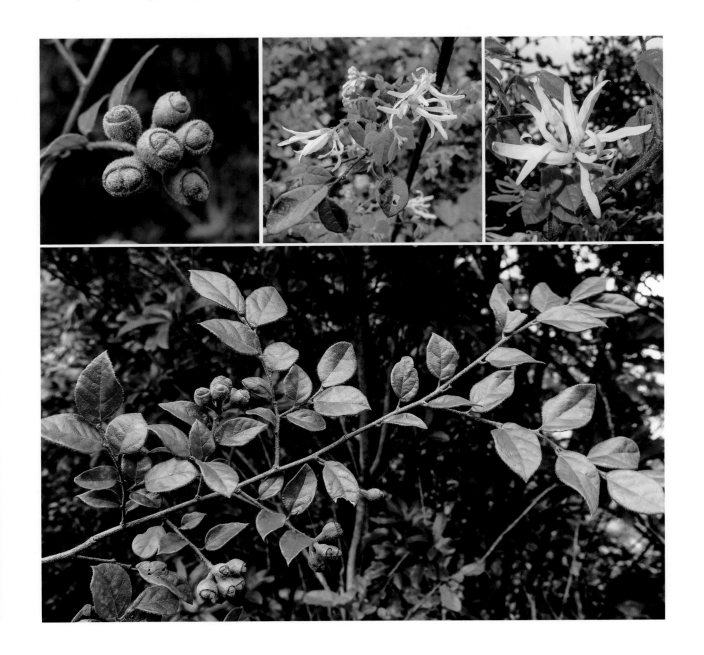

杜仲

【基原】为杜仲科杜仲*Eucommia ulmoides* Oliv. 的树皮、叶。

【别名】扯丝皮、丝棉皮、玉丝皮。

【形态特征】落叶乔木，高约20 m。树皮含橡胶，折断时有多数细丝相连。单叶互生；叶片卵形至长圆形，边缘有齿。雌雄异株；花着生于当年枝的基部，先叶开放或与新叶同时从鳞芽抽出；雄花簇生，雌花单生；苞片倒卵形。翅果长椭圆形，扁平，先端2裂。花期4~5月，果期9月。

【分布】生于山地或疏林中。产于广西、云南、贵州、四川、湖南、湖北、河南、陕西、甘肃等地。

【性能主治】树皮味甘，性温。有强筋骨、补肝肾、安胎的作用。主治肾虚腰痛，筋骨无力，胎动不安，高血压。叶味微辛，性温。有补肝肾、强筋骨的作用。主治肝肾不足，筋骨痿软。

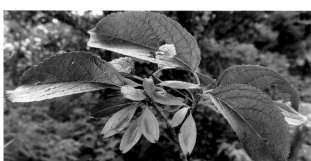

【采收加工】4~6月剥取树皮，刮去粗皮，堆置内皮呈紫褐色，晒干。夏、秋季枝叶茂盛时采收叶，晒干或低温烘干。

【附注】《中国药典》（2020年版）记载杜仲以树皮、叶入药的药材名分别为杜仲、杜仲叶。

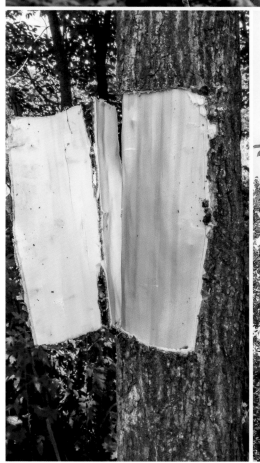

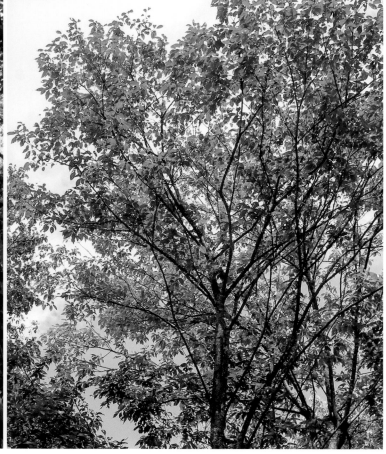

杨梅

【基原】为杨梅科杨梅*Myrica rubra* (Lour.) Siebold et Zucc. 的果。

【别名】机子、圣生梅、山杨梅。

【形态特征】常绿乔木。小枝及芽均被圆形腺体。叶常密集于小枝上部，革质。雌雄异株；雄花序单个或数个丛生于叶腋，雌花序常单生于叶腋。核果球状，表面具乳头状突起，外果皮肉质，熟时深红色或紫红色；核常为阔椭圆形或圆卵形；内果皮极硬，木质。4月开花，6~7月果实成熟。

【分布】生于山坡或山谷林中，喜酸性土壤。产于广西、广东、湖南、贵州、云南、四川、浙江、江西、江苏等地。

【性能主治】果味酸、甘，性温。有生津解烦、和中消食、解酒、止血的作用。主治烦渴，呕吐，胃痛，食欲不振，食积腹痛，饮酒过度，头痛，跌打损伤，骨折，烧烫伤。

【采收加工】果夏季成熟时采收，鲜用或烘干。

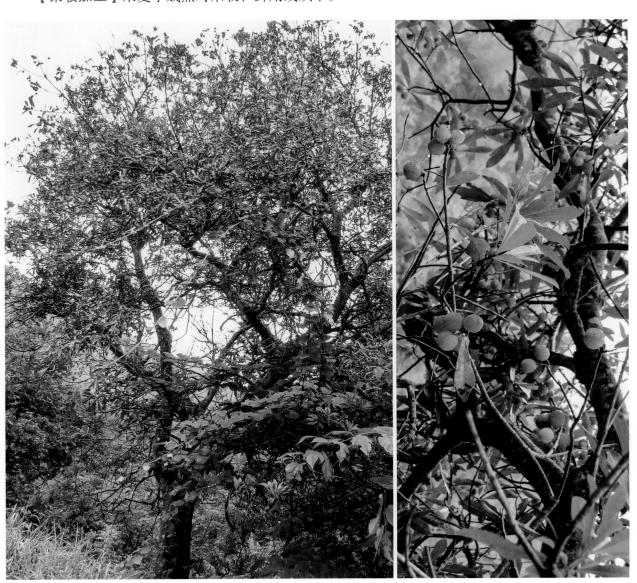

谷皮藤

【基原】为桑科藤构*Broussonetia kaempferi* Sieb. var. *australis* T. Suzuki 的全株。

【别名】藤葡蟠、黄皮藤。

【形态特征】蔓生藤状灌木。小枝显著伸长。叶互生螺旋状排列；叶片近对称的卵状椭圆形，长3.5~8 cm，宽2~3 cm，基部心形或截形，边缘齿细，齿尖具腺体。雌雄异株；雄花序短穗状，长1.5~2.5 cm；雌花集生为球形头状花序。聚花果直径约1 cm；宿存花柱线形，延长。花期4~6月，果期5~7月。

【分布】生于沟边、山坡或灌木丛中。产于广西、广东、云南、四川、湖南、湖北、福建、安徽、江西等地。

【性能主治】全株味微甘，性平。有清热养阴、平肝、益肾的作用。主治肺热咳嗽，头晕目眩，高血压。

【采收加工】4~11月采挖，洗净，晒干或鲜用。

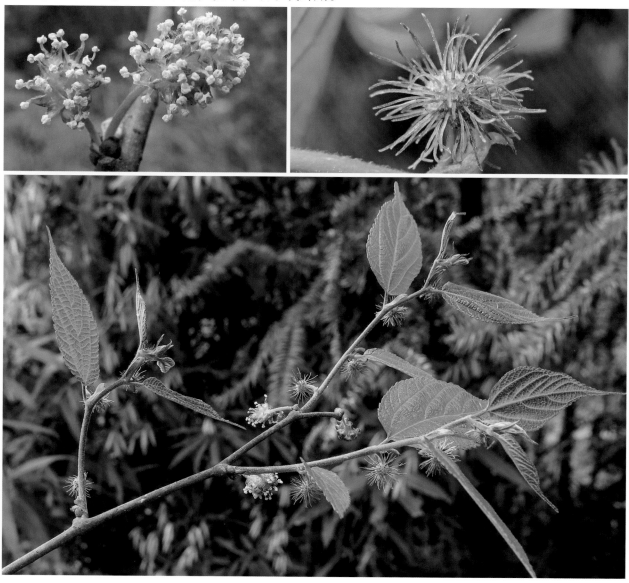

楮实子

【基原】为桑科构树*Broussonetia papyrifera* (L.) L' Her. ex Vent. 的果实。

【别名】谷木、褚、楮树。

【形态特征】乔木。枝粗而直；小枝密生柔毛。叶片广卵形至长椭圆状卵形，边缘具粗齿，不裂或3~5裂，幼叶常有明显分裂，腹面粗糙且疏生糙毛，背面密被茸毛。雌雄异株，雄花序为柔荑花序，雌花序球形头状。聚花果熟时橙红色，肉质。花期4~5月，果期6~7月。

【分布】生于石灰岩山地，栽于村旁、田园。产于我国南北各地。

【性能主治】果实味甘，性寒。有明目、补肾、强筋骨、利尿的作用。主治腰膝酸软，肾虚目昏，阳痿。

【采收加工】秋季果实成熟时采收，除去灰白色膜状宿萼和杂质，洗净，晒干。

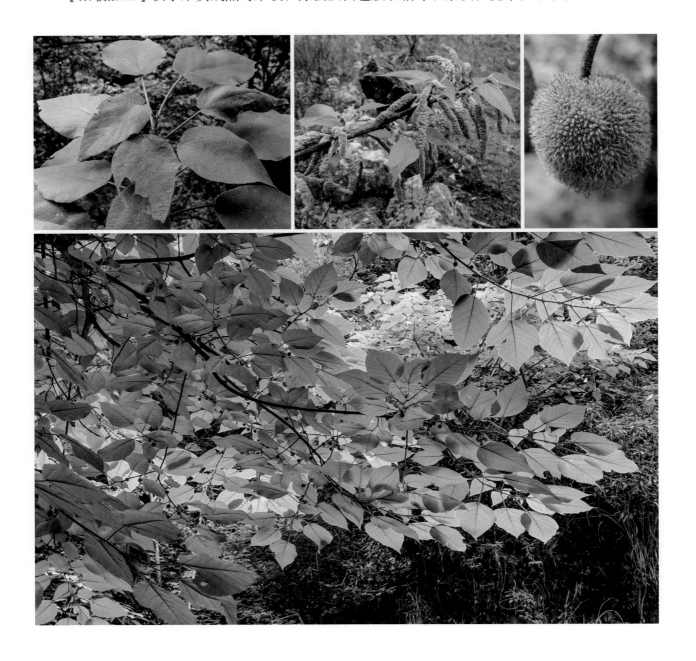

奶汁树

【基原】为桑科台湾榕*Ficus formosana* Maxim. 的根、叶。

【别名】水牛奶、下乳草、山沉香。

【形态特征】灌木，高1.5~3 m。枝纤细，节间短。叶片膜质，倒披针形，长4~11 cm，宽1.5~3.5 cm，中部以下渐窄，边缘全缘或在中部以上有疏钝齿裂。榕果单生于叶腋，卵状球形，直径6~9 mm，熟时绿中带红色，表面光滑，顶部脐状突起，基部收缩为纤细短梗。花期4~7月。

【分布】生于山地疏林、路旁溪边湿润处。产于广西、广东、海南、贵州、湖南、福建、台湾、浙江等地。

【性能主治】根、叶味甘、微涩，性平。有活血补血、催乳、祛风利湿、清热解毒的作用。主治月经不调，产后或病后虚弱，乳汁不下，风湿痹痛，跌打损伤，毒蛇咬伤，尿路感染。

【采收加工】全年均可采收，鲜用或晒干。

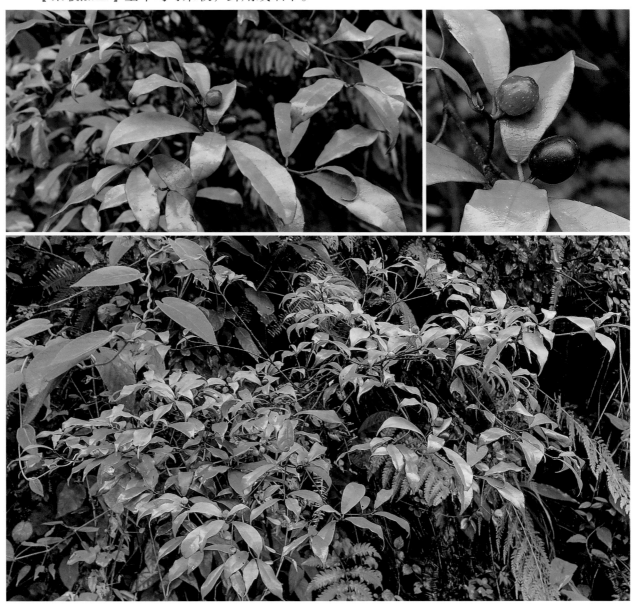

五指毛桃

【基原】为桑科粗叶榕*Ficus hirta* Vahl 的根。

【别名】粗叶榕、五指牛奶。

【形态特征】灌木或小乔木。嫩枝中空。全株有乳汁，枝、叶、叶柄和花序托（榕果）均被金黄色长硬毛。叶片长椭圆状披针形或广卵形，边缘有细齿；托叶卵状披针形，膜质，红色，被柔毛。隐头花序成对腋生或生于已落叶的枝上；瘦果椭圆形，表面光滑。花果期3~11月。

【分布】生于村寨附近旷地或山坡林边，或附生于其他树干。产于广西、广东、海南、云南、贵州、湖南、福建、江西等地。

【性能主治】干燥根味甘，性平。有健脾补肺、行气利湿、舒筋活络的作用。主治脾虚浮肿，食少无力，肺痨咳嗽，带下，产后无乳，风湿痹痛，肝硬化腹水，肝炎，跌打损伤。

【采收加工】全年均可采收，洗净，切片，晒干。

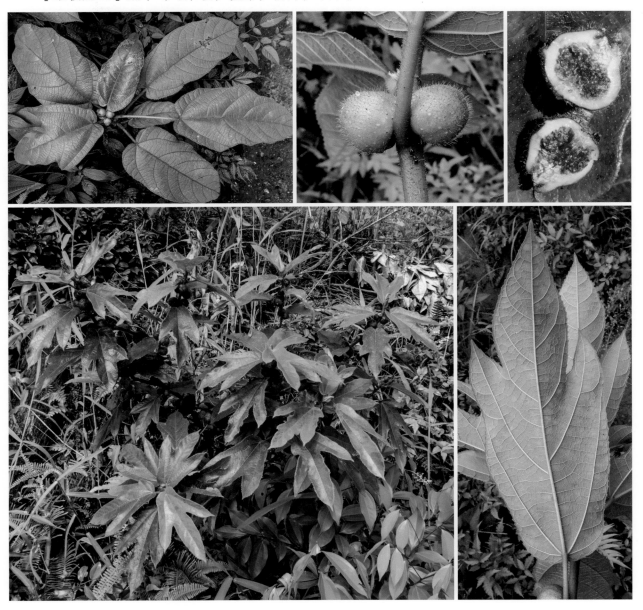

木馒头

【基原】为桑科薜荔*Ficus pumila* L. 的果实。

【别名】凉粉果、王不留行、爬山虎。

【形态特征】常绿攀缘状灌木。叶二型；不结果枝上的叶小而薄，卵状心形；结果枝上的叶较大，革质，卵状椭圆形。榕果单生于叶腋；瘿花果梨形；雌花果近球形，顶部截平，略具短钝头或为脐状突起，内生众多细小的黄棕色圆球状瘦果。花期5~6月，果期9~10月。

【分布】生于树上或石灰岩山坡上。产于广西、广东、云南东南部、贵州、四川、湖南、福建、台湾、江西、安徽、江苏、浙江、陕西等地。

【性能主治】果实味甘、性平。有补肾固精、利湿催乳的作用。主治遗精，阳痿，乳汁不通。

【采收加工】秋季采收将熟的果实，剪去果梗，投入沸水中浸泡，鲜用或晒干。

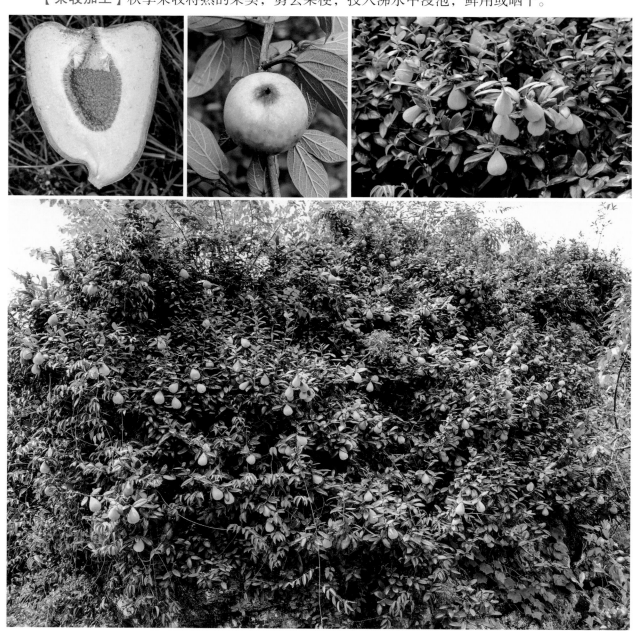

变叶榕

【基原】为桑科变叶榕*Ficus variolosa* Lindl. ex Benth. 的根。

【别名】山牛奶、假岑榕。

【形态特征】灌木或小乔木。小枝节间短。叶片薄革质，狭椭圆形至椭圆状披针形，先端钝或钝尖，基部楔形，全缘。榕果成对或单生于叶腋，球形，表面有瘤体；瘿花子房球形，花柱短，侧生；雌花生于另一植株榕果内壁；瘦果表面有瘤体。花期12月至翌年6月。

【分布】生于山地、溪边林下潮湿处。产于广西、广东、贵州、云南、湖南、江西、福建等地。

【性能主治】根味微苦、辛，性微温。有祛风除湿、活血止痛的作用。主治风湿痹痛，胃痛，疖肿，跌打损伤。

【采收加工】全年均可采收，鲜用或晒干。

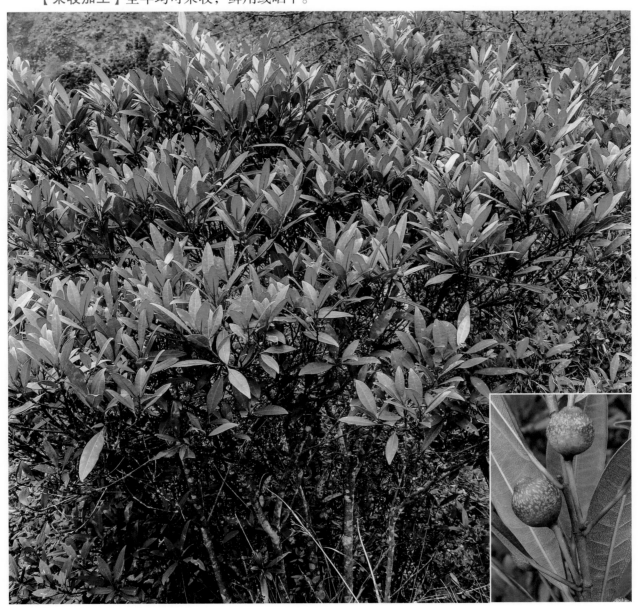

穿破石

【基原】为桑科构棘*Maclura cochinchinensis* (Lour.) Corner 的根。

【别名】葨芝、川破石、刺楮。

【形态特征】直立或攀缘状灌木。根皮橙黄色。枝具棘刺。叶片革质，椭圆状披针形或长圆形，全缘。雌雄异株，均为具苞片的球形头状花序，苞片内具2个黄色腺体；雄花花被片4片，不相等，雄蕊4枚；雌花序微被毛，花被片先端厚，基部有2个黄色腺体。聚合果肉质，熟时橙红色。花期4~5月，果期9~10月。

【分布】生于山坡、山谷、溪边。产于广西、广东、湖南、安徽、浙江、福建等地。

【性能主治】根味淡、微苦，性凉。有祛风通络、清热除湿、解毒消肿的作用。主治风湿痹痛，跌打损伤，黄疸，腮腺炎，肺结核，淋浊，闭经，劳伤咳血，疔疮痈肿。

【采收加工】全年均可采收，挖出根部，除须根，洗净，晒干或趁鲜切片，鲜用或晒干。

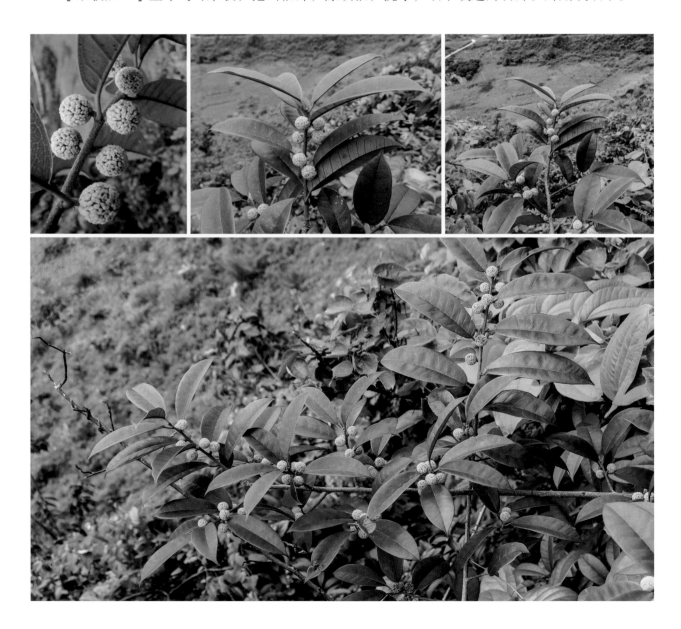

糯米藤

【基原】为荨麻科糯米团 *Gonostegia hirta* (Blume ex Hassk.) Miq. 的全草。

【别名】猪粥菜、拉粘草。

【形态特征】多年蔓生草本。茎蔓生、铺地或渐升，上部四棱柱形。叶对生；叶片狭卵形至披针形，全缘。雌雄异株；团伞花序腋生，直径2~9 mm；雄花花蕾呈陀螺状；雌花花被片菱状狭卵形，果期呈卵形，有10条纵肋。瘦果卵球形；宿存花被无翅。花期5~9月，花期8~9月。

【分布】生于山坡灌木丛中、沟边草地。产于广西、广东、云南、河南、陕西等地。

【性能主治】全草味甘、苦，性凉。有清热解毒、止血、健脾的作用。主治疔疮，痈肿，瘰疬，痢疾，白带异常，小儿疳积，吐血，外伤出血。

【采收加工】全年均可采收，鲜用或晒干。

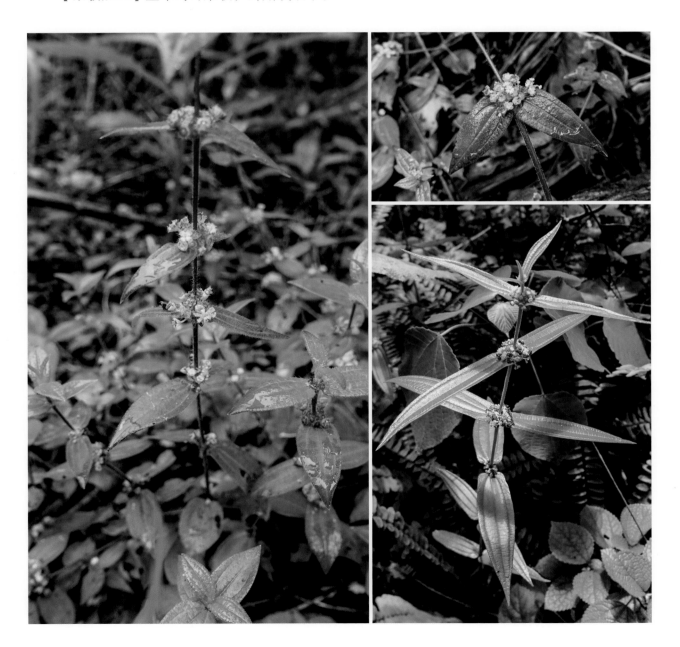

雪药

【基原】为荨麻科毛花点草*Nanocnide lobata* Wedd. 的全草。

【别名】遍地红、狗断肠、透骨消。

【形态特征】一年生或多年生草本。茎柔软，铺散丛生，被下弯微硬毛。叶片宽卵形至三角状卵形，茎下部叶较小，扇形。雄花序常生于枝上部叶腋，稀雄花散生于雌花序下部；雌花序成团聚伞花序，生于枝顶叶腋或茎下部叶腋内。瘦果卵形，表面有疣点状突起。花期4~6月，果期6~8月。

【分布】生于山谷溪边、路旁阴湿草丛中。产于广西、贵州、浙江、江苏、安徽等地。

【性能主治】全草味苦辛，性凉。有通经活血的作用。主治肺病咳嗽，跌打损伤。

【采收加工】春、夏季采收，鲜用或晒干。

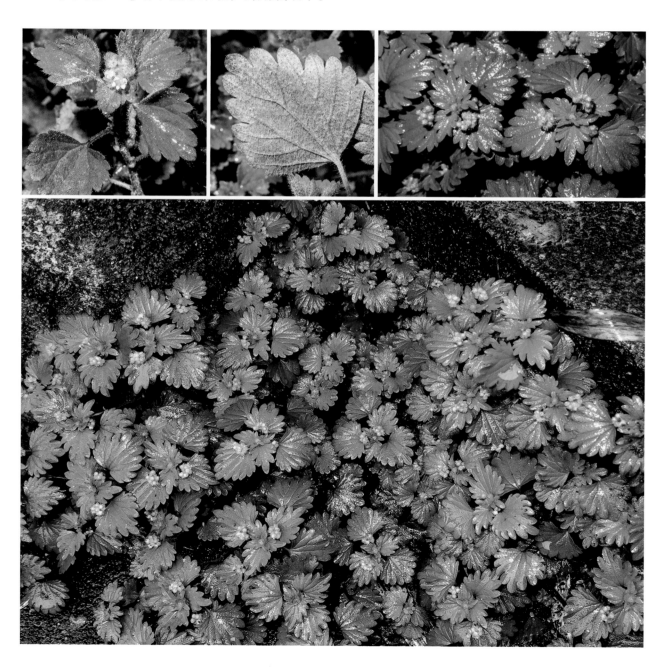

紫麻

【基原】为荨麻科紫麻*Oreocnide frutescens* (Thunb.) Miq. 的全株。

【别名】小麻叶、火麻条。

【形态特征】灌木，稀小乔木，高1~3 m。叶常生于枝上部；叶片卵形、狭卵形，稀倒卵形，长3~15 cm，宽1.5~6 cm。花序着生于上年生枝和老枝上，几无梗，呈簇生状。瘦果卵球形，两侧稍扁，肉质花托浅盘状，围以果的基部，熟时则常增大呈壳斗状，包围着果的大部分。花期3~5月，果期6~10月。

【分布】生于山谷、溪边、林缘半阴湿处。产于我国南部、西南和湖南、浙江、江西、福建、台湾、湖北、陕西等地。

【性能主治】全草味甘，性凉。有行气、活血的作用。主治跌打损伤，牙痛，小儿麻疹。

【采收加工】夏、秋季采收，洗净，鲜用或晒干。

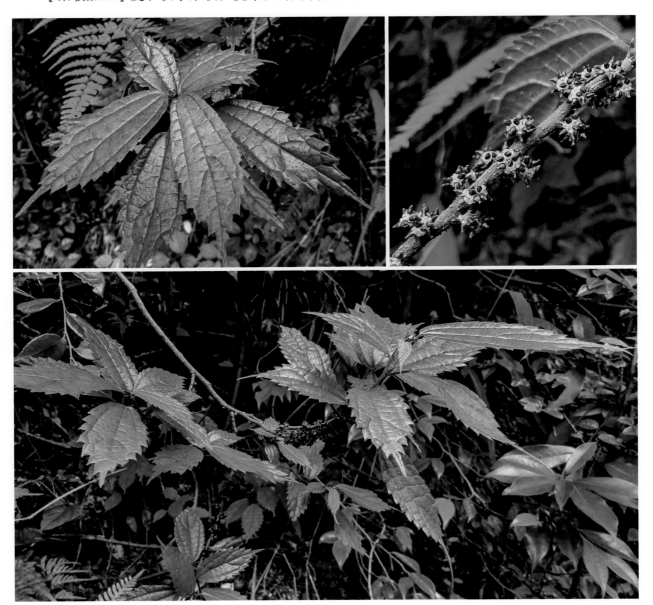

毛冬青

【基原】为冬青科毛冬青*Ilex pubescens* Hook. et Arn. 的根。

【别名】大百解、百解兜。

【形态特征】常绿灌木或小乔木。小枝近四棱柱形。幼枝、叶片、叶柄和花序密被长硬毛。叶片纸质或膜质，椭圆形或长卵形，边缘具疏而尖的细齿或近全缘。花序簇生于1~2年生枝的叶腋内；花冠粉红色。果小而簇生，熟时红色；果核6~7粒，分核背部有条纹而无沟槽。花期4~5月，果期8~11月。

【分布】生于山坡林中或林缘、灌木丛中和草丛中。产于广西、广东、贵州、湖南、浙江、安徽、福建、台湾、江西、海南等地。

【性能主治】根味苦、涩，性寒。有清热解毒、活血通脉、消肿止痛的作用。主治风热感冒，肺热喘咳，咽痛，烧烫伤，扁桃体炎，咽喉炎。

【采收加工】全年均可采收，切片晒干。

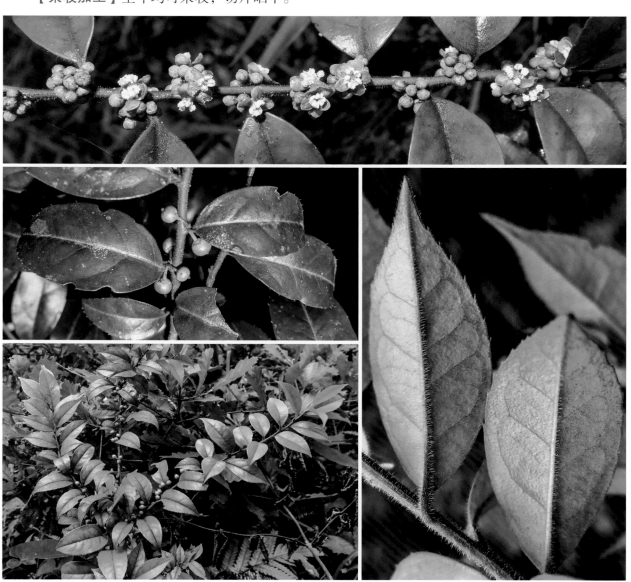

过山枫

【基原】为卫矛科扶芳藤*Euonymus fortunei* (Turcz.) Hand.-Mazz.的茎、叶。

【形态特征】常绿攀缘状灌木。茎枝常有不定根。单叶对生；叶片椭圆形或窄椭圆形，边缘具细齿。聚伞花序腋生，呈二歧分枝；花绿白色。蒴果球形，熟时黄红色。花期6~7月，果期9~10月。

【分布】生于山坡灌木丛中；亦有栽培。产于广西、湖南、湖北、浙江、四川、江西、江苏、安徽、陕西等地。

【性能主治】茎、叶味苦、甘，性微温。有舒筋活络、益肾壮腰、止血消瘀的作用。主治肾虚腰膝酸痛，风湿痹痛，小儿惊风，吐血，血崩，月经不调，子宫脱垂，跌打骨折，创伤出血。

【采收加工】茎、叶全年均可采收，切段晒干。

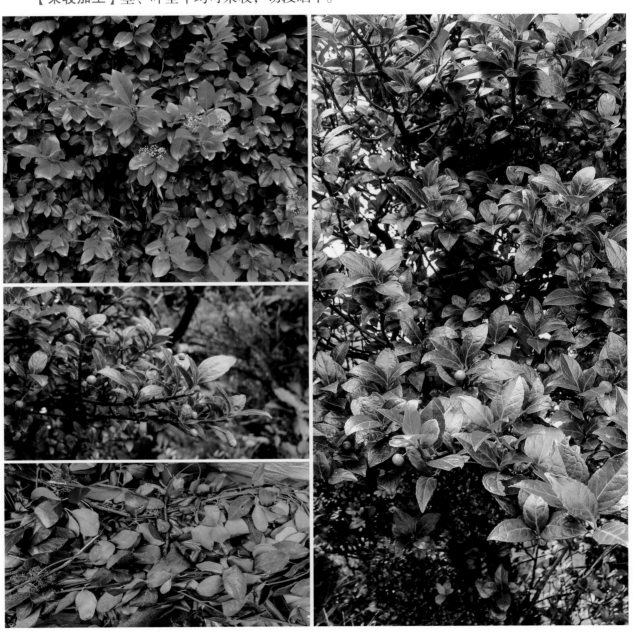

雷公藤

【基原】为卫矛科雷公藤*Tripterygium wilfordii* Hook. f. 的木质部。

【别名】黄藤、黄腊藤、菜虫药。

【形态特征】藤本灌木。小枝棕红色。叶片椭圆形、倒卵状椭圆形、长方状椭圆形或卵形，先端急尖或短渐尖，基部阔楔形或圆形，边缘有细齿。圆锥聚伞花序较窄小，通常有3~5分歧，花序、分枝及小花梗均被锈色毛；花白色。翅果长圆柱形，中央果体中部较大。花期7~8月，果期9~10月。

【分布】生于山坡、山谷林内阴湿处。产于广西、广东、湖南、江西、安徽、福建等地。

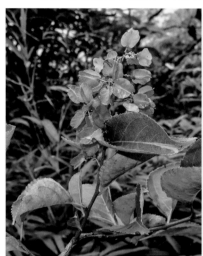 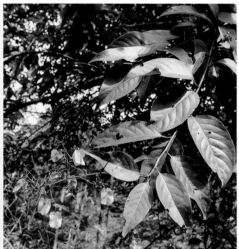

【性能主治】木质部味苦，性辛；有大毒。有祛风除湿、活血通络、杀虫解毒的作用。主治类风湿性关节炎，风湿性关节炎，肾病综合征，红斑狼疮，白塞病，银屑病，麻风病，顽癣。

【采收加工】夏、秋季挖取根部，洗净，去皮，晒干。

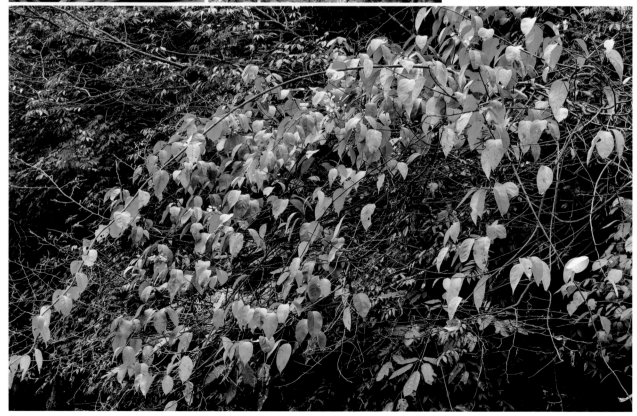

甜果藤

【基原】为茶茱萸科定心藤*Mappianthus iodoides* Hand.-Mazz. 的根、藤茎。

【别名】铜钻、黄九牛、黄马胎。

【形态特征】木质藤本。茎具灰白色皮孔，断面淡黄色，木质部管孔非常明显；幼茎具棱，被黄褐色糙伏毛。叶片长椭圆形，稀披针形；网脉明显，呈蜂窝状。花雌雄异株，聚伞花序短而少花；花冠黄色。核果熟时橙黄色至橙红色，具宿存萼片。花期4~7月，果期7~11月。

【分布】生于疏林、灌木丛及沟谷中。产于广西、广东、云南、贵州、湖南、福建等地。

【性能主治】根、藤茎味微苦、涩，性平。有活血调经、祛风除湿的作用。主治月经不调，痛经，闭经，跌打损伤，外伤出血，风湿痹痛，腰膝酸痛。

【采收加工】冬季采收，挖取根部或割下藤茎，切片，晒干。

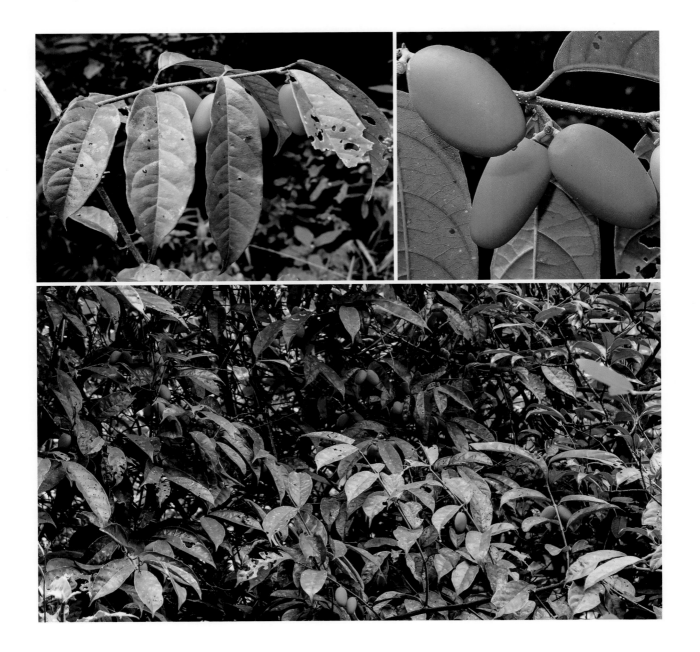

大苞寄生

【基原】为桑寄生科大苞寄生*Tolypanthus maclurei* (Merr.) Danser 的带叶茎枝。

【别名】油茶寄生、榔榆寄生、大萼桑寄生。

【形态特征】灌木，高0.5~1 m。嫩枝被黄褐色星状毛；枝条披散状。叶互生或近对生，或3~4片簇生于短枝上；叶片长圆形或长卵形。密簇聚伞花序腋生，具花3~5朵；苞片大，长卵形，离生，淡红色；花冠红色或橙色，花冠管上半部膨胀，具5条纵棱，纵棱之间具横皱纹。果椭圆形。花期4~7月，果期8~10月。

【分布】生于山地林中，寄生于油茶、柿树、紫薇或杜鹃花属、杜英属、冬青属等植物上。产于广西、广东、贵州、湖南、江西、福建等地。

【性能主治】带叶茎枝味苦、甘，性微温。有补肝肾、强筋骨、祛风除湿的作用。主治头目眩晕，腰膝酸痛，风湿麻木。

【采收加工】夏、秋季采收，扎成束，晾干。

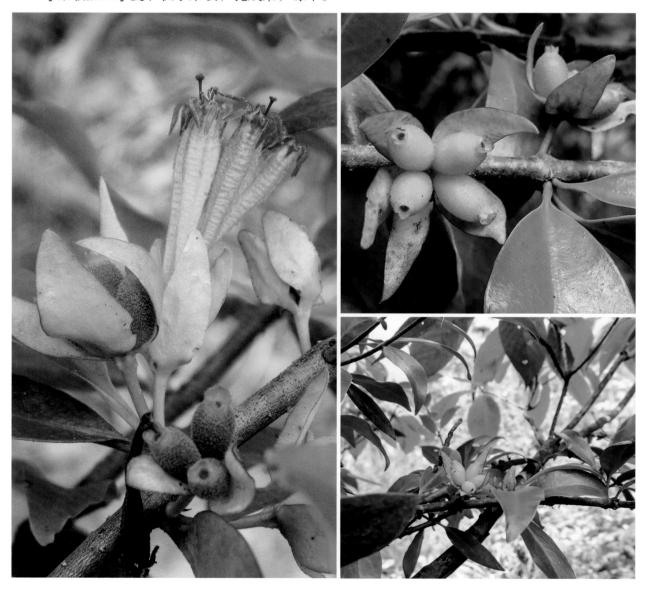

葛蕈

【基原】为蛇菰科红冬蛇菰*Balanophora harlandii* Hook. f. 的全草。

【别名】深山不出头、红冬菰、蛇菰。

【形态特征】草本。根状茎苍褐色，扁球形或近球形，表面粗糙，密被小斑点，呈脑状皱褶。花茎淡红色，鳞状苞片5~10枚，多少肉质，红色或淡红色，聚生于花茎基部，呈总苞状。雌雄异株（序），花序近球形或卵圆状椭圆形；雄花序轴有凹陷的蜂窠状洼穴；雌花子房黄色，卵形。花期9~11月。

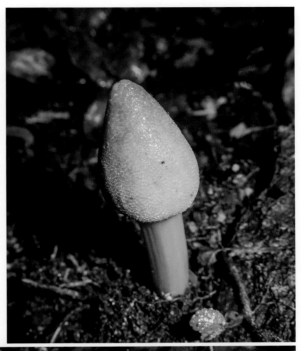

【分布】生于荫蔽林中较湿润的腐殖质土壤处。产于广西、广东、云南等地。

【性能主治】全草味苦、涩，性寒。有凉血止血、清热解毒的作用。主治咳嗽咯血，血崩，肠风下血，痔疮肿痛，梅毒，疔疮，小儿阴茎肿。

【采收加工】8月采收，洗净，晒干。

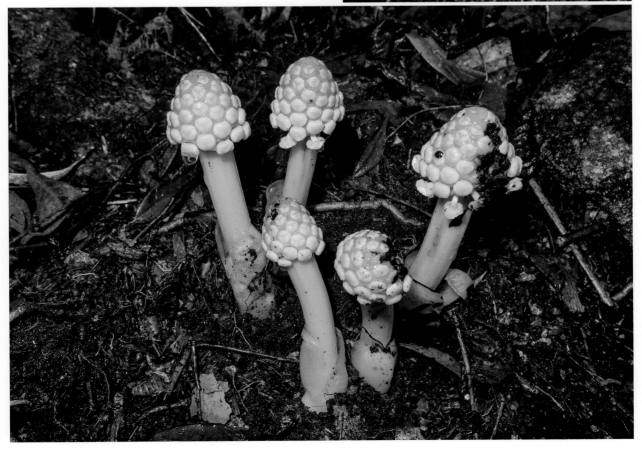

鹿仙草

【基原】为蛇菰科拟日本蛇菰*Balanophora parajaponica* R. X. Yu, S. Y. Zhou et Y. Q. Li的全草。

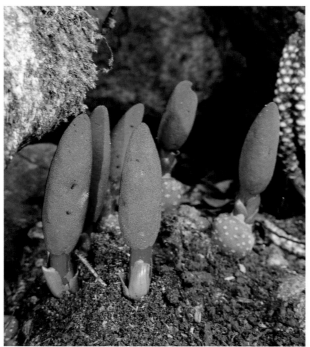

【别名】通天蜡烛、石上莲、山菠萝。

【形态特征】矮小、肉质、根寄生草本。全株鲜红色至暗红色。根茎分枝，分枝近球形；块状根茎成团，表面细粒状，有淡黄白色星状瘤突。叶退化成红色鳞苞片。雌雄异株，雄花序圆柱状；雄花疏生于雄花序上；雌花序卵圆形至长圆状椭圆形。花期8~10月。

【分布】生于林中较湿润的腐殖质土壤处。产于广西、广东、福建、云南、四川、湖北等地。

【性能主治】全草味苦，性凉。有益肾养阴、清热止血的作用。主治肾虚腰痛，虚劳出血，痔疮出血。

【采收加工】夏、秋季采收，除去杂质，鲜用或晒干。

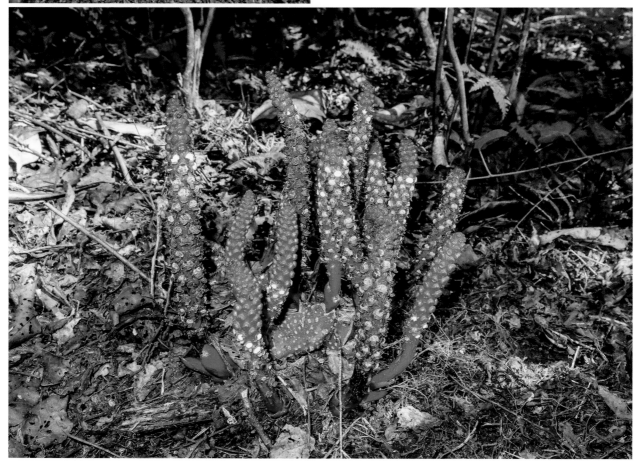

枳椇子

【基原】为鼠李科枳椇*Hovenia acerba* Lindl. 的种子。

【别名】万字果、拐枣。

【形态特征】高大乔木。小枝褐色或黑紫色，有明显白色的皮孔。叶片宽卵形至心形，先端长或短渐尖，基部截形或心形，边缘常具细齿。圆锥花序顶生和腋生；花两性。浆果状核果近球形，熟时黄褐色或棕褐色；果序轴明显膨大。花期5~7月，果期8~10月。

【分布】生于山坡林缘或疏林中。产于广西、广东、湖南、云南、贵州、浙江、安徽、陕西、河南等地。

【性能主治】种子味甘，性平。有止渴除烦、解酒毒、利大小便的作用。主治醉酒，烦热，口渴，二便不利，呕吐。

【采收加工】10~11月果实成熟时连肉质花序轴一并摘下，晒干，取出种子。

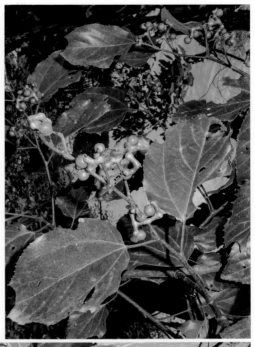

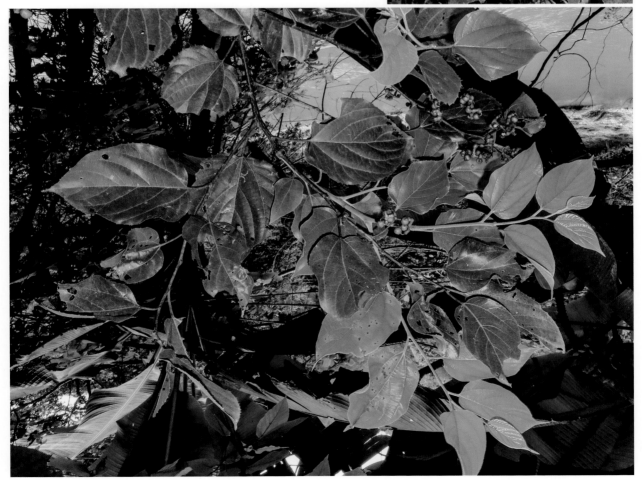

铁篱笆

【基原】为鼠李科马甲子*Paliurus ramosissimus* (Lour.) Poir. 的刺、花及叶。

【别名】铜钱树、仙姑簕。

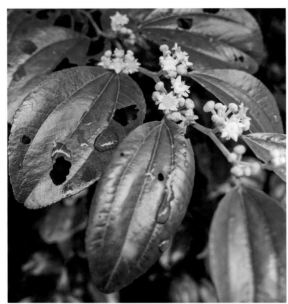

【形态特征】灌木。叶片卵状椭圆形或近圆形，先端钝或圆形，基部稍偏斜，边缘具齿；基出脉3条；叶柄基部有2枚针刺。腋生聚伞花序，被黄色茸毛；萼片宽卵形；花瓣匙形，短于萼片；雄蕊与花瓣等长或略长于花瓣。核果杯状，被黄褐色或棕褐色茸毛，周围具3枚浅裂窄翅。花期5~8月，果期9~10月。

【分布】生于山地，野生或栽培。产于广西、广东、云南、福建、江苏、江西、湖南、湖北等地。

【性能主治】刺、花及叶味苦，性平。有清热解毒的作用。主治疔疮痈肿，无名肿毒，下肢溃疡，目赤肿痛。

【采收加工】全年均可采收，鲜用或晒干。

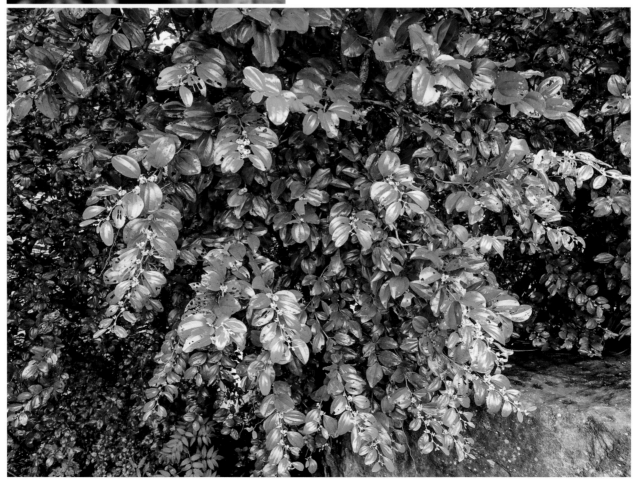

黎辣根

【基原】为鼠李科长叶冻绿*Rhamnus crenata* Sieb. et Zucc. 的根或根皮。

【别名】苦李根、铁包金、一扫光。

【形态特征】落叶灌木或小乔木。幼枝带红色，密被锈色柔毛。叶互生；叶片倒卵形或长圆形，边缘具细齿，背面及沿脉被柔毛。聚伞花序腋生；花黄绿色；萼齿三角形与萼筒等长；花瓣近圆形；雄蕊与花瓣等长。核果倒卵球形，熟时紫黑色。花期5~8月，果期7~11月。

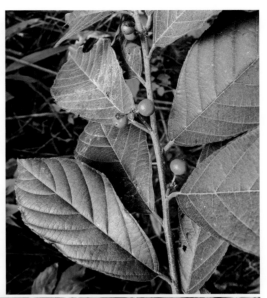

【分布】生于山地林下或灌木丛中。产于广西、广东、湖南、云南、贵州、四川、浙江、江西、福建等地。

【性能主治】根或根皮味苦、辛，性平；有毒。有清热解毒、杀虫利湿的作用。主治疥疮，顽癣，疮疖，湿疹，荨麻疹，跌打损伤。

【采收加工】秋后采收，鲜用或切片晒干，或剥皮晒干。

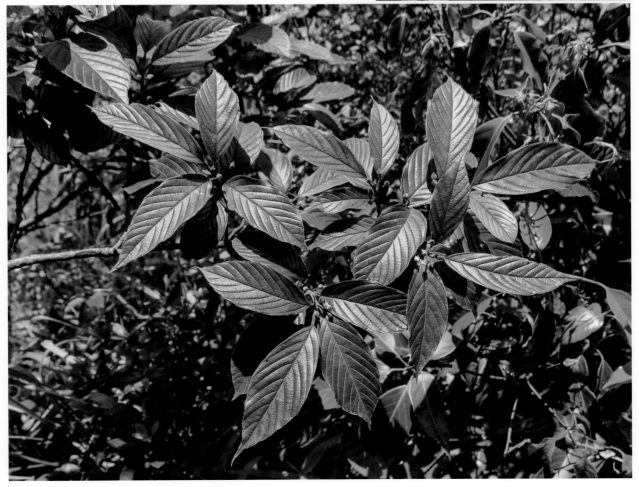

广东蛇葡萄

【基原】为葡萄科广东蛇葡萄*Ampelopsis cantoniensis* K. Koch 的茎、叶和根。

【别名】田浦茶、藤茶、田婆茶。

【形态特征】木质藤本。卷须二叉分歧，相隔2节间断与叶对生。叶为二回羽状复叶或小枝上部着生有一回羽状复叶；侧生小叶通常卵形、卵状椭圆形或长椭圆形。花序为伞房状多歧聚伞花序顶生或与叶对生。果实近球形，有种子2~4粒。花期4~7月，果期8~11月。

【分布】生于山谷、山坡灌木丛。产于广西、广东、贵州、云南、湖南、湖北、安徽、浙江、海南等地。县域内猫儿山有分布。

【性能主治】茎、叶和根味甘、淡，性凉。有清热解毒、祛湿消肿的作用。主治感冒发热，咽喉肿痛，黄疸型肝炎，目赤肿痛，痈肿疮疖。

【采收加工】夏、秋季采收，洗净，鲜用或晒干。

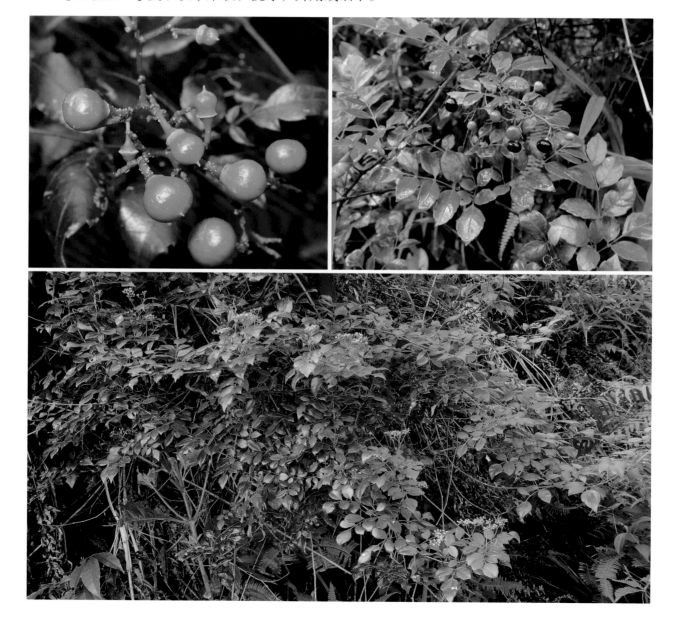

甜茶藤

【基原】为葡萄科显齿蛇葡萄*Ampelopsis grossedentata* (Hand.-Mazz.) W. T. Wang 的茎、叶和根。

【别名】藤茶、端午茶、红五爪金龙。

【形态特征】木质藤本。小枝有明显的纵棱纹。小枝、叶、叶柄和花序均无毛。叶为一至二回羽状复叶，二回羽状复叶者基部一对为3小叶；小叶长圆状卵形或披针形，边缘有明显齿或小齿。伞房状多歧聚伞花序与叶对生；花两性。果近球形，直径0.6~1 cm。花期5~8月，果期8~12月。

【分布】生于沟谷林中或山坡灌木丛中。产于广西、广东、云南、贵州、湖南、湖北、江西等地。

【性能主治】茎、叶和根味甘、淡，性凉。有清热解毒、利湿消肿的作用。主治感冒发热，咽喉肿痛，黄疸型肝炎，目赤肿痛，痈肿疮疖。

【采收加工】夏、秋季采收，洗净，鲜用或晒干。

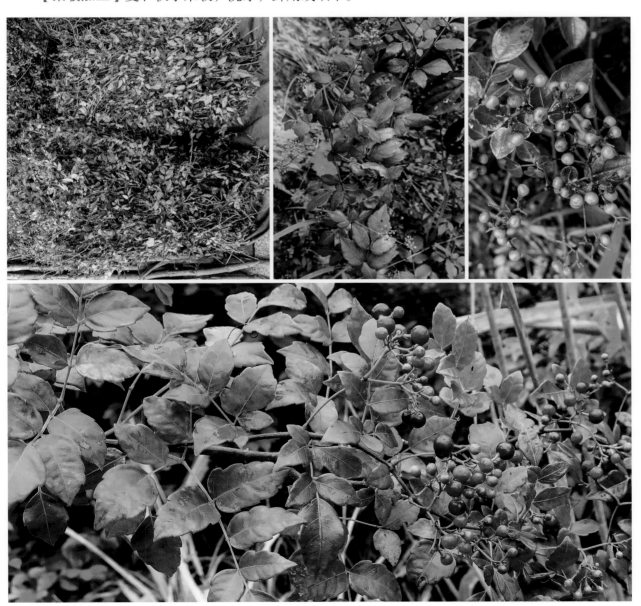

乌蔹莓

【基原】为葡萄科乌蔹莓*Cayratia japonica* (Thunb.) Gagnep. 的全草。

【别名】五爪龙、母猪藤。

【形态特征】草质藤本。小枝圆柱形，有纵棱纹，卷须2~3叉分枝，相隔2节间断与叶对生。叶为鸟足状5小叶；中央小叶长椭圆形或椭圆状披针形；侧生小叶椭圆形或长椭圆形。花序腋生，复二歧聚伞花序。果实近球形，果径约1 cm，有种子2~4粒。花期3~8月，果期8~11月。

【分布】生于沟谷林或山坡灌木丛中。产于广西、广东、云南、贵州、湖南、湖北、福建、江西等地。

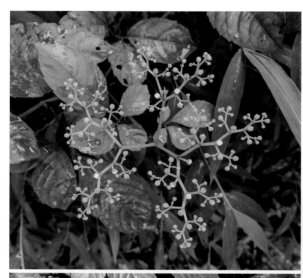

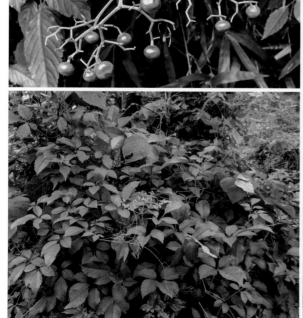

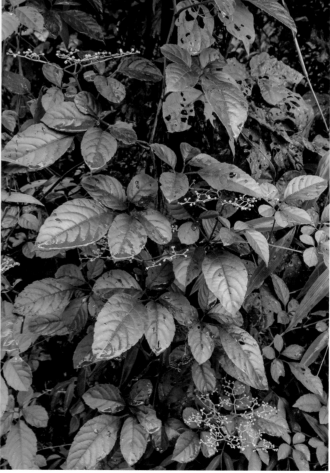

【性能主治】全草味苦、酸，性寒。有解毒消肿、清热利湿的作用。主治热毒痈肿，疔疮，丹毒，咽喉肿痛，蛇虫咬伤，烧烫伤，风湿痹痛，黄疸，泻痢，白浊，尿血。

【采收加工】夏、秋季采收，切段，鲜用或晒干。

复叶葡萄叶

【基原】为葡萄科鸡足葡萄*Vitis lanceolatifoliosa* C. L. Li 的叶。

【别名】止血灵、甜茶叶。

【形态特征】木质藤本植物。小枝有纵棱纹，密被锈色蛛丝状茸毛；卷须2叉分枝，每隔2节间断与叶对生。叶为掌状3~5小叶；中央小叶披针形，边缘有浅钝齿，有长或短的柄；侧生小叶稍小，基部极斜，无柄。圆锥花序疏散，与叶对生。果实球形，果径0.8~1 cm。花期5月，果期8~9月。

【分布】生山坡、溪边灌木丛中或疏林中。产于江西、湖南、广东等地。

【性能主治】叶味甘、微涩，性凉。有止血、清热解暑的作用。主治外伤出血，预防中暑。

【采收加工】全年均可采收，晒干。

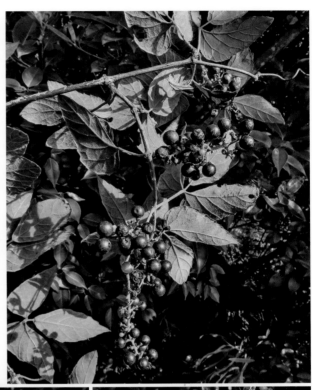

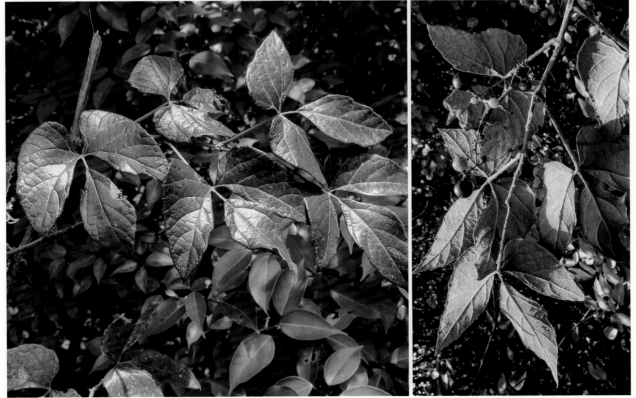

岩椒草

【基原】为芸香科臭节草*Boenninghausenia albiflora* (Hook.) Rchb. ex Meisn. 的全草。

【别名】白虎草、石椒草、臭草。

【形态特征】多年生草本。嫩枝的髓部大而空心；茎的分枝甚多，有浓烈气味。叶片薄纸质，小裂片倒卵形、菱形或椭圆形，老叶常为褐红色。花序多花，花枝纤细，基部具小叶；花瓣白色，有时先端桃红色，有透明油点。每果只有3~5粒褐黑色种子。花期、果期7~11月。

【分布】生于山地草丛或林下。产于广西、广东、江西、湖南、江苏、浙江等地。

【性能主治】全草味辛、苦，性凉。有解表截疟、活血散瘀的作用。主治疟疾，感冒发热，支气管炎，跌打损伤。

【采收加工】夏季采收，除去泥沙，晒干。

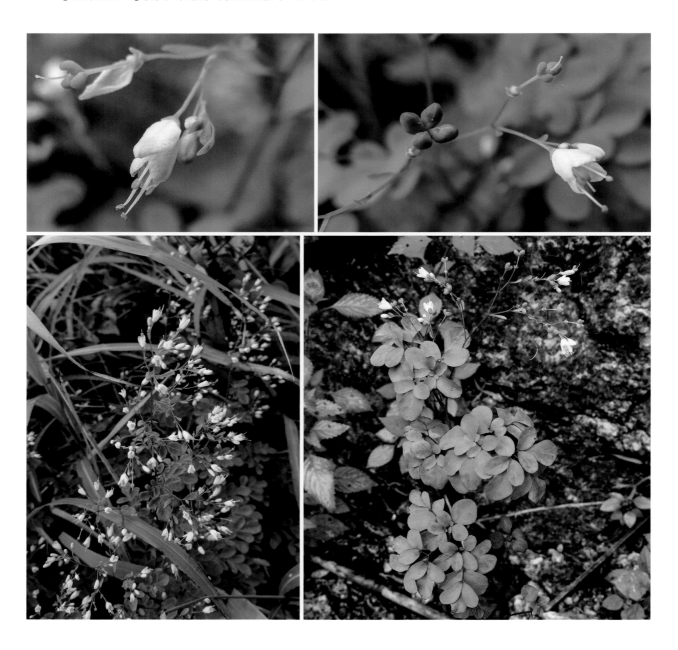

黄柏

【基原】为芸香科秃叶黄檗*Phellodendron chinense* C. K. Schneid. var. *glabriusculum* C. K. Schneid 的树皮。

【别名】黄檗、元柏、檗木。

【形态特征】乔木，高约15 m。成年树有厚、纵裂的木栓层，内皮黄色，嚼烂时有黏胶质，可将唾液染成黄色。叶轴、叶柄和小叶枝柄均无毛或被疏毛。奇数羽状复叶，有小叶7~15片；小叶卵形至披针形，腹面仅中脉有短毛。花序顶生，花疏散；花瓣紫绿色。果近圆球形，熟时蓝黑色。花期5~6月，果期9~11月。

【分布】生于杂木林中，常栽培于山地缓坡地上或屋旁。产于广西、广东、贵州、湖南、湖北、江苏、浙江、陕西、甘肃等地。

【性能主治】树皮味苦，性寒。有清热燥湿、泻火解毒的作用。主治湿热泻痢，黄疸，带下，热淋，脚气，盗汗，遗精，疮疡肿毒，湿疹瘙痒。

【采收加工】全年均可采收，剥取树皮后，除去粗皮，晒干。

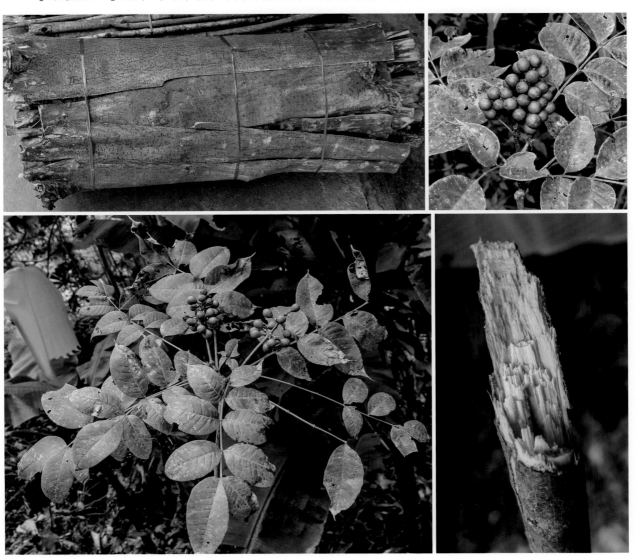

三叉苦

【基原】为芸香科三桠苦 *Melicope pteleifolia* (Champ. ex Benth.) Hartley 的全株。

【别名】石蛤骨、三叉虎。

【形态特征】常绿灌木至小乔木，高2~8 m。树皮灰白色；嫩枝扁平，节部常呈压扁状；小枝的髓部大。叶具3片小叶，揉烂后有浓郁香气。花序腋生，花小而多；花瓣淡黄白色，常有透明油点。果熟时淡黄色或茶褐色，表面散生透明油点。花期4~6月，果期9~10月。

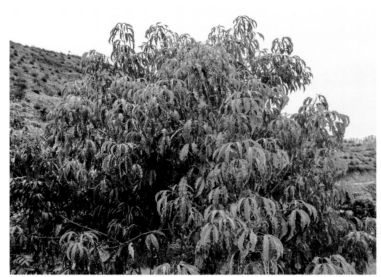

【分布】生于山谷阴湿处。产于我国南部各地。

【性能主治】全株味苦，性寒。有清热解毒、祛风除湿、消肿止痛的作用。主治风热感冒，咽喉肿痛，风湿痹痛，跌打损伤，疮疡，皮肤瘙痒。

【采收加工】全年均可采收，根洗净，切片晒干；叶阴干。

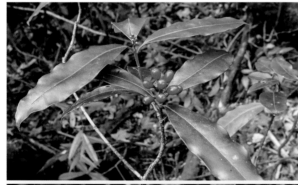

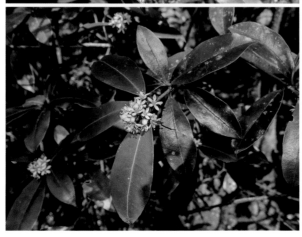

茵芋

【基原】为芸香科茵芋 *Skimmia reevesiana* (Fortune) Fortune 的茎、叶。

【别名】山桂花、黄山桂。

【形态特征】灌木，高1~2 m。小枝常中空。叶集生于枝上部，有柑橘叶的香气；叶片椭圆形、披针形、卵形或倒披针形。圆锥花序顶生，花密集，芳香；花梗甚短；花瓣黄白色。果圆形、椭圆形或倒卵形，长8~15 mm，熟时红色。花期3~5月，果期9~11月。

【分布】生于林下、湿润云雾多的地方。产于我国东部、南部和广西、广东、台湾、湖北、湖南等地。

【性能主治】茎叶味苦，性温；有毒。有祛风除湿的作用。主治风湿痹痛，双足软弱。

【采收加工】全年均可采收。

吴茱萸

【基原】为芸香科吴茱萸*Tetradium ruticarpum* (A. Juss.) Hartley 的果实。

【别名】茶辣、吴萸、密果吴萸。

【形态特征】常绿灌木，高2~5 m。嫩枝暗紫红色，与嫩芽同被灰黄色或红锈色茸毛；茎皮、叶和果均有强烈气味，苦而麻辣。奇数羽状复叶；小叶5~11片；小叶椭圆形至阔卵形，具油点。雌雄异株，圆锥花序顶生。果扁球形，密集成团，熟时暗紫红色，开裂为5个果瓣。花期4~5月，果期8~11月。

【分布】生于山地疏林下或灌木丛中。产于广西、广东、贵州、四川、湖南、湖北、浙江、台湾、陕西等地。

【性能主治】果实味辛、苦，性热；有小毒。有散寒止痛、降逆止呕、助阳止泻的作用。主治厥阴头痛，寒湿脚气，经行腹痛，脘腹胀痛，呕吐吞酸，口疮，高血压病。

【采收加工】8~11月果实尚未开裂时剪下果枝，除去杂质，晒干或低温干燥。

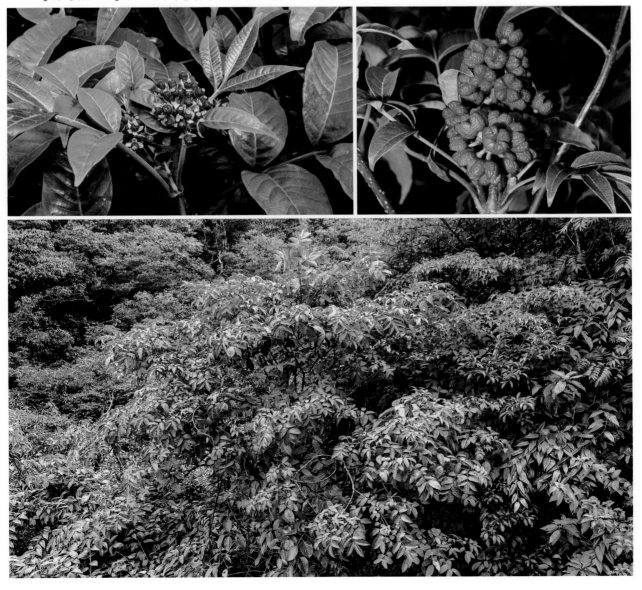

飞龙掌血

【基原】为芸香科飞龙掌血 *Toddalia asiatica* (L.) Lam. 的根。

【别名】散血丹、见血飞、小金藤。

【形态特征】木质藤本。茎枝及叶轴有甚多向下弯钩的锐刺，嫩枝被锈色短柔毛。三出复叶互生；小叶无柄，卵形或倒卵形，密布透明油点，有柑橘叶的香气。雄花序为伞房状圆锥花序，雌花序呈聚伞圆锥花序；花瓣淡黄白色。核果熟时橙红色或朱红色，果皮麻辣，果肉味甜。花期春夏季，果期秋冬季。

【分布】生于灌木丛中，攀缘于树上，石灰岩山地亦常见。产于广西、广东、湖南、四川、贵州、云南、陕西、甘肃、浙江、江西、福建、台湾、湖北等地。

【性能主治】干燥根味辛、微苦，性温。有祛风止痛、散瘀止血的作用。主治风湿痹痛，胃痛，跌打损伤，吐血，刀伤出血，痛经，闭经，痢疾，牙痛，疟疾。

【采收加工】全年均可采收，除去杂质，切段，干燥。

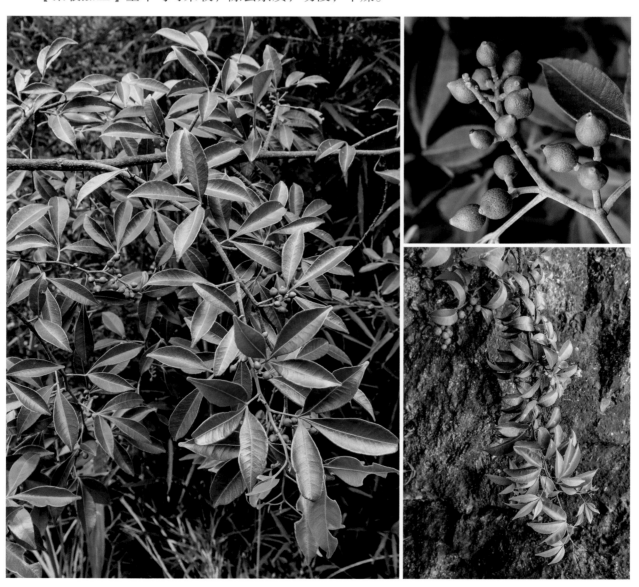

浙桐皮

【基原】为芸香科椿叶花椒*Zanthoxylum ailanthoides* Sieb. et Zucc. 的树皮。

【别名】椿椒、鼓钉树、海桐皮。

【形态特征】乔木，高约10 m。树干有鼓钉状锐刺，小枝顶部常散生短直刺。一回羽状复叶具小叶11~17片；叶片整齐对生，狭长披针形，叶缘有裂齿，油点多，背面常有灰白色粉霜。花序顶生，花序轴常有较多直刺；花淡黄白色。果熟时淡褐红色，顶端无芒尖；果皮上油点多而明显，干后凹陷。花期8~9月，果期10~12月。

【分布】生于山地杂木林中，在四川西部常生于以山茶属及栎属植物为主的常绿阔叶林中。除江苏、安徽未见记录，云南仅产于富宁外，我国长江以南各地均有。

【性能主治】树皮味苦，性平。有祛风湿、通经络的作用。主治腰膝疼痛，顽痹，疥癣。

【采收加工】夏季剥取树皮，晒干。

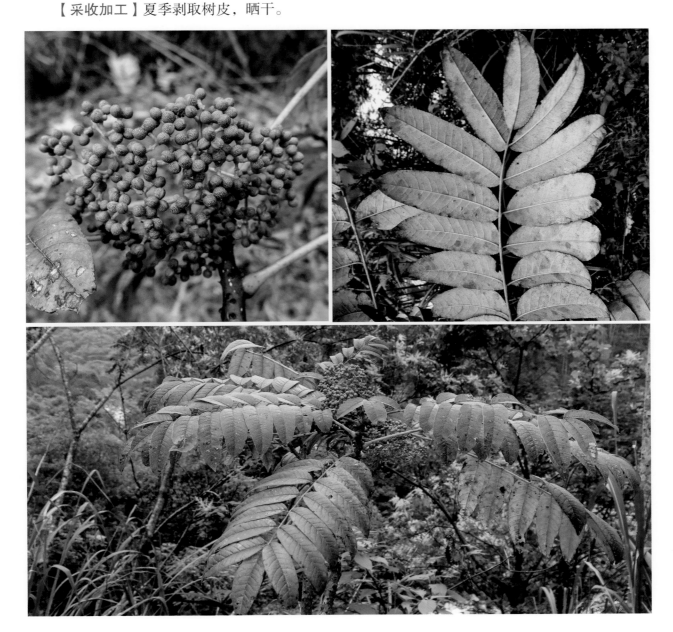

竹叶椒

【基原】为芸香科竹叶花椒 *Zanthoxylum armatum* DC. 的根、树皮、叶、果实及种子。

【别名】竹叶椒、土花椒、花椒。

【形态特征】落叶灌木，高2~5 m。全株有花椒气味。茎枝多锐刺；刺基部宽而扁，红褐色。奇数羽状复叶互生，有小叶3~9片；小叶背面中脉上常有小刺，叶轴具翅，叶缘常有细齿。花序近腋生或同时生于侧枝之顶。蓇葖果熟时鲜红色，有油点。花期4~5月，果期8~10月。

【分布】生于低丘陵林下、石灰岩山地。产于我国东南部和西南各地。

【性能主治】根、树皮、叶、果实及种子味辛、微苦，性温；有小毒。有温中理气、活血止痛、祛风除湿的作用。主治感冒头痛，胃腹冷痛，蛔虫病腹痛，风湿关节痛，毒蛇咬伤。叶外用治跌打肿痛，皮肤瘙痒。

【采收加工】根、树皮全年均可采收，秋季采果，夏季采叶，鲜用或晒干。

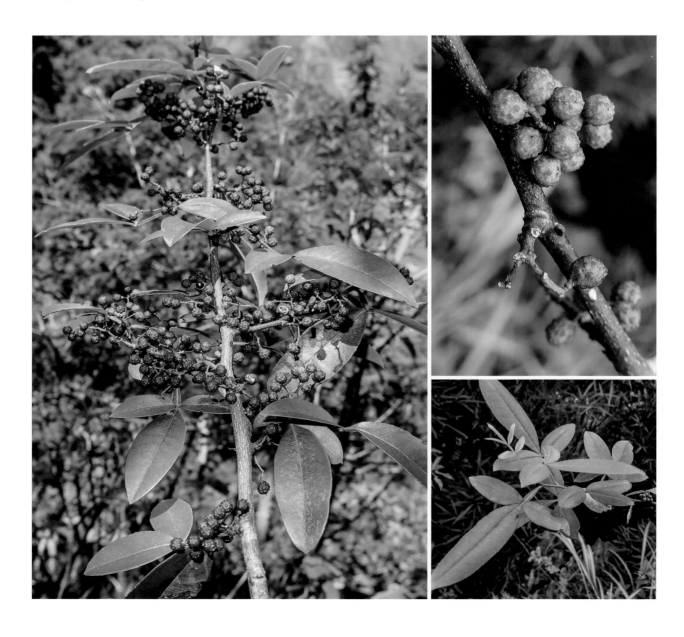

大叶花椒

【基原】为芸香科蚬壳花椒*Zanthoxylum dissitum* Hemsl. 的茎、叶、果实及种子。

【别名】单面针、钻山虎、见血飞。

【形态特征】木质藤本。茎干着生劲直皮刺，叶轴及小叶中脉上的刺通常弯钩。羽状复叶有小叶5~9片；小叶椭圆形或披针形，边缘全缘，油点不显。花序腋生；萼片和花瓣均4片。果序上的果通常密集成团，单个果瓣形似蚌壳，红褐色，干后淡棕色或禾秆黄色。花期4~5月，果期9~11月。

【分布】生于山坡林中或石灰岩山地。产于广西、贵州、四川等地。

【性能主治】茎、叶味辛、苦，性凉。有消食助运、行气止痛的作用。主治脾运不健、厌食腹胀、疝气痛。果实或种子味辛，性温；有小毒。有散寒止痛、调经的作用。主治疝气痛，月经过多。

【采收加工】果实或种子8~9月果实成熟时采摘，晒干。茎全年均可采收，切片晒干。叶鲜用或晒干。

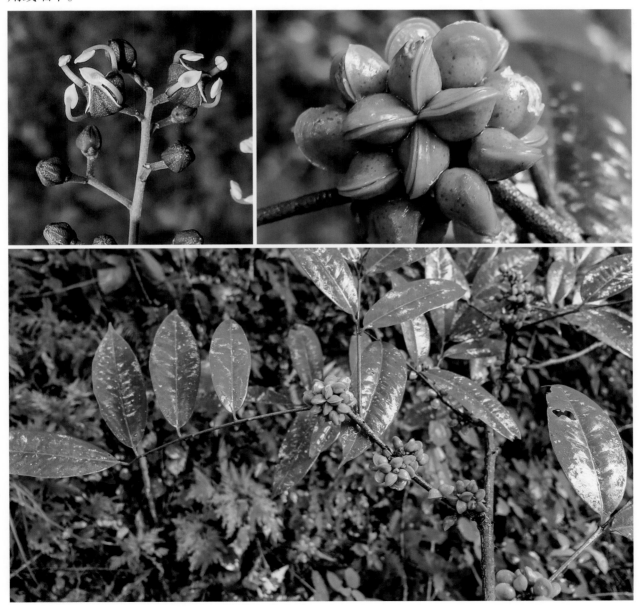

广藤根

【基原】为清风藤科灰背清风藤*Sabia discolor* Dunn 的藤茎。

【别名】白背清风藤。

【形态特征】常绿攀缘木质藤本。嫩枝具纵条纹；老枝深褐色，具白蜡层。叶片纸质，卵形或椭圆状卵形，先端尖或钝，干后腹面黑色，背面灰白色。聚伞花序呈伞形状，有花4~5朵。分果爿红色，倒卵形；果核的中肋明显隆起呈翅状，两侧面有不规则的块状凹穴。花期3~4月，果期5~8月。

【分布】生于山地灌木丛中。产于广西、广东、浙江、福建等地。

【性能主治】藤茎味甘、苦，性平。有祛风除湿、活血止痛的作用。主治风湿骨痛，跌打劳伤，肝炎。

【采收加工】秋、冬季挖根，夏、秋季采茎藤，洗净，切片，鲜用或晒干。

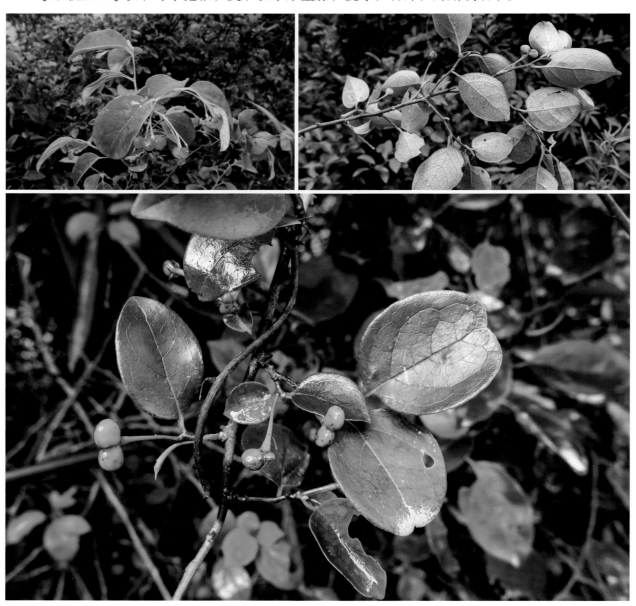

小发散

【基原】为清风藤科簇花清风藤*Sabia fasciculata* Lecomte ex L. Chen 的全株。

【别名】散风藤。

【形态特征】常绿攀缘木质藤本。叶片革质，椭圆形或倒卵状长圆形，先端尖或长渐尖，基部楔形或圆，腹面深绿色，背面淡绿色。聚伞花序有花3~4朵，排成伞房花序，盛开时长2~4 cm，有花10~20朵；花瓣淡绿色，中部有红色斑纹。分果爿红色，倒卵形。花期2~5月，果期5~10月。

【分布】生于山谷、山坡林间。产于广西、广东、云南、福建等地。

【性能主治】全株味甘、微涩，性温。有祛风除湿、散瘀消肿的作用。主治风湿痹痛，跌打瘀肿。

【采收加工】全年或秋、冬季采收，洗净，切片，晒干。

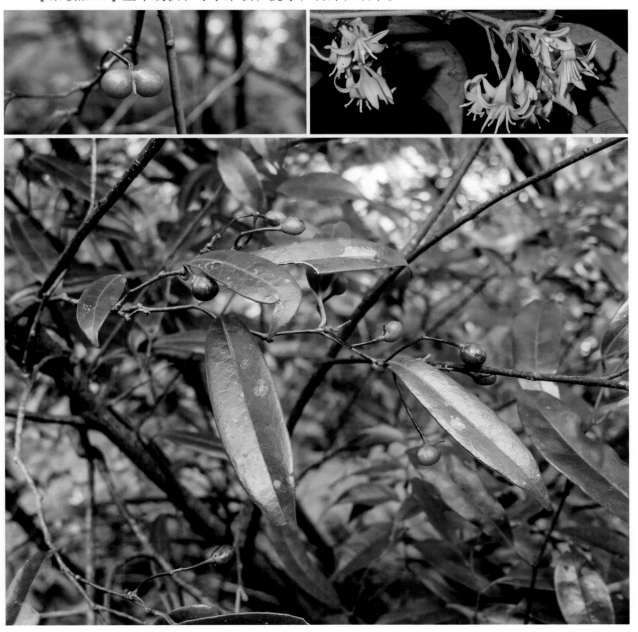

清风藤

【基原】为清风藤科清风藤 *Sabia japonica* Maxim. 的茎、叶及根。

【别名】过山龙、两嘴刺、寻风藤。

【形态特征】落叶攀缘木质藤本植物。老枝紫褐色，具白蜡层，残留有木质化成单刺状或双刺状的叶柄基部。叶片近纸质，卵状椭圆形或阔卵形，背面带白色。花先叶开放，单生于叶腋；花瓣淡黄绿色，倒卵形或长圆状倒卵形。分果瓣近圆形或肾形。花期2~3月，果期4~7月。

【分布】生于山谷、林缘灌木林中。产于广西、广东、福建、江苏、安徽、浙江、江西等地。

【性能主治】茎、叶及根味苦、辛，性温。有祛风利湿、活血解毒的作用。主治风湿痹痛，水肿，脚气，骨折，骨髓炎，化脓性关节炎，脊椎炎，疮疡肿毒，皮肤瘙痒。

【采收加工】春、夏季割取藤茎，切段后，晒干。秋、冬季挖取根部，洗净，切片，鲜用或晒干。叶多在夏、秋季采收，鲜用。

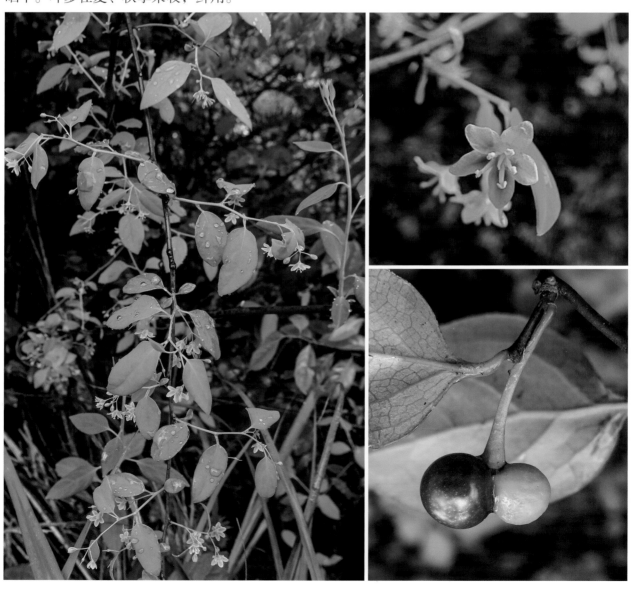

野鸦椿

【基原】为省沽油科野鸦椿*Euscaphis japonica* (Thunb.) Dippel 的根、果实、花。

【别名】酒药花、鸡肾果。

【形态特征】落叶小乔木或灌木。小枝及芽红紫色，枝叶揉碎后发出恶臭气味。叶对生，奇数羽状复叶；小叶5~9片，叶片长卵形或椭圆形，边缘具疏短齿，齿尖有腺体。圆锥花序顶生，花多，较密集；花瓣黄白色。每朵花发育为1~3个蓇葖；蓇葖果长1~2 cm，果皮紫红色。花期5~6月，果期8~9月。

【分布】生于山坡、山谷林下或灌木丛中。产于广西、广东、四川、山西、湖北、安徽等地。

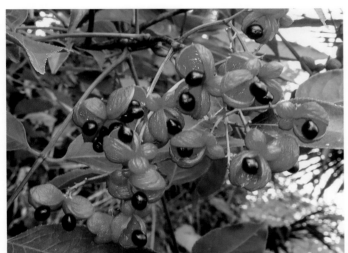

【性能主治】根味微苦，性平。有清热解表、利湿的作用。主治感冒头痛，痢疾，肠炎。果实味辛，性温。有祛风散寒、行气止痛的作用。主治月经不调，疝痛，胃痛。花味甘，性平。有祛风止痛的作用。主治头痛，眩晕。

【采收加工】春、夏季采花，秋季采收根、果，晒干。

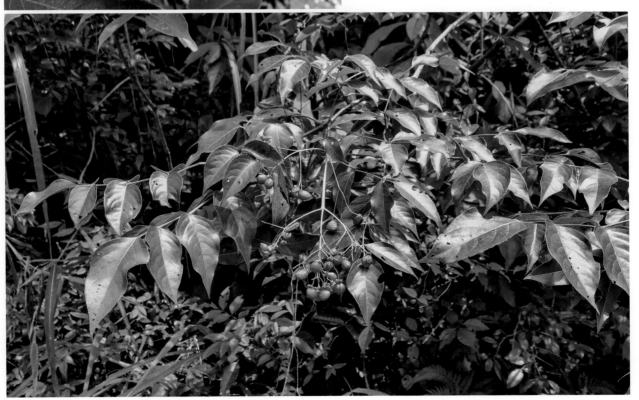

山香圆叶

【基原】为省沽油科锐尖山香圆 *Turpinia arguta* (Lind.) Seem. 的叶。

【别名】五寸铁树、尖树、黄柿木。

【形态特征】落叶灌木，高1~3 m。单叶对生；叶片椭圆形或长椭圆形，长7~22 cm，宽2~6 cm，先端渐尖，具尖尾，边缘具疏齿，齿尖具硬腺体。顶生圆锥花序较叶短；花梗中部具2枚苞片；花白色。果近球形，幼时绿色，熟时转红色，干后黑色。花期3~4月，果期9~10月。

【分布】生于山坡、谷地林中。产于广西、广东、海南、湖南、贵州、四川、江西、福建等地。

【性能主治】叶味苦，性寒。有清热解毒、消肿止痛的作用。主治跌打扭伤，疮疖肿毒。

【采收加工】夏秋采收，晒干。

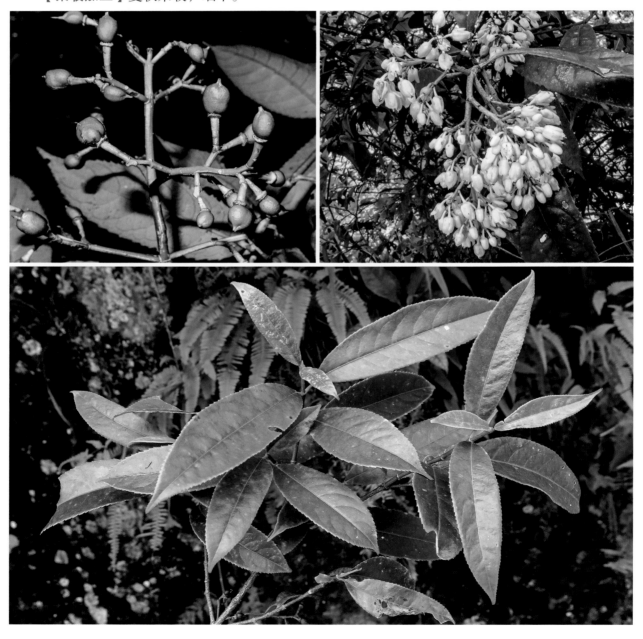

广枣

【基原】为漆树科南酸枣*Choerospondias axillaris* (Roxb.) B. L. Burtt et A. W. Hill 的果实。

【别名】山枣、五眼果、酸枣。

【形态特征】高大落叶乔木。树皮片状剥落。奇数羽状复叶互生；小叶对生，卵形或卵状披针形或卵状长圆形，基部多少偏斜；叶柄纤细，基部略膨大。花单性或杂性异株，雄花和假两性花排成圆锥花序，雌花单生于上部叶腋。核果熟时黄色，椭圆状球形。花期4月，果期8~10月。

【分布】生于山坡、沟谷林中。产于广西、广东、云南、贵州、湖南、湖北、江西、福建等地。

【性能主治】果实味甘、酸，性平。有行气活血、养心安神的作用。主治气滞血瘀，胸痹作痛，心悸气短，心神不安。

【采收加工】秋季果实成熟时采收，除去杂质，干燥。

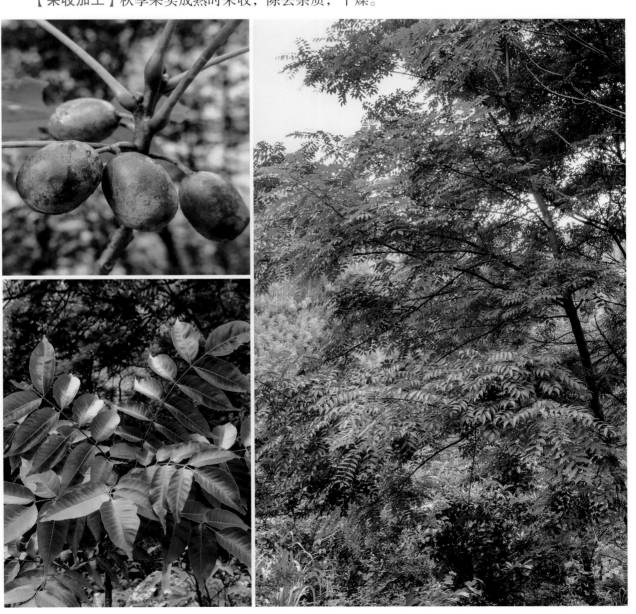

黄楝树

【基原】为漆树科黄连木*Pistacia chinensis* Bunge 的叶芽、叶或根、树皮。

【别名】木黄连、美隆林、倒麟木。

【形态特征】落叶乔木。树干扭曲；树皮暗褐色，呈鳞片状剥落。奇数羽状复叶互生，有小叶5~6对；小叶对生或近对生，披针形或窄披针形。花单性异株，先花后叶；圆锥花序腋生，花密集。核果倒卵状球形，略压扁状，熟时紫红色。花期3~4月，果期9~11月。

【分布】生于石山林中。产于我国长江以南各地及北部、西北地区。

【性能主治】叶芽、叶或根、树皮味苦，性寒；有小毒。有清热解毒、生津的作用。主治暑热口渴，痢疾，疮痒，皮肤瘙痒。

【采收加工】春季采收叶芽，鲜用。夏、秋季采叶，鲜用或晒干。根及树皮全年均可采收，切片，晒干。

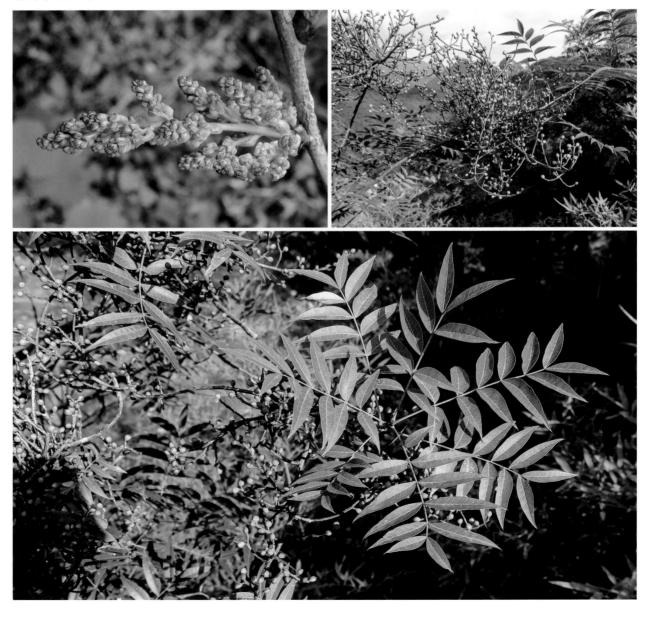

青钱柳叶

【基原】为胡桃科青钱柳*Cyclocarya paliurus* (Batalin) Iljinsk. 的叶。

【别名】青钱李、山化树。

【形态特征】乔木。枝条黑褐色，具灰黄色皮孔；芽密被锈褐色盾状着生的腺体。奇数羽状复叶；小叶长椭圆状卵形至阔披针形，基部歪斜。雌雄同株，雌、雄花序均为柔荑花序，花序轴密被短柔毛及盾状着生的腺体。果扁球形，中部围有革质圆盘状翅。花期4~5月，果期7~9月。

【分布】生于山谷河边或林中阴湿处。产于广西、广东、湖南、湖北、江苏、安徽、江西等地。

【性能主治】叶味辛、微苦，性平。有祛风止痒的作用。主治皮肤癣疾。

【采收加工】春、夏季采收，洗净，鲜用或干燥。

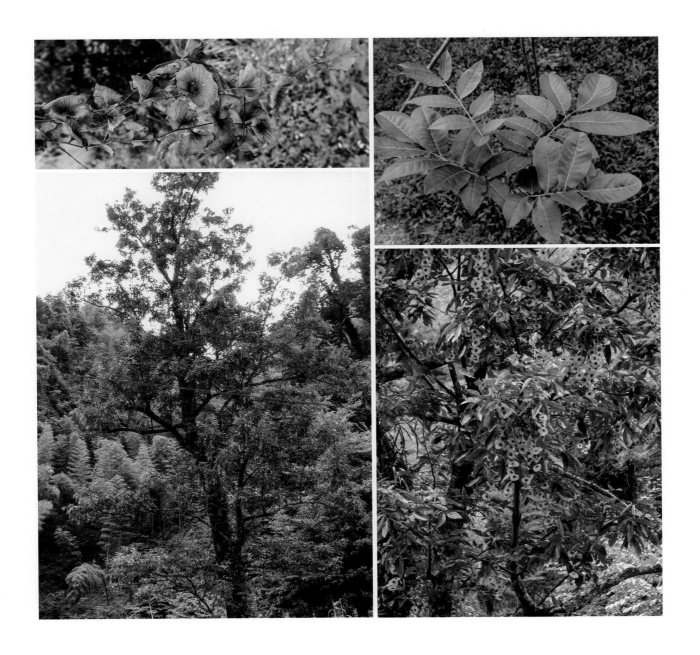

黄杞

【基原】为胡桃科黄杞*Engelhardia roxburghiana* Wall.的树皮、叶。

【别名】土厚朴、黄古木。

【形态特征】常绿乔木，高10~15 m。全体无毛。偶数羽状复叶；小叶通常3~5对；叶片革质，长椭圆状披针形，基部不对称，歪斜状楔形。雌雄通常同株，稀有异株；花序顶生，稀同时侧生。果序长15~25 cm；坚果球形，密生黄褐色腺体，有三裂叶状的膜质果翅。花期4~5月，果期8~9月。

【分布】生于杂木林中。产于广西、广东、云南、湖南、贵州、四川、台湾等地。

【性能主治】叶味微苦，性凉。有清热止痛的作用。主治胸腹胀闷，湿热泄泻，感冒发热。树皮味微苦、辛，性平。有行气、化湿、导滞的作用。主治脘腹胀满，气腹痛。

【采收加工】春、夏、秋季采收，洗净，鲜用或晒干。

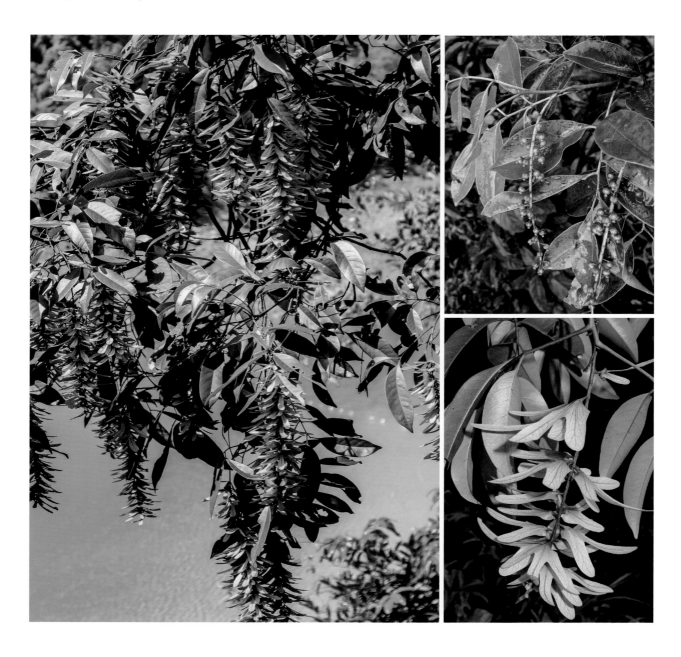

灯台树

【基原】为山茱萸科灯台树*Cornus controversa* Hemsl. 的茎皮、根皮或叶。

【别名】六角树、楝木、乌牙树。

【形态特征】落叶乔木。树皮光滑，暗灰色或带黄灰色。叶互生；叶片阔卵形、阔椭圆状卵形或披针状椭圆形，先端突尖，基部圆形或急尖，边缘全缘，背面灰绿色，密被淡白色短柔毛；叶柄紫红绿色。伞房状聚伞花序顶生，花小，白色。核果球形，熟时紫红色至蓝黑色。花期5~6月，果期7~8月。

【分布】生于阔叶林下。产于广西、广东、安徽、河南、山东、辽宁等地。

【性能主治】茎皮、根皮或叶味微苦，性凉。有清热、消肿止痛的作用。主治头痛，眩晕，咽喉肿痛，关节酸痛，跌打肿痛。

【采收加工】5~6月剥取茎皮或根皮，晒干。叶全年均可采收，鲜用或晒干。

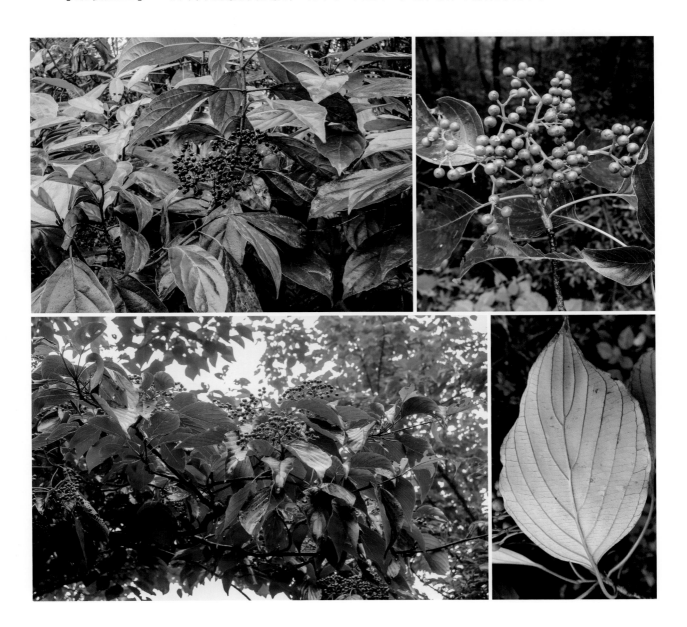

香港四照花

【基原】为山茱萸科香港四照花*Cornus hongkongensis* Hemsl. 的叶、花。

【别名】山荔枝。

【形态特征】常绿乔木或灌木。老枝有多数皮孔。叶片椭圆形至长椭圆形，稀倒卵状椭圆形。头状花序球形，由50~70朵花聚集而成；花小，淡黄色，有香味；总苞片4片，白色；花萼管状。果序球形，直径约2.5 cm，熟时黄色或红色。花期5~6月，果期11~12月。

【分布】生于山谷林下。产于广西、广东、云南、贵州、四川、浙江、江西等地。

【性能主治】花、叶味苦、涩，性凉。有收敛止血的作用。主治外伤出血。

【采收加工】叶全年均可采收，夏季采花，去除枝梗，鲜用或晒干。

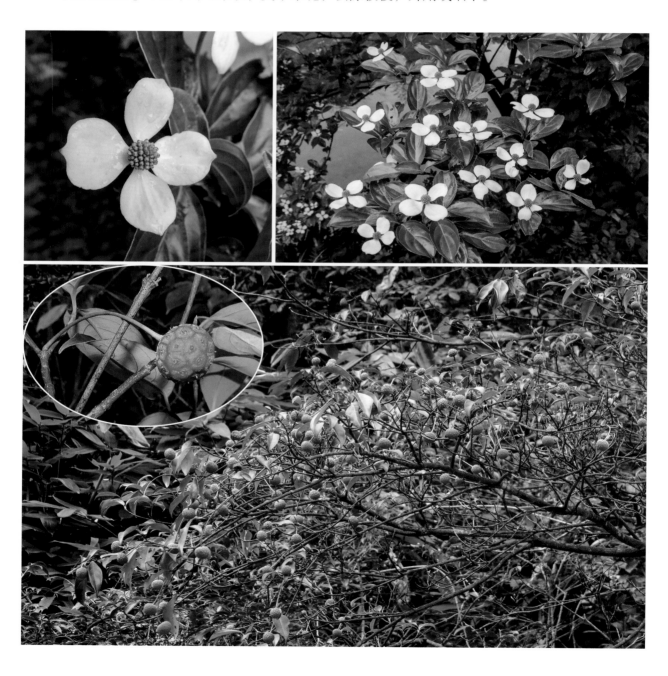

八角枫

【基原】为八角枫科八角枫 *Alangium chinense* (Lour.) Harms 的根、叶及花。

【别名】八角王、华瓜木。

【形态特征】落叶小乔木或灌木。小枝呈之字形。单叶互生；叶片卵圆形，边缘全缘或微浅裂，基部两侧常不对称，入秋后叶变为橙黄色。聚伞花序腋生；花初开时白色，后变为黄色，花瓣狭带形，具香气；雄蕊和花瓣同数而近等长；子房2室。核果卵圆形，熟时黑色。花期5~7月和9~10月，果期7~11月。

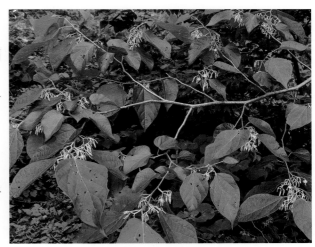

【分布】生于山野路旁、灌木丛中或林下。产于广西、广东、云南、四川、江西、福建、湖南、湖北、浙江、江苏、河南等地。

【性能主治】根、叶及花味辛，性微温；有毒。有祛风除湿、舒筋活络、散瘀止痛的作用。主治风湿关节痛，精神分裂症，跌打损伤。

【采收加工】根全年均可采收，除去泥沙，去除侧根和须根，晒干。夏、秋采叶及花，晒干或鲜用。

五代同堂

【基原】为八角枫科小花八角枫 *Alangium faberi* Oliv. 的根。

【别名】三角枫、半枫荷。

【形态特征】落叶灌木。叶片薄纸质至膜质，二型，不裂或掌状3裂，不分裂者长圆形或披针形，腹面幼时有稀疏的小硬毛，背面有粗伏毛，老叶几无毛。聚伞花序短而纤细，有淡黄色粗伏毛，有花5~10（20）朵。核果近卵形，熟时淡紫色，顶端有宿存萼齿。花期6月，果期9月。

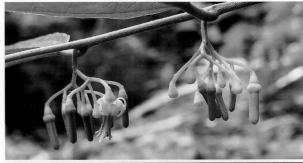

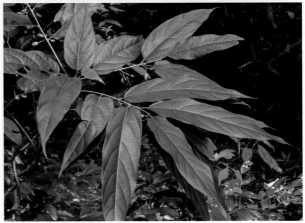

【分布】生于山谷疏林下。产于广西、广东、湖南、贵州、湖北等地。

【性能主治】根味辛、微苦，性温。有理气活血、祛风除湿的作用。主治小儿疳积，风湿骨痛。

【采收加工】全年均可采收，洗净，切片，晒干。

喜树

【基原】为蓝果树科喜树 *Camptotheca acuminata* Decne. 的果实、根。

【别名】旱莲木、千丈树。

【形态特征】落叶乔木。树皮灰色或浅灰色，纵裂成浅沟状。叶片矩圆状卵形或矩圆状椭圆形，先端短锐尖，基部近圆形或阔楔形。头状花序近球形，常由2~9个头状花序组成圆锥花序，顶生或腋生，上部为雌花序，下部为雄花序。翅果矩圆形，聚生成近球形的头状果序。花期5~7月，果期9月。

【分布】生于林边、溪边。产于广西、广东、贵州、四川、湖南、江苏、浙江等地。

【性能主治】果实、根味苦、辛，性寒；有毒。有清热解毒、散结消症的作用。主治白血病，牛皮癣，疮肿。

【采收加工】果实秋末至初冬采收，晒干。根全年可采收。

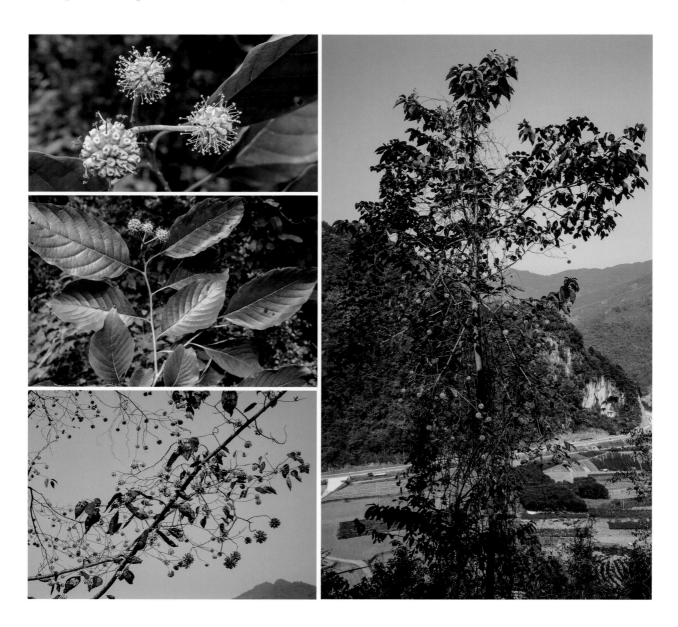

九眼独活

【基原】为五加科食用土当归*Aralia cordata* Thunb. 的根、根状茎。

【别名】土当归、水白芷、水独活。

【形态特征】多年生草本，高可达3 m。根圆柱状，肉质肥厚。叶为二回至三回羽状复叶，羽片小叶3~5片；叶片纸质，阔卵形，基部心形。伞形圆锥花序长可达50 cm，分枝少，着生数个总状排列的伞形花序，被灰褐色柔毛。花白色。果实球形，熟时紫黑色，有5棱。花期7~9月，果期9~10月。

【分布】生于林下阴湿处或山坡草丛中。产于广西、福建、台湾、湖北、江西、安徽、江苏等地。县域内瓜里乡、银竹老山有分布。

【性能主治】根、根状茎味辛、苦，性温。有祛风除湿、舒筋活络、活血止痛的作用。主治风湿疼痛，腰膝酸痛，腰肌劳损，鹤膝风，手足扭伤肿痛，骨折，头风，头痛，牙痛。

【采收加工】春、秋季采挖，切片，晒干。

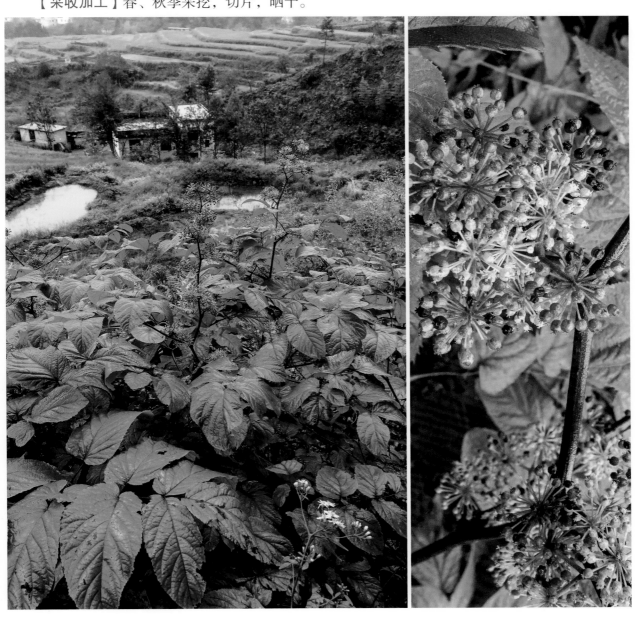

枫荷桂

【基原】为五加科树参*Dendropanax dentigerus* (Harms) Merr. 的茎枝。

【别名】枫荷梨、半枫荷。

【形态特征】常绿乔木或灌木。叶片厚纸质或革质，半透明腺点十分密集，叶形多变，往往在同一枝上全缘叶与分裂叶共存；不裂叶为椭圆形或卵状披针形；分裂叶倒三角形，2~3裂，三出脉。伞形花序单生或2~3枝组成复伞形花序。果近球形，熟时红色，具5棱。花期8~10月，果期10~12月。

【分布】生于山谷溪边较阴湿的密林下或山坡路旁。产于广西、广东、四川、云南、贵州、江西等地。

【性能主治】茎枝味甘、辛，性温。有祛风除湿、活血消肿的作用。主治风湿痹痛，偏瘫，头痛，月经不调，跌打损伤。

【采收加工】秋、冬季采收，切片，鲜用或晒干。

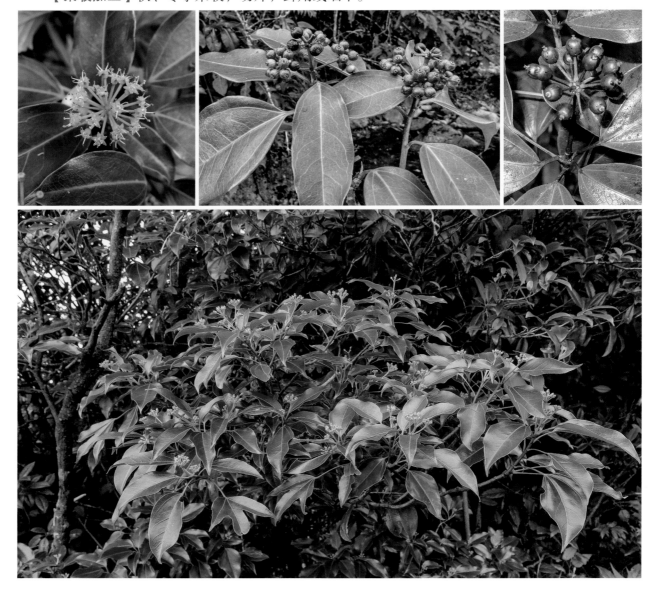

五加皮

【基原】为五加科细柱五加*Eleutherococcus nodiflorus* (Dunn) S. Y. Hu 的根皮。

【别名】白簕树、五叶木。

【形态特征】蔓生灌木，高2~3 m。枝灰棕色，节上疏生反曲扁刺。掌状复叶有小叶5片，在长枝上互生，在短枝上簇生；小叶倒卵形至倒披针形，两面无毛或沿脉疏生刚毛，几无小叶柄。伞形花序单个或2个腋生，或顶生于短枝。果实扁球形，熟时黑色，宿存花柱反曲。花期4~8月，果期6~10月。

【分布】生于灌木丛中、林缘、山坡路旁。产于我国大部分地区。

【性能主治】根皮味辛、苦，性温。有祛风湿、补肝肾、强筋骨的作用。主治风湿痹痛，筋骨痿软，体虚乏力，水肿，脚气。

【采收加工】夏、秋季采挖根，剥取根皮，晒干。

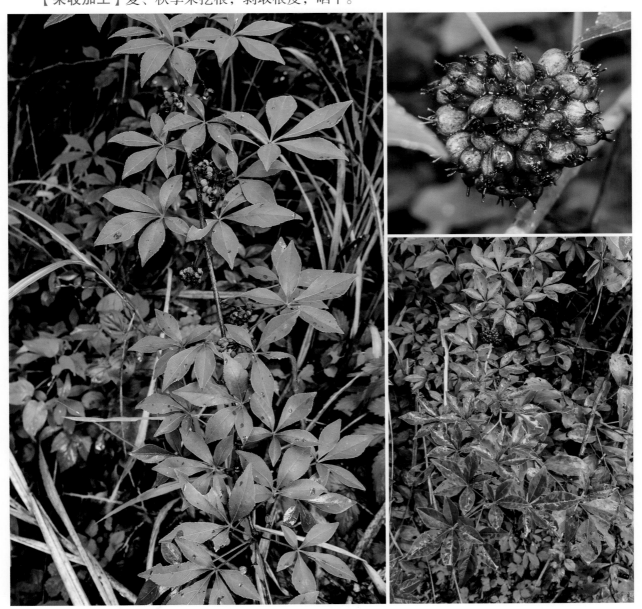

白勒

【基原】为五加科白簕Eleutherococcus trifoliatus (L.) S. Y. Hu 的根、茎。

【别名】五加皮、三叶五加。

【形态特征】直立或蔓生有刺灌木。全株具五加皮清香气味。指状复叶，有3片小叶，稀4~5片；小叶叶缘常有疏圆钝齿或细齿。伞形花序3个至多个组成复伞形花序或圆锥花序，稀单一，花序梗长2~7 cm，花黄绿色。果扁球形，熟时黑色。花期8~11月，果期10~12月。

【分布】生于山坡路旁、石山或土山疏林中。产于我国南部和中部。

【性能主治】根、茎味微辛、苦，性凉。有清热解毒、祛风利湿、舒筋活血的作用。主治感冒发热，白带过多，月经不调，百日咳，尿路结石，跌打损伤，疮肿疮疡。

【采收加工】全年均可采挖，除去泥沙杂质，晒干。

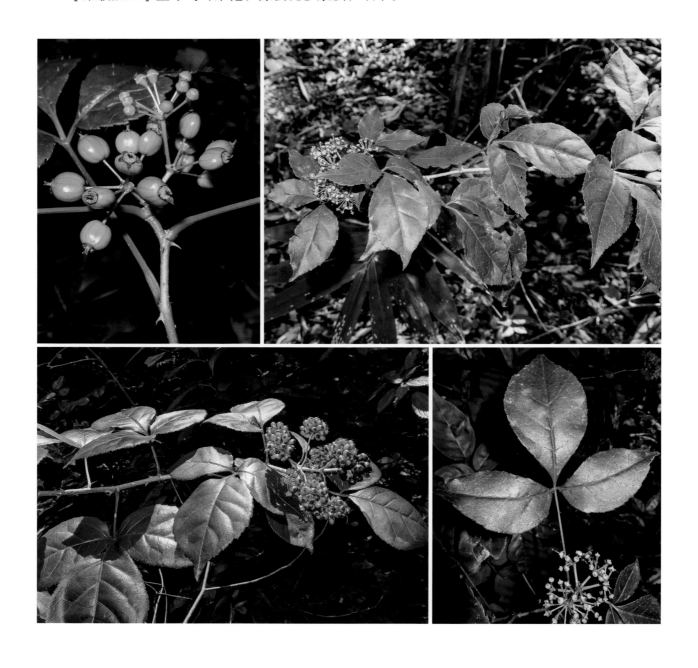

常春藤子

【基原】为五加科常春藤*Hedera sinensis* (Tobler) Hand.-Mazz. 的果实。

【别名】三角藤、天仲、三角枫。

【形态特征】常绿攀缘木质藤本。茎上常有气生根；一年生枝疏生锈色鳞片。幼嫩部分和花序上有锈色鳞片。叶互生；营养枝上的叶三角状卵形，通常3浅裂；花枝上的叶片椭圆状卵形，基部常歪斜，边缘全缘。伞形花序顶生，花小，黄白色或绿白色。果圆球形，熟时黄色或红色。花期9~11月，果期翌年3~5月。

【分布】攀缘于林缘树木、林下路旁、岩石和房屋墙壁上，庭园中也常栽培。产于广西、广东、江西、福建、江苏、浙江、西藏、甘肃、陕西、河南、山东等地。

【性能主治】果味甘、苦，性温。有补肝肾、强腰膝、行气止痛的作用。主治体虚羸弱，腰膝酸软，血痹，脘腹冷痛。

【采收加工】秋季果实成熟时采收，晒干。

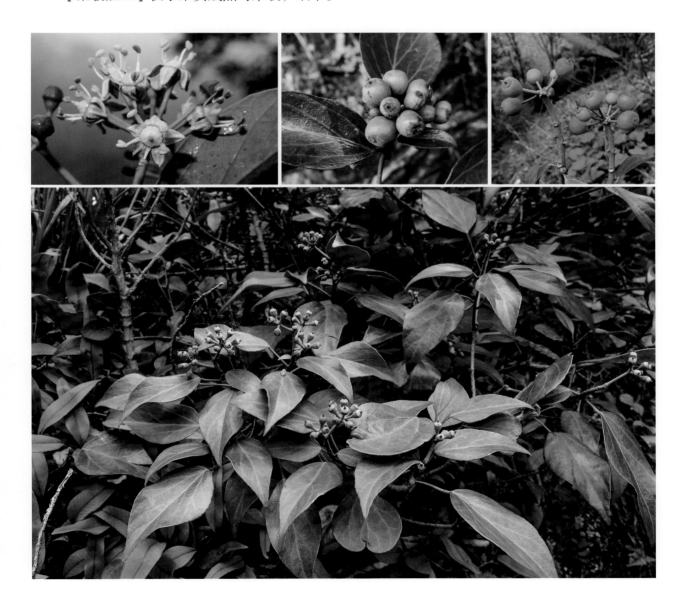

竹节参

【基原】为五加科竹节参 *Panax japonicus* (T. Nees) C. A. Mey. 的根状茎。

【别名】蜈蚣七、白三七、明七。

【形态特征】多年生草本，高30~60 cm。根状茎横卧并伸长呈竹鞭状或串珠状。掌状复叶3~5片轮生于茎顶；小叶膜质，常为椭圆形至长椭圆形，边缘有重齿。伞形花序单生或有侧生小伞形花序，具花60朵或更多；花小，淡黄绿色。果扁球形，熟时鲜红色。花期5~6月，果期7~9月。

【分布】生于林下阴湿处。产于广西、浙江、福建、江西、陕西、安徽、甘肃等地。

【性能主治】根状茎味苦，微甘，性微温。有滋补强壮、止血祛痰的作用。主治病后虚弱，跌打损伤，咳嗽痰多。

【采收加工】夏、秋季采收，鲜用或晒干。

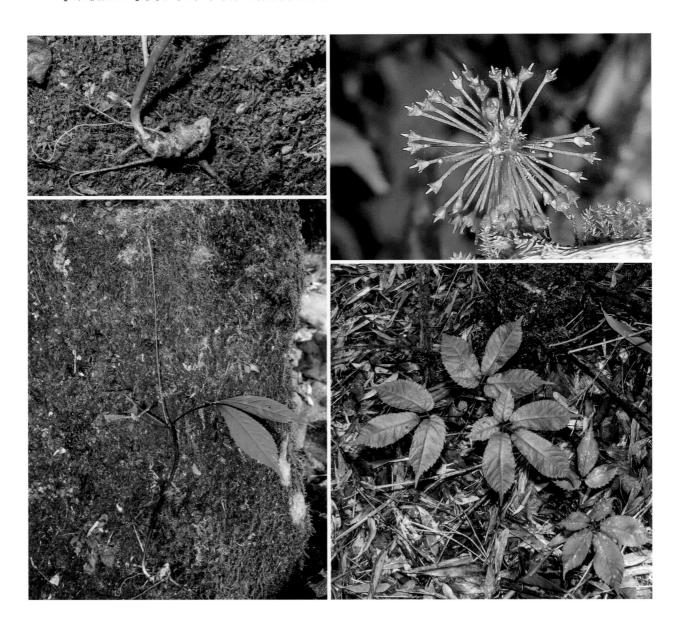

前胡

【基原】为伞形科紫花前胡*Angelica decursiva* (Miq.) Franch. et Sav. 的根。

【别名】土独活、土当归、前胡。

【形态特征】多年生草本，高1~2 m。根圆锥状，外表棕黄色至棕褐色，有强烈气味。茎与膨大叶鞘一并带紫色，有纵沟纹。叶为一回三全裂或一回至二回羽状分裂；根生叶和茎生叶有长柄，抱茎。复伞形花序，花深紫色；萼齿明显。果实长圆形至卵状圆形、花期8~9月，果期9~11月。

【分布】生于山坡林缘或灌木丛中。产于广西、广东、四川、河南、浙江、江西、辽宁等地。

【性能主治】根味辛、微苦，性微温。有降气化痰、散风清热的作用。主治痰热喘满，风热咳嗽，痰多。

【采收加工】冬季至翌年春季茎叶枯萎或未抽花茎时采挖，除去杂质，晒干或低温干燥。

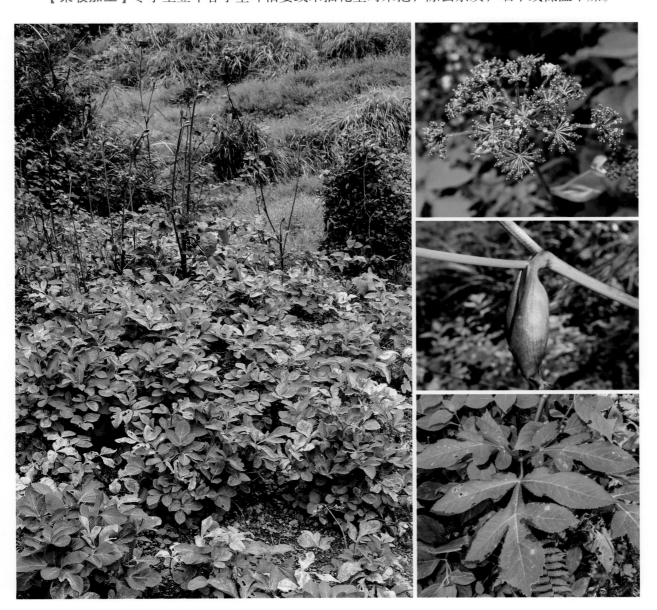

积雪草

【基原】为伞形科积雪草*Centella asiatica* (L.) Urb. 的全草。

【别名】崩大碗、雷公根、灯盏菜。

【形态特征】多年生匍匐草本。节上生根。叶片圆形、肾形或马蹄形，边缘有钝齿，基部阔心形；叶柄长1.5~27 cm，无毛或上部有柔毛，基部叶鞘透明。伞形花序聚生于叶腋，每个伞形花序有花3~4朵；花瓣紫红色或乳白色。果实两侧扁压，圆球形，表面有毛或平滑。花果期4~10月。

【分布】生于阴湿的路边、草地或水沟边。产于广西、广东、湖南、四川、江苏、浙江、江西、福建等地。

【性能主治】全草味辛、苦，性寒。有清热利湿、解毒消肿的作用。主治湿热黄疸，砂淋，血淋，中暑腹泻，跌打损伤。

【采收加工】夏、秋采收，除去泥沙，晒干。

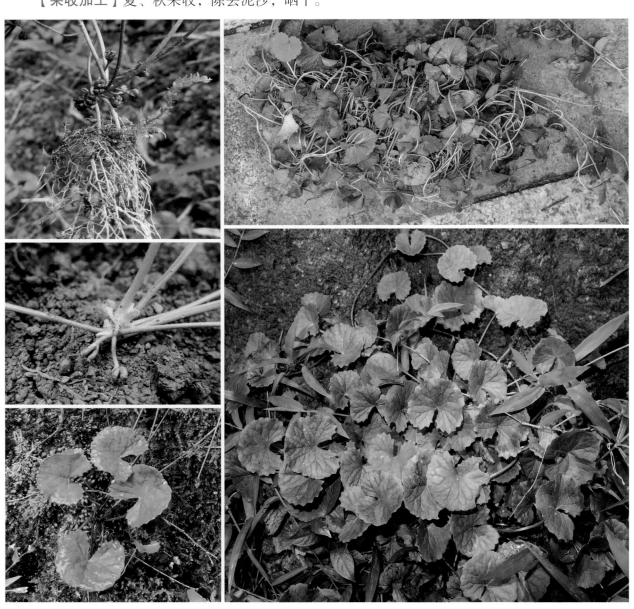

红马蹄草

【基原】为伞形科红马蹄草*Hydrocotyle nepalensis* Hook. 的全草。

【别名】水钱草、大雷公根。

【形态特征】多年生草本。茎匍匐，有斜上分枝，节上生不定根。叶片圆形或肾形，5~7浅裂。复伞形花序数个簇生于茎顶叶腋，小伞形花序有花20~60朵，密集成球形；花瓣白色或乳白色，有时有紫红色斑点。果基部心形，两侧扁压，熟时褐色或紫黑色。花果期5~11月。

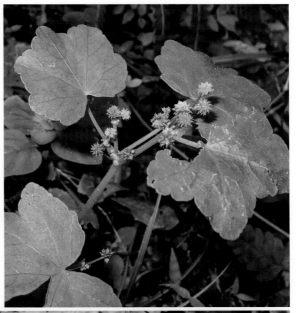

【分布】生于山野沟边、路旁的阴湿地和溪边草丛中。产于广西、广东、云南、贵州、湖南、陕西、安徽、浙江、江西、湖北、四川等地。

【性能主治】全草味辛、微苦，性凉。有清肺止咳、止血活血的作用。主治感冒，咳嗽，吐血，跌打损伤；外用治痔疮，外伤出血。

【采收加工】全年均可采收，晒干。

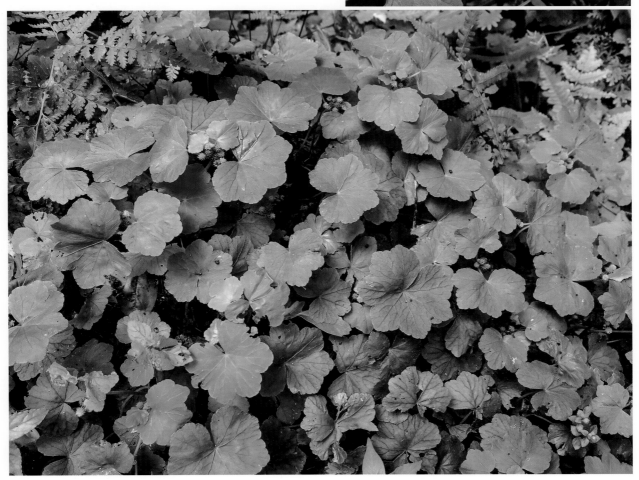

黑鹅脚板

【基原】为伞形科直刺变豆菜 *Sanicula orthacantha* S. Moore 的全草。

【别名】小紫花菜、干小黑药。

【形态特征】多年生草本。根状茎短而粗壮。基生叶圆心形或心状五角形；茎生叶略小于基生叶，有柄，掌状3全裂。复伞形花序通常2~3分歧，总苞片3~5片，有花3~8朵；花瓣白色、淡蓝色或紫红色，倒卵形。果实卵形，外面有直而短的皮刺，皮刺不呈钩状；分生果侧扁，横剖面略呈圆形。花果期4~9月。

【分布】生长在山涧林下、路旁、沟谷及溪边等处。产于广西、广东、湖南、四川、贵州、云南、安徽、浙江、江西、福建、陕西、甘肃等地。

【性能主治】全草味苦，性温。有清热解毒、活血通络的作用。主治肺热咳喘，风湿关节痛，跌打损伤。

【采收加工】春、夏季采收，晒干。

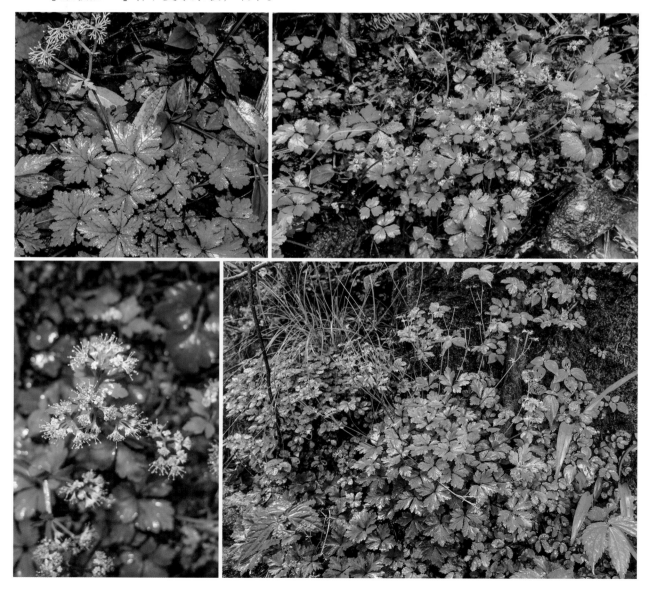

白珠树

【基原】为杜鹃花科滇白珠*Gaultheria leucocarpa* Blume var. *yunnanensis* (Franch.) T. Z. Hsu et R. C. Fang 的全株。

【别名】下山虎、满山香、鸡骨香。

【形态特征】常绿灌木，无毛。小枝常呈之字形。单叶互生；叶片革质，卵状长圆形或卵形，先端尾状渐尖，基部心形或圆钝，边缘具细齿；网脉在两面明显；叶揉烂后有浓郁的香气。总状花序生于叶腋和枝顶；花冠绿白色，钟状。球形蒴果浆果状。花期5~6月，果期7~11月。

【分布】生于向阳山地或山谷灌木丛中。产于广西、广东、海南、台湾、湖南等地。

【性能主治】全株味辛，性温。有祛风除湿、舒筋活络、活血止痛的作用。主治风湿性关节炎，跌打损伤，胃寒疼痛，风寒感冒。

【采收加工】全年均可采，洗净，切段，鲜用或晒干。

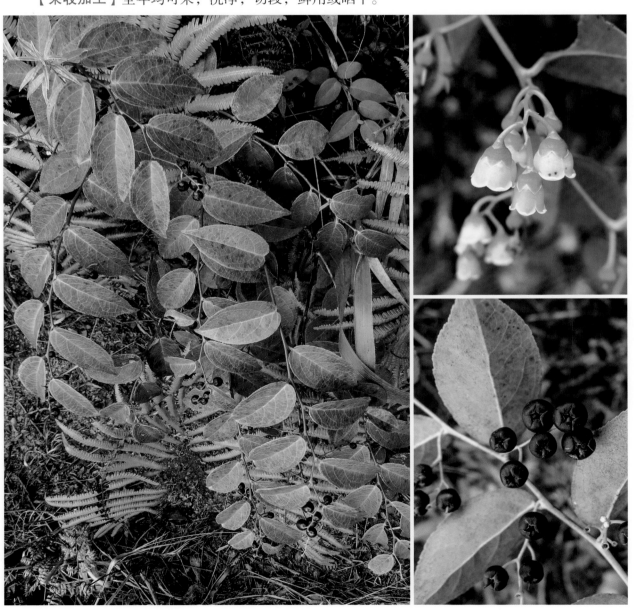

九管血

【基原】为紫金牛科九管血*Ardisia brevicaulis* Diels 的根或全株。

【别名】短茎紫金牛、血党、散血丹。

【形态特征】矮小灌木，具匍匐生根的根茎。直立茎高10~15 cm，除侧生特殊花枝外，无分枝。叶片坚纸质，狭卵形至近长圆形，边缘全缘，具不明显的腺点。伞形花序，着生于侧生特殊花枝顶端，花冠粉红色，具腺点。果球形，熟时鲜红色，具腺点。花期6~7月，果期10~12月。

【分布】生于山地林下。产于我国西南南至台湾，湖北至广东一带。县域内银竹老山、河口瑶族乡、猫儿山有分布。

【性能主治】根或全株味苦、辛，性平。有祛风湿、活血调经、消肿止痛的作用。主治风湿痹痛，痛经，经闭，跌打损伤，咽喉肿痛，无名肿痛。

【采收加工】全年均可采收，洗净，鲜用或晒干。

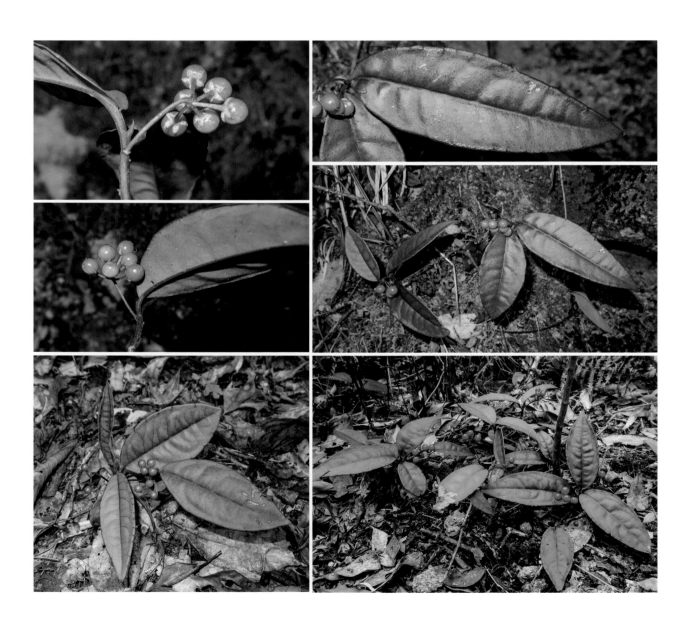

朱砂根

【基原】为紫金牛科朱砂根*Ardisia crenata* Sims 的根。

【别名】大罗伞、郎伞树。

【形态特征】常绿灌木，除花枝外不分枝，高1~2 m。叶片革质，椭圆形至倒披针形，边缘皱波状具腺点。伞形花序着生于侧生花枝顶端，花枝近顶端常具2~3片叶；花瓣白色，盛开时反卷；雌蕊与花瓣近等长或略长。果球形，熟时鲜红色，具腺点。花期5~6月，果期10~12月。

【分布】生于山地林下或灌木丛中。产于广西、广东、四川、湖南、湖北、福建等地。

【性能主治】根味辛、苦，性平。有行血祛风、解毒消肿的作用。主治咽喉肿痛，扁桃体炎，跌打损伤，腰腿痛；外用治外伤肿痛，骨折，毒蛇咬伤。

【采收加工】秋季采挖，切碎，晒干。

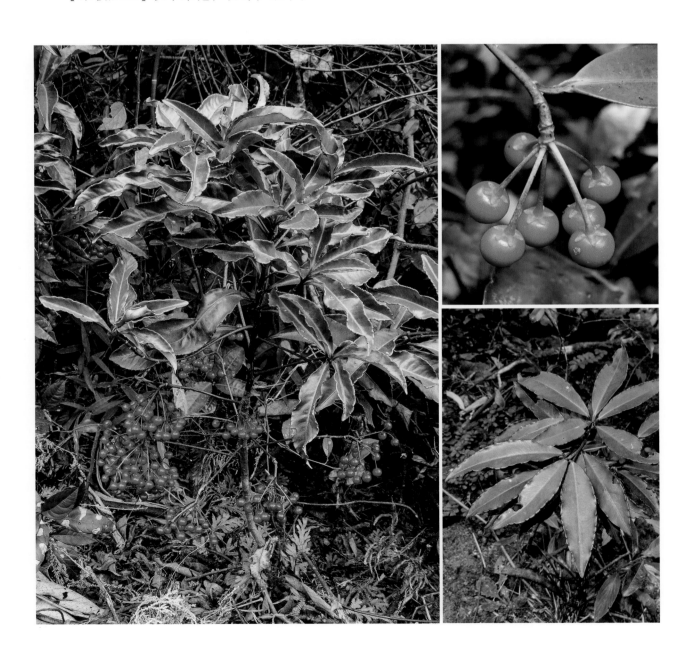

矮地茶

【基原】为紫金牛科紫金牛*Ardisia japonica* (Thunb.) Blume 的全株。

【别名】不出林、平地木、矮婆茶。

【形态特征】小灌木，高约30 cm。近蔓生，具匍匐生不定根的根状茎，不分枝。叶片约拇指大

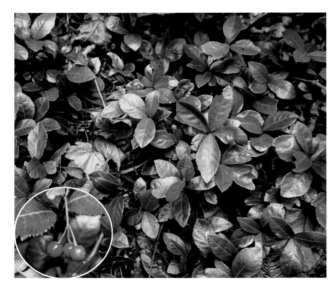

小，边缘具细齿，多少具腺点。亚伞形花序腋生；花瓣粉红色或白色，具密腺点。果球形，熟时鲜红色，多少具腺点，果期较长。花期5~6月，果期11~12月，有时翌年5~6月仍有果。

【分布】生于山间林下阴湿的地方。产于广西、湖南、贵州、云南、四川、江西、福建等地。

【性能主治】全株味辛，性平。有止咳化痰、活血的作用。主治支气管炎，咳嗽，肺结核，肝炎，痢疾，尿路感染；外用治皮肤瘙痒。

【采收加工】夏、秋季茎叶茂盛时采收，除去泥沙，干燥。

铺地罗伞

【基原】为紫金牛科莲座紫金牛*Ardisia primulifolia* Gardn. et Champ. 的全株。

【别名】毛虫药、老虎舌。

【形态特征】矮小灌木或近草本。茎短或几无，常被锈色长柔毛。叶互生或基生呈莲座状；叶片椭圆形或长圆状倒卵形，基部圆形，边缘具腺点，两面被锈色长柔毛。聚伞花序或亚伞形花序，花序单一，从莲座叶丛的叶腋中抽出1~2个；花瓣粉红色。果球形，熟时鲜红色，具腺点。

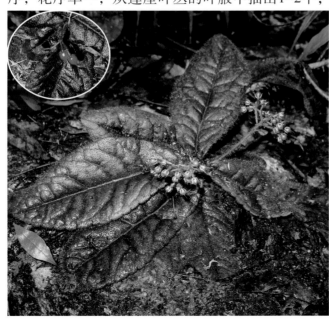

花期6~7月，果期11~12月。

【分布】生于山坡林下阴湿处。产于广西、广东、云南、江西等地。

【性能主治】全株味微苦、辛，性凉。有祛风通络、散瘀止血、解毒消痈的作用。主治风湿关节痛，咳血，肠风下血，闭经，跌打损伤，乳痈，疔疮。

【采收加工】夏、秋季采收，洗净，鲜用或晒干。

杜茎山

【基原】为紫金牛科杜茎山*Maesa japonica* (Thunb.) Moritzi et Zoll. 的根、茎、叶。

【别名】胡椒树、接骨钻、野胡椒。

【形态特征】灌木，有时外倾或攀缘。小枝无毛，具细条纹。叶片椭圆形、披针状椭圆形、倒卵形或披针形，长5~15 cm，宽2~5 cm，两面无毛。总状或圆锥花序；花冠白色，长钟形。果球形，直径4~6 mm，肉质，具脉状腺纹，宿萼包果顶端，花柱宿存。花期1~3月，果期10月或5月。

【分布】生于山坡或石灰山林下向阳处。产于广西、广东、云南等地。

【性能主治】根、茎、叶味苦，性寒。有祛风邪、解疫毒、消肿胀的作用。主治热性传染病，身疼，烦躁，口渴，水肿，跌打肿痛，外伤出血。

【采收加工】全年均可采收，洗净，切段，鲜用或晒干。

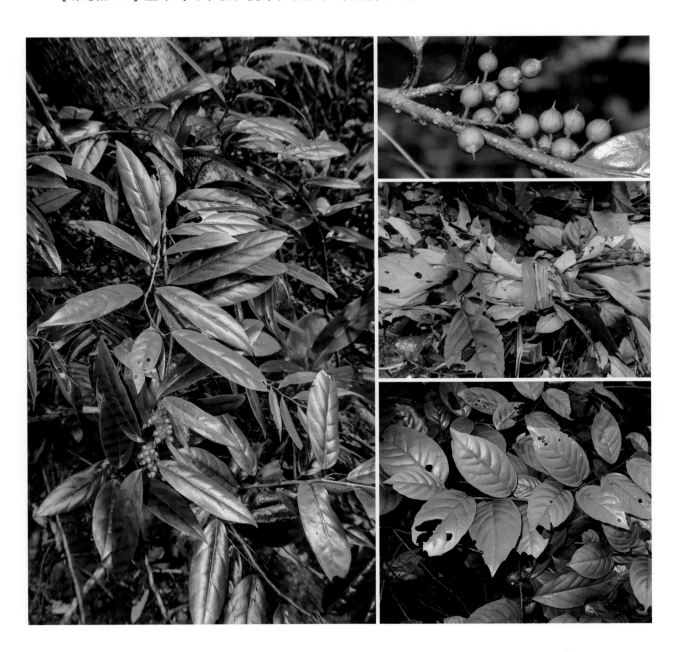

醉鱼草

【基原】为马钱科醉鱼草*Buddleja lindleyana* Fortune 的茎、叶。

【别名】防痛树、毒鱼草。

【形态特征】直立灌木，高1~2 m。嫩枝被棕黄色星状毛及鳞片。叶片卵形至椭圆状披针形，先端渐尖至尾状，边缘全缘，干时腹面暗绿色，无毛，背面密被棕黄色星状毛。总状聚伞花序顶生，疏被星状毛及金黄色腺点；花冠紫色，花冠筒弯曲。蒴果长圆形，外被鳞片。花期4~10月，果期8月至翌年4月。

【分布】生于山地向阳山坡、林缘灌木丛中。产于广西、广东、湖南、贵州、云南、四川、江西、浙江、江苏等地。

【性能主治】茎、叶味辛，性温。有祛风湿、壮筋骨、活血祛瘀的作用。主治风湿筋骨疼痛，跌打损伤，产后血瘀，痈疽溃疡。

【采收加工】全年均可采收，洗净，晒干。

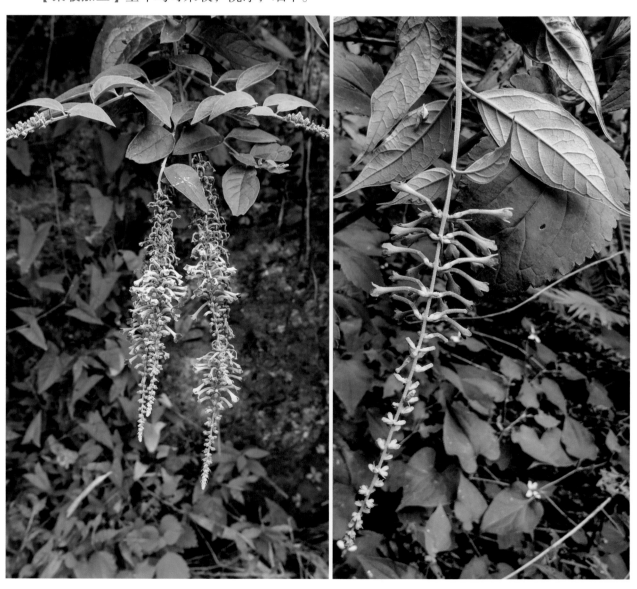

白鱼尾

【基原】为马钱科白背枫*Buddleja asiatica* Lour. 的全株。

【别名】驳骨丹、白背叶、水黄花。

【形态特征】小乔木或灌木状，高1~8 m。小枝、叶背面、叶柄及花序均密被灰色或淡黄色星状短茸毛。叶片披针形或长披针形，先端渐尖或长渐尖。多个聚伞花序组成总状花序，单生或3个至数个聚生枝顶及上部叶腋组成圆锥状花序；花冠白色。蒴果椭圆形，长3~5 mm。花期1~10月，果期3~12月。

【分布】生于山坡灌木丛中或林缘向阳处。产于广西、广东、贵州、云南、湖南、湖北、江西、福建、台湾等地。

【性能主治】全株味辛、苦，性温；有小毒。有祛风利湿、行气活血的作用。主治胃寒作痛，妇女产后头痛，风湿关节痛，跌打损伤，骨折；外用治皮肤湿痒，无名肿毒。

【采收加工】全年均可采收，鲜用或晒干。

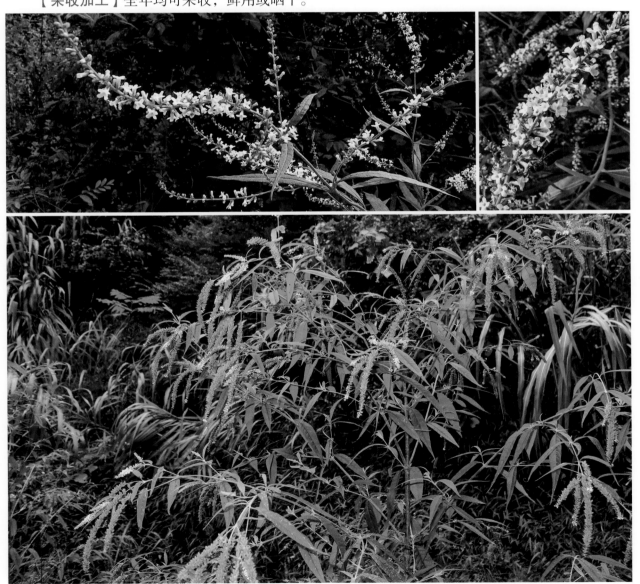

断肠草

【基原】为马钱科钩吻*Gelsemium elegans* (Gardn. et Champ.) Benth. 的根、茎。

【别名】大茶药、烂肠草、胡蔓藤。

【形态特征】常绿木质藤本，无毛。小枝圆柱形，幼时具纵棱。单叶对生；叶片膜质，卵形至卵状披针形。聚伞花序；花冠漏斗状，黄色，内有淡红色斑点。蒴果卵状椭圆形，未开裂时明显具有2条纵槽，熟时黑色。种子扁压状椭圆形或肾形。花期5~11月，果期7月至翌年2月。

【分布】生于山坡疏林下或灌木丛中。产于广西、广东、海南、贵州、云南、江西、福建、湖南等地。县域内各地均有分布。

【性能主治】根、茎味苦、辛，性温；有大毒。有祛风、攻毒、止痛的作用。主治疥癞，湿疹，瘰疬，痈肿，疔疮，跌打损伤，风湿痹痛，神经痛，陈旧性骨折。

【采收加工】全年均可采收，除去泥沙、杂质，干燥。

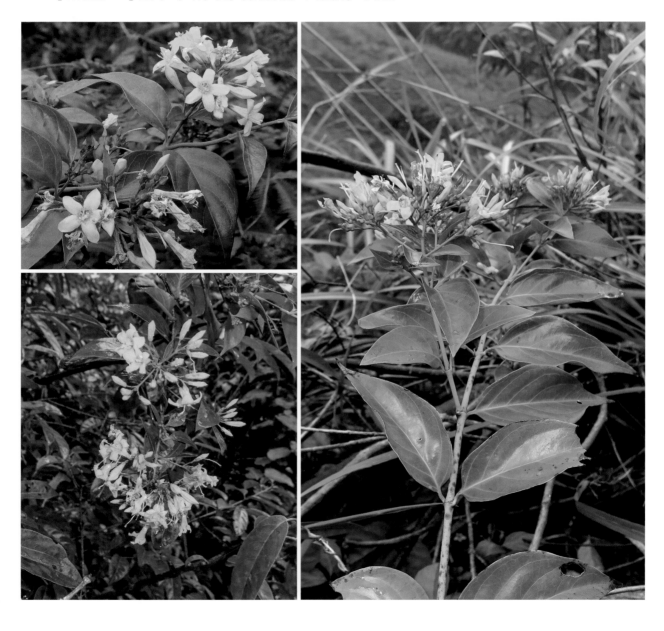

华清香藤

【基原】为木犀科华素馨*Jasminum sinense* Hemsl. 的全株。

【别名】九龙藤、吊三角、芭芒藤。

【形态特征】攀缘状灌木。枝、叶片、叶柄和花序密被锈色长柔毛。三出复叶对生；顶生小叶远大于侧生小叶；叶片纸质，卵形或卵状披针形。聚伞花序顶生及腋生；花芳香；花萼被柔毛，果时稍增大，锥尖形或长三角形；花冠白色。果长圆形或近球形，熟时黑色。花期7~10月。

【分布】生于灌木丛或山林中。产于广西、广东、云南、贵州、湖南、浙江、江西、福建、湖北、四川等地。

【性能主治】全株味微苦、涩。有清热解毒的作用。主治疮疡肿毒。

【采收加工】全年均可采收，除去泥土、杂质，切片或切段，鲜用或晒干。

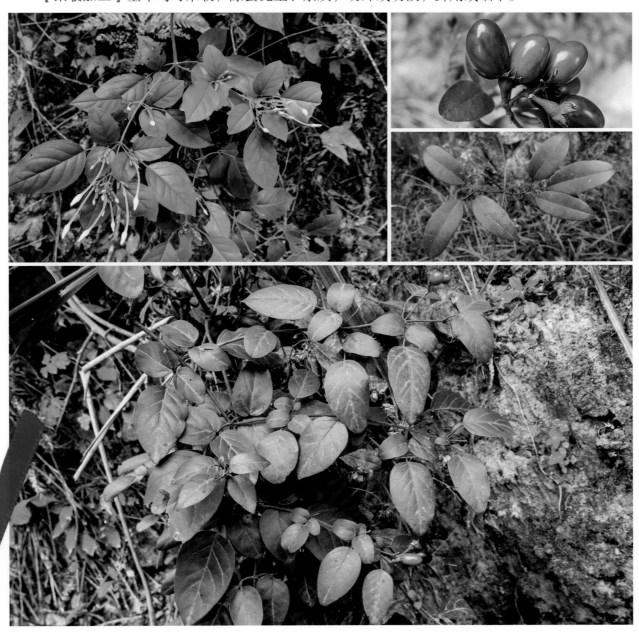

络石藤

【基原】为夹竹桃科络石*Trachelospermum jasminoides* (Lindl.) Lem. 的带叶藤茎。

【别名】软筋藤、羊角藤。

【形态特征】常绿木质藤本，具乳汁。叶片革质，椭圆形至卵状椭圆形。聚伞花序；花繁密，芳香，花蕾顶端钝；花萼裂片向外反折；花冠白色，花冠筒圆筒形，中部膨大；雄蕊着生在花冠筒中部，隐藏在花冠喉内。蓇葖双生，叉开。种子顶端具白色绢质种毛。花期3~7月，果期7~12月。

【分布】生于林缘或山坡灌木丛中，常攀缘附生于树上、墙壁或石上，亦有栽于庭园观赏。产于广西、广东、江苏、安徽、湖北、山东、四川、浙江等地。

【性能主治】带叶藤茎味苦，性微寒。有凉血消肿、祛风通络的作用。主治风湿热痹，筋脉拘挛，腰膝酸痛，痈肿，跌扑损伤。

【采收加工】冬季至翌年春季采收，晒干。

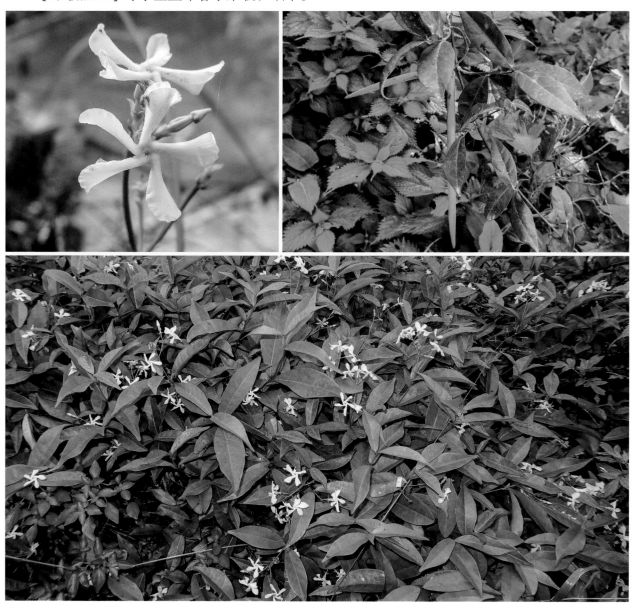

流苏子根

【基原】为茜草科流苏子 *Coptosapelta diffusa* (Champ. ex Benth.) Steenis 的根。

【别名】癞蛸藤、小青藤、包色龙。

【形态特征】藤本或攀缘灌木，长达5 m。叶片卵形、卵状长圆形至披针形，干后黄绿色。花单生叶腋，常对生；花冠白色或黄色。蒴果稍扁球形，中间有1条浅沟，直径5~8 mm，熟时淡黄色，萼裂片宿存。种子多数，近圆形，直径1.5~2 mm，边缘流苏状。花期5~7月，果期5~12月。

【分布】生于山坡疏林中或灌木丛中。产于广西、广东、湖南、湖北、贵州、四川、浙江、江西、福建、台湾等地。

【性能主治】根味辛、苦，性凉。有祛风除湿、止痒的作用。主治皮炎，荨麻疹，湿疹瘙痒，疮疥，风湿痹痛。

【采收加工】秋季采挖，除去杂质，洗净，晒干。

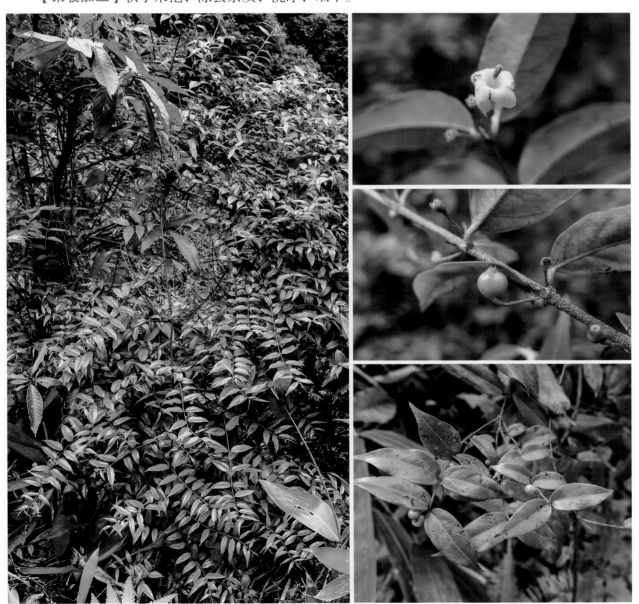

栀子

【基原】为茜草科栀子*Gardenia jasminoides* J. Ellis 的果实。

【别名】黄栀子、山栀子、水横枝。

【形态特征】常绿灌木，高0.3~3 m。枝圆柱形，嫩枝常被短毛。叶对生，叶形多样，常无毛。花芳香，常单朵生于枝顶；花冠白色或乳黄色，高脚碟状。果卵形、近球形、椭圆形或长圆形，熟时黄色或橙红色，有翅状纵棱5~9条，顶部具宿存萼片。花期3~7月，果期5月至翌年2月。

【分布】生于旷野、山谷、山坡的灌木丛中或疏林中。产于广西、广东、云南、贵州、湖南、江西、福建等地。

【性能主治】果实味苦，性寒。有泻火除烦、清热利湿、凉血解毒、消肿止痛的作用。主治热病心烦，湿热黄疸，淋证涩痛，血热吐血，目赤肿痛，火毒疮疡；外用治扭挫伤痛。

【采收加工】9~11月果实成熟时采收，除去果梗及杂质，蒸至上汽或置沸水中略烫，取出，干燥。

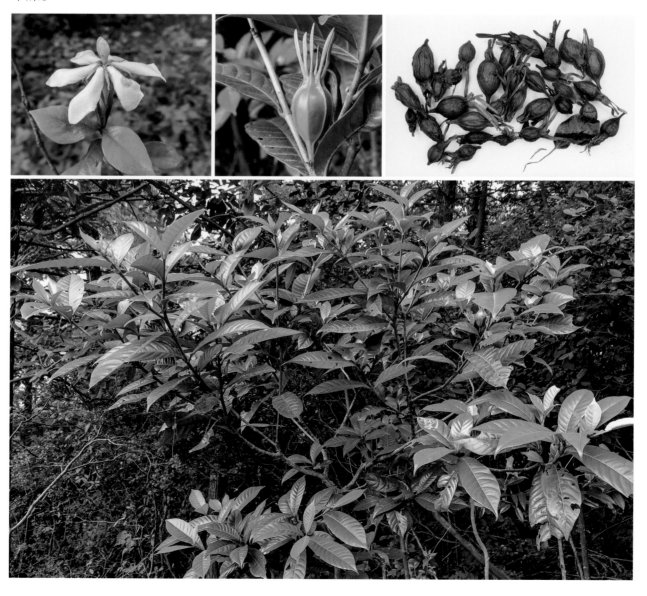

大叶白纸扇

【基原】为茜草科大叶白纸扇 *Mussaenda esquirolii* H. Lévl. 的茎、叶及根。

【别名】铁尺树、白纸扇。

【形态特征】直立或攀缘状灌木。嫩枝密被短柔毛。叶对生；叶片广卵形或广椭圆形，先端骤渐尖或短尖，基部楔形或圆形；托叶卵状披针形，常2深裂或浅裂。聚伞花序顶生，花疏散，黄色；花萼裂片近叶状，白色，披针形。浆果近球形，直径约1 cm。花期5~7月，果期7~10月。

【分布】生于山地疏林下或路边。产于广西、广东、四川、江西、湖北、安徽等地。

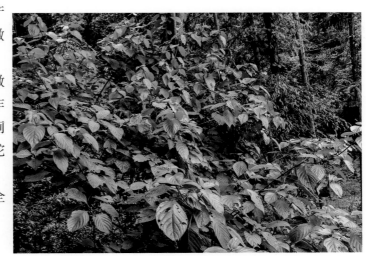

【性能主治】茎、叶及根味苦、微甘，性凉。有清热解毒、解暑利湿的作用。主治感冒，中暑高热，咽喉肿痛，痢疾，泄泻，小便不利，无名肿毒，毒蛇咬伤。

【采收加工】茎、叶夏季采收，根全年均可采，切碎，鲜用或晒干。

玉叶金花

【基原】为茜草科玉叶金花 *Mussaenda pubescens* Dryand. 的茎、根。

【别名】白纸、白叶子、凉口茶。

【形态特征】攀缘状灌木。嫩枝被贴伏短柔毛。叶对生或轮生；叶片薄纸质，卵状长圆形或卵状披针形，腹面近无毛或疏被毛，背面密被短柔毛。聚伞花序顶生；花萼裂片5片，其中1片极发达呈白色花瓣状；花冠黄色，管状。浆果近球形，顶部有环状疤痕，干时黑色。花期6~7月。

【分布】生于灌木丛中、溪谷、山坡或村旁。产于广西、广东、海南、湖南、福建、浙江、台湾等地。

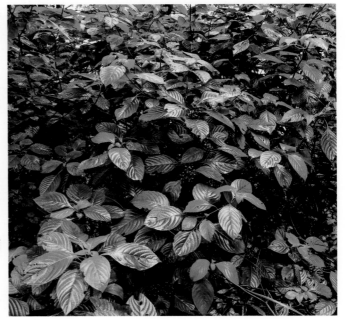

【性能主治】茎、根味甘、淡，性凉。有清热解毒、凉血解暑的作用。主治中毒，感冒，扁桃体炎，支气管炎，咽喉炎，肾炎水肿，肠炎，子宫出血，毒蛇咬伤。

【采收加工】全年均可采收，鲜用或晒干。

鸡矢藤

【基原】为茜草科鸡矢藤*Paederia scandens* (Lour.) Merr. 的根或全草。

【别名】雀儿藤、狗屁藤、臭屁藤。

【形态特征】多年生缠绕藤本。枝叶揉碎有强烈的鸡屎臭味。单叶对生；叶片纸质，卵形至披针形。圆锥花序式的聚伞花序腋生和顶生，扩展；花冠筒钟状，外面白色，内面紫红色，有茸毛。果球形，熟时近黄色，有光泽，藤枯后仍不落。花期6~10月，果期11~12月。

【分布】生于山坡、林缘灌木丛中或缠绕于树上。产于广西、广东、云南、贵州、湖南、湖北、福建、江西、四川、安徽等地。

【性能主治】根或全草味甘、微苦，性平。有祛风利湿、消食化积、止咳、止痛的作用。主治风湿筋骨痛，黄疸型肝炎，肠炎，消化不良，肺结核咯血，支气管炎，外伤性疼痛，跌打损伤；外用治皮炎，湿疹，疮疡肿毒。

【采收加工】夏季采全草，秋冬采根，洗净，晒干。

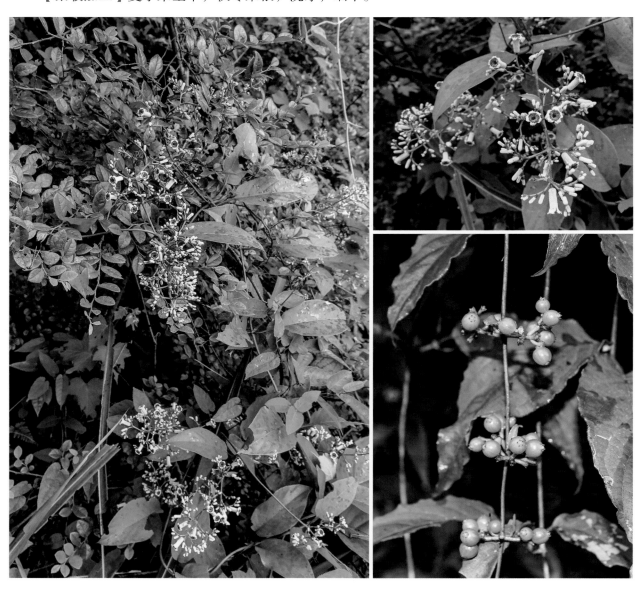

白马骨

【基原】为茜草科白马骨*Serissa serissoides* (DC.) Druce 的全草。

【别名】六月雪、满天星、天星木。

【形态特征】小灌木，高0.3~1 m。枝粗壮，灰色。叶常聚生于小枝上部，对生，有短柄；叶片倒卵形或倒披针形，边缘全缘。花白色，无梗，丛生于小枝顶部；花萼裂片几与花冠筒等长；花冠管喉部被毛，裂片5片，长圆状披针形。花期4~6月，果期9~11月。

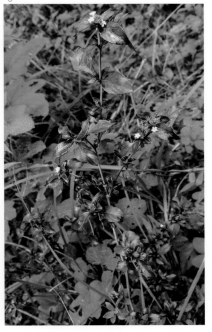

【分布】生于荒地、草坪、灌木丛中。产于广西、广东、香港、江西、福建、台湾、湖北、安徽、江苏、浙江等地。

【性能主治】全草味苦、辛，性凉。有祛风利湿、清热解毒的作用。主治感冒，肾炎水肿，咳嗽，喉痛，角膜炎，肠炎，腰腿疼痛，咳血，尿血，闭经，白带异常，小儿疳积，惊风，风火牙痛，痈疽肿毒。

【采收加工】全年均可采收，洗净，鲜用或晒干。

金银花

【基原】为忍冬科忍冬*Lonicera japonica* Thunb. 的花蕾及初开的花、茎枝。

【别名】银花、双花、二宝花。

【形态特征】藤本。幼枝密被毛。叶片纸质，基部圆形或近心形，有糙缘毛。花序梗常单生于小枝上部叶腋；苞片大，叶状，卵形至椭圆形；小苞片顶端圆形或截形，有短糙毛和腺毛；花冠白色，有时基部向阳面呈微红，后变黄色。果实圆形，熟时蓝黑色。花期4~6月，果熟期10~11月。

【分布】生于山坡灌木丛中或疏林中、乱石堆、山脚路旁及村庄篱笆边。除黑龙江、内蒙古、宁夏、青海、新疆、海南和西藏无自然生长外，全国各省区均有分布。

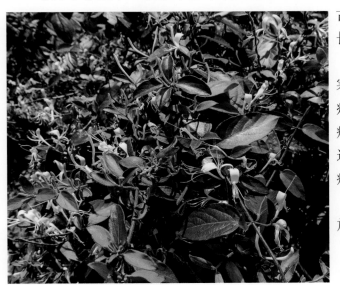

【性能主治】花蕾及初开的花味甘，性寒。有清热解毒、凉散风热的作用。主治痈肿疔疮，喉痹，丹毒，热毒血痢，风热感冒，温病发热。茎枝味甘，性寒。有清热解毒、疏风通络的作用。主治温病发热，热毒血痢，痈肿疮疡，风湿热痹，关节红肿热痛。

【采收加工】花蕾及初开的花夏初花开放前采收，干燥。茎枝秋、冬季采割，晒干。

陆英

【基原】为忍冬科接骨草 *Sambucus javanica* BL. 的茎、叶。

【别名】走马风。

【形态特征】高大草本或半灌木。枝具条棱，髓部白色。奇数羽状复叶对生；小叶2~3对；叶片狭卵形。聚伞花序复伞状，顶生，大而疏散；花序梗基部托以叶状总苞片，分枝3~5歧，纤细；花小，白色，杂有黄色杯状的不孕花。果实近圆形，熟时红色。花期4~7月，果期9~11月。

【分布】生于山坡、林下、沟边和草丛中。产于广西、广东、贵州、云南、四川、湖南、湖北、陕西、江苏、安徽、浙江、江西、河南等地。

【性能主治】茎、叶味甘、微苦，性平。有祛风、利湿、舒筋、活血的作用。主治风温痹痛，腰腿痛，水肿，黄疸，风疹瘙痒，丹毒，疮肿，跌打损伤。

【采收加工】夏、秋季采收，切段，鲜用或晒干。

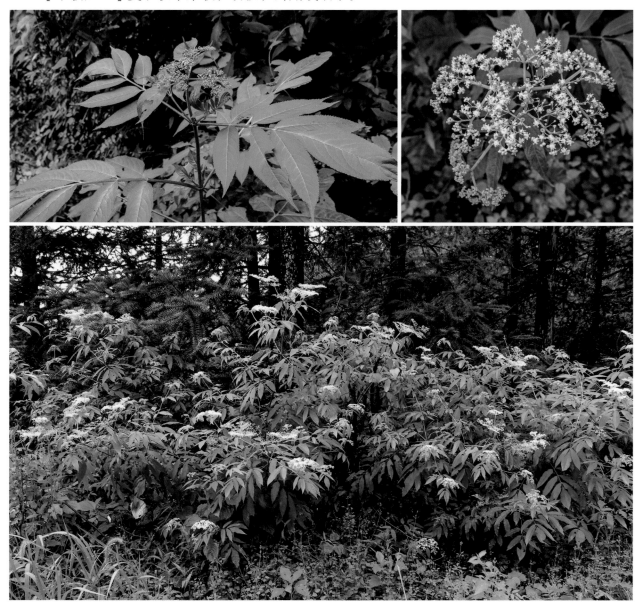

揉白叶

【基原】为忍冬科水红木*Viburnum cylindricum* Buch.-Ham. ex D. Don 的根、叶及花。

【别名】灰包木、大路通。

【形态特征】常绿灌木或小乔木。枝带红色或灰褐色，散生小皮孔。叶片革质，椭圆形至矩圆形或卵状矩圆形，先端渐尖或急渐尖，基部渐狭至圆形。聚伞花序；花冠白色或有红晕，钟状。果实先红色后变蓝黑色，卵圆形；核卵圆形，扁。花期6~10月，果熟期10~12月。

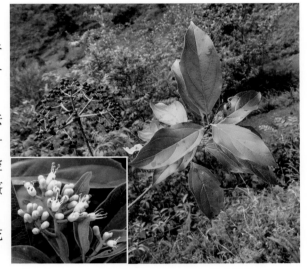

【分布】生于向阳山坡疏林或灌木丛中。产于广西、广东、云南、贵州、四川、湖南、湖北、甘肃等地。

【性能主治】根、叶及花味苦，性凉。根有祛风活络的作用。主治跌打损伤，风湿筋骨疼痛。叶有清热解毒的作用。主治痢疾，急性胃肠炎，口腔炎，尿路感染；外用治烧烫伤，疮疡肿毒，皮肤瘙痒。花有润肺止咳的作用。主治肺燥咳嗽。

【采收加工】根、叶全年均可采收，晒干。花夏秋采集。

早禾树

【基原】为忍冬科珊瑚树*Viburnum odoratissimum* Ker Gawl. 的叶、树皮及根。

【别名】猪肚木、利桐木、沙糖木。

【形态特征】常绿灌木或小乔木。枝灰色或灰褐色，有突起的小瘤状皮孔。叶片椭圆形至矩圆形或矩圆状倒卵形至倒卵形，有时近圆形，长7~20 cm。圆锥花序顶生或生于侧生短枝上；花白色，后变为黄白色，有时微红。果实先红色后变黑色，卵圆形或卵状椭圆形。花期4~5月，果期7~9月。

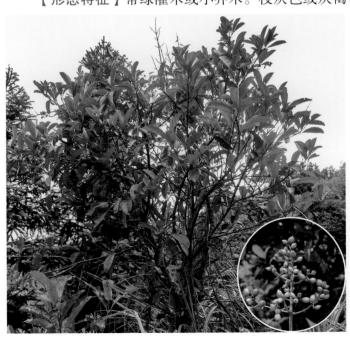

【分布】生于山谷密林、平地灌木丛中。产于广西、广东、湖南、海南、福建等地。

【性能主治】叶、树皮及根味辛，性温。有祛风除湿、通经活络的作用。主治感冒，风湿痹痛，跌打肿痛，骨折。

【采收加工】叶和树皮于春、夏季采收。根全年均可采收。

南方荚蒾

【基原】为忍冬科南方荚蒾 *Viburnum fordiae* Hance 的根、茎及叶。

【别名】火柴树、心伴木、满山红。

【形态特征】灌木或小乔木，高可达5 m。植株几乎均被暗黄色或黄褐色茸毛。叶片厚纸质，宽卵形或菱状卵形，边缘常有小尖齿；叶脉在腹面略凹陷，背面突起。复伞形式聚伞花序，花冠白色，辐状，花冠裂片卵形。果实成熟时红色，卵圆形。花期4~5月，果熟期10~11月。

【分布】生于山谷旁疏林、山坡灌木丛中。产于广西、广东、云南、湖南、安徽、福建等地。

【性能主治】根、茎及叶味苦，性凉。有祛风清热、散瘀活血的作用。主治感冒，发热，月经不调，肥大性脊椎炎，风湿痹痛，跌打骨折，湿疹。

【采收加工】根全年均可采收，洗净，切段，晒干。茎叶夏、秋季采收，鲜用或切段晒干。

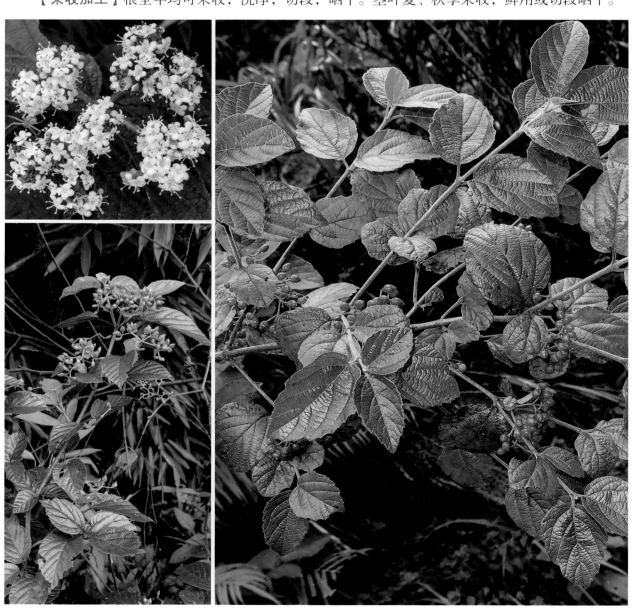

水马桑

【基原】为忍冬科半边月 *Weigela japonica* Thunb. var. *sinica* (Rehder) Bailey 的根。

【别名】粗糠树、白马桑、水吞骨。

【形态特征】灌木。叶片长卵形至卵状椭圆形，稀倒卵形，基部阔楔形至圆形，边缘具齿。单花或具3朵花的聚伞花序生于短枝叶腋或顶端；花冠白色或淡红色，花开后逐渐变红色，漏斗状钟形。果实长1.5~2 cm，顶端有短柄状喙，疏生柔毛。种子具狭翅。花期4~5月，果期6~7月。

【分布】生于山坡林下、山顶灌木丛中和沟边。产于广西、广东、贵州、湖南、湖北、福建、四川、江西、安徽、浙江等地。

【性能主治】根味甘，性平。有益气、健脾的作用。主治体虚食少，消化不良。

【采收加工】秋、冬季采挖，洗净，切片，晒干。

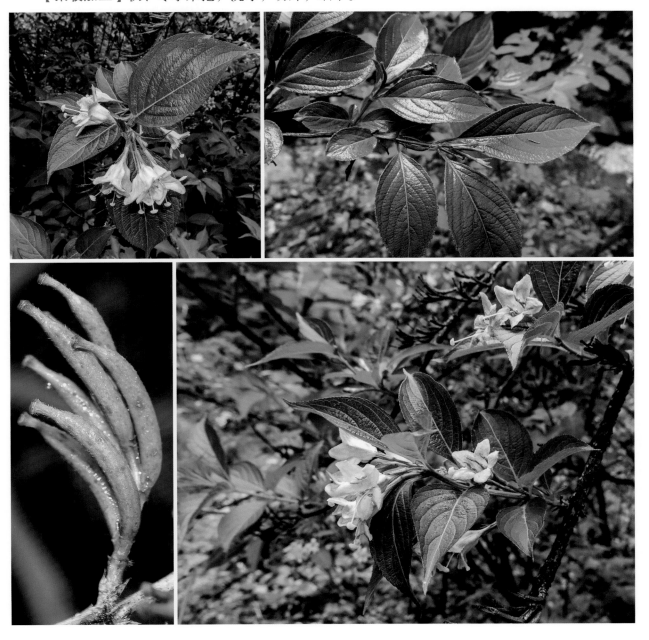

续断

【基原】为川续断科川续断*Dipsacus asper* Wall. 的根。

【别名】峨眉续断、山萝卜、和尚头。

【形态特征】多年生草本，高达2 m。主根1条至数条，圆柱形，黄褐色，稍肉质。茎中空，具6~8条棱，棱上疏生硬刺。基生叶稀疏丛生，叶片琴状羽裂，先端裂片大，卵形；茎生叶对生，中央裂片特长。头状花序圆形；总苞片窄条形；花冠淡黄色或白色。花期7~9月，果期9~11月。

【分布】生于沟边、草丛、林缘和田野路旁。产于广西、云南、贵州、四川、西藏、江西、湖南、湖北等地。

【性能主治】根味苦、辛，性微温。有补肝肾、强筋骨、续折伤、止崩漏的作用。主治腰膝酸软，跌扑损伤，风湿痹痛，崩漏。

【采收加工】8~10月采挖，洗净泥沙，除去根头、尾梢及细根，阴干或烘干。

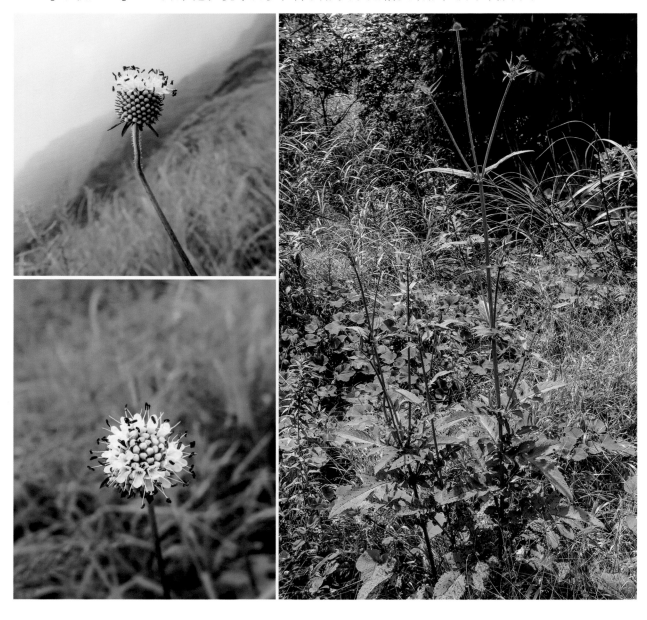

三角叶风毛菊

【基原】为菊科三角叶风毛菊Saussurea deltoidea (DC.) Sch.-Bip的根。

【别名】白牛蒡根、毛叶威灵仙、大叶防风。

【形态特征】二年生草本。茎直立，被稠密的毛，有棱。茎中下部叶有叶柄，叶片大头羽状全裂，先端裂片大，三角形或三角状戟形；茎上部叶小，不分裂，有短柄，三角形；全部叶两面异色，腹面绿色，粗糙，背面灰白色，被密厚或稠密的茸毛。头状花序大，下垂或歪斜，有长花序梗；总苞半球形或宽钟状；小花淡紫红色或白色。瘦果倒圆锥状。花、果期5~11月。

【分布】生于山坡、草地、林下、灌木丛中、杂木林中、荒地、牧场及河谷林缘。产于广西、广东、云南、贵州、四川、湖南、湖北、福建、江西、浙江、陕西、西藏等地。

【性能主治】根味甘、微苦，性温。有祛风湿、通经络、健脾消疳的功效。主治风湿痹痛，白带过多，腹泻，痢疾，小儿疳积，胃寒疼痛。

【采收加工】夏、秋季采挖，洗净，晒干。

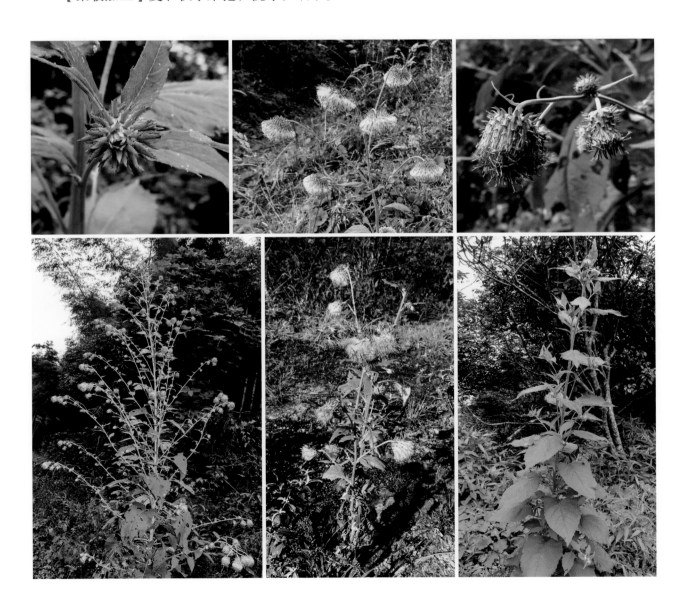

刘寄奴

【基原】为菊科奇蒿*Artemisia anomala* S. Moore 的全草。

【别名】六月白、千粒米、细白花草。

【形态特征】多年生草本，高达1.5 m。茎单生，稀2条至少数，具纵棱。茎下部叶卵形或长卵形，稀倒卵形；茎中部叶卵形、长卵形或卵状披针形；茎上部叶与苞片小。头状花序长圆形或卵圆形，排成密穗状花序。瘦果倒卵圆形或长圆状倒卵圆形。花果期6~11月。

【分布】生于林缘、路旁、沟边及灌木丛中。产于广西、广东、湖南、湖北、福建、台湾、江苏、浙江、安徽、江西等地。

【性能主治】全草味辛、苦，性平。有清暑利湿、活血化瘀、通经止痛的作用。主治中暑，头痛，闭经腹痛，风湿疼痛，肠炎，跌打损伤；外用治创伤出血，乳腺炎。

【采收加工】8~9月开花时连根拔起，洗净，鲜用或晒干。

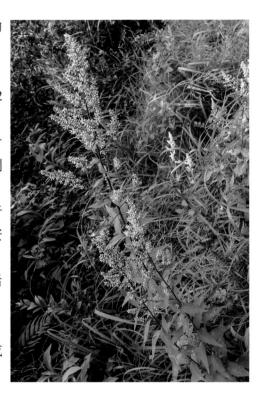

狼杷草

【基原】为菊科狼杷草*Bidens tripartita* L. 的全草。

【别名】小鬼叉、豆渣草、针包草。

【形态特征】一年生草本。茎圆柱状或具钝棱而稍呈四方柱形。叶对生；茎下部叶不分裂，常于花期枯萎；中部叶长椭圆状披针形；上部叶披针形。头状花序单生茎端及枝端，具较长的花序梗；无舌状花，全为筒状两性花。瘦果扁，边缘有倒刺毛，顶端芒刺通常2枚。花期7~10月。

【分布】生于旷野、路边及水边湿地。产于西南、华东、华中、华北等地。

【性能主治】全草味甘、微苦，性凉。有清热解毒、利湿通经的作用。主治肺热咳嗽，咯血，咽喉肿痛，月经不调，闭经，小儿疳积，毒蛇咬伤。

【采收加工】8~9月割取采收，鲜用或晒干。

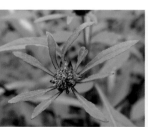
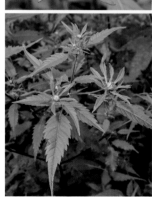
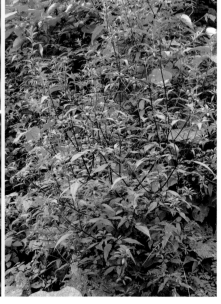

东风草

【基原】为菊科东风草*Blumea megacephala* (Randeria) C. C. Chang et Y. Q. Tseng 的全草。

【别名】黄花地胆草、九里明。

【形态特征】攀缘状草质藤本或基部木质。茎圆柱形，多分枝，有明显的沟纹。叶片卵形、卵状长圆形或长椭圆形。头状花序通常1~7个在腋生枝顶排成总状或近伞房状，再组成具叶圆锥花序；花黄色；雌花多数，细管状。瘦果圆柱形，有10条棱；冠毛白色。花期8~12月。

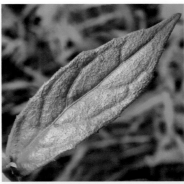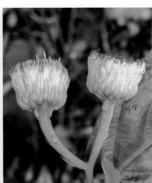

【分布】生于林缘、灌木丛中、山坡阳处。产于广西、广东、云南、贵州、四川、湖南、江西、福建、台湾等地。

【性能主治】全草味微辛、苦，性凉。有清热明目、祛风止痒、解毒消肿的作用。主治目赤肿痛，翳膜遮睛，风疹，疥疮，皮肤瘙痒，痈肿疮疖，跌打红肿。

【采收加工】夏、秋季采收，鲜用或晒干。

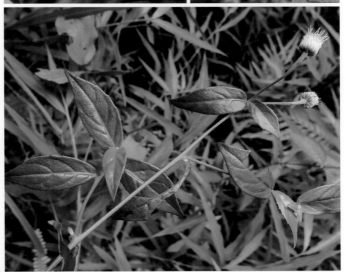

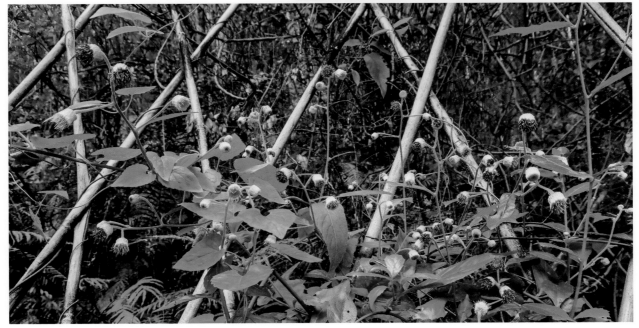

鹤虱

【基原】为菊科天名精*Carpesium abrotanoides* L. 的成熟果实。

【别名】天蔓青、地菘。

【形态特征】多年生粗壮草本。茎直立，上部多分枝，下部木质化，密生短柔毛，有明显的纵条纹。基生叶于开花前凋萎；茎下部叶片广椭圆形或长椭圆形，边缘齿端有腺体状胼胝体。头状花序多数，生于茎端及沿茎、枝生于叶腋。瘦果顶端有短喙，无冠毛。花期8~10月，果期10~12月。

【分布】生于路旁荒地、林缘。产于我国东部、南部、中部、西南等地区。

【性能主治】果实味苦、辛，性平；有小毒。有杀虫消积的作用。主治蛔虫病，蛲虫病，绦虫病，虫积腹痛，小儿疳积。

【采收加工】秋季果实成熟时采收，除去杂质，晒干。

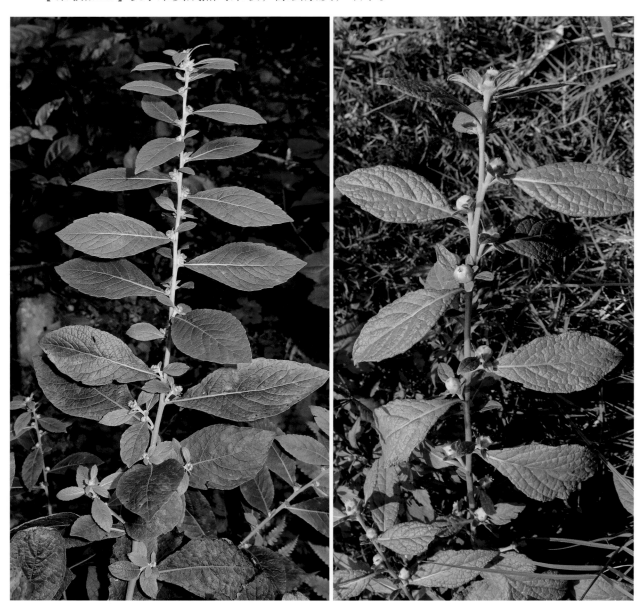

野菊

【基原】为菊科野菊*Chrysanthemum indicum* L. 的头状花序。

【别名】野黄菊、苦薏。

【形态特征】多年生草本。有长或短的地下匍匐茎。茎直立或铺散，分枝或仅在茎顶有伞房状花序分枝。基生叶和茎下部叶花期脱落；中部茎叶卵形、长卵形或椭圆状卵形。头状花序常在枝顶排成伞房状圆锥花序；全部苞片边缘白色或褐色宽膜质；舌状花黄色。瘦果。花期6~11月。

【分布】生于田边、路旁、灌木丛中及山坡草地。产于我国东北、北部、中部、南部及西南等地区。

【性能主治】头状花序味辛、苦，性微寒。有清热解毒、泻火平肝的作用。主治目赤肿痛，头痛眩晕，疔疮痈肿。

【采收加工】秋、冬季花初开放时采摘，晒干，或蒸后晒干。

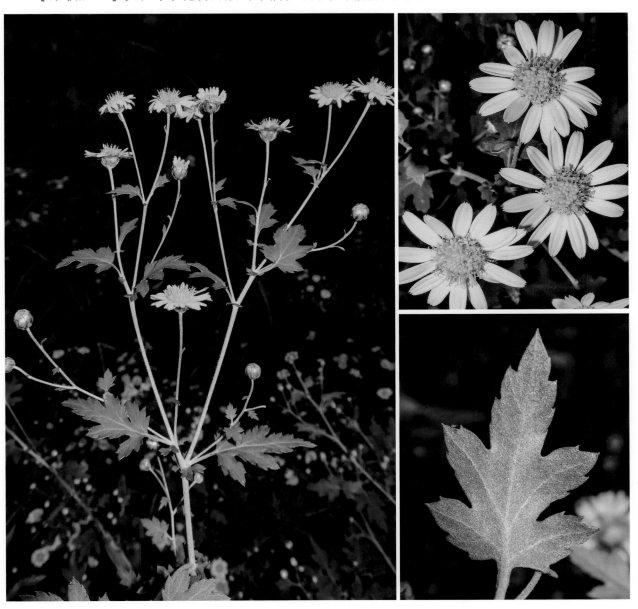

大蓟

【基原】为菊科蓟*Cirsium japonicum* Fisch. ex DC. 的地上部分或根。

【别名】山萝卜、刺蓟。

【形态特征】多年生草本。块根纺锤状或萝卜状。全部茎枝有条棱，被稠密或稀疏的多细胞长节毛。叶互生；基生叶羽状深裂，边缘齿端具针刺；茎生叶互生，向上渐变小。头状花序单生；全部苞片外面有微糙毛并沿中肋有黏腺；小花红色或紫色。瘦果长椭圆形，冠毛暗灰色。花果期4~11月。

【分布】生于山坡林中、林缘、灌木丛中、草地、荒地、田间、路旁或溪旁。产于广西、广东、云南、贵州、四川、江西、福建、台湾、湖南等地。

【性能主治】地上部分或根味甘、微苦，性凉。有凉血止血、祛瘀消肿的作用。主治吐血，尿血，便血，崩漏下血，外伤出血。

【采收加工】夏、秋季花开时采割地上部分。秋末采挖根，除去杂质，晒干。

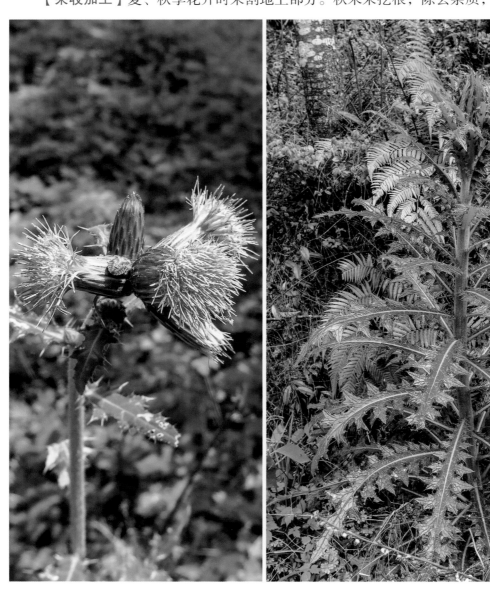

野木耳菜

【基原】为菊科野茼蒿 *Crassocephalum crepidioides* (Benth.) S. Moore 的全草。

【别名】满天飞、安南草、金黄花草。

【形态特征】直立草本。茎有纵条棱。叶片椭圆形或长圆状椭圆形,边缘有不规则齿或重齿,或有时基部羽状裂。头状花序数个在茎端排成伞房状;总苞钟状,有数枚不等长的线形小苞片;小花管状,花冠红褐色或橙红色。瘦果狭圆柱形,熟时赤红色;冠毛白色,易脱落。花期7~12月。

【分布】生于山坡、路旁杂草丛、灌木丛。产于广西、广东、贵州、云南、湖南、四川、西藏、湖北、江西等地。

【性能主治】全草味辛、微苦,性平。有清热解毒、健脾利湿的作用。主治感冒,口腔炎,消化不良,肠炎,痢疾,乳腺炎。

【采收加工】夏季采收,鲜用或晒干。

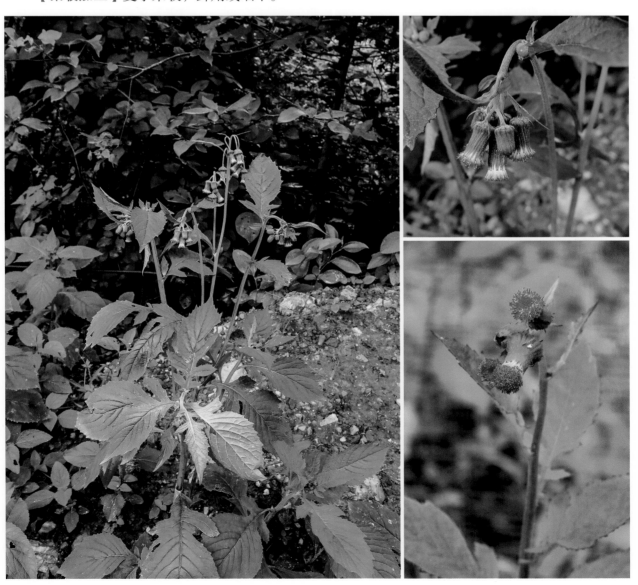

墨旱莲

【基原】为菊科鳢肠*Eclipta prostrata* (L.) L. 的地上部分。

【别名】墨菜、水旱莲。

【形态特征】一年生草本。茎直立，斜升或平卧，通常自基部分枝，被贴生糙毛。叶片长圆状披针形或披针形；无柄或有极短的柄。头状花序形如莲蓬，具细长梗；小花白色，中央为管状小花，外层2列为舌状小花。瘦果熟时暗褐色，雌花的瘦果三棱形，两性花的瘦果扁四棱柱形。花期6~9月。

【分布】生于河边、田边及路旁。产于全国各地。

【性能主治】地上部分味甘、酸，性寒。有滋补肝肾、凉血止血的作用。主治眩晕耳鸣，腰膝酸软，阴虚血热，崩漏下血，外伤出血。

【采收加工】花开时采割，晒干。

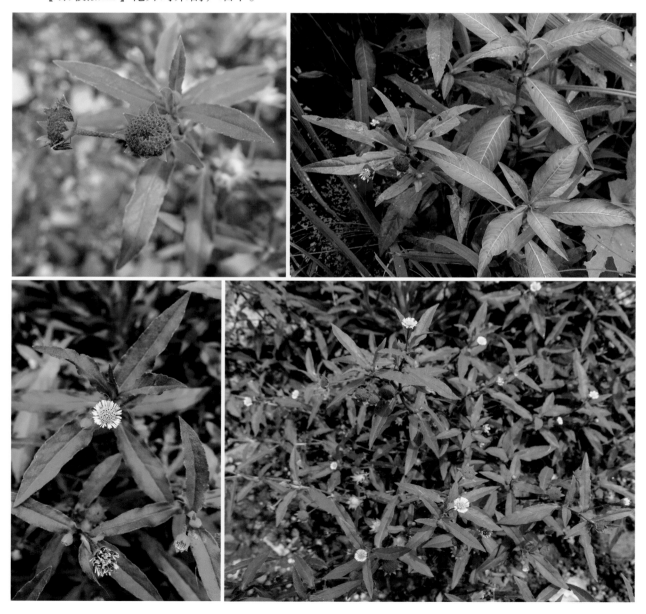

野马追

【基原】为菊科林泽兰*Eupatorium lindleyanum* DC. 的全草。

【别名】白鼓钉、化食草、毛泽兰。

【形态特征】多年生草本，高30~150 cm。根状茎短，有多数细小不定根。茎直立，下部及中部红色或淡紫红色，全部茎枝被稠密的白色长或短柔毛。叶几无柄；叶片线状披针形，两面粗糙，边缘有疏齿裂。头状花序排列成聚伞花序状；花白色、粉红色或淡紫红色。瘦果熟时黑褐色。花果期5~12月。

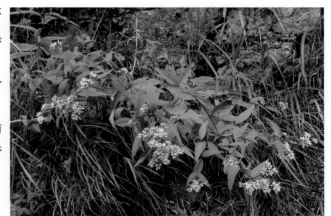

【分布】生于山坡草地。产于我国大部分地区。

【性能主治】全草味苦，性平。有宣肺止咳、化痰平喘、降血压的作用。主治支气管炎，咳嗽痰多，高血压病。

【采收加工】秋季采收，除杂，晒干。

千里光

【基原】为菊科千里光*Senecio scandens* Buch.-Ham. ex D. Don 的全草。

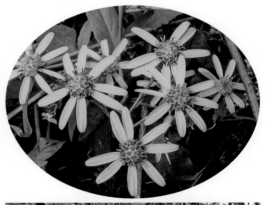

【别名】千里及、千里急、黄花演。

【形态特征】多年生攀缘状草本。茎多分枝，被柔毛或无毛，老时变木质。叶具柄；叶片卵状披针形至长三角形，边缘通常具浅齿或深齿，有时具细裂或羽状浅裂。头状花序有舌状小花，多数，在茎枝端排列成顶生复聚伞圆锥花序；小花花冠黄色。瘦果圆柱形，被柔毛。花期10月至翌年3月。

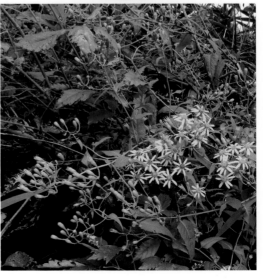

【分布】生于灌木丛中，攀缘于灌木、岩石上或溪边。产于广西、广东、云南、贵州、四川、湖南、湖北、江西、福建、台湾、安徽、浙江、陕西、西藏等地。

【性能主治】全草味苦、辛，性凉。有清热解毒、明目退翳、杀虫止痒的作用。主治流感，上呼吸道感染，肺炎，急性扁桃体炎，睑腺炎，急性肠炎，菌痢，黄疸型肝炎，胆湿癣炎，急性尿路感染，目赤肿痛翳障，痈肿疮毒，丹毒，湿疹，干湿癣疮，滴虫性阴道炎，烧烫伤。

【采收加工】9~10月采收，鲜用或晒干。

肥猪苗

【基原】为菊科蒲儿根*Sinosenecio oldhamianus* (Maxim.) B. Nord. 的全草。

【别名】黄菊莲、猫耳朵、野麻叶。

【形态特征】多年生或二年生草本。根状茎木质，具多数纤维状不定根。茎单生，被白色蛛丝状毛及疏长柔毛，或多少脱毛至近无毛。基部叶在花期凋落；下部茎叶卵状圆形或近圆形，茎最上部叶卵形或卵状披针形。头状花序多数排列成顶生复伞房状花序；小花黄色。瘦果圆柱形。花期1~12月。

【分布】生于林缘、溪边、潮湿岩石边及草坡、田边。产于广西、广东、云南、贵州、四川、江西、福建、香港、湖南、湖北、安徽、浙江、山西、河南、陕西、甘肃、西藏等地。

【性能主治】全草味辛、苦，性凉；有小毒。有清热解毒、利湿活血的作用。主治痈疮肿毒，泌尿系感染，湿疹，跌打损伤。

【采收加工】夏季采收，洗净，鲜用或晒干。

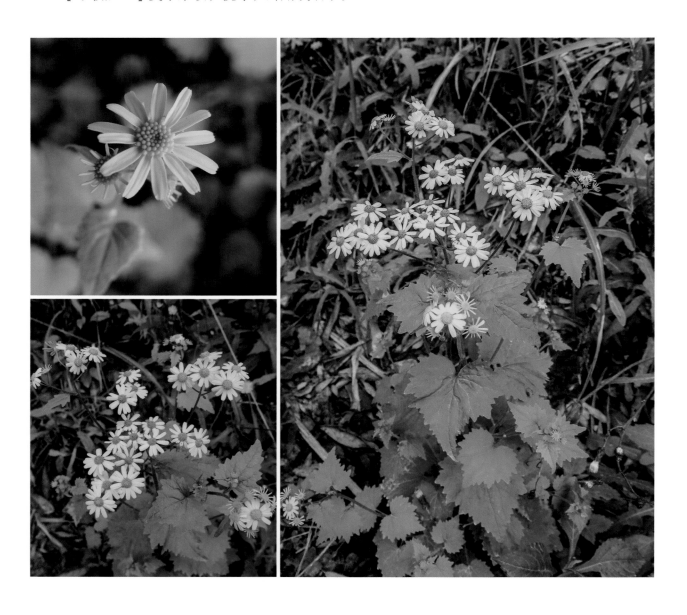

一枝黄花

【基原】为菊科一枝黄花*Solidago decurrens* Lour. 的全草或根。

【别名】野黄菊、洒金花、黄花仔。

【形态特征】多年生草本。茎直立，通常细弱，单生或少数簇生。叶片椭圆形、卵形或宽披针形，有具翅的柄，仅中部以上边缘有细齿或全缘，两面沿脉及叶缘有短柔毛或背面无毛。头状花序较小，多数在茎上部排列成长6~25 cm的总状花序或伞房圆锥花序，花黄色。花果期4~11月。

【分布】生于灌木丛中、林缘、林下或山坡草地上。产于广西、广东、云南、贵州、四川、湖南、湖北、江西、安徽、浙江、江苏、陕西、台湾等地。

【性能主治】全草或根味辛、苦，性平。有疏风泄热、解毒消肿的作用。主治风热感冒，头痛，咽喉肿痛，肺热咳嗽，黄疸，泄泻，热淋，痈肿疮疖，毒蛇咬伤。

【采收加工】9~10月开花盛期，割取地上部分，或挖取根部，洗净，鲜用或晒干。

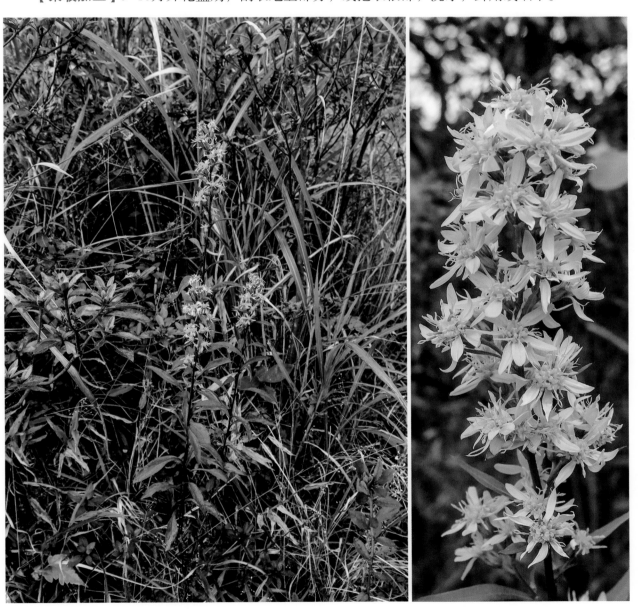

羊耳菊

【基原】为菊科羊耳菊*Inula cappa* (Buch.-Ham.) DC. 的地上部分。

【别名】山白芷、土白芷、小茅香。

【形态特征】半灌木。全株被污白色或浅褐色茸毛。叶片长圆形或长圆状披针形，边缘有小尖头状细齿或浅齿，茎上部叶渐小近无柄；网脉明显。头状花序倒卵圆形，多数密集于茎和枝端成聚伞圆锥花序，被绢状密茸毛；小花黄色。瘦果长圆柱形，被白色长绢毛。花期6~10月，果期8~12月。

【分布】生于低山和亚高山的湿润或干燥丘陵地、荒地、灌木丛中或草地，在酸性土、沙土和黏土地常见。产于广西、广东、四川、云南、贵州、江西、福建、浙江等地。

【性能主治】地上部分味辛、微苦，性温。有祛风、利湿、行气化滞的作用。主治风湿关节痛，胸膈痞闷，疟疾，痢疾，泄泻，产后感冒，肝炎，痔疮，疥癣。

【采收加工】夏、秋季采割，除去杂质，干燥。

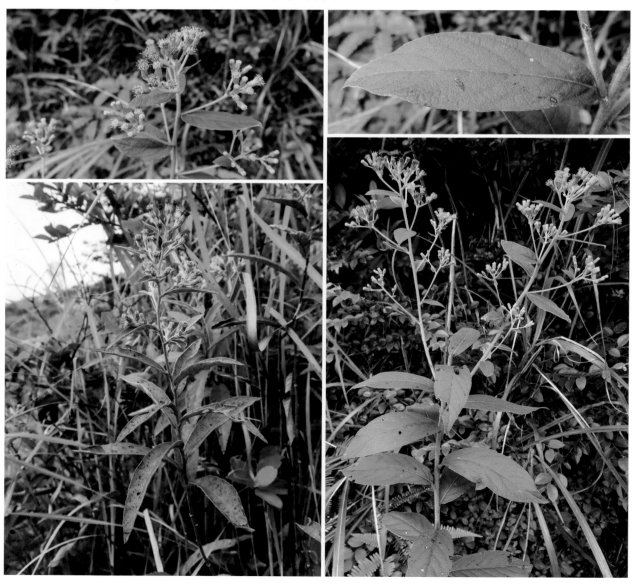

北美苍耳

【**基原**】为菊科北美苍耳*Xanthium chinense* Mill. 的带总苞的果实。

【**别名**】老苍子、苍子、毛苍子。

【**形态特征**】一年生草本。根纺锤状，分枝或不分枝。叶片三角状卵形或心形，近全缘或有3~5不明显浅裂，两面被贴生的糙毛。雄头状花序球形，花冠钟形；雌头状花序椭圆形。成熟瘦果的总苞坚硬，外面密生具钩的总苞刺。花期7~9月，果期8~11月。

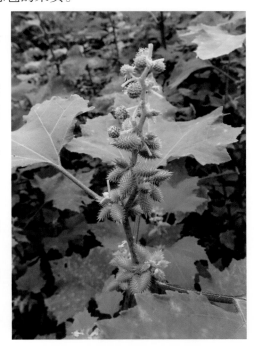

【**分布**】生于丘陵及山地草丛中。广泛分布于我国西南、南部、东部、北部、西北及东北各省区。

【**性能主治**】带总苞的果实味辛、苦，性温；有毒。有散风寒、通鼻窍、祛风湿的作用。主治风寒头痛，鼻塞流涕，鼻衄，鼻渊，风疹瘙痒，湿痹拘挛。

【**采收加工**】秋季果实成熟时采收，干燥，除去杂质。

【**附注**】北美苍耳原产于墨西哥，现广泛分布于各地，药用功效与苍耳*X. strumarium*相似。

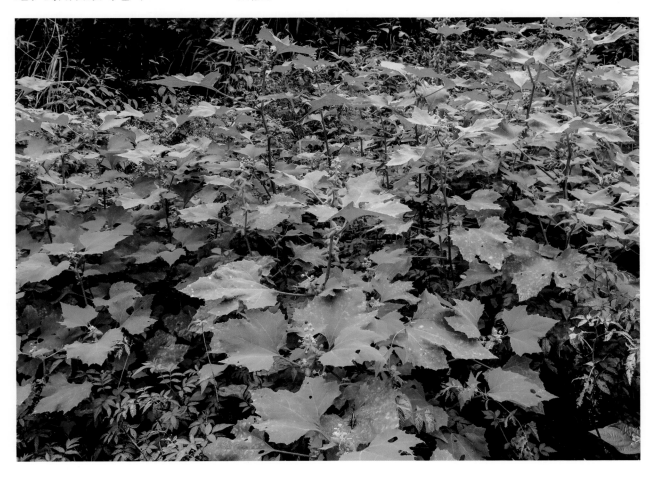

落地荷花

【基原】为龙胆科五岭龙胆*Gentiana davidii* Franch. 的带花全草。

【别名】九头青、鲤鱼胆、青叶胆。

【形态特征】多年生草本。须根略肉质。主茎粗壮，具多数较长分枝。花枝多数，丛生。叶片线状披针形或椭圆形状披针形，边缘微外卷，有乳突。花多数，簇生于枝顶呈头状；花冠蓝色，狭漏斗形。蒴果狭椭圆形或卵状椭圆形。种子淡黄色，表面具蜂窝状网隙。花果期6~11月。

【分布】生于山坡草丛、路旁、林下。产于广西、广东、湖南、江西、安徽、福建等地。

【性能主治】带花全草味苦，性寒。有清热解毒、利湿的作用。主治小儿惊风，目赤，咽痛，化脓性骨髓炎，痈疮肿毒，毒蛇咬伤。

【采收加工】夏、秋采收，鲜用或晒干。

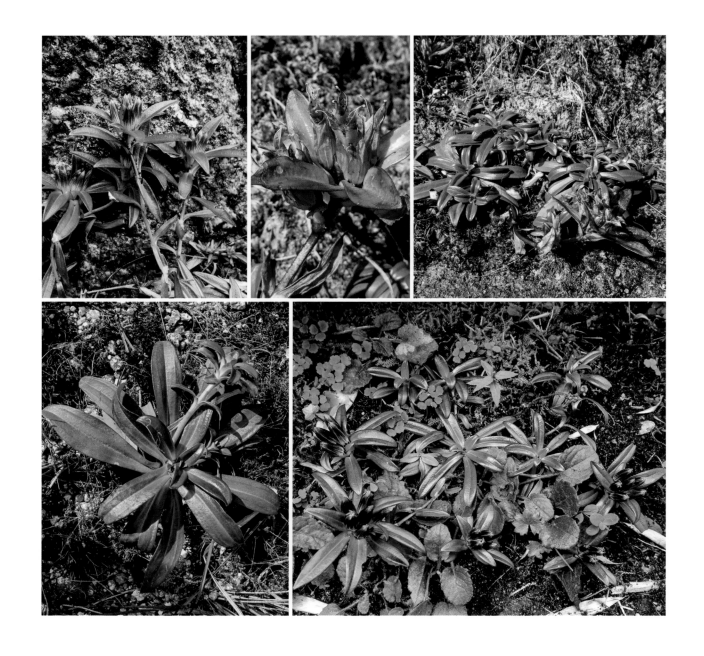

匙叶草

【基原】为龙胆科匙叶草*Latouchea fokienensis* Franch. 的全草。

【别名】红客妈叶、红虾蟆叶。

【形态特征】多年生草本。全株无毛。茎直立，不分枝。叶大多基生；叶片倒卵状匙形，先端圆形，基部渐狭成柄；茎生叶2~3对，小于基生叶，无柄，半抱茎。轮生聚伞花序，每轮有花5~8朵，每朵花下有2枚小苞片；花冠淡绿色，钟形。蒴果卵状圆锥形。种子深褐色。花果期3~11月。

【分布】生于山坡路边、林下。产于广西、广东、福建、云南、四川等地。

【性能主治】全草味苦、辛，性寒。有活血化瘀、清热止咳的作用。主治腹内血瘀痞块，劳伤咳嗽。

【采收加工】夏、秋季采收，洗净，晒干。

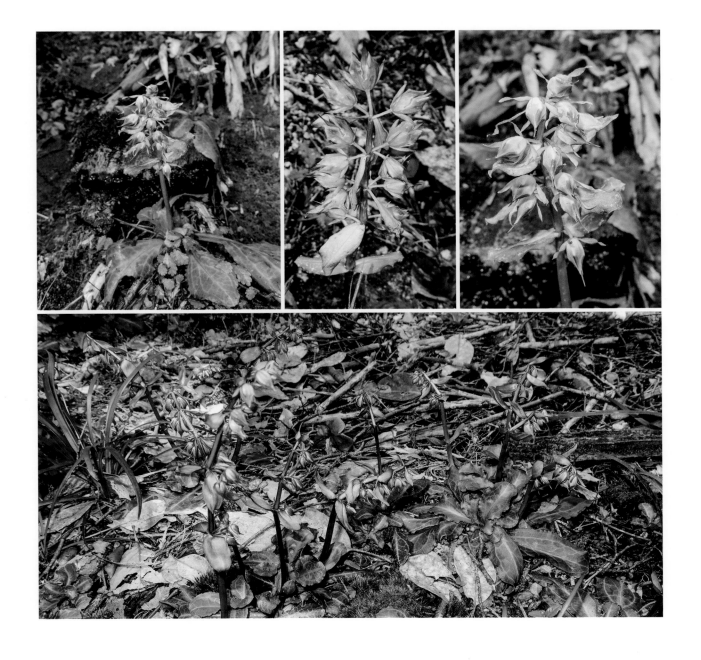

獐牙菜

【基原】为龙胆科獐牙菜*Swertia bimaculata* (Sieb. et Zucc.) Hook. f. et Thoms. ex C. B. Clarke 的全草。

【别名】黑节苦草、走胆草、紫花青叶胆。

【形态特征】一年生草本。根细，棕黄色。茎直立，中部以上分枝。基生叶花期枯萎；茎生叶椭圆形至卵状披针形，茎最上部叶苞叶状。大型圆锥状复聚伞花序疏松，开展，多花；花冠黄色，先端具多数紫色小斑点。蒴果狭卵形。种子褐色，圆形，表面具瘤状突起。花果期6~11月。

【分布】生于山坡草地、林下、灌木丛中。产于广西、广东、湖南、贵州、四川、云南、陕西、甘肃等地。

【性能主治】全草味苦、辛，性寒。有清热解毒、利湿、疏肝利胆的作用。主治急慢性肝炎，胆囊炎，感冒发热，咽喉肿痛，牙龈肿痛，尿路感染，肠胃炎，小儿口疮。

【采收加工】夏、秋季采收，切碎，晾干。

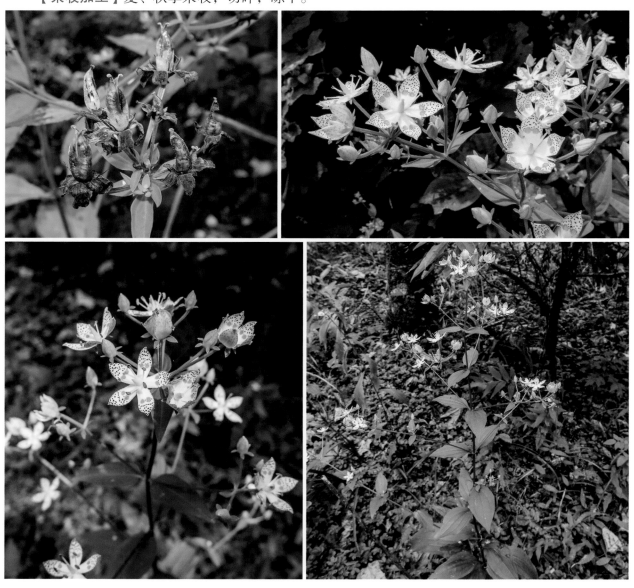

灵香草

【基原】为报春花科灵香草*Lysimachia foenum-graecum* Hance 的地上部分。

【别名】香草、零陵香、广零陵香。

【形态特征】多年生草本。植株干后有浓郁香气；越年生老茎匍匐，发出多数纤细的不定根。单叶互生；叶片草质，卵形至椭圆形，干时两面密布极不明显的下陷小点和稀疏的褐色无柄腺体。花单出腋生；花冠黄色。蒴果熟时灰白色，不开裂或顶端不规则浅裂。花期5月，果期8~9月。

【分布】生于山谷溪边和林下。产于广西、广东、云南、湖南等地。

【性能主治】全草味辛、甘，性温。有祛风寒、辟秽浊的作用。主治鼻塞，感冒，头疼，下痢，遗精，牙痛，胸腹胀满。

【采收加工】全年均可采收，去净泥沙，烘干或阴干。

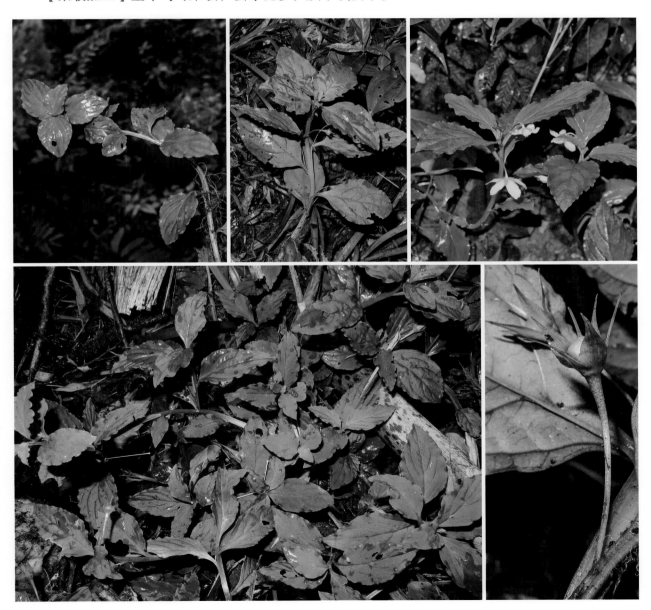

大田基黄

【基原】为报春花科星宿菜*Lysimachia fortunei* Maxim. 的全草、根。

【别名】红头绳、假辣蓼。

【形态特征】多年生草本。全株无毛。根状茎横走，紫红色。茎直立，有黑色腺点，基部紫红色。嫩梢和花序轴具褐色腺体。叶互生，近于无柄；叶片两面均有黑色腺点，腺点干后成粒状突起。总状花序顶生，细瘦；花冠白色，有黑色腺点。蒴果球形。花期6~8月，果期8~11月。

【分布】生于沟边、田边等湿润处。产于我国中南、南部、东部各省区。

【性能主治】全草、根味苦、辛，性凉。有清热利湿、凉血活血、解毒消肿的作用。主治黄疸，泻痢，目赤，吐血，血淋，白带异常，崩漏，痛经，闭经，咽喉肿痛，痈肿疮毒，跌打损伤，蛇虫咬伤。

【采收加工】4~8月采收，鲜用或晒干。

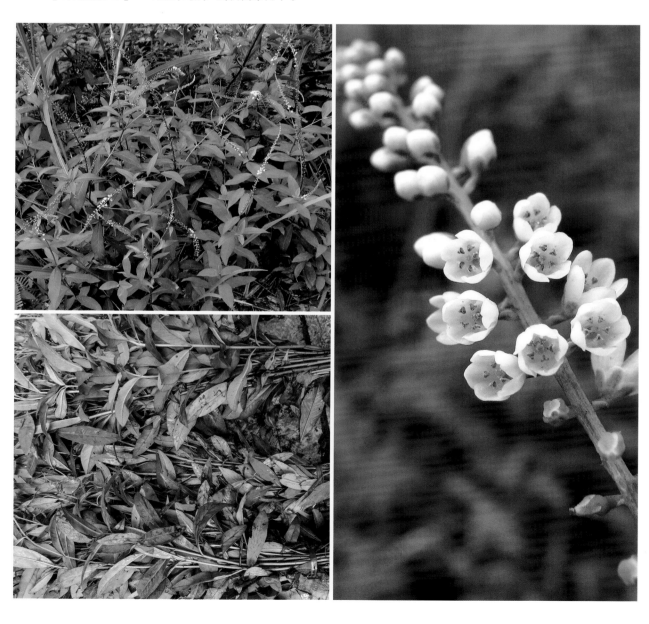

车前草

【基原】为车前科车前*Plantago asiatica* L. 的全草、种子。

【别名】咳麻草、车前。

【形态特征】多年生草本。根状茎短；不定根根多数。叶基生，莲座状，平卧、斜展或直立；叶片卵形至椭圆形，先端钝圆至急尖，边缘波状。穗状花序细圆柱状，花序3~10个，直立或弓曲上升；花冠白色。蒴果纺锤状，具角，背、腹面微隆起。花期4~8月，果期6~9月。

【分布】生于草地、沟边、河岸湿地、田边、路旁或村边空旷处。产于广西、广东、云南、贵州、四川、西藏、海南、江西、福建等地。

【性能主治】全草味甘，性寒。有清热利尿通淋、祛痰、凉血、解毒的作用。主治热淋涩痛，水肿尿少，暑湿泻痢，痰热咳嗽，痈肿疮毒，吐血衄血。种子味甘，性寒。有清热利尿、渗湿通淋、明目、祛痰的作用。主治水肿胀满，热淋涩痛，暑湿泄泻，目赤肿痛，痰热咳嗽。

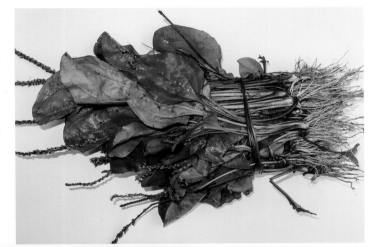

【采收加工】夏季采挖全草，除去泥沙，晒干。夏、秋季种子成熟时采收果穗，晒干，搓出种子，除去杂质。

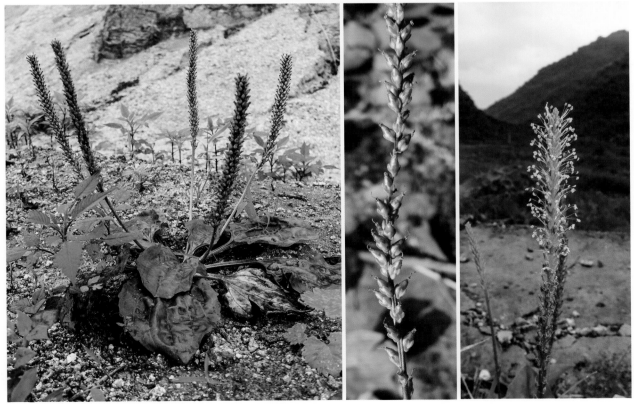

山海螺

【基原】为桔梗科羊乳*Codonopsis lanceolata* (Sieb. et Zucc.) Benth. et Hook. f. 的根。

【别名】奶树、四叶参。

【形态特征】缠绕状草本。根通常肥大呈纺锤形，近上部有稀疏环纹，而下部则疏生横长皮孔。在小枝顶端的叶2~4片近对生或轮生；叶片菱状卵形、狭卵形至椭圆形。花单生或对生于小枝顶端；花冠阔钟状，黄绿色或乳白色内有紫色斑。蒴果下部半球形，上部有喙。花果期7~8月。

【分布】生于山地林下、沟边阴湿处。产于我国东北、北部、东部和中南各省区。

【性能主治】根味甘、辛，性平。有益气养阴、解毒消肿、排脓、通乳的作用。主治神疲乏力，头晕头痛，肺痈，乳痈，肠前程，疮疖肿毒，喉蛾，产后乳少，毒蛇咬伤。

【采收加工】7~8月采挖，洗净，鲜用或切片晒干。

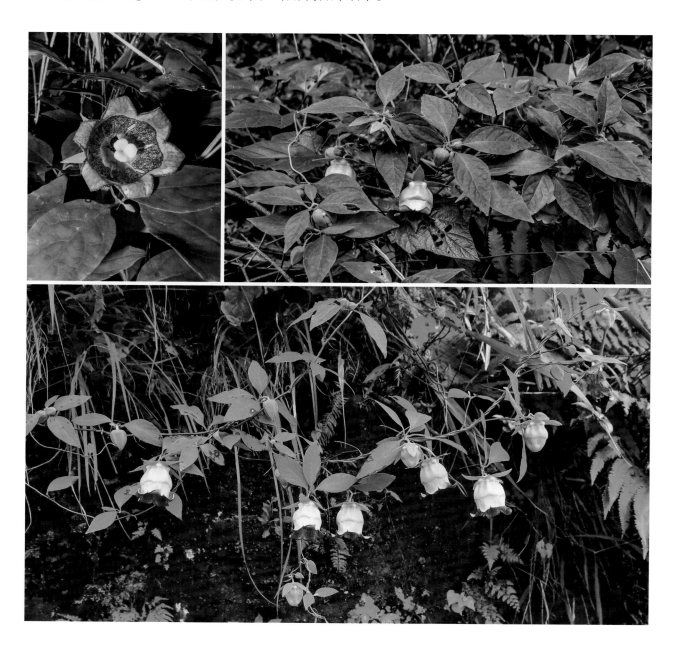

红果参

【基原】为桔梗科轮钟花*Cyclocodon lancifolius* (Roxb.) Kurz 的根。

【别名】蜘蛛果、山荸荠荠。

【形态特征】直立或蔓性草本。茎高可达3 m，中空；分枝多而长。叶对生，偶有3片轮生；叶片卵形、卵状披针形至披针形。花通常单朵顶生兼腋生，有时3朵组成聚伞花序；花冠白色或淡红色，管状钟形，5~6裂至中部。浆果球状，熟时紫黑色。种子极多数，多角体。花期7~10月。

【分布】生于灌木丛、草地中。产于广西、广东、贵州、四川、湖北、福建等地。

【性能主治】根味甘、微苦，性平。有益气、祛瘀、止痛的作用。主治气虚乏力，跌打损伤。

【采收加工】夏、秋季采挖，洗净，鲜用或晒干。

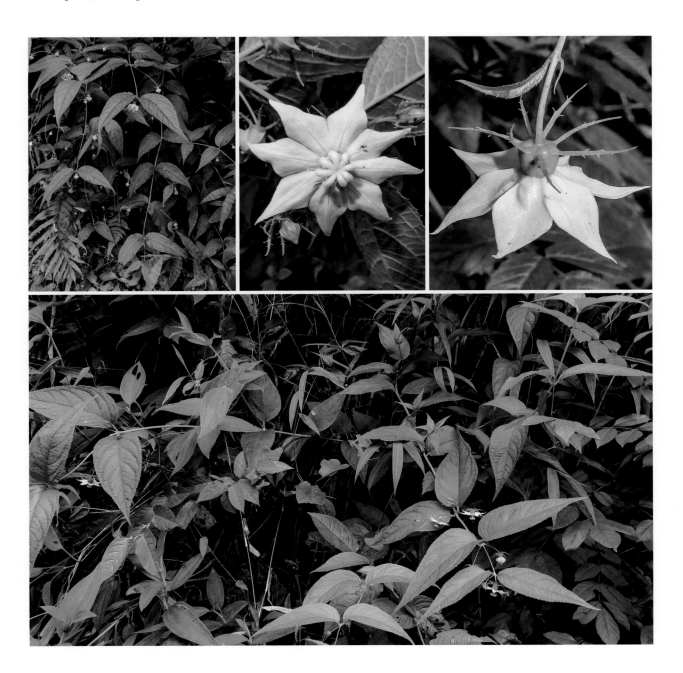

桔梗

【基原】为桔梗科桔梗*Platycodon grandiflorus* (Jacq.) A. DC. 的根。

【别名】包袱花、铃当花、道拉基。

【形态特征】多年生直立草本。茎有乳汁。根胡萝卜状。叶片卵形、狭椭圆形至披针形，先端急尖，基部楔形至阔楔形，边缘具尖齿，背面常无毛而有白粉。花单朵顶生或数朵集成假总状花序，或有花序分枝而组成圆锥花序；花冠阔钟形，蓝色或紫色。蒴果球状。花期7~9月。

【分布】生于山坡阳处、草丛中及石山上。产于我国东北、北部、东部、中部及广西、广东、贵州、云南、四川等地。

【性能主治】根味苦、辛，性平。有宣肺、利咽、祛痰、排脓的作用。主治咳嗽痰多，胸闷不畅，咽痛，声音嘶哑，肺痈吐脓。

【采收加工】春、秋季采挖，洗净，除去须根，趁鲜剥去外皮或不去外皮，干燥。

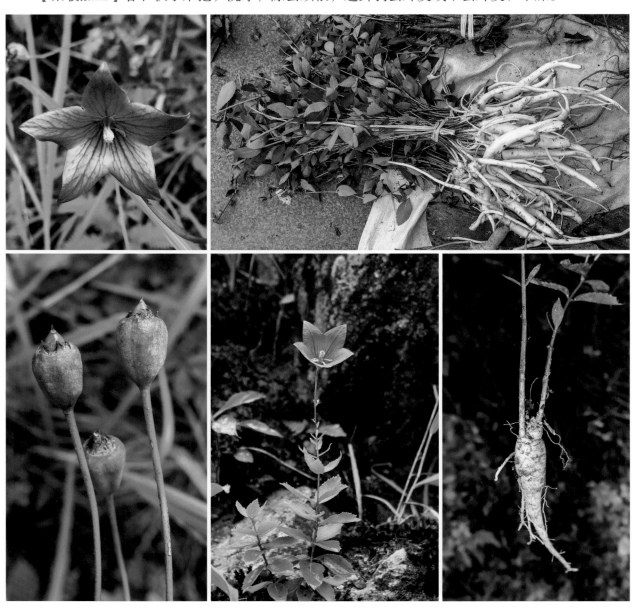

铜锤玉带草

【基原】为半边莲科铜锤玉带草*Lobelia angulata* Forst. 的全草、果实。

【别名】小铜锤、扣子草、铜锤草。

【形态特征】多年生匍匐草本。植株有白色乳汁。茎平卧，被开展的柔毛，节上生根。叶互生；叶片卵形或心形，边缘具细齿，叶脉掌状至掌状羽脉。花单生于叶腋；花冠紫红色、淡紫色、绿色或黄白色。浆果紫红色，椭圆状球形。种子多数，近圆球状，表面有小疣突。花果期全年。

【分布】生于田边、路旁或疏林中潮湿处。产于广西、广东、湖南、湖北、四川等地。

【性能主治】全草味辛、苦，性平。有祛风除湿、活血解毒的作用。主治风湿疼痛，跌打损伤，月经不调，目赤肿痛，乳痈，无名肿毒。果实味苦、辛，性平。有祛风利湿、理气散瘀的作用。主治风湿痹痛，疝气，跌打损伤，遗精，白带异常。

【采收加工】全草全年均可采收，洗净，鲜用或晒干。8~9月采收果实，鲜用或晒干。

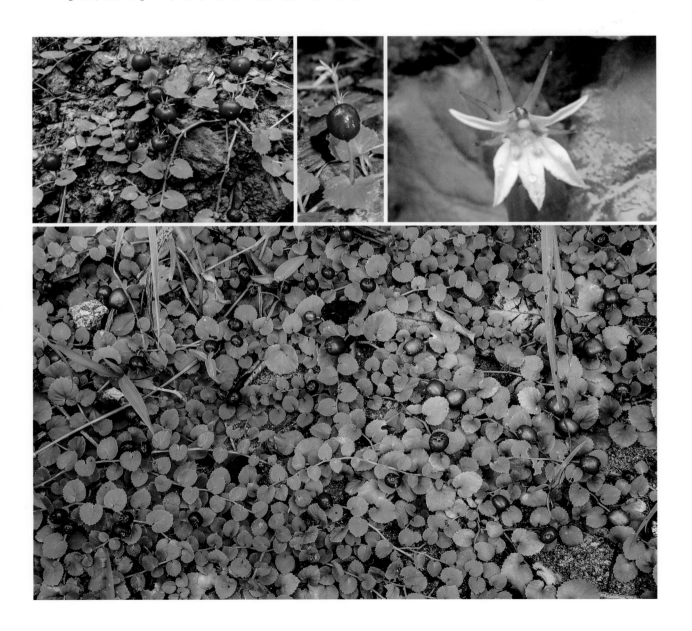

半边莲

【基原】为半边莲科半边莲*Lobelia chinensis* Lour. 的全草。

【别名】急救索、蛇利草。

【形态特征】多年生草本。茎细弱，匍匐，节上生根。叶互生；叶片线形至披针形，边缘全缘或先端有明显的齿，两面无毛。花单生于分枝的上部叶腋；花冠粉红色或白色，喉部以下生白色柔毛，裂片全部平展于下方，呈一个平面。蒴果倒锥形。种子椭圆形，近肉色。花果期5~10月。

【分布】生于水田边、沟边及草地上。产于我国长江中下游及以南各地。

【性能主治】全草味辛，性平。有利尿消肿、清热解毒的作用。主治痈肿疔疮，蛇虫咬伤，臌胀水肿，湿热黄疸，湿疹湿疮。

【采收加工】夏季采收，除去泥沙，洗净，晒干。

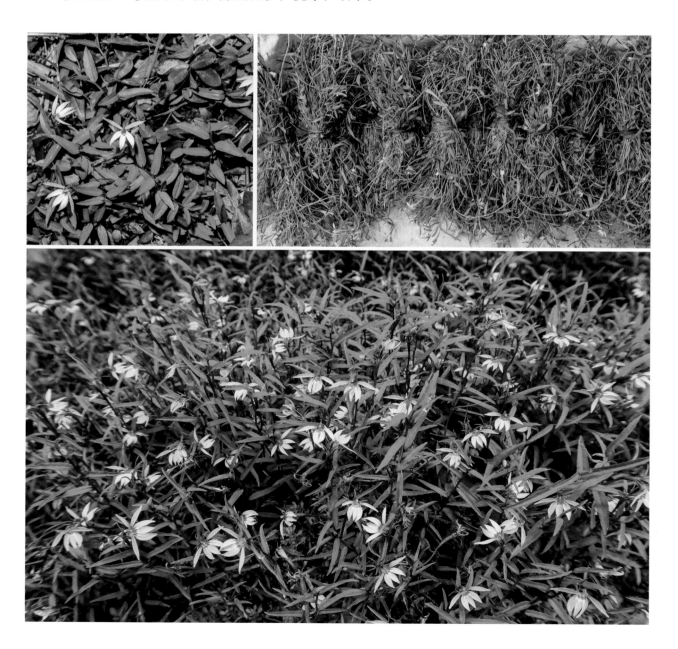

白毛藤

【基原】为茄科白英*Solanum lyratum* Thunb. 的全草。

【别名】千年不烂心、鬼目草、白草。

【形态特征】多年生草质藤本。茎、叶密生有节长柔毛。叶互生；叶片多数提琴形，基部常3~5深裂，裂片全缘，两面均被白色发亮的长柔毛。聚伞花序顶生或腋外生；花冠蓝色或白色，花冠筒隐于萼内。浆果球形，熟时红黑色。种子近盘状，扁平。花期夏秋，果期秋末。

【分布】生于路旁、田边或山谷草地。产于广西、广东、湖南、湖北、云南、四川、福建、江西、甘肃、陕西等地。

【性能主治】全草味甘、苦，性寒；有小毒。有清热利湿、解毒消肿的作用。主治湿热黄疸，胆囊炎，胆石症，肾炎水肿，风湿关节痛，湿热带下，小儿高热惊搐，湿疹瘙痒，带状疱疹。

【采收加工】夏、秋季采收，鲜用或晒干。

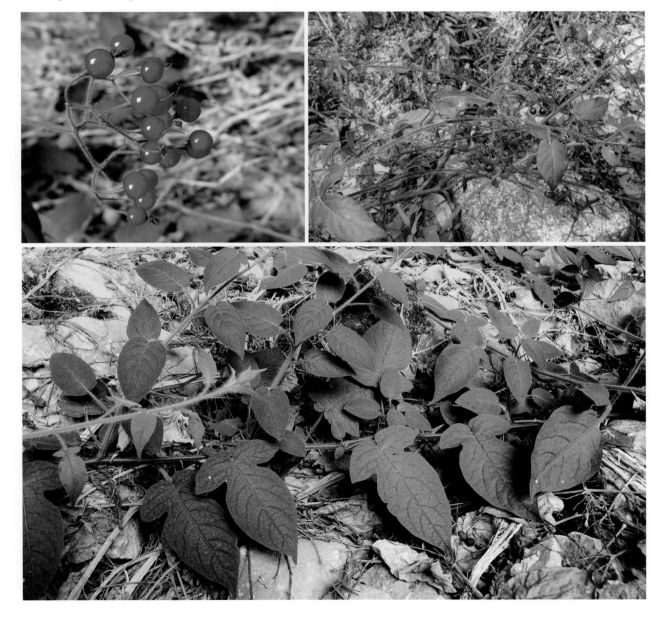

凤尾参

【基原】为玄参科亨氏马先蒿*Pedicularis henryi* Maxim. 的根。

【别名】追风箭、公鸡花根、凤尾马先蒿。

【形态特征】多年生草本。根丛生，少数肉质膨大呈纺锤形。叶相当茂密；叶片羽状全裂，两面均被短毛。花着生于茎枝叶腋中，总状花序；花冠浅紫红色。蒴果斜披针状卵形，从宿萼裂口斜伸而出。种子卵形且尖，有整齐的纵条纹。花期5~9月，果期8~11月。

【分布】生于空旷处、草丛及林边。为我国特有种，产于我国长江以南各省及广西、广东、云南、贵州、江苏、江西、湖北等地。

【性能主治】根味甘、微苦，性微温。有补气血、强筋骨、健脾胃的作用。主治头晕耳鸣，心慌气短，筋骨疼痛，支气管炎，小儿食积，营养不良。

【采收加工】根秋季采挖，洗净，晒干。

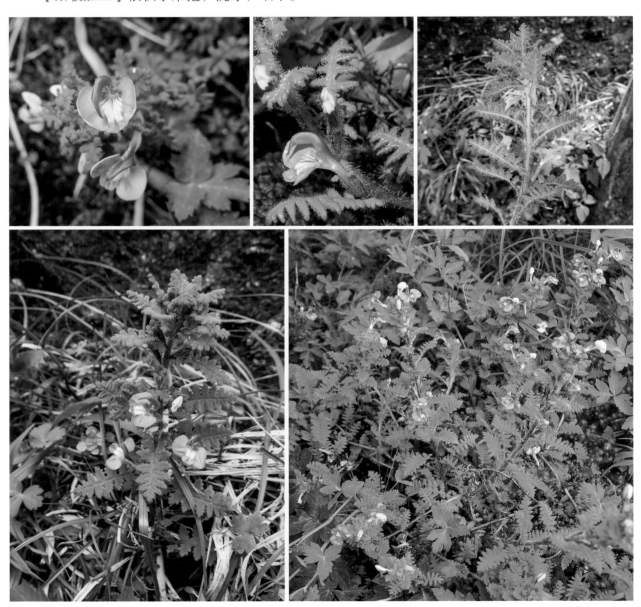

野菰

【基原】为列当科野菰 *Aeginetia indica* L. 的全草。

【别名】马口含珠、鸭肢板、烟斗花。

【形态特征】一年生寄生性草本。茎黄褐色或紫红色。叶片肉红色，两面无毛。花常单生茎端，稍俯垂；花梗粗壮，常直立，具紫红色的条纹；花冠带黏液，凋谢后变绿黑色，不明显的二唇形，上唇裂片和下唇的侧裂片较短，下唇中间裂片稍大。蒴果圆锥状或长卵球形。花期4~8月，果期8~10月。

【分布】喜生于土层深厚、湿润及枯叶多的地方，常寄生于芒属 *Miscanthus* Anderss. 和蔗属 *Saccharum* 等植物的根上。产于广西、广东、湖南、贵州、云南、四川、江西、浙江、江苏等地。

【性能主治】全草味苦，性凉；有小毒。有解毒消肿、清热凉血的作用。主治咽喉肿痛，咳嗽，小儿高热，尿路感染，骨髓炎，毒蛇咬伤，疔疮。

【采收加工】春、夏季采收，鲜用或晒干。

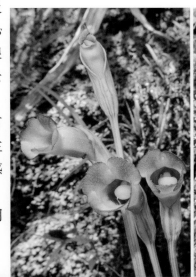
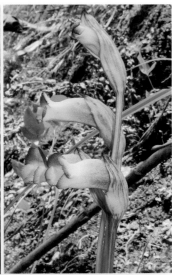
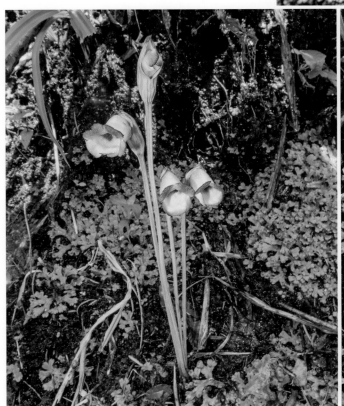
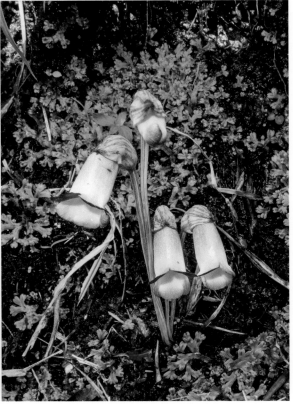

石蜈蚣

【基原】为苦苣苔科蚂蝗七 *Primulina fimbrisepala* (Hand.-Mazz.) Yin Z. Wang 的根状茎或全草。

【别名】石螃蟹、红蚂蝗七、石棉。

【形态特征】多年生草本。植株具粗根状茎。叶基生；叶片草质，卵形、宽卵形或近圆形，两侧不对称，边缘有小齿或粗齿，腹面密被短柔毛并散生长糙毛，背面疏被短柔毛。聚伞花序 1~7 条，各有 1~5 花；花冠淡紫色或紫色。蒴果长 6~8 cm，被短柔毛。种子纺锤形，长 6~8 mm。花期 3~4 月。

【分布】生于山地林中石隙、石崖上或山谷溪边。产于广西、广东、贵州、湖南、福建等地。

【性能主治】根状茎或全草味苦、微辛，性凉。有清热利湿、行滞消积、止血活血、解毒消肿的作用。主治痢疾，肝炎，小儿疳积，胃痛，外伤出血，跌打损伤，痈肿疮毒。

【采收加工】全年均可采收，鲜用或晒干。

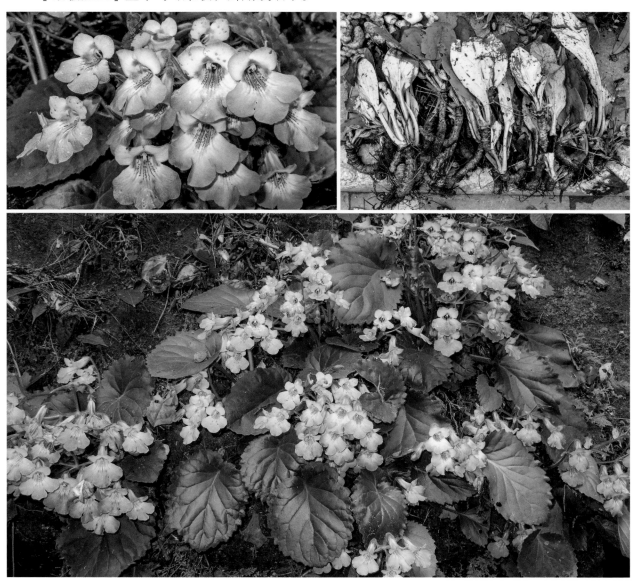

降龙草

【基原】为苦苣苔科降龙草*Hemiboea subcapitata* C. B. Clarke 的全草。

【别名】马拐、牛耳朵、水泡菜。

【形态特征】多年生草本。茎肉质，表面散生紫斑。叶对生；叶片稍肉质，干时草质，椭圆形或倒卵状椭圆形，边缘全缘或有波状浅钝齿；叶柄具合生成船形的翅。聚伞花序近顶生或腋生；总苞球形，开放后呈船形；花冠白色，内面具紫色斑点。蒴果线状披针形。花期9~10月，果期10~12月。

【分布】生于山谷林下石上或沟边阴湿处。产于广西、广东、云南东南部、贵州、四川、湖南、湖北、江西、浙江南部、陕西南部、甘肃南部等地。

【性能主治】全草味甘，性寒。有清暑、利湿、解毒的作用。主治外感暑湿，痈肿疮疖，蛇咬伤。

【采收加工】秋季采收，鲜用或晒干。

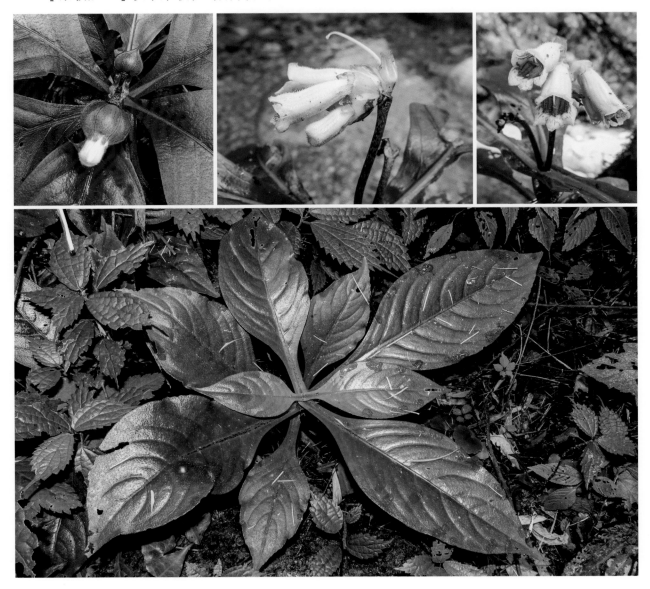

石吊兰

【基原】为苦苣苔科吊石苣苔*Lysionotus pauciflorus* Maxim. 的全株。

【别名】黑乌骨、石豇豆、石泽兰。

【形态特征】小灌木。茎分枝或不分枝，无毛或上部疏被短毛。叶3片轮生，有时对生或多片轮生；叶片革质，形状变化大，线形、线状倒披针形、狭长圆形或倒卵状长圆形。花序有1~2朵花；花冠漏斗状，白色带紫色。蒴果线形，无毛。种子纺锤形。花期7~10月，果期9~11月。

【分布】生于丘陵或山地林中或荫处石崖上或树上。产于广西、广东、云南、贵州、四川、江西、福建、台湾、湖南、湖北、安徽、浙江、江苏、陕西等地。

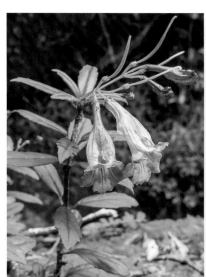
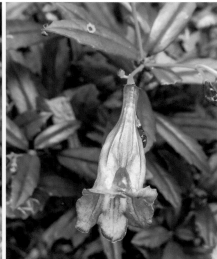

【性能主治】全株味苦，性凉。有祛风除湿、化痰止咳、祛瘀通经的作用。主治风湿痹痛，咳喘痰多，月经不调，痛经，跌打损伤。

【采收加工】8~9月采收，鲜用或晒干。

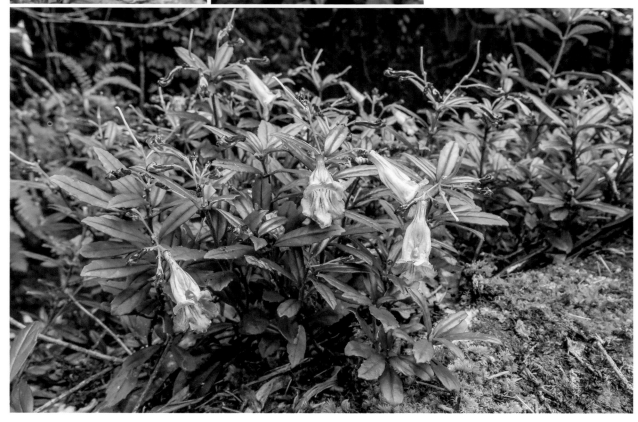

凌霄花

【基原】为紫葳科凌霄*Campsis grandiflora* (Thunb.) K. Schum. 的花。

【别名】紫葳、五爪龙、红花倒水莲。

【形态特征】攀缘藤本。茎木质，枯褐色，表皮脱落，以气生根攀附于他物之上。叶对生，奇数羽状复叶；小叶7~9片，叶片卵形至卵状披针形，两面无毛，边缘有粗齿。顶生疏散的短圆锥花序，花序轴长15~20 cm；花萼钟状，分裂至中部；花冠内面鲜红色，外面橙黄色。蒴果顶端钝。花期5~8月。

【分布】生于山谷、溪边、疏林下。产于广西、广东、福建、山东、河南、陕西等地。

【性能主治】花味甘、酸，性寒。有活血通经、凉血祛风的作用。主治月经不调，经闭癥瘕，产后乳肿，风疹发红，皮肤瘙痒，痤疮。

【采收加工】夏、秋季花盛开时采收，干燥。

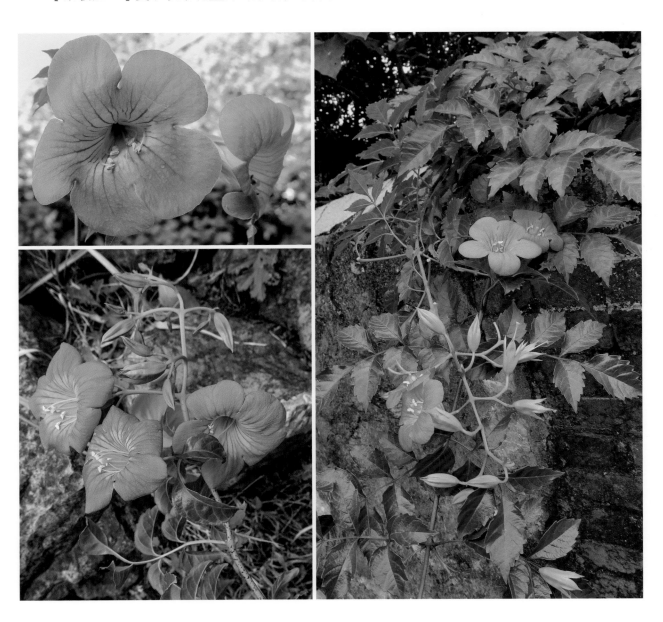

黑芝麻

【基原】为胡麻科芝麻*Sesamum indicum* L. 的种子。

【别名】胡麻、巨胜、狗虱。

【形态特征】一年生直立草本。枝中空或具有白色髓部，表面微有毛。叶片矩圆形或卵形，茎中部叶有齿缺，茎上部叶边缘近全缘。花单生或2~3朵同生于叶腋内；花萼裂片披针形，被柔毛；花冠筒状，白色而常有紫红色或黄色的晕。蒴果矩圆形，被毛，分裂至中部或至基部。种子有黑白之分。花期夏末秋初。

【分布】种植于疏松土壤或沙土中。除西藏外，我国各地均有栽培。

【性能主治】种子味甘，性平。有补益肝肾、养血益精、润肠通便的作用。主治肝肾不足所致的头晕耳鸣，腰脚痿软，须发早发，肌肤干燥，肠燥便秘，产妇少乳，痈疮湿疹，风癞疬疡，小儿瘰疬，烧烫伤，痔疮。

【采收加工】8~9月果实呈黄黑色时，割取全株，晒干，打下种子，除去杂质后再晒。

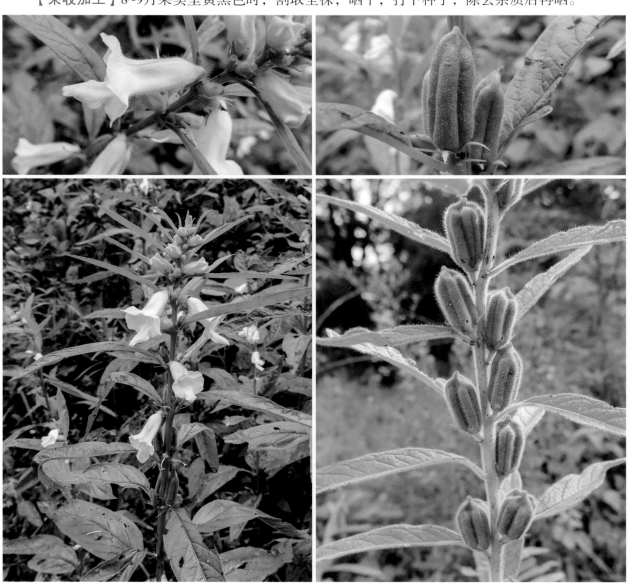

白接骨

【基原】为爵床科白接骨*Asystasiella neesiana* (Wall.) Lindau 的全草。

【别名】玉龙盘、玉接骨、蛀木虫。

【形态特征】草本。叶片纸质，先端尖至渐尖，边缘微波状至具浅齿，基部下延成柄，两面突起，疏被微毛。总状花序或花序基部有分枝，顶生，花序上花单生或对生；花冠淡紫红色，漏斗状，外面疏生腺毛，花冠筒细长。蒴果长18~22 mm，上部具4粒种子，下部实心细长似柄。花期7~8月，果期10~11月。

【分布】生于林下或溪边。产于广西、广东、云南、贵州、四川、重庆、湖南、湖北、江西、福建、台湾、安徽、浙江、浙江、江苏等地。

【性能主治】全草味苦、淡，性凉。有化瘀止血、续筋接骨、利尿消肿、清热解毒的作用。主治吐血，便血，外伤出血，跌打瘀肿，扭伤骨折，风湿肢肿，腹水，疮疡溃烂，咽喉肿痛。

【采收加工】夏、秋季采收，鲜用或晒干。

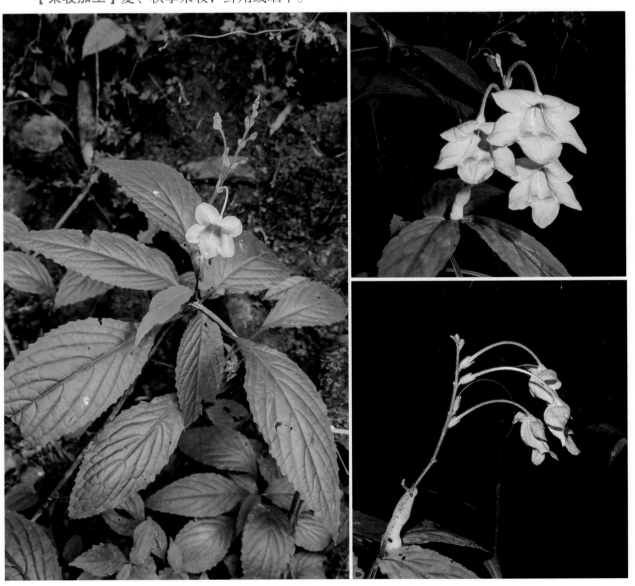

爵床

【基原】为爵床科爵床*Justicia procumbens* L. 的全草。

【别名】爵卿、香苏、赤眼。

【形态特征】一年生草本，高20~50 cm。茎基部匍匐。叶片椭圆形至椭圆状长圆形，长1.5~3.5 cm，宽1.3~2 cm。穗状花序顶生或生于上部叶腋；花冠粉红色。蒴果长约5 mm。种子表面有瘤状皱纹。花期8~11月，果期10~11月。

【分布】生于山坡林间草丛中和路旁阴湿处。产于广西、广东、云南、江苏、江西、湖北、四川、福建、山东、浙江等地。

【性能主治】全草味苦、咸、辛，性寒。有清热解毒、利湿消积、活血止痛的作用。主治感冒发热，咳嗽，咽喉肿痛，目赤肿痛，疳积，湿热泻痢，疟疾，黄疸，浮肿，小便淋浊，筋肌疼痛，跌打损伤，痈疽疔疮，湿疹。

【采收加工】8~9月盛花期采收，割取地上部分，晒干。

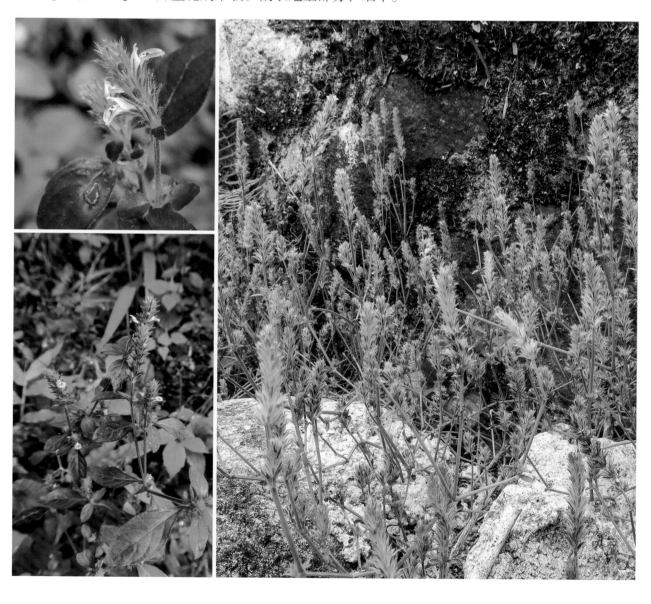

金刀菜

【基原】为马鞭草科广东紫珠*Callicarpa kwangtungensis* Chun 的茎、叶。

【别名】珍珠风、老鸦饭、金刀柴。

【形态特征】灌木，高约2 m。幼枝常带紫色，老枝黄灰色。叶片狭椭圆状披针形、披针形或线状披针形，长15~26 cm，宽3~5 cm，两面通常无毛，背面密生显著的黄色细小腺点。聚伞花序宽2~3 cm，3~4次分歧，被稀疏的星状毛；花冠白色或带紫红色。果实球形，直径约3 mm。花期6~7月，果期8~10月。

【分布】生于山坡林下或灌木丛中。产于广西、广东、云南、湖南、湖北、江西等地。

【性能主治】茎、叶味酸、涩，性温。有止血、止痛的作用。主治吐血，偏头痛，跌打肿痛，外伤出血。

【采收加工】夏、秋季采收，切段，鲜用或晒干。

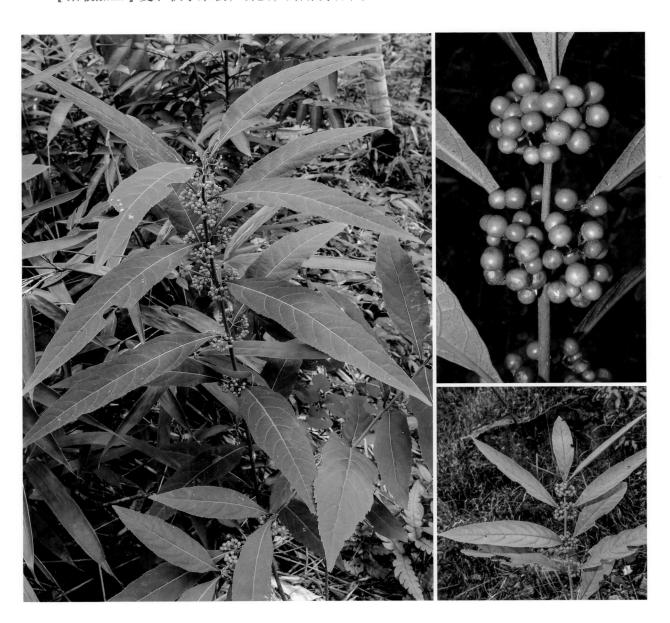

大叶紫珠

【基原】为马鞭草科大叶紫珠*Callicarpa macrophylla* Vahl 的叶、根。

【别名】赶风紫、贼子叶、羊耳朵、止血草。

【形态特征】灌木，稀小乔木，高3~5 m。小枝近四棱柱形，稍有臭味。幼枝、叶背、叶柄和

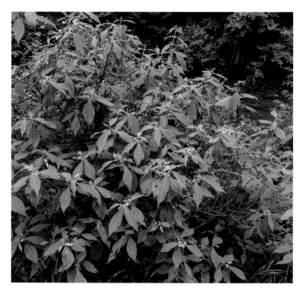

花序密生灰白色茸毛。叶片多为长椭圆形，边缘具细齿。聚伞花序宽4~8 cm，5~7次分歧；花序梗粗壮，长2~3 cm；花萼杯状，萼齿不明显或钝三角形；花冠紫色，疏生星状毛。花期4~7月，果期7~12月。

【分布】生于山坡、村边疏林或灌木丛中。产于广西、广东、云南、贵州等地。

【性能主治】根、叶味辛、苦，性平。有散瘀止血、消肿止痛的作用。主治咯血，吐血，便血，衄血，外伤出血，跌打肿痛，风湿痹痛。

【采收加工】根全年可采收，洗净，切片晒干。叶夏、秋季采收，鲜用或晒干。

红紫珠

【基原】为马鞭草科红紫珠*Callicarpa rubella* Lindl var. *rubella*. 的叶及嫩枝。

【别名】山霸王、野蓝靛、空壳树。

【形态特征】灌木。小枝被黄褐色星状毛并杂有多细胞的腺毛。叶片倒卵形或倒卵状椭圆形，先端尾尖或渐尖，基部心形，有时偏斜。聚伞花序；花萼被星状毛或腺毛，具黄色腺点；花冠紫红色、黄绿色或白色。果实熟时紫红色。花期5~7月，果期7~11月。

【分布】生于山坡、溪边林中或灌木丛中。产于广西、广东、湖南、云南、贵州、四川、浙江、江西等地。

【性能主治】叶及嫩枝味微苦，性平。有解毒消肿、凉血止血的作用。主治吐血，咯血，痔疮，痈肿疮毒，跌打损伤，外伤出血。

【采收加工】夏、秋季采收，鲜用或晒干。

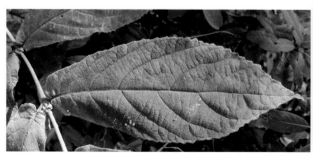

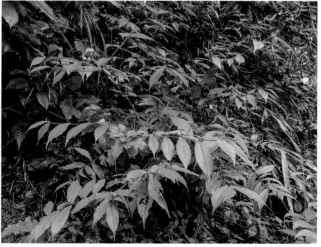

大青

【基原】为马鞭草科大青*Clerodendrum cyrtophyllum* Turcz. 的茎、叶。

【别名】路边青、猪屎青、鬼点灯。

【形态特征】灌木或小乔木。叶片椭圆形至长圆状披针形，边缘全缘，两面无毛或沿脉疏生短柔毛，背面常有腺点；侧脉6~10对。伞房状聚伞花序；花小，有橘香味；花萼杯状且果后增大；花冠白色；雄蕊与花柱同伸出花冠外。果实近球形，熟时蓝紫色，为红色的宿萼所托。花期、果期6月至翌年2月。

【分布】生于丘陵、山地林下或溪谷旁。产于我国西南、中南、东部各省区。

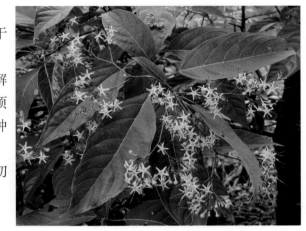

【性能主治】茎、叶味苦，性寒。有清热解毒、凉血、止血的作用。主治外感热病，热盛烦渴，咽喉肿痛，黄疸，热毒痢，急性肠炎，痈疽肿毒，外伤出血。

【采收加工】夏、秋季采收，洗净，鲜用或切段晒干。

赪桐

【基原】为马鞭草科赪桐*Clerodendrum japonicum* (Thunb.) Sweet 的花、叶。

【别名】状元红、红龙船花、贞桐花。

【形态特征】灌木。小枝四棱柱形，有茸毛。叶对生；叶片卵形或椭圆形，边缘有疏短尖齿，腹面疏生伏毛，脉基具较密的锈褐色短柔毛，背面密具锈黄色盾形腺体。聚伞花序组成大型的顶生圆锥花序；花萼大，红色，5深裂；花冠鲜红色，筒部细长，顶端5裂并开展。果实近球形，熟时蓝黑色。花期、果期5~11月。

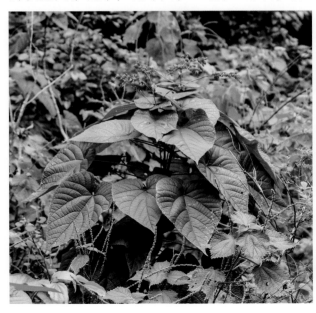

【分布】生于丘陵及山地灌木丛或林中。产于广西、广东、台湾、福建、江苏、浙江、湖南、江西、贵州、四川、云南等地。

【性能主治】花味甘，性平。有安神、止血的作用。主治心悸失眠，痔疮出血。叶味辛、甘，性平。有祛风解毒、散瘀消肿的作用。主治偏头痛，跌打瘀肿，痈肿疮毒。

【采收加工】6~7月花开时采收，晒干。叶全年均可采收，鲜用或晒干，研末。

【附注】《中华本草》记载赪桐以花、叶入药的药材名分别为荷苞花、赪桐叶。

白毛夏枯草

【基原】为唇形科金疮小草*Ajuga decumbens* Thunb. 的全草。

【别名】青鱼胆、苦地胆、散血草。

【形态特征】一年生或二年生匍匐草本。茎被白色长柔毛。基生叶较多，比茎生叶长而大；叶片匙形或倒卵状披针形，边缘具波状圆齿或近全缘；叶脉在腹面微隆起。轮伞花序多花，排成间断长7~12 cm的穗状花序，位于下部的轮伞花序疏离，位于上部者密集；花冠淡蓝色或淡红紫色。花期3~7月，果期5~11月。

【分布】生于溪边、路旁及湿润的草坡上。产于广西、广东、江西、湖南、湖北、福建等地。

【性能主治】全草味苦、甘，性寒。有清热解毒、化痰止咳、凉血散血的作用。主治咽喉肿痛，肺热咳嗽，肺痈，目赤肿痛，痢疾，痈肿疔疮，毒蛇咬伤，跌打损伤。

【采收加工】春、夏、秋季均可采收，鲜用或晒干。

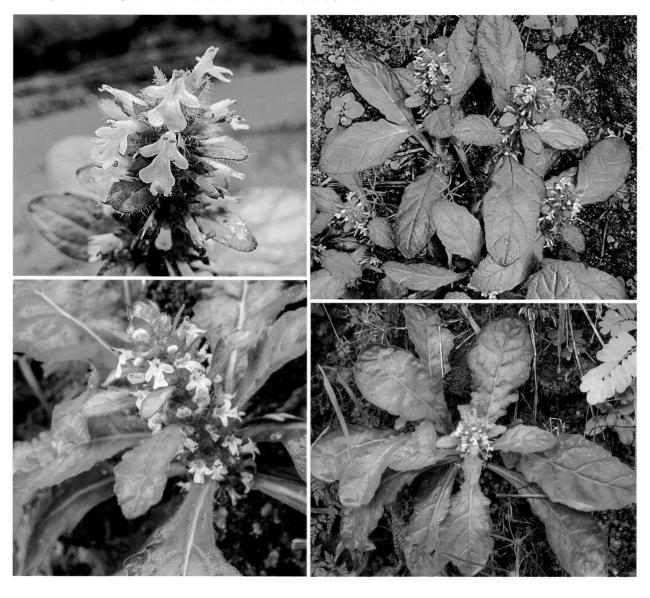

老虎耳

【基原】为唇形科中华锥花*Gomphostemma chinense* Oliv. 的全草。

【别名】山继谷、棒丝花、白腊锁。

【形态特征】草本。茎直立，密被星状茸毛。叶片椭圆形或卵状椭圆形，边缘具粗齿或几全缘，腹面被星状柔毛及短硬毛，背面被星状茸毛。花序为由聚伞花序组成的圆锥花序或为单生的聚伞花序，对生，花序生于茎基部；花冠浅黄色至白色。小坚果4个，倒卵状三棱柱形。花期7~8月，果期10~12月。

【分布】生于山谷林下阴湿处。产于广西、广东、福建、江西等地。

【性能主治】全草味苦，性凉。有祛风湿、益气血、通经络、消肿毒的作用。主治气亏血虚，风湿痹痛，拘挛麻木，刀伤出血，口疮。

【采收加工】7月采收，鲜用或晒干。

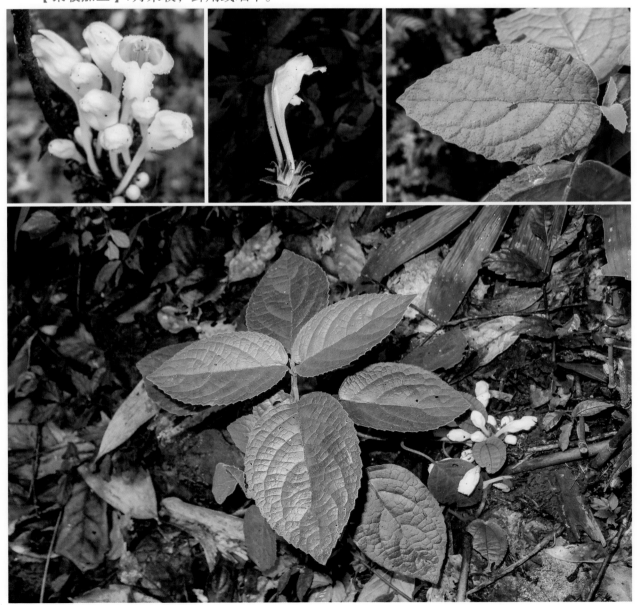

连钱草

【基原】为唇形科活血丹*Glechoma longituba* (Nakai) Kuprian的地上部分。

【别名】风灯盏、透骨消、驳骨消。

【形态特征】多年生草本。具匍匐茎,上升,逐节生,不定根。叶片草质,心形或近肾形,边缘具圆齿或粗齿状圆齿,腹面被疏粗伏毛或微柔毛;叶脉不明显,背面常带紫色;叶柄长为叶片的1~2倍。轮伞花序具花2朵,稀具4~6花;花冠淡蓝色、蓝色至紫色,下唇具深色斑点。花期4~5月,果期6~7月。

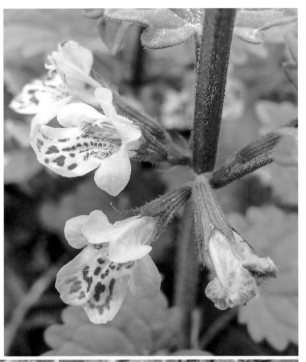

【分布】生于林缘、疏林下、草地中、溪边等阴湿处。除甘肃、青海、新疆及西藏外,产于我国各地均有分布。

【性能主治】地上部分味辛、微苦,性微寒。有利湿通淋、清热解毒、散瘀消肿的作用。主治热淋,石淋,湿热黄疸,疮痈肿痛,跌打损伤。

【采收加工】春季至秋季采收,除去杂质,晒干。

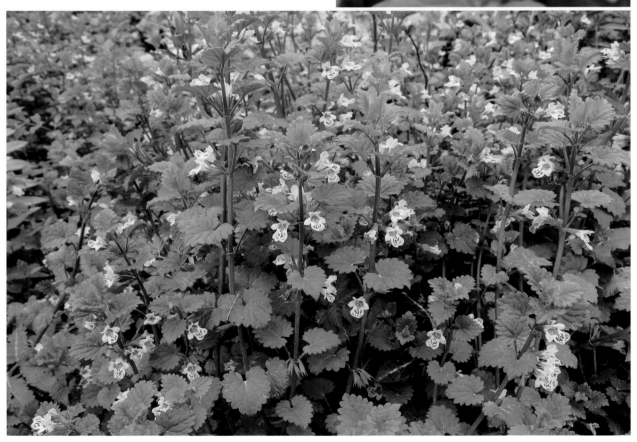

益母草

【基原】为唇形科益母草*Leonurus japonicus* Houtt. 的地上部分。

【别名】益母艾、红花艾、燕艾。

【形态特征】一年生或二年生草本。茎四棱柱形，被倒向糙伏毛。叶对生；茎下部叶掌状3裂，小裂片再不规则分裂；茎上部叶片亦为3裂，小裂片呈条形。轮伞花序腋生；花冠粉红色至淡紫红色。小坚果长圆状三棱柱形，长约2.5 mm，顶端截平而略宽大，基部楔形，表面光滑。花期6~9月，果期9~10月。

【分布】生于荒地、草地、路边或村边。产于我国大部分地区。

【性能主治】地上部分味辛、苦，性微寒。有活血调经、利尿消肿、清热解毒的作用。主治月经不调，痛经，闭经，恶露不尽，水肿尿少，疮疡肿毒。

【采收加工】春季幼苗期至初夏开花前期采割鲜品。干品夏季茎叶茂盛、花未开或初开时采割，晒干，或切段晒干。

【附注】本种为《中国药典》（2020年版）收录，其干燥成熟果实称为茺蔚子，有活血调经、清肝明目的作用。

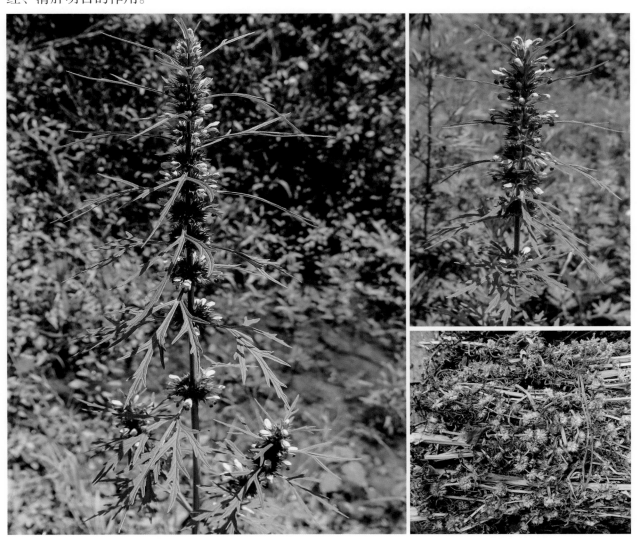

夏枯草

【基原】为唇形科夏枯草*Prunella vulgaris* L. 的果穗。

【别名】铁色草、紫花草、毛虫药。

【形态特征】草本。匍匐根状茎多为紫红色。茎被糙毛。茎生叶长圆形，大小不等，基部下延至叶柄成狭翅。轮伞花序密集组成顶生长2~4 cm的穗状花序，每个轮伞花序下承托有浅紫红色、宽心形的叶状苞片；花冠紫色、蓝紫色或红紫色，外面无毛。小坚果黄褐色，长圆状卵球形。花期4~6月，果期7~10月。

【分布】生于草地、沟边及路旁等湿润处。产于广西、广东、贵州、湖南、湖北、福建、台湾、浙江、江西、河南、甘肃、新疆等地。

【性能主治】果穗味辛、苦，性寒。有清肝泻火、明目、散结消肿的作用。主治目赤肿痛，目珠夜痛，头痛眩晕，瘰疬，瘿瘤，乳痈，乳癖，乳房胀痛。

【采收加工】夏季果穗呈棕红色时采收，除去杂质，晒干。

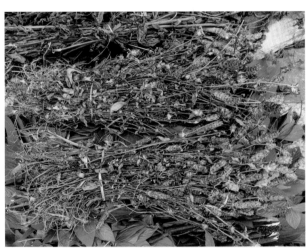
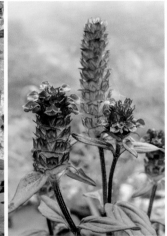

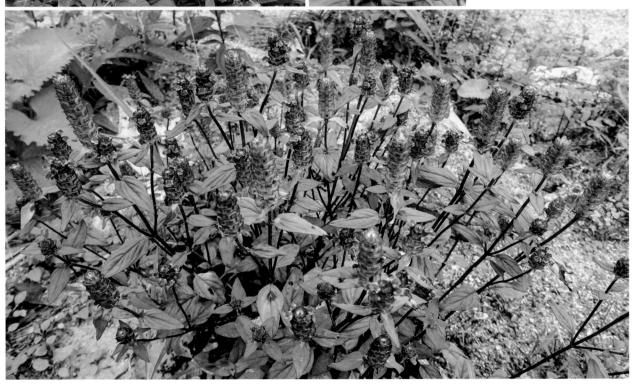

铁轴草

【基原】为唇形科铁轴草*Teucrium quadrifarium* Buch.-Ham. ex D. Don 的全草、根及叶。

【别名】毛麝香、伤寒头、假藿香、红薄荷。

【形态特征】半灌木，高30~110 cm。茎直立，基部常常聚结成块状，常不分枝。叶片卵圆形或长圆状卵圆形，长3~7.5 cm，宽1.5~4 cm，边缘有重齿的细齿或圆齿；叶柄长一般不超过1 cm。假穗状花序由轮伞花序组成，花冠淡红色。小坚果倒卵状近圆形，熟时暗栗棕色，背面具网纹。花期7~9月。

【分布】生于林下、山地阳坡及灌木丛中。产于广西、广东、云南、贵州、湖南、福建等地。县域内两水瑶族乡、车田苗族乡有分布。

【性能主治】全草、根及叶味辛、苦，性凉。有利湿消肿、祛风解暑、凉血解毒的作用。主治风热感冒，肺热咳喘，水肿，风湿痛，中暑无汗，便血，无名肿毒，风疹，湿疹，跌打损伤，外伤出血，毒蛇咬伤，蜂蜇伤。

【采收加工】全年均可采收，洗净，鲜用或晒干。

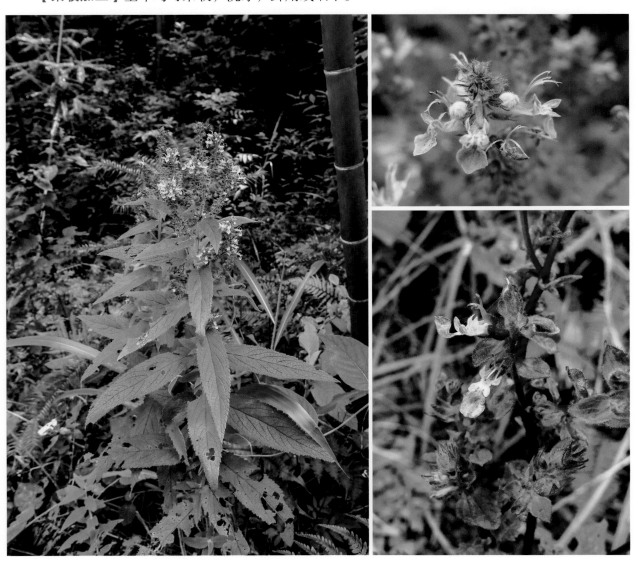

山姜

【基原】为姜科山姜*Alpinia japonica* (Thunb.) Miq. 的根状茎。

【别名】九姜连、九龙盘、鸡爪莲。

【形态特征】植株高35~70 cm，具横生、分枝的根状茎。叶片披针形或狭长椭圆形，长25~40 cm，宽4~7 cm，两面特别是背面密被短柔毛；叶舌2裂，被短柔毛。总状花序顶生，长10~30 cm，花序轴密被短柔毛；花冠红色。果实近球形，直径1~1.5 cm，熟时橙红色。花期4~8月，果期7~12月。

【分布】生于林下阴湿处。产于我国东南部、南部至西南部各省区。

【性能主治】根状茎味辛，性温。有温中散寒、祛风活血的作用。主治脘腹冷痛，肺寒咳嗽，风湿痹痛，跌打损伤，月经不调，劳伤吐血。

【采收加工】3~4月采挖，洗净，晒干。

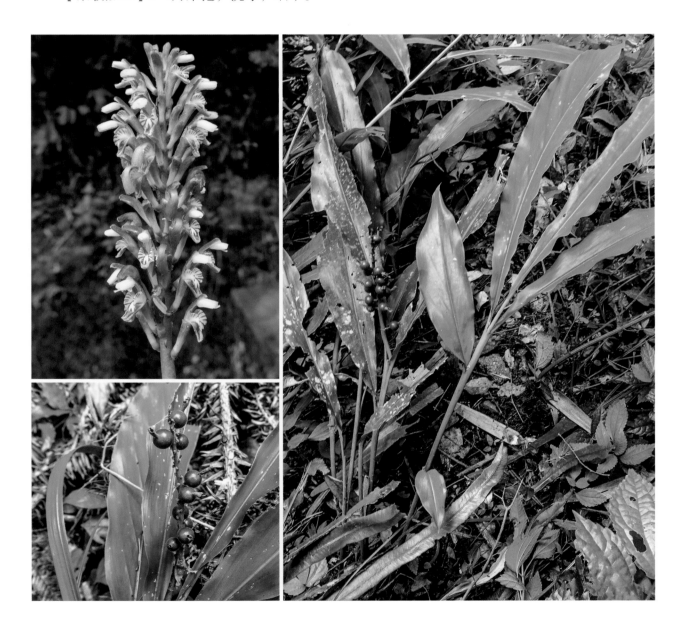

云南小草蔻

【基原】为姜科舞花姜*Globba racemosa* Sm. 的果实。

【别名】竹叶草、小黄姜。

【形态特征】多年生草本。茎基膨大。叶片长圆形或卵状披针形，先端尾尖，基部急尖。圆锥花序顶生；花黄色，各部均具橙色腺点；花萼漏斗形，长4~5 mm，顶端具3齿；花冠筒长约1 cm，裂片反折；唇瓣倒楔形，先端2裂，反折，生于花丝基部稍上处。蒴果椭圆形。花期6~9月。

【分布】生于林下阴湿处。产于我国南部至西南部各地。

【性能主治】果实味辛，性温。有健胃消食的作用。主治胃脘胀痛，食欲不振，消化不良。

【采收加工】秋、冬季果实成熟时采收，晒干。

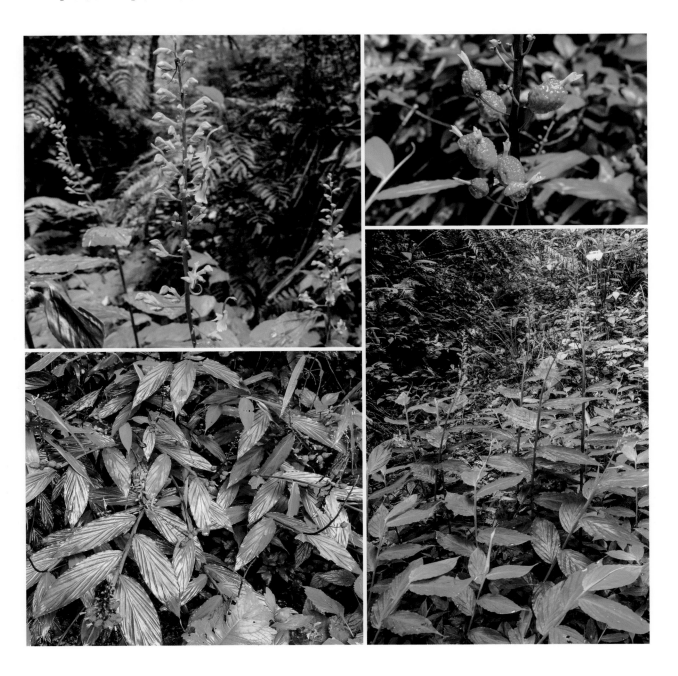

开口箭

【基原】为百合科开口箭*Campylandra chinensis* (Baker) M. N. Tamura, S. Y. Liang & Turland 的根状茎。

【别名】万年青、开喉剑、竹根参。

【形态特征】多年生草本。根状茎长圆柱形，多节，绿色至黄色。叶基生，4~8片；叶片倒披针形至条形；叶鞘2枚，披针形或矩圆形，长2.5~10 cm。穗状花序直立，密生多花，长2.5~9 cm；花被短钟状，黄色或黄绿色，肉质。浆果球形，熟时紫红色；具1~3粒种子。花期4~6月，果期9~11月。

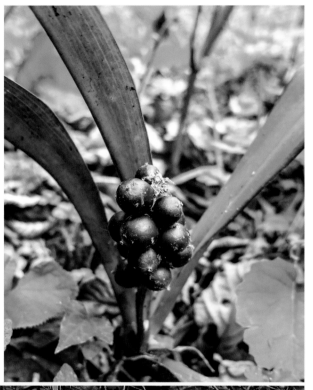

【分布】生于路旁、石山林中。产于广西、广东、台湾、福建、安徽、浙江、江西、四川、云南、陕西等地。

【性能主治】根状茎味苦、辛，性寒；有毒。有清热解毒、祛风除湿、散瘀止痛的作用。主治白喉，咽喉肿痛，风湿痹痛，跌打损伤，胃痛，痈肿疮毒，毒蛇咬伤，狂犬咬伤。

【采收加工】全年均可采收，除去叶及须根，洗净，鲜用或切片晒干。

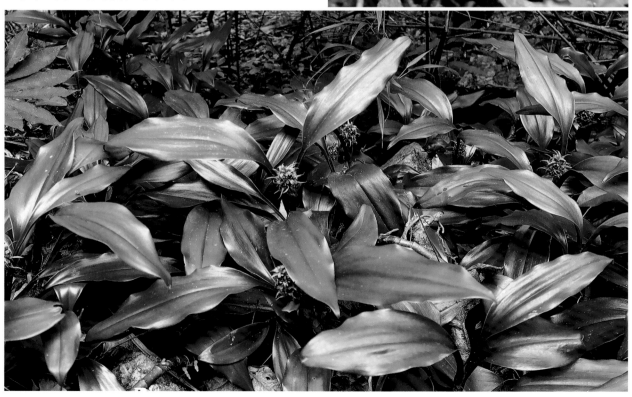

心叶百合

【基原】为百合科大百合*Cardiocrinum giganteum* (Wall.) Makino 的鳞茎。

【别名】水草蒙、荞麦叶大百合。

【形态特征】多年生草本。小鳞茎卵形。茎直立，中空。基生叶卵状心形或近宽矩圆状心形；茎生叶卵状心形，向上渐小，靠近花序的几片为船形。总状花序具花10~16朵，无苞片；花狭，喇叭形，花被片条状倒披针形，白色，内面具淡紫红色条纹。蒴果近球形，熟时红褐色。花期6~7月，果期9~10月。

【分布】生于林下草丛中。产于广西、广东、湖南、四川、陕西等地。

【性能主治】鳞茎味甘、淡，性凉。有清肺止咳、解毒的作用。主治肺结核咯血，中耳炎，鼻窦炎。

【采收加工】夏季采挖，洗净，晒干。

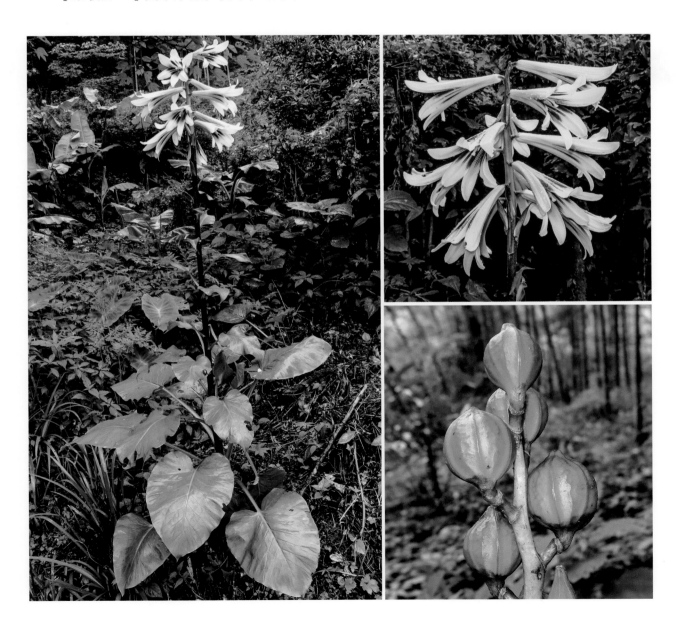

山猫儿

【基原】为百合科山菅Dianella ensifolia (L.) Redouté. 的根状茎或全草。

【别名】山交剪、天蒜、较剪草、较剪兰。

【形态特征】多年生常绿草本。根状茎圆柱形，横走。叶片狭条状披针形，长30~80 cm，宽1~2.5 cm，基部稍收狭成鞘状，套叠或抱茎，边缘和背面中脉具齿。顶生圆锥花序长10~40 cm，花常多朵生于侧枝上端；花梗长7~20 mm，常稍弯曲；花被绿白色、淡黄色至青紫色。浆果近球形，熟时蓝紫色。花期3~8月。

【分布】生于林下、草坡中。产于广西、广东、云南、贵州、四川、江西等地。

【性能主治】根状茎或全草味辛，性温；有毒。有拔毒消肿、散瘀止痛的作用。主治瘰疬，痈疽疮癣，跌打损伤。

【采收加工】全年均可采收，洗净，鲜用或去皮晒干。

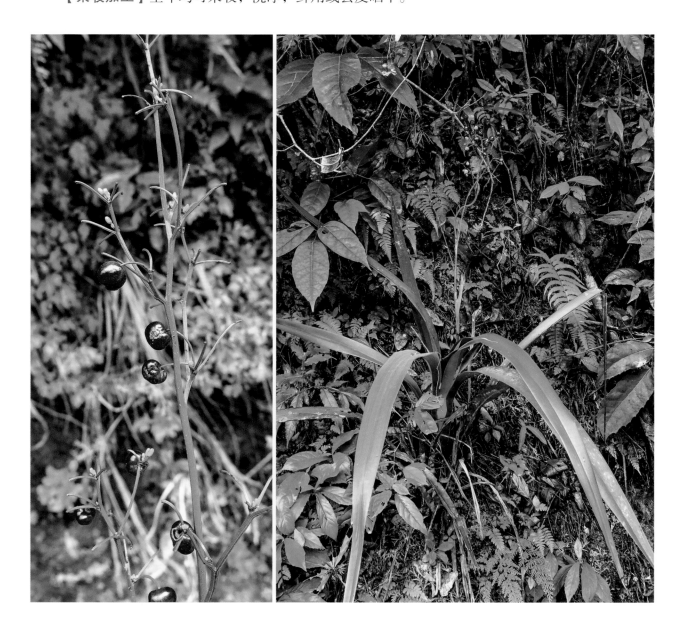

竹林霄

【基原】为百合科宝铎草*Disporum sessile* D. Don 的根及根茎。

【别名】遍地姜、石竹根、竹叶三七。

【形态特征】多年生草本，茎高30~80 cm。根状茎肉质，横出。上部具叉状分枝。叶片矩圆形、卵形至披针形，具横脉；有短柄或近无柄。花1~5朵，着生于分枝顶端；花被黄色、绿黄色或白色，花被片倒卵状披针形。浆果椭圆形或球形，直径约1 cm。花期3~6月，果期6~11月。

【分布】生于林下或灌木丛中。产于广西、广东、云南、贵州、四川、湖南、江西、江苏、浙江、山东、陕西等地。

【性能主治】根及根状茎味甘、淡，性平。有清热解毒、润肺止咳、健脾消食、舒筋活络的作用。主治肺热咳嗽，肺痨咯血，食积胀满，腰腿痛，风湿痹痛，骨折，烧烫伤。

【采收加工】夏、秋季采挖，洗净，鲜用或晒干。

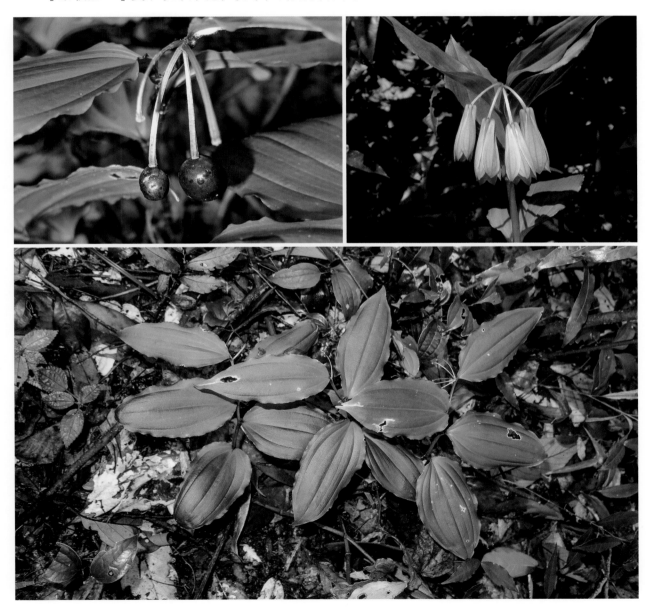

萱草根

【基原】为百合科萱草*Hemerocallis fulva* (L.) L. 的根。

【别名】忘萱草、黄花菜根、地人参。

【形态特征】多年生宿根性草本。根近肉质，中下部有纺锤形膨大。叶基生；叶片一般较宽，条形，长40~80 cm，宽1.5~3.5 cm，背面呈龙骨状突起。蝎尾状聚伞花序再组成圆锥状花序，顶生，着花6~10朵；花被橘红色至橘黄色，无香味，具短花梗。蒴果长圆形。花果期5~7月。

【分布】生于草丛、荒坡或灌木丛中。产于我国秦岭以南各省区，全国各地常见栽培。

【性能主治】根味甘，性凉。有清热利尿、凉血止血的作用。主治黄疸，水肿，淋浊，带下，衄血，便血，崩漏，乳痈，乳汁不通。

【采收加工】夏、秋季采挖，除去残茎、须根，洗净泥土，晒干。

【附注】萱草在我国有悠久的栽培历史，早在2000多年前的《诗经·魏风》中就有记载。不同土质上栽培的萱草，花的质地、色泽深浅和花期长短有差异。

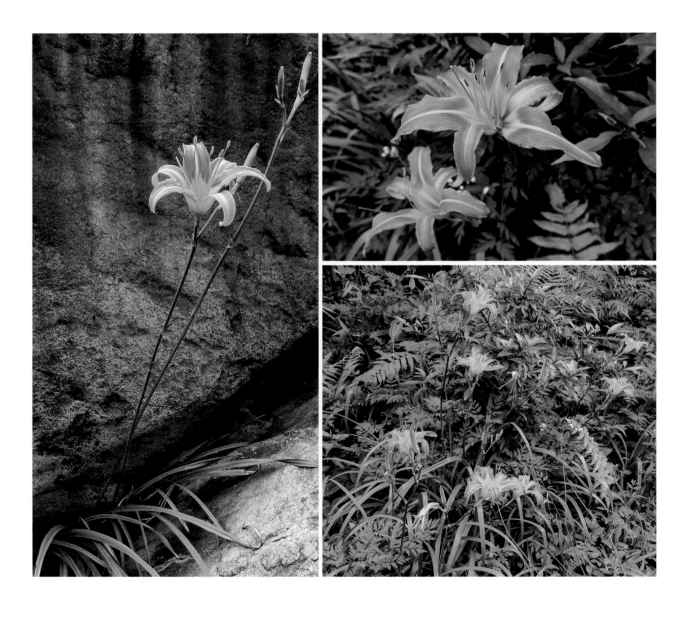

玉簪

【基原】为百合科玉簪*Hosta plantaginea* (Lam.) Aschers. 的叶、全草。

【别名】白玉簪、白鹤花、玉簪花。

【形态特征】多年生草本。根状茎粗厚。叶片卵状心形、卵形或卵圆形，基部心形；具6~10对侧脉；叶柄长20~40 cm。花葶高40~80 cm，具几朵至十几朵花；花单生或2~3朵簇生，芳香；外苞片卵形或披针形；花被白色。蒴果圆柱状，有3棱，长约6 cm，直径约1 cm。花果期8~10月。

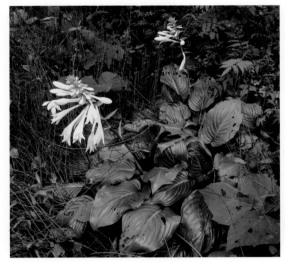

【分布】生于林下、草坡或岩石边。产于广西、广东、四川、湖北、湖南、江苏、安徽、浙江、福建等地。

【性能主治】叶或全草味苦、辛，性寒；有毒。有清热解毒、散结消肿的作用。主治乳痈，痈肿疮疡，瘰疬，毒蛇咬伤。

【采收加工】夏、秋季采收，洗净，鲜用或晾干。

紫玉簪

【基原】为百合科紫萼*Hosta ventricosa* (Salisb.) Stearn 的全草、根及花。

【别名】紫鹤、红玉簪、石玉簪。

【形态特征】多年生草本。叶片卵状心形至卵圆形，长8~19 cm，宽4~17 cm，先端通常近短尾状或骤尖，基部心形或近截形；侧脉7~11对；叶柄长6~30 cm。花葶高0.6~1 m，具10~30朵花；花单生，长4~5.8 cm；花盛开时花冠扩大近漏斗状，紫红色。蒴果圆柱状，有3棱。花期6~7月，果期7~9月。

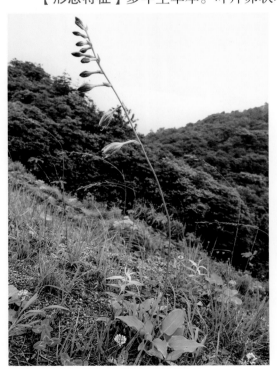

【分布】生于林下、草坡或路旁。产于广西、广东、贵州、云南、四川、湖北、湖南、陕西、江苏、安徽、浙江、福建、江西等地。

【性能主治】全草、根味微甘，性凉。有散瘀止痛、解毒的作用。主治胃痛，跌打损伤，外用治虫蛇咬伤，痈肿疔疮。花味甘、苦，性平。有凉血、止血、解毒的作用。主治崩漏、湿热带下、咽喉肿痛。

【采收加工】全草全年均可采收，鲜用。根秋后采挖，洗净，鲜用或晒干。花夏、秋季采收，晾干。

百合

【基原】为百合科野百合*Lilium brownii* F. E. Br. ex Miellez var. *brownii*的肉质鳞茎。

【别名】山百合、药百合、家百合。

【形态特征】多年生草本。鳞茎球形；鳞片卵状披针形，白色。叶散生；叶片披针形或线形，弧形脉具5~7条，边缘全缘，两面无毛。花大，芳香，单生或2~3朵排成顶生的伞形花序；花梗长3~10 cm；花被喇叭形，乳白色，外面稍紫红色；花柱长8.5~11 cm，柱头3裂。蒴果圆柱形，具6棱。花期5~6月，果期9~10月。

【分布】生于山坡草地。产于广西、广东、贵州、湖南、江苏、江西、湖北、山东等地。

【性能主治】肉质鳞茎味甘，性寒。有清心安神、养阴润肺的作用。主治虚烦惊悸，失眠多梦，精神恍惚，阴虚久咳，劳嗽咳血，痰中带血。

【采收加工】秋季采挖，洗净，除去杂质，剥取鳞片，置沸水中略烫，干燥。

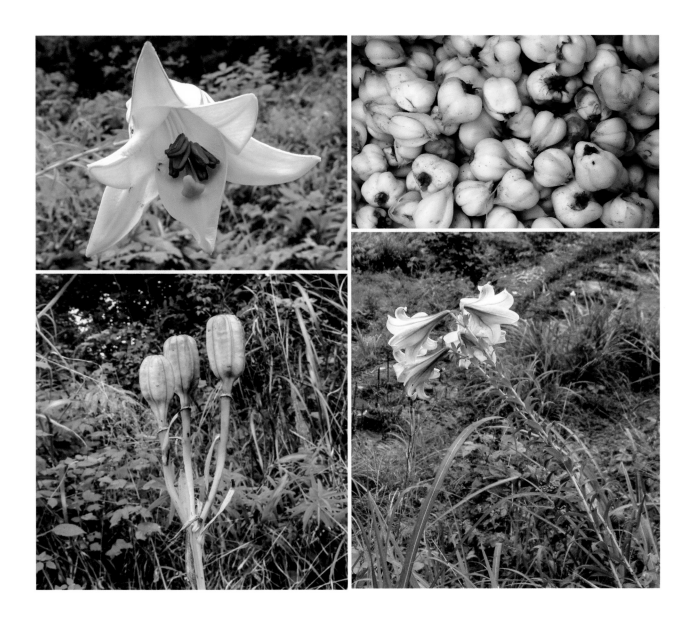

卷丹

【基原】为百合科卷丹*Lilium lancifolium* Thunb. 的鳞片叶。

【别名】药百合、虎皮百合。

【形态特征】鳞茎近宽球形；鳞片叶宽卵形，白色。茎带紫色条纹，被白色绵毛。叶散生；叶片矩圆状披针形或披针形，两面近无毛，上部叶的腋部有珠芽。花3~6朵或更多；苞片叶状，先端钝，被白色绵毛；花梗紫色；花被片披针形，反卷，橙红色；子房圆柱形，柱头3裂。蒴果狭长卵形。花期7~8月，果期9~10月。

【分布】生于山坡灌木林下、草地、路边或水旁。产于广西、湖南、江苏、浙江、安徽、江西、湖北、四川、青海、西藏、甘肃、陕西、山西、河南、河北、山东、吉林等地。

【性能主治】鳞片叶味甘，性寒。有养阴润肺、清心安神的作用。主治阴虚久咳，痰中带血，虚烦惊悸，失眠多梦，精神恍惚。

【采收加工】秋季采挖，洗净，剥取鳞片叶，置沸水中略烫，干燥。

【附注】本品为《中国药典》（2020年版）收录，除卷丹外，还包括百合 *Lilium brownii* F. E. Br. ex Miellez var. *viridulum* Baker 或山丹*Lilium pumilum* Redouté.。

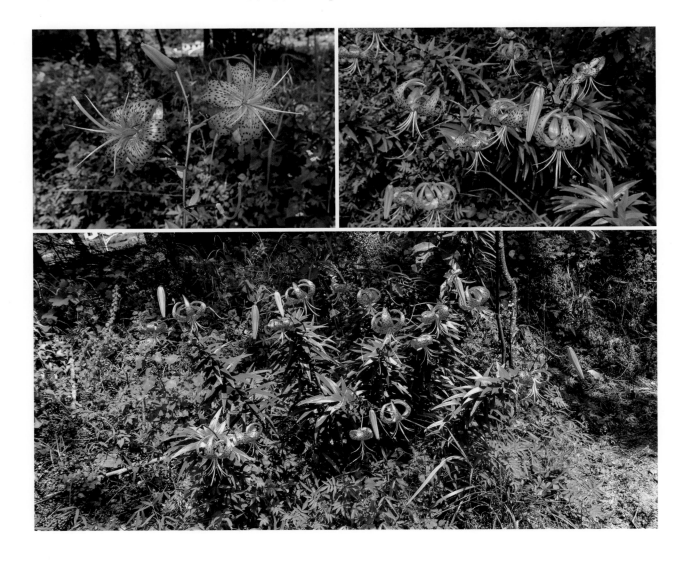

黄精

【基原】为百合科多花黄精*Polygonatum cyrtonema* Hua 的根状茎。

【别名】野仙姜、鸡头参、玉竹黄精。

【形态特征】多年生草本，高50~100 cm。根状茎连珠状或块状，每结节上叶痕明显，圆盘状。茎通常具10~15片叶。叶互生；叶片卵状披针形或长圆状披针形，长10~18 cm，宽2~7 cm。伞形花序常有花3~14朵；花序梗长1~4 cm；花被筒状，黄绿色。浆果熟时紫黑色，直径约1 cm。花期5~6月，果期7~9月。

【分布】生于林下、沟谷或山坡阴处。产于广西、广东、湖南、贵州、湖北、江西、安徽、江苏等地。

【性能主治】根状茎味甘，性平。有补气养阴、健脾润肺、益肾的作用。主治口干食少，肺虚燥咳，脾胃虚弱，体倦乏力，精血不足，须发早白，内热消渴。

【采收加工】春、秋季采挖，除去须根，洗净，置沸水中略烫或蒸至透心，干燥。

【附注】本品为《中国药典》（2020年版）收录，泡制成饮片，呈不规则厚片，质较柔软。味甜，微有酒香。

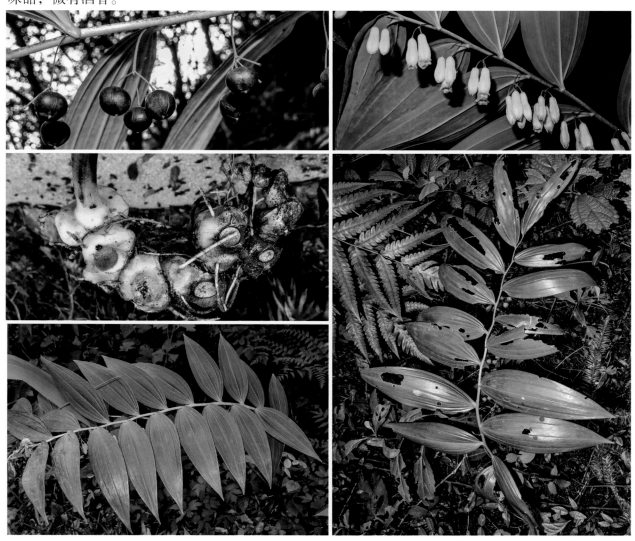

玉竹

【基原】为百合科玉竹*Polygonatum odoratum* (Mill.) Druce 的根状茎。

【别名】尾参、甜草根、靠山竹。

【形态特征】多年生草本，高20~50 cm。根状茎圆柱形，直径5~14 mm。茎具7~12片叶。叶互生；叶片椭圆形至卵状矩圆形，先端尖，背面带灰白色，腹面脉上平滑至呈乳头状粗糙。花序具1~4朵花；花被黄绿色至白色；花丝丝状，近平滑至具乳头状突起。浆果熟时蓝黑色，直径7~10 mm。花期5~6月，果期7~9月。

【分布】生于林下或山野阴坡。产于广西、广东、湖南、浙江、江西、河南等地。

【性能主治】根状茎味甘，性微寒。有养阴润燥、生津止渴的作用。主治肺胃阴伤，燥热咳嗽，内热消渴，咽干口渴。

【采收加工】秋季采挖，除去须根，洗净，晒至柔软后，反复揉搓，晾晒至无硬心，晒干，切厚片或段；或蒸透后，揉至半透明，晒干，切厚片或段。

【附注】本品为《中国药典》（2020年版）收录，炮制成饮片，呈不规则厚片或段，切面角质样或显颗粒性。

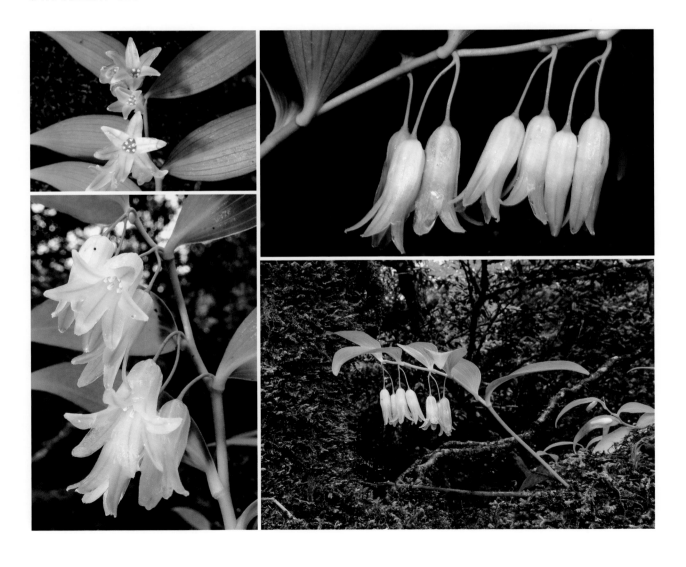

吉祥草

【基原】为百合科吉祥草*Reineckea carnea* (Andrews) Kunth 的全草。

【别名】观音兰、竹根七、松寿兰。

【形态特征】多年生草本。茎粗2~3 mm，蔓延于地面，逐年向前延长或发出新枝，每节上有残存的叶鞘。叶3~8片簇生；叶片条形至披针形，基部向下渐狭成柄。花葶长5~15 cm；穗状花序，花芳香；花被片粉红色；雄蕊短于花柱，花丝丝状，花药近矩圆形，两端微凹。浆果熟时鲜红色。花果期7~11月。

【分布】生于山坡、山谷阴湿处或密林下。产于广西、云南、贵州、湖北、河南、安徽、江西等地。

【性能主治】全草味甘，性凉。有清肺止咳、解毒利咽、凉血止血的作用。主治肺热咳嗽，咽喉肿痛，目赤翳障，痈肿疮疖，咯血，吐血，便血。

【采收加工】全年均可采收，洗净，鲜用或切段晒干。

藜芦

【基原】为百合科牯岭藜芦*Veratrum schindleri* Loes. 的根及根状茎。

【别名】天目藜芦、七厘丹、山棕榈。

【形态特征】多年生草本，高约1 m。植株基部具棕褐色带网眼的纤维网。茎下部的叶片宽椭圆形，两面无毛。圆锥花序长而扩展，具多数近等长的侧生总状花序，花序轴和枝轴被灰白色绵状毛；花被片伸展或反折，淡黄绿色、绿白色或褐色。蒴果直立，长1.5~2 cm，宽约1 cm。花果期6~10月。

【分布】生于山坡林下阴湿处。产于广西、广东、江西、湖南、安徽、浙江等地。

【性能主治】根及根状茎味苦、辛，性寒；有毒。有涌吐风痰、杀虫的作用。主治中风痰涌，癫痫，疟疾，疥癣，恶疮。

【采收加工】5~6月未抽花葶前采挖，除去叶，晒干或烘干。

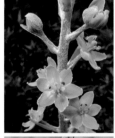
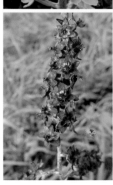
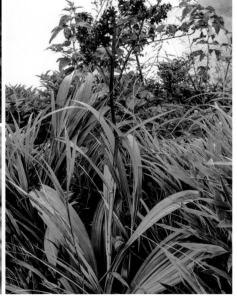

蛾眉石凤丹

【基原】为百合科丫蕊花*Ypsilandra thibetica* Franch. 的全草。

【别名】一枝花、石凤丹、小瓢儿菜。

【形态特征】草本。叶片倒披针形。花葶通常比叶长；总状花序具几朵至二十几朵花，花序梗比花被稍长；花被片白色、淡红色至紫色，近匙状倒披针形；子房上部3裂，花柱稍高于雄蕊，果期则明显高出雄蕊之上，柱头头状，稍3裂。蒴果。花期3~4月，果期5~6月。

【分布】生于林下、路旁湿地或沟边。产于广西东北部、四川中部至东南部、湖南南部等地。

【性能主治】全草味苦，性微寒。有清热解毒、散结、利小便的作用。主治瘰疬，小便不利，水肿。

【采收加工】夏季采收，洗净，鲜用或晾干。

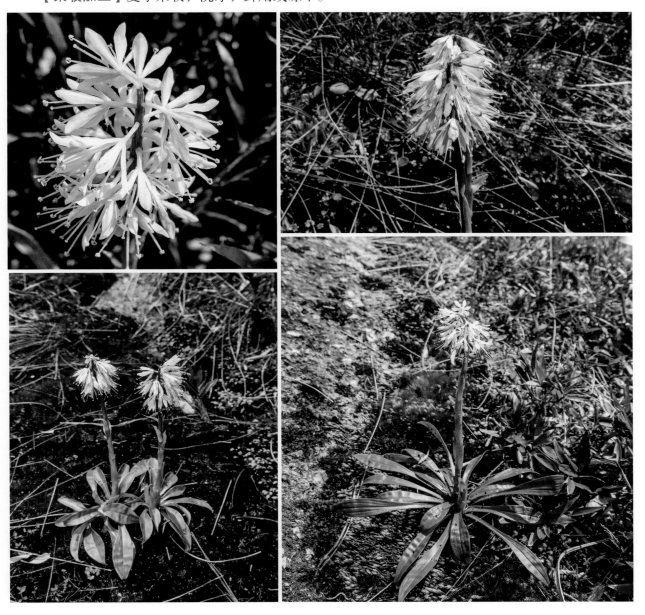

菝葜

【基原】为菝葜科菝葜*Smilax china* L. 的根状茎。

【别名】金刚兜、金刚头、红金刚藤。

【形态特征】攀缘状灌木。根状茎粗厚，坚硬，为不规则的块状。茎疏生刺。叶片干后通常红褐色或古铜色，圆形、卵形或其他形状；叶柄脱落点位于靠近卷须处。伞形花序常呈球形，

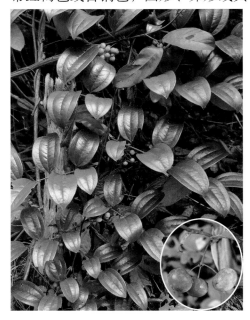

生于叶尚幼嫩的小枝上，具十几朵或更多的花；花被绿黄色。浆果熟时红色，有粉霜。花期2~5月，果期9~11月。

【分布】生于山坡、灌木丛中、林下、路旁。产于广西、广东、云南、贵州、四川、湖南、湖北、江苏、浙江、山东等地。

【性能主治】根状茎味甘、微苦、涩，性平。有利湿去浊、祛风除痹、解毒散瘀的作用。主治小便淋浊，带下量多，风湿痹痛，疔疮痈肿。

【采收加工】秋末至翌年春季采挖，除去须根，洗净，晒干或趁鲜切片，干燥。

【附注】本品为《中国药典》（2020年版）收录，炮制成饮片，呈不规则的片，切面棕黄色或红棕色，可见点状维管束，质硬，折断时有粉尘飞扬。

土茯苓

【基原】为菝葜科土茯苓*Smilax glabra* Roxb. 的根状茎。

【别名】光叶菝葜、地胡苓、久老薯。

【形态特征】攀缘状灌木。根状茎粗厚，块状，常由匍匐茎相连接。茎光滑，无刺。叶片狭椭圆状披针形至狭卵状披针形，背面通常绿色，有时带苍白色；叶柄有卷须。伞形花序通常具10多朵花；花被绿白色，六棱状球形。浆果熟时紫黑色，具粉霜。花期7~11月，果期11月至翌年4月。

【分布】生于丘陵及山地灌木丛中、疏林中或山谷。产于广西、广东、湖南、湖北、浙江、四川、安徽、甘肃等地。

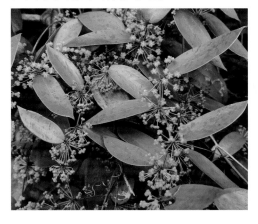

【性能主治】根状茎味甘、淡，性平。有除湿、解毒、通利关节的作用。主治梅毒及汞中毒所致的肢体拘挛，筋骨疼痛，湿热淋浊，带下，痈肿，瘰疬，疥癣。

【采收加工】夏、秋季采挖，除去须根，洗净，干燥，或趁鲜切成薄片，干燥。

【附注】本品为《中国药典》（2020年版）收录，炮制成饮片，呈长圆形或不规则的薄片，边缘不整齐，切面黄白色或红棕色，粉性，可见点状维管束及多数小亮点；以水湿润后有黏滑感。

石菖蒲

【基原】为天南星科金钱蒲*Acorus gramineus* Schott 的根状茎。

【别名】水蜈蚣、石蜈蚣、水菖蒲。

【形态特征】多年生禾草状草本。硬质的根状茎横走，多弯曲，常有分枝，具香气。叶无柄；叶片线形，较狭而短，长20~40 cm，宽7~13 mm，不具中肋。花序梗腋生，长4~15 cm，三棱柱形；叶状佛焰苞长13~25 cm，为肉穗花序长的2~5倍或更长；肉穗花序圆柱状；花小而密生，白色。成熟果序长7~8 cm。花果期2~6月。

【分布】生于溪边石上。产于我国黄河以南各地。

【性能主治】根状茎味辛、苦，性温。有醒神益智、化湿开胃、开窍豁痰的作用。主治神昏癫痫，健忘失眠，耳鸣耳聋，脘痞不饥，噤口下痢。

【采收加工】秋、冬季采挖，除去须根，晒干。

【附注】本品为《中国药典》（2020年版）收录，炮制成饮片，呈扁圆形或长条形的厚片，外表皮棕褐色或灰棕色，有的可见环节及根痕，切面纤维性，类白色或微红色，有明显环纹及油点。

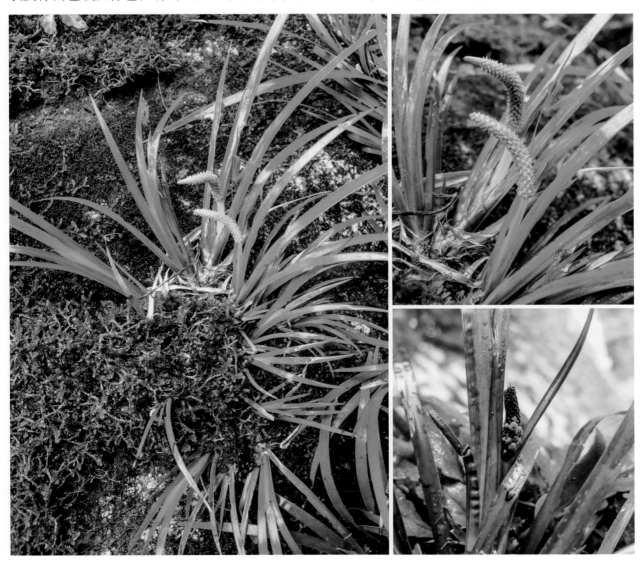

一把伞南星

【基原】为天南星科一把伞南星Arisaema erubescens (Wall.) Schott 的块茎。

【别名】天南星、七托莲、土南星。

【形态特征】多年生草本。块茎扁球形，直径可达6 cm。叶片辐放射状分裂，裂片3~20枚不等，披针形、长圆形至椭圆形。佛焰苞绿色，背面有白色或淡紫色条纹；肉穗花序单性，雄花序长2~2.5 cm，雌花序长约2 cm；雄花淡绿色、紫色至暗褐色，各附属器棒状、圆柱形。浆果熟时红色。花期5~7月，果期9月。

【分布】生于林下、草坡、灌木丛中。除我国东北部、山东、江苏、内蒙古和新疆以外，产于大部分省区。

【性能主治】块茎味辛、苦，性温；有毒。有散结消肿的作用。主治痈肿，蛇虫咬伤。

【采收加工】秋、冬季茎叶枯萎时采挖，除去须根及外皮，干燥。

【附注】据《中国药典》（2020年版）记载，本种及异叶天南星Arisaema heterophyllum、东北天南星Arfsaema amurense均可作中药材天南星用。

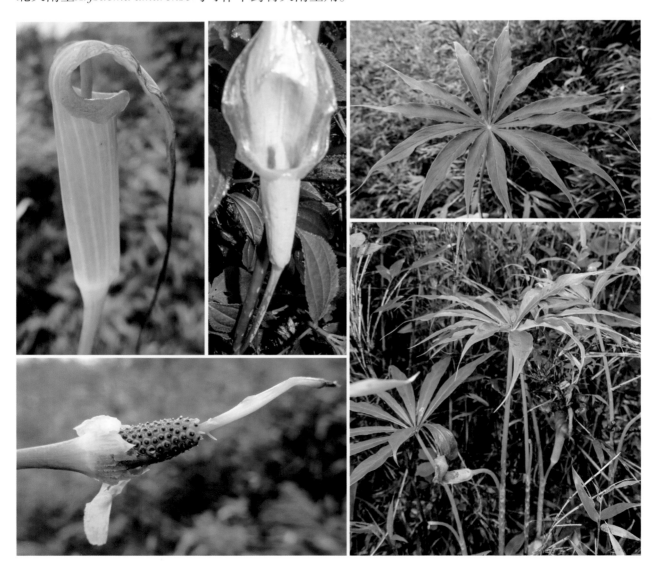

天南星

【基原】为天南星科天南星*Arisaema heterophyllum* Blume 的块茎。

【别名】蛇芋、蛇木芋、斑杖、野芋头。

【形态特征】块茎扁球形，直径2~4 cm。叶常单生；叶片鸟足状分裂，裂片13~19枚，全缘，中裂片无柄或具长约15 mm的短柄，侧裂片向外渐小，排成蝎尾状。花序梗长30~55 cm，从叶柄鞘筒内抽出；佛焰苞管部圆柱形，粉绿色，内面绿白色；肉穗花序两性和雄花序单性。花期4~5月，果期7~9月。

【分布】生于林下、灌木丛中。产于广西、贵州、四川、云南、湖北、陕西、山西等地。

【性能主治】干燥块茎味辛、苦，性温；有毒。有散结消肿、燥湿化痰、祛风止痉的作用。主治口眼歪斜，半身不遂，癫痫，顽痰咳嗽，风痰眩晕，破伤风；外用治痈肿，蛇虫咬伤。

【采收加工】秋、冬季茎叶枯萎时采挖，除去须根及外皮，干燥。

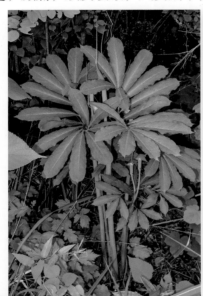
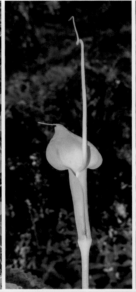
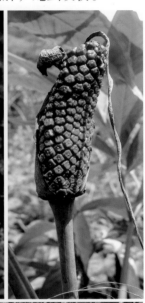

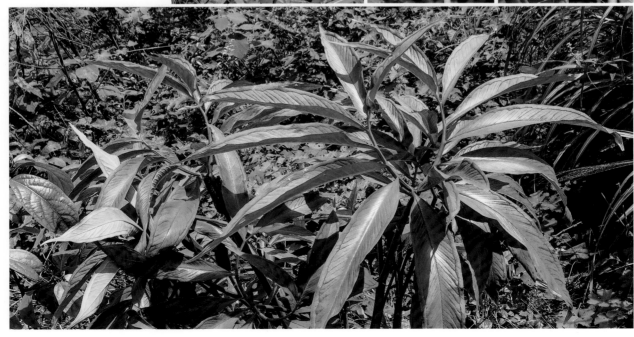

半夏

【基原】为天南星科半夏*Pinellia ternata* (Thunb.) Breitenb. 的块茎。

【别名】珠半夏、地茨菇、地雷公。

【形态特征】多年生草本。块茎圆球形，直径1~2 cm；一年生珠芽或块茎仅生1片卵状心形至戟形的全缘叶，多年生块茎生2~5片叶。叶片3全裂，裂片长圆状椭圆形或披针形。雌雄同株；花序

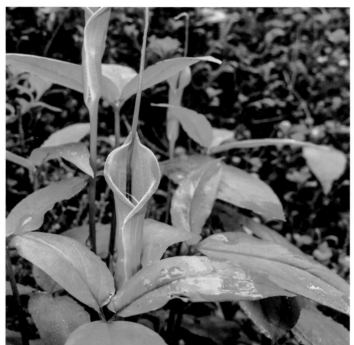

梗长25~35 cm，长于叶柄；佛焰苞绿色或绿白色。浆果卵圆形，黄绿色，顶端渐狭为明显的花柱。花期5~7月，果期8月。

【分布】生于山坡、田边或疏林下。产于除青海、西藏、内蒙古和新疆以外的我国大部分省区。

【性能主治】块茎味辛，性温；有毒。有燥湿化痰、健脾和胃、消肿消结的作用。主治咳喘痰多，呕吐反胃，胸脘痞满，头痛眩晕，夜卧不安，瘿瘤痰核，痈疽肿毒。

【采收加工】夏、秋季采挖，洗净，除去外皮及须根，晒干或烘干。

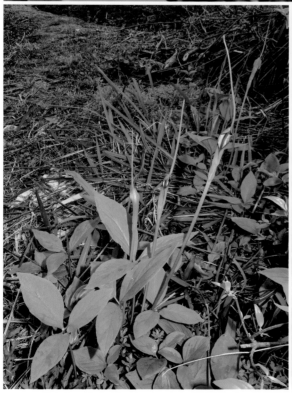

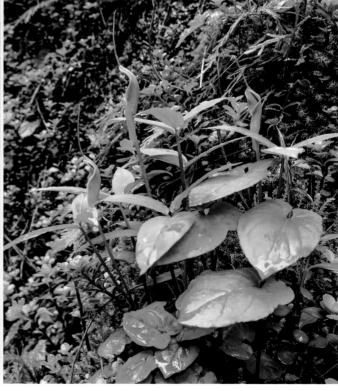

石蒜

【基原】为石蒜科石蒜*Lycoris radiata* (L' Hér.) Herb. 的鳞茎。

【别名】老鸦蒜、乌蒜、银锁匙。

【形态特征】多年生草本。鳞茎近球形，直径1~3 cm，外皮紫褐色。秋季出叶；叶片狭带状，长约15 cm，宽1 cm以下，先端钝，深绿色。花葶先叶抽出，花茎高约30 cm；伞形花序具花4~7朵；花被广展而强烈反卷，鲜红色，花被裂片狭倒披针形；雄蕊明显伸出于花被外，比花被长1倍左右。花期8~9月，果期10月。

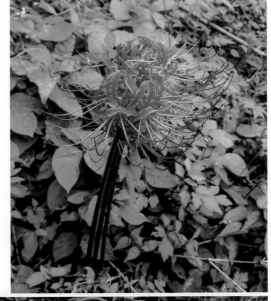

【分布】生于山地阴湿处、路边或石灰岩缝隙中。产于广西、广东、湖南、四川、贵州、云南、山东、江苏、浙江、湖北等地。

【性能主治】鳞茎味辛、甘，性温；有毒。有祛痰催吐、解毒散结的作用。主治咽喉肿痛，痰涎壅塞，食物中毒，胸腹积水，恶疮肿毒，跌打损伤，风湿，关节痛，烧烫伤，蛇咬伤。

【采收加工】秋季采挖，洗净，晒干。野生品四季均可采挖，鲜用或晒干。

【附注】野生资源少见，常栽培于庭园或药圃。

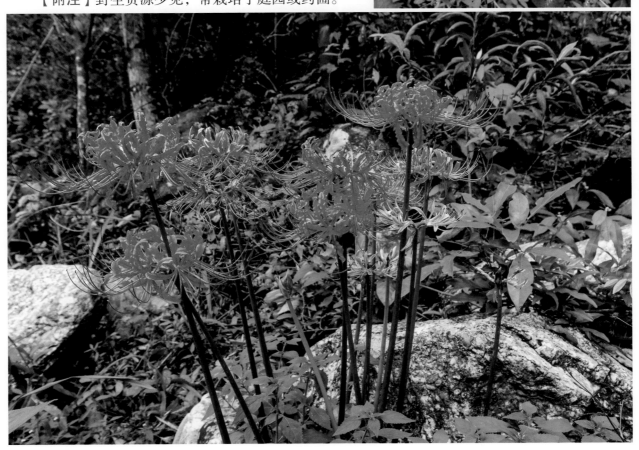

射干

【基原】为鸢尾科射干*Belamcanda chinensis* (L.) Redouté. 的根状茎。

【别名】蕳蓄、较剪兰、扇把草。

【形态特征】多年生草本。根状茎呈不规则的块状，表面和断面均黄色。叶互生；叶片套叠状排列，剑形；基部鞘状抱茎，无中脉。二歧聚伞花序顶生，每分枝的顶端聚生数朵花；花被橙红色，散生暗红色斑点。蒴果倒卵形，顶端无喙，常残存有凋萎的花被，成熟时室背开裂。花期5~7月，果期6~9月。

【分布】生于低海拔的山谷、山脚路边及林下阴湿草地，或栽培于庭园。产于广西、广东、台湾、福建、河南、江苏、安徽、湖北、湖南、浙江、贵州、云南等地。

【性能主治】根状茎味苦，性寒。有清热解毒、消痰利咽的作用。主治咽喉肿痛，咳嗽气喘，热毒痰火郁结，痰涎壅盛。

【采收加工】春季刚发芽或秋季茎叶枯萎时采挖，除去须根，干燥。

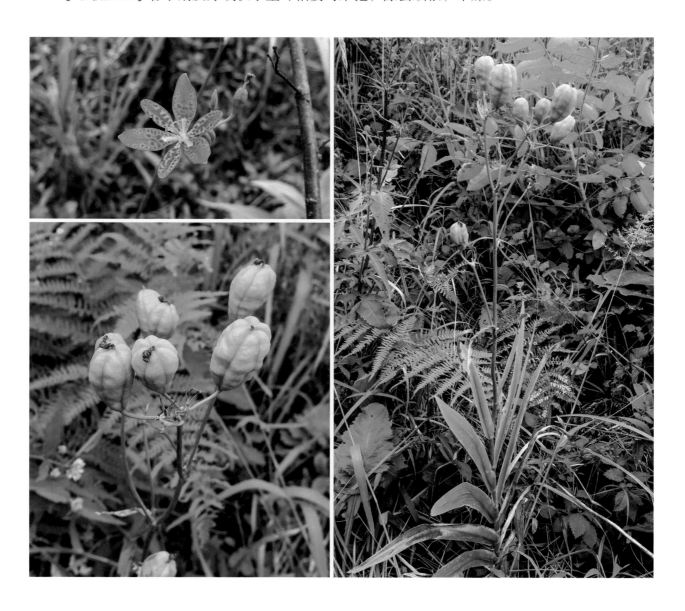

蝴蝶花

【基原】为鸢尾科蝴蝶花*Iris japonica* Thunb. 的全草。

【别名】燕子花、扁竹根、下搜山虎。

【形态特征】多年生草本。叶基生；近地面的叶片带红紫色，剑形，无明显叶脉。花茎直立，高于叶片，总状聚伞花序顶生；苞片叶状；花直径4.5~5 cm；花梗伸出苞片之外，长1.5~2.5 cm；花被片淡蓝色或蓝紫色，筒部长1.1~1.5 cm。蒴果椭圆状柱形，具6条明显的纵肋。种子黑褐色。花期3~4月，果期5~6月。

【分布】生于山坡阴湿处或栽培。产于广西、广东、云南、湖南、陕西、甘肃、四川、贵州等地。

【性能主治】全草味苦，性寒；有小毒。有消肿止痛、清热解毒的作用。主治肝炎，肝肿大，肝区痛，胃痛，咽喉肿痛，便血。

【采收加工】春、夏季采收，切段，晒干。

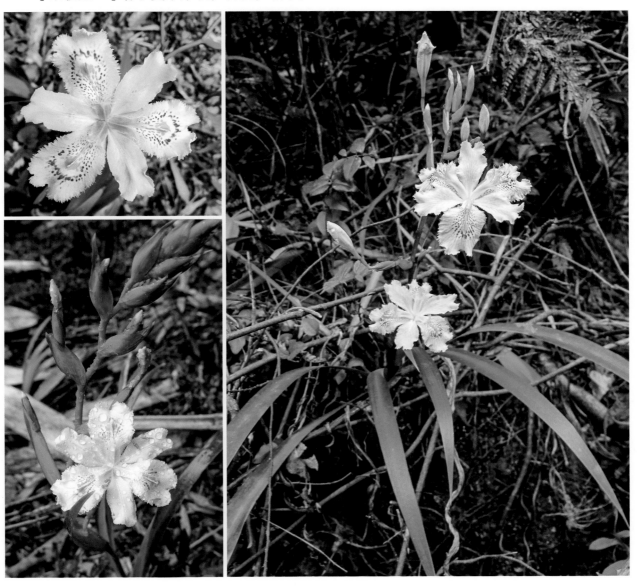

金线兰

【基原】为兰科金线兰*Anoectochilus roxburghii* (Wall.) Lindl. 的全草。

【别名】补血七、金丝线、金线莲。

【形态特征】地生兰。茎直立，具2~4片叶。叶片卵状椭圆形，长1.3~3.5 cm，宽0.8~3 cm，暗绿色并有金黄色脉网，背面淡紫红色。总状花序顶生，长3~5 cm，疏生2~6朵花；花序轴淡红色，和花序梗均被柔毛；花瓣白色带淡紫色晕；唇瓣白色，前端扩大成"Y"形，中部两侧裂成流苏状。花期9~11月。

【分布】生于林下阴湿处。产于广西、广东、云南、四川、浙江、江西、西藏（墨脱）等地。

【性能主治】全草味甘，性平。有清热解毒、祛风除湿、凉血平肝、固肾的作用。主治肺结核咯血，重症肌无力，风湿性及类风湿性关节炎，糖尿病，肾炎，膀胱炎，毒蛇咬伤。

【采收加工】秋季采收，洗净，鲜用或晒干。

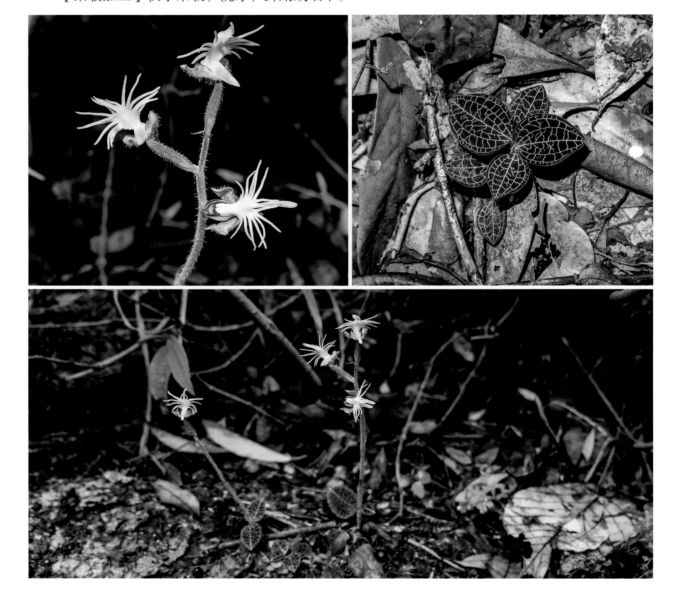

白及

【基原】为兰科白及 *Bletilla striata* (Thunb. ex A. Murray) Rchb. f. 的块茎。

【别名】白鸡果、白根、羊角七。

【形态特征】地生兰，高25~55 cm。根状茎块状，白色，三角状扁球形或不规则菱形，肉质，肥厚，富黏性，常数个相连。叶4~6片；叶片披针形或宽披针形，基部收狭成鞘并抱茎。总状花序顶生，具花3~10朵；花大，花瓣紫色或淡红色；唇瓣白色中带紫红色，具紫色脉。蒴果圆柱形。花期4~5月，果期7~9月。

【分布】生于山野、山谷较潮湿处，或有栽培。产于广西、江西、福建、湖北、安徽、浙江等地。

【性能主治】块茎味苦、甘、涩，性寒。有收敛止血、消肿生肌的作用。主治咳血、吐血，衄血，便血，外伤出血，痈疮肿毒，烧烫伤，手足皲裂，肛裂。

【采收加工】夏、秋季采挖，除去残茎、须根，洗净泥土，蒸煮至内面无白心，然后剥去粗皮，晒干或烘干。

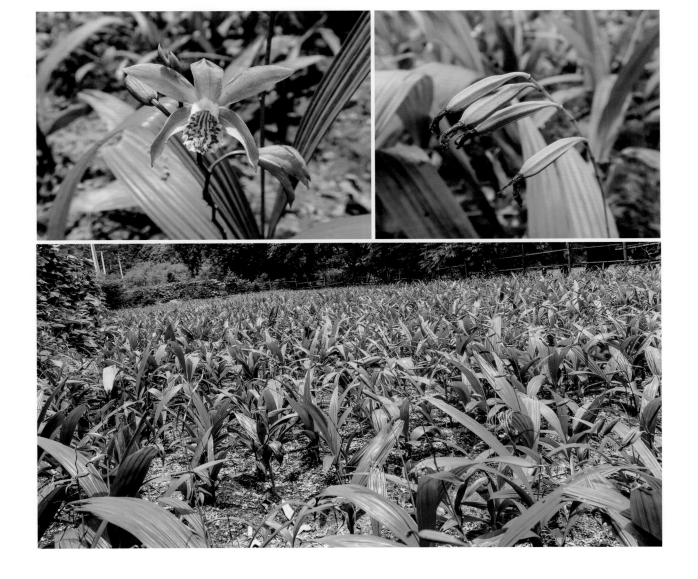

斑叶兰

【基原】为兰科斑叶兰 *Goodyera schlechtendaliana* Rchb. f. 的全草。

【别名】小叶青、盘蛇莲、银耳环。

【形态特征】地生兰，高15~35 cm。植株基部有肉质匍匐根状茎。叶4~6片互生于茎下部；叶片狭卵形或卵形，腹面具白色或黄白色不规则的点状斑纹。花茎直立，长10~28 cm，被长柔毛，具3~5枚鞘状苞片；总状花序具花5~12朵，偏于一侧；花瓣白色或带粉红色；唇瓣卵形，基部凹陷呈囊状，内面具多数腺毛。花期8~10月。

【分布】生于山坡或沟谷的阔叶林下阴处。产于广西、广东、海南、福建、台湾、湖南、湖北、安徽、江苏、浙江、四川、贵州、云南、江西、山西、河南、陕西、甘肃、西藏等地。

【性能主治】全草味甘、辛，性平。有润肺止咳、补肾益气、行气活血、消肿解毒的作用。主治肺痨咳嗽，气管炎，头晕乏力，神经衰弱，阳痿，跌打损伤，骨节疼痛，咽喉肿痛，乳痈，疮疖，瘰疬，毒蛇咬伤。

【采收加工】夏、秋季采收，洗净，鲜用或晒干。

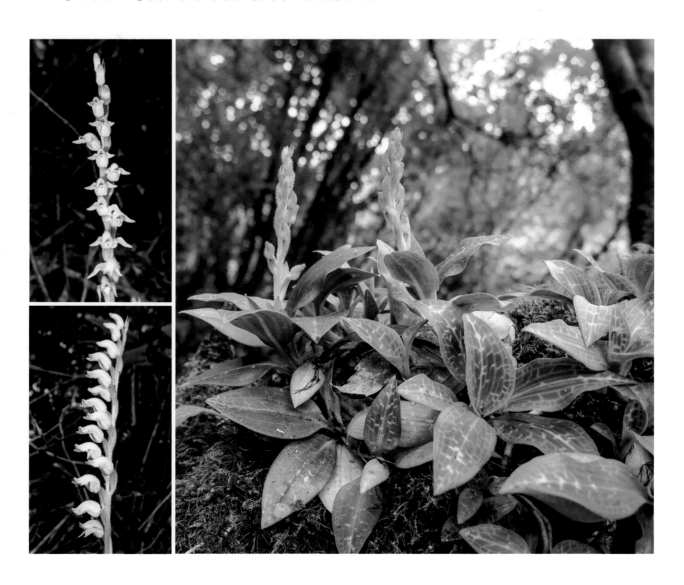

肾经草

【基原】为兰科毛莛玉凤花*Habenaria ciliolaris* Kraenzl. 的块茎。

【别名】玉峰花、睫毛兰、土天麻。

【形态特征】地生兰，高25~60 cm。植株具肉质的块茎。茎直立，粗壮，近中部具5~6片集生的叶。叶片椭圆状披针形或椭圆形。总状花序具6~15朵花；花葶具棱，棱上具长柔毛；花白色或绿白色；中萼片的背面具3条片状具细齿或近全缘的龙骨状突起；唇瓣3裂，裂片丝状。花期7~8月，果期9~10月。

【分布】生于山坡或沟谷密林下阴处。产于广西、广东、湖南、湖北、贵州、甘肃、浙江、江西、福建、台湾、香港、海南、四川等地。

【性能主治】块茎味甘、微苦，性平。有壮腰补肾、清热利水、解毒的作用。主治肾虚腰痛，遗精，阳痿，白带异常，热淋，毒蛇咬伤，疮疖肿毒。

【采收加工】春、秋季采挖，去净茎叶和须根，洗净，晒干。

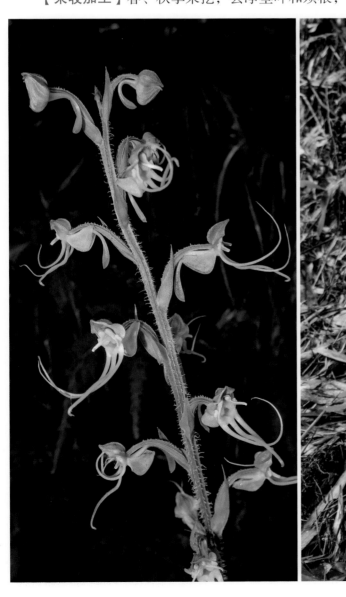
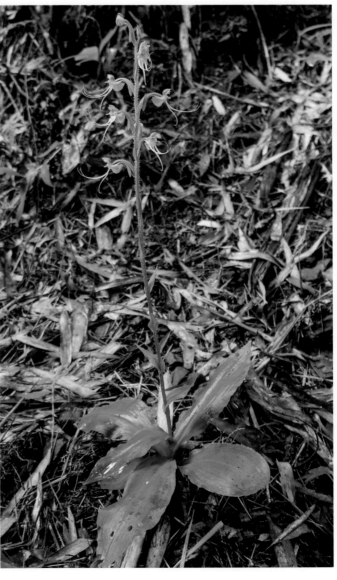

橙黄玉凤花

【基原】为兰科橙黄玉凤花*Habenaria rhodocheila* Hance 的块茎。

【别名】龙虎草、飞花羊、鸡母虫草。

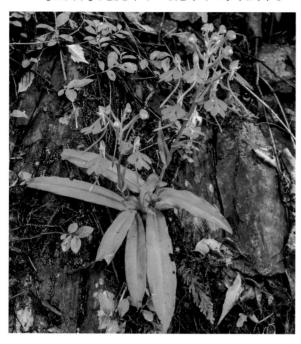

【形态特征】地生兰，高8~35 cm。植株具肉质的块茎。茎直立粗壮，下部具4~6片叶。叶片线状披针形至近长圆形，基部抱茎。总状花序具2朵至10多朵花；花瓣橙黄色；唇瓣4裂，形似飞机而易于识别。蒴果纺锤形，长约1.5 cm，顶端具喙。花期7~8月，果期10~11月。

【分布】生于山坡或沟谷林下阴处，或岩石上的覆土中。产于广西、广东、江西、福建、湖南、贵州等地。

【性能主治】块茎味甘，性平。有清热解毒、活血止痛的作用。主治肺热咳嗽，疮疡肿毒，跌打损伤。

【采收加工】全年均可采，洗净，鲜用或晒干。

盘龙参

【基原】为兰科绶草*Spiranthes sinensis* (Pers.) Ames 的根、全草。

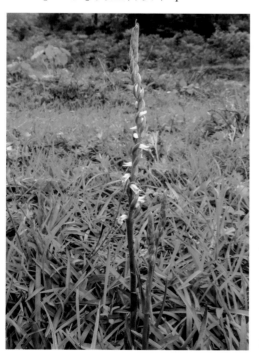

【别名】猪牙参、龙抱柱、扭兰。

【形态特征】植株高13~30 cm。不定根数条，指状，肉质，簇生于茎基部。茎较短，近基部生2~5枚叶。叶片宽线形或宽线状披针形。花茎直立，长10~25 cm；总状花序具多数密生的花，长4~10 cm，呈螺旋状扭转；苞片卵状披针形；花小，紫红色、粉红色或白色，在花序轴上呈螺旋状排生。花期7~8月。

【分布】生于山坡林下、灌木丛中、草地或沟边草丛中。产于我国各地。

【性能主治】根、全草味甘、苦，性平。有滋阴益气、清热解毒的作用。主治病后虚弱，阴虚内热，咳嗽吐血，头晕，腰痛酸软，遗精，淋浊带下，咽喉肿痛，毒蛇咬伤，烧烫伤，疮疡痛肿。

【采收加工】根秋季采挖，除去茎叶，洗净，晒干。春、夏季采收全草，洗净，晒干。

白茅根

【基原】为禾本科大白茅*Imperata cylindrica* (L.) P. Beauv. var. *major* (Nees) C. E. Hubb. 的根状茎、初生未开放花序、花穗及叶。

【别名】茅针、茅根、白茅根。

【形态特征】多年生草本，高25~90 cm。植株具横走多节被鳞片的长根状茎。秆，节具长白柔毛。叶片线形或线状披针形，长15~60 cm。圆锥花序长5~20 cm；小穗圆柱状，基部生长约1.5 cm的白色丝状毛，成对着生；颖长圆状披针形，第一颖有脉3~4条，第二颖有脉4~6条；雄蕊2枚，柱头紫黑色。花果期5~8月。

【分布】生于低山带平原河岸草地、山坡、疏林下。产于广西、海南、安徽、浙江、四川、西藏、河北、河南等地。

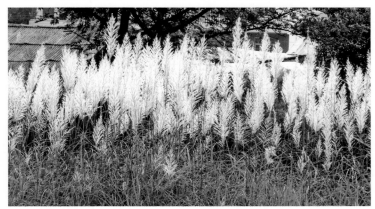

【性能主治】根状茎味甘，性寒。有凉血止血、清热利尿的作用。主治血热吐血，衄血，尿血，热病烦渴，湿热黄疸，水肿尿少，热淋涩痛。

【采收加工】春、秋季采挖，洗净，晒干，除去须根和膜质叶鞘，扎成小把。

淡竹叶

【基原】为禾本科淡竹叶*Lophatherum gracile* Brongn. 的茎、叶。

【别名】山鸡米、山冬、金竹叶。

【形态特征】多年生草本。植株具木质缩短的根状茎；不定根中部可膨大为纺锤形小块根。秆高0.4~1 m，具5~6节。叶片披针形，有时被柔毛或疣基小刺毛，基部狭缩呈柄状；有明显的小横脉；叶鞘平滑或外侧边缘具纤毛。圆锥花序长12~25 cm；小穗线状披针形，具极短的柄。颖果长椭圆形。花果期5~11月。

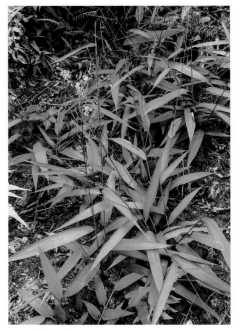

【分布】生于山坡、林地或林缘、路旁荫蔽处。产于广西、广东、云南、四川、江西、福建、台湾、湖南、江苏等地。

【性能主治】茎叶味甘、淡，性寒。有清热泻火、除烦止渴、利尿通淋的作用。主治热病烦渴，小便短赤涩痛，口舌生疮。

【采收加工】夏季末抽花穗前采割，晒干。

总名录

资源县药用植物名录

真菌门 Eumycota
霜霉科 Peronosporaceae
禾生指梗菌

Sclerospora graminicola (Sacc.) Schröt.

功效来源：《广西中药资源名录》

肉座菌科 Hypocreaceae
藤仓赤霉

Fusarium fujikuroi Nirenberg

功效来源：《广西中药资源名录》

炭角菌科 Xylariaceae
黑轮层炭壳

Daldinia concentrica (Bolton) Ces. et De Not.

功效来源：《中国食用菌》

网纹马勃

Lycoperdon perlatum Pers.

功效来源：《菌物资源学》

下垂虫草

Ophiocordyceps nutans (Pat.) G. H. Sung, J. M. Sung, Hywel-Jones et Spatafora

功效来源：《中国药用真菌图志》

黑柄炭角菌

Podosodaria nigripes (Kl.) P. M. D. Martin

功效来源：《菌物资源学》

银耳科 Tremellaceae
假芝

Amauroderma rugosum (Blume et T. Nees) Torrend

功效来源：《中国药用真菌图志》

灵芝

Ganoderma Sichuanense J. D. Zhao et X. Q. Zhang

功效来源：《中国药用真菌图志》

热带灵芝

Ganoderma tropicum (Jungh.) Bres.

功效来源：《菌物资源学》

银耳

Tremella fuciformis Berk.

功效来源：《菌物资源学》

木耳科 Auriculariaceae
皱木耳

Auricularia delicata (Mont. ex Fr.) P. Henn.

功效来源：《广西中药资源名录》

木耳

Auricularia heimuer F. Wu, B. K. Cui & Y. C. Dai

功效来源：《广西中药资源名录》

毛木耳

Auricularia nigricans (Sw.) Birkebak, Looney et Sánchez-García

功效来源：《广西中药资源名录》

花耳科 Dacrymycetaceae
匙盖假花耳

Dacryopinax spathularia (Schwein.) G. W. Martin

功效来源：《菌物资源学》

裂褶菌科 Schizophyllaceae
裂褶菌

Schizophyllum commune Fr.

功效来源：《广西中药资源名录》

耳匙菌科 Auriscalpiaceae
平菇

Pleurotus ostreatus (Jacq.) P. Kumm.

功效来源：《广西中药资源名录》

多孔菌科 Polyporaceae
云芝

Trametes versicolor (L.) Lloyd

功效来源：《广西中药资源名录》

血朱栓菌

Pycnoporus sanguineus (L.) Murrill

功效来源：《广西中药资源名录》

茯苓

Wolfiporia cocos (F. A. Wolf) Ryvarden et Gilb.

功效来源：《广西中药资源名录》

口蘑科 Tricholomataceae
密环菌

Armillaria mellea (Vahl) P. Kumm.

功效来源：《广西中药资源名录》

光柄菇科 Pluteaceae

草菇

Volvariella volvacea (Bull. ex Fr.) Sing.

功效来源：《广西中药资源名录》

红菇科 Russulaceae

辣乳菇

Lactarius piperatus (L.) Pers.

功效来源：《广西中药资源名录》

密褶红菇

Russula densifolia Secr. ex Gill.

功效来源：《广西中药资源名录》

变绿红菇

Russula virescens (Schaeff.) Fr.

功效来源：《广西中药资源名录》

小脆柄菇科 Psathyrellaceae

辐毛鬼伞

Coprinellus radians (Fr.) Vilgalys, Hopple et Jacq. Johnson

功效来源：《中国药用真菌图志》

泡头菌科 Physalacriaceae

长根小奥德蘑

Hymenopellis radicata (Relhan) R. H. Petersen

功效来源：《菌物资源学》

小皮伞科 Marasmiaceae

香菇

Lentinula edodes (Berk.) Pegler

功效来源：《广西中药资源名录》

地衣门 Lichenes

梅衣科 Parmeliaceae

网大叶梅

Parmotrema reticulatum (Tayl.) Choisy

功效来源：《广西中药资源名录》

苔藓植物门 Bryophyta

真藓科 Bryaceae

真藓

Bryum argenteum Hedw.

功效来源：《广西中药资源名录》

暖叶大叶藓

Rhodobryum giganteum Par.

功效来源：《广西中药资源名录》

提灯藓科 Mniaceae

尖叶提灯藓

Plagiomnium cuspidatum T. Koponen

功效来源：《广西中药资源名录》

桧藓科 Rhizogoniaceae

刺叶桧藓

Pyrrhobryum spiniforme Mitt.

功效来源：《广西中药资源名录》

葫芦藓科 Funariaceae

葫芦藓

Funaria hygrometrica Hedw.

功效来源：《广西中药资源名录》

灰藓科 Hypnacea

尖叶灰藓

Hypnum callichroum Brid.

功效来源：《广西中药资源名录》

大灰藓

Hypnum plumaeforme Wils.

功效来源：《广西中药资源名录》

卷柏藓科 Racopilaceae

毛尖卷柏藓

Racopilum aristatum Mitt.

功效来源：《广西中药资源名录》

金发藓科 Polytrichaceae

东亚小金发藓

Pogonatum inflexum Sande Lacoste

功效来源：《广西中药资源名录》

蛇苔科 Conocephalaceae

蛇苔

Conocephalum conicum (Linn.) Dum.

功效来源：《广西中药资源名录》

瘤冠苔科 Grimaldiaceae

石地钱

Reboulia hemisphaerica (Linn.) Raddi

功效来源：《广西中药资源名录》

地钱科 Marchantiaceae

地钱

Marchantia polymorpha Linn.

功效来源：《广西中药资源名录》

蕨类植物门 Pteridophyta

F.02. 石杉科 Huperziaceae

石杉属 *Huperzia* Bernh.

蛇足石杉 千层塔

Huperzia serrata (Thunb. ex Murr.) Trevis.

凭证标本：资源县普查队 450329151025067LY（IBK）

功效：全草，散瘀消肿、清热解毒、止血定痛、燥湿敛疮。

功效来源：《全国中草药汇编》

马尾杉属 *Phlegmariurus* (Herter) Holub

华南马尾杉

Phlegmariurus austrosinicus (Ching) L. B. Zhang

功效：全草，消肿止痛、祛风止血、清热解毒、止咳、生肌。

功效来源：《药用植物辞典》

注：《广西植物名录》有记载。

金丝条马尾杉 马尾千金草

Phlegmariurus fargesii (Herter) Ching

功效：全草，舒筋活络、祛风除湿。

功效来源：《中华本草》

注：《广西植物名录》有记载。

福氏马尾杉 麂子草

Phlegmariurus fordii (Bak.) Ching

凭证标本：覃传迁30454（GXMI）

功效：全草，祛风通络、消肿止痛、清热解毒。

功效来源：《中华本草》

F.03. 石松科 Lycopodiaceae

扁枝石松属 *Diphasiastrum* Holub

扁枝石松 过江龙

Diphasiastrum complanatum (L.) Holub

凭证标本：资源县普查队 450329151024001LY（IBK、GXMG、CMMI）

功效：全草或孢子，祛风除湿、舒筋活络、散瘀止痛、利尿。

功效来源：《中华本草》

藤石松属 *Lycopodiastrum* Holub ex Dixit

藤石松 舒筋草

Lycopodiastrum casuarinoides (Spring) Holub ex Dixit.

凭证标本：资源县普查队 450329150723052LY（IBK、GXMG、CMMI）

功效：地上部分，舒筋活血、祛风湿。

功效来源：《广西壮族自治区瑶药材质量标准 第一卷》（2014年版）

石松属 *Lycopodium* L.

石松 伸筋草

Lycopodium japonicum Thunb. ex Murr.

凭证标本：资源县普查队 450329150725001LY（IBK、GXMG、CMMI）

功效：全草，祛风除湿、舒筋活络。

功效来源：《中国药典》（2020年版）

垂穗石松属 *Palhinhaea* Franco et Vasc. ex Vasc. et Franco

垂穗石松 伸筋草

Palhinhaea cernua (L.) Vasc et Franco.

凭证标本：资源县普查队 450329150725006LY（IBK、GXMG、CMMI）

功效：全草，祛风除湿、舒筋活络。

功效来源：《中国药典》（2020年版）

F.04. 卷柏科 Selaginellaceae

卷柏属 *Selaginella* P. Beauv.

薄叶卷柏

Selaginella delicatula (Desv. ex Poir.) Alston

凭证标本：资源县普查队 450329150617037LY（IBK、GXMG、CMMI）

功效：全草，活血调血、清热解毒。

功效来源：《全国中草药汇编》

深绿卷柏 石上柏

Selaginella doederleinii Hieron.

凭证标本：资源县普查队 450329150723016LY（IBK、GXMG、CMMI）

功效：全草，清热解毒、抗癌、止血。

功效来源：《广西壮族自治区壮药质量标准 第二卷》（2011年版）

疏松卷柏

Selaginella effusa Alston

凭证标本：MES033（IBK）

功效：全草，清热利湿、解蟹毒。

功效来源：《中华本草》

异穗卷柏

Selaginella heterostachys Bak.

凭证标本：资源县普查队 450329150722039LY（IBK、GXMG、CMMI）

功效：全草，清热解毒、凉血止血。

功效来源：《中华本草》

江南卷柏

Selaginella moellendorffii Hieron.

凭证标本：资源县普查队 450329150723018LY（IBK、GXMG、CMMI）

功效：全草，清热利尿、活血消肿。

功效来源：《中药大辞典》

伏地卷柏 小地柏

Selaginella nipponica Franch. et Sav.

功效：全草，清热润肺。

功效来源：《全国中草药汇编》

注：《广西植物名录》有记载。

垫状卷柏 卷柏

Selaginella pulvinata (Hook. et Grev.) Maxim.

凭证标本：资源县普查队 450329170820018LY（IBK）

功效：全草，活血通经。

功效来源：《中国药典》（2020年版）

卷柏

Selaginella tamariscina (Beauv.) Spring

凭证标本：资源县普查队 450329150911009LY（IBK、GXMG、CMMI）

功效：全草，活血通经。

功效来源：《中国药典》（2020年版）

翠云草

Selaginella uncinata (Desv.) Spring

凭证标本：资源县普查队 450329150722048LY（IBK、GXMG、CMMI）

功效：全草，清热利湿、解毒、止血。

功效来源：《广西壮族自治区壮药质量标准 第一卷》（2008年版）

F.06. 木贼科 Equisetaceae
木贼属 *Equisetum* L.

节节草 笔筒草

Equisetum ramosissimum Desf. subsp. *ramosissimum*

凭证标本：王希蕖 780056（NAS）

功效：全草，祛风清热、除湿利尿。

功效来源：《中药大辞典》

笔管草 笔筒草

Equisetum ramosissimum Desf. subsp. *debile* (Roxb. ex Vauch.) Hauke

凭证标本：资源县普查队 450329150621041LY（IBK、GXMG、CMMI）

功效：地上部分，疏风散热、明目退翳、止血。

功效来源：《广西壮族自治区壮药质量标准 第二卷》（2011年版）

F.08. 阴地蕨科 Botrychiaceae
阴地蕨属 *Botrychium* Sw.

绒毛阴地蕨

Botrychium lanuginosum Wall.

凭证标本：黄德爱 61238（IBK）

功效：全草，清热解毒、止咳平喘、滋补润肺。

功效来源：《药用植物辞典》

阴地蕨

Botrychium ternatum (Thunb.) Sw.

凭证标本：资源县普查队 450329151024127LY（IBK）

功效：全草，平肝、清热、镇咳。

功效来源：《中药大辞典》

F.09. 瓶尔小草科 Ophioglossaceae
瓶尔小草属 *Ophioglossum* L.

心叶瓶尔小草 一支箭

Ophioglossum reticulatum L.

凭证标本：资源县普查队 450329150722052LY（IBK、GXMG、CMMI）

功效：带根全草，清热解毒、活血散瘀。

功效来源：《中华本草》

F.11. 观音座莲科 Angiopteridaceae
观音座莲属 *Angiopteris* Hoffm.

福建观音座莲 马蹄蕨

Angiopteris fokiensis Hieron.

功效：根状茎，清热凉血、祛瘀止血、镇痛安神。

功效来源：《广西壮族自治区壮药质量标准 第三卷》（2018年版）

注：《广西植物名录》有记载。

F.13. 紫萁科 Osmundaceae
紫萁属 *Osmunda* L.

紫萁 紫萁贯众

Osmunda japonica Thunb.

凭证标本：资源县普查队 450329160405015LY（IBK、GXMG、CMMI）

功效：根状茎及叶柄残基，清热解毒、止血、杀虫。

功效来源：《中国药典》（2020年版）

华南紫萁

Osmunda vachellii Hook.

凭证标本：资源县普查队 450329160401005LY（IBK、GXMG、CMMI）

功效：根状茎及叶柄的髓部，祛湿舒筋、清热解毒、驱虫。

功效来源：《中华本草》

F.14. 瘤足蕨科 Plagiogyriaceae
瘤足蕨属 *Plagiogyria* Mett.

瘤足蕨 镰叶瘤足蕨

Plagiogyria adnata (Bl.) Bedd.

凭证标本：资源县普查队 450329160523006LY（IBK、

GXMG、CMMI）

功效：全草、根状茎，发表清热、祛风止痒、透疹。

功效来源：《中华本草》

华东瘤足蕨

Plagiogyria japonica Nakai

凭证标本：资源县普查队 450329150721001LY（IBK、GXMG、CMMI）

功效：根状茎，清热解毒。

功效来源：《广西药用植物名录》

F.15. 里白科 Gleicheniaceae

芒萁属 *Dicranopteris* Bernh.

芒萁

Dicranopteris pedata (Houtt.) Nakaike

凭证标本：资源县普查队 450329150618008LY（IBK、GXMG、CMMI）

功效：叶柄、根状茎，化瘀止血、清热利尿、解毒消肿。

功效来源：《中华本草》

里白属 *Diplopterygium* (Diels) Nakai

光里白

Diplopterygium laevissimum (Christ) Nakai

凭证标本：李光照 11158（IBK）

功效：根状茎，行气、止血、接骨。

功效来源：《中华本草》

F.17. 海金沙科 Lygodiaceae

海金沙属 *Lygodium* Sw.

海金沙

Lygodium japonicum (Thunb.) Sw.

凭证标本：资源县普查队 450329150618030LY（IBK、GXMG、CMMI）

功效：干燥成熟孢子，清利湿热、通淋止痛。

功效来源：《中国药典》（2020年版）

小叶海金沙 金沙藤

Lygodium microphyllum (Cav.) R. Br.

功效：干燥地上部分，清热解毒、利水通淋。

功效来源：《广西壮族自治区壮药质量标准 第三卷》（2018年版）

注：《广西植物名录》有记载。

F.18. 膜蕨科 Hymenophyllaceae

膜蕨属 *Hymenophyllum* Sm.

华东膜蕨

Hymenophyllum barbatum (Bosch) Bak.

凭证标本：MES320（IBK）

功效：全草，止血。

功效来源：《广西药用植物名录》

蕗蕨

Hymenophyllum badium Hook. et Grev.

凭证标本：MES334（IBK）

功效：全草，解毒清热、生肌止血。

功效来源：《中华本草》

瓶蕨属 *Vandenboschia* Copel.

瓶蕨

Vandenboschia auriculata (Blume) Copel.

凭证标本：资源县普查队 450329160403032LY（IBK、GXMG、CMMI）

功效：全草，止血生肌。

功效来源：《中华本草》

F.19. 蚌壳蕨科 Dicksoniaceae

金毛狗属 *Cibotium* Kaulf.

金毛狗脊 狗脊

Cibotium barometz (L.) J. Sm.

凭证标本：资源县普查队 450329150722022LY（IBK、GXMG、CMMI）

功效：根状茎，祛风湿、补肝肾、强腰膝。

功效来源：《中国药典》（2020年版）

F.21. 稀子蕨科 Monachosoraceae

稀子蕨属 *Monachosorum* Kunze

尾叶稀子蕨

Monachosorum flagellare (Mak.) Hayata

凭证标本：资源县普查队 450329151025021LY（IBK、GXMG、CMMI）

功效：全草，用于痛风、风湿骨痛。

功效来源：《药用植物辞典》

F.22. 碗蕨科 Dennstaedtiaceae

碗蕨属 *Dennstaedtia* Bernh.

碗蕨

Dennstaedtia scabra (Wall. ex Hook.) T. Moore

凭证标本：MES020（IBK）

功效：全草，祛风、清热解表。

功效来源：《中华本草》

F.23. 鳞始蕨科 Lindsaeaceae

香鳞始蕨属 *Osmolindsaea* (K. U. Kramer) Lehtonen et Christenh.

香鳞始蕨

Osmolindsaea odorata (Roxb.) Lehtonen et Christenh.

凭证标本：MES217（IBK）

功效：全草，止血、利尿。

功效来源：《中华本草》

乌蕨属 *Odontosoria* Fee

乌蕨 金花草

Odontosoria chinensis J. Sm.

凭证标本：资源县普查队 450329150617038LY（IBK、GXMG、CMMI）

功效：全草，清热解毒、利湿。

功效来源：《全国中草药汇编》

F.25. 姬蕨科 Hypolepidaceae

姬蕨属 *Hypolepis* Bernh.

姬蕨

Hypolepis punctata (Thunb. ex Murr.) Mett. ex Kuhn

凭证标本：资源县普查队 450329150621039LY（IBK、GXMG、CMMI）

功效：全草、叶，清热解毒、收敛止痛。

功效来源：《全国中草药汇编》

F.26. 蕨科 Pteridiaceae

蕨属 *Pteridium* Scopoli

蕨

Pteridium aquilinum (L.) Kuhn var. *latiusculum* (Desv.) Underw. ex A. Heller

凭证标本：李光照 11250（IBK）

功效：根状茎或全草，清热利湿、消肿、安神。

功效来源：《全国中草药汇编》

F.27. 凤尾蕨科 Pteridaceae

凤尾蕨属 *Pteris* L.

欧洲凤尾蕨 井口边草

Pteris cretica L.

凭证标本：李光照等 10087（IBK）

功效：全草，清热利湿、止血生肌、解毒消肿。

功效来源：《中华本草》

刺齿半边旗 刺齿凤尾蕨

Pteris dispar Kunze

凭证标本：资源县普查队 450329150617067LY（IBK）

功效：全草，清热解毒、祛瘀凉血。

功效来源：《中华本草》

剑叶凤尾蕨 井边茜

Pteris ensiformis Burm.

功效：全草，清热解毒、利尿。

功效来源：《全国中草药汇编》

注：《广西植物名录》有记载。

全缘凤尾蕨

Pteris insignis Mett. ex Kuhn

凭证标本：资源县普查队 450329150722036LY（IBK、GXMG、CMMI）

功效：全草，清热利湿、活血消肿。

功效来源：《中华本草》

井栏边草 凤尾草

Pteris multifida Poir.

凭证标本：资源县普查队 450329150618050LY（IBK、GXMG、CMMI）

功效：全草，清热利湿、凉血止血、解毒止痢。

功效来源：《全国中草药汇编》

栗柄凤尾蕨 五齿剑

Pteris plumbea Christ

凭证标本：资源县普查队 450329151026015LY（IBK、GXMG、CMMI）

功效：全草，清热利湿、活血止血。

功效来源：《中华本草》

半边旗

Pteris semipinnata L.

凭证标本：资源县普查队 450329150617053LY（IBK、GXMG、CMMI）

功效：全草，清热解毒、消肿止痛。

功效来源：《广西壮族自治区壮药质量标准 第二卷》（2011年版）

蜈蚣草

Pteris vittata L.

功效：全草或根状茎，祛风活血、解毒杀虫。

功效来源：《全国中草药汇编》

注：《广西植物名录》有记载。

西南凤尾蕨 三叉凤尾蕨

Pteris wallichiana Agardh

凭证标本：MES446（IBK）

功效：全草，清热止痢、定惊、止血。

功效来源：《中华本草》

F.30. 中国蕨科 Sinopteridaceae

粉背蕨属 *Aleuritopteris* Fée

多鳞粉背蕨

Aleuritopteris anceps (Blanf.) Panigr.

功效：全草，止咳化痰、健脾补虚、舒筋活络、活血祛瘀、利湿止痛。

功效来源：《药用植物辞典》

注：《广西植物名录》有记载。

银粉背蕨 通经草

Aleuritopteris argentea (Gmél.) Fée

凭证标本：资源县普查队 450329150722005LY（IBK、GXMG、CMMI）

功效：全草，解毒消肿、活血通经、利湿、祛痰止咳。

功效来源：《中华本草》

金粉蕨属 *Onychium* Kaulf.

栗柄金粉蕨 小野鸡尾

Onychium japonicum (Thunb.) Kunze var. *lucidum* (Wall. ex D. Don) Christ

凭证标本：资源县普查队 450329150617023LY（IBK、GXMG、CMMI）

功效：全草、叶，清热解毒、利湿、止血。

功效来源：《中华本草》

F.31. 铁线蕨科 Adiantaceae

铁线蕨属 *Adiantum* L.

鞭叶铁线蕨

Adiantum caudatum L.

功效：全草，清热解毒、利水消肿。

功效来源：《中华本草》

注：《广西植物名录》有记载。

扇叶铁线蕨 铁线草

Adiantum flabellulatum L.

功效：全草，清热解毒、利湿消肿。

功效来源：《广西中药材标准 第一册》

注：《广西植物名录》有记载。

F.32. 水蕨科 Parkeriaceae

水蕨属 *Ceratopteris* Brongn.

水蕨

Ceratopteris thalictroides (L.) Brongn.

功效：全草，散瘀拔毒、镇咳、化痰、止痢、止血。

功效来源：《全国中草药汇编》

注：《广西植物名录》有记载。

F.33. 裸子蕨科 Hemionitidaceae

凤丫蕨属 *Coniogramme* Fée

凤丫蕨 凤丫草

Coniogramme japonica (Thunb. ex Murr.) Diels

凭证标本：资源县普查队 450329150617016LY（IBK）

功效：根状茎、全草，祛风除湿、活血止痛、清热解毒。

功效来源：《全国中草药汇编》

F.35. 书带蕨科 Vittariaceae

书带蕨属 *Haplopteris* Presl

书带蕨

Haplopteris flexuosa (Fée) E. H. Crane.

凭证标本：资源县普查队 450329151025003LY（IBK）

功效：全草，疏风清热、舒筋止痛、健脾消疳、止血。

功效来源：《中华本草》

F.36. 蹄盖蕨科 Athyriaceae

对囊蕨属 *Deparia* Sw.

单叶对囊蕨

Deparia lancea (Thunb. ex Murr.) Fraser-Jenkins

凭证标本：资源县普查队 450329150618048LY（IBK、GXMG、CMMI）

功效：全草，凉血止血、利尿通淋。

功效来源：《广西中药材标准 第一册》

大久保对囊蕨 小叶山鸡尾巴草

Deparia okuboana (Makino) M. Kato

凭证标本：327521（IBK）

功效：全草，清热消肿。

功效来源：《中药大辞典》

F.38. 金星蕨科 Thelypteridaceae

毛蕨属 *Cyclosorus* Link

渐尖毛蕨

Cyclosorus acuminatus (Houtt.) Nakai

凭证标本：MES046（IBK）

功效：根状茎，清热解毒、祛风除湿、健脾。

功效来源：《中华本草》

金星蕨属 *Parathelypteris* (H. Ito) Ching

金星蕨

Parathelypteris glanduligera (Kunze) Ching

凭证标本：李光照 11179（IBK）

功效：全草，清热解毒、利尿、止血。

功效来源：《中华本草》

卵果蕨属 *Phegopteris* Fée

延羽卵果蕨

Phegopteris decursive-pinnata (H. C. Hall) Fée

凭证标本：资源县普查队 450329150725018LY（IBK、GXMG、CMMI）

功效：根状茎，利湿消肿、收敛解毒。

功效来源：《全国中草药汇编》

新月蕨属 *Pronephrium* Presl

披针新月蕨 鸡血莲

Pronephrium penangianum (Hook.) Holttum

凭证标本：资源县普查队 450329150722024LY（IBK、CMMI）

功效：根状茎、叶，活血调经、散瘀止痛、除湿。

功效来源：《中华本草》

假毛蕨属 *Pseudocyclosorus* Ching

镰片假毛蕨

Pseudocyclosorus falcilobus (Hook.) Ching

凭证标本：MES206（IBK）

功效：叶，清热燥湿、生肌敛疮。

功效来源：《中华本草》

F.39. 铁角蕨科 Aspleniaceae

铁角蕨属 *Asplenium* L.

剑叶铁角蕨

Asplenium ensiforme Wall. ex Hook. et Grev.

凭证标本：MES315（IBK）

功效：全草，活血祛瘀、舒筋止痛。

功效来源：《中华本草》

倒挂铁角蕨 倒挂草

Asplenium normale D. Don

凭证标本：资源县普查队 450329151025009LY（IBK、GXMG、CMMI）

功效：全草，清热解毒、止血。

功效来源：《中华本草》

长叶铁角蕨 倒生根

Asplenium prolongatum Hook.

凭证标本：资源县普查队 450329160809003LY（IBK、GXMG、CMMI）

功效：全草，活血化瘀、祛风湿、通关节。

功效来源：《广西壮族自治区瑶药材质量标准 第一卷》（2014年版）

铁角蕨

Asplenium trichomanes L.

凭证标本：资源县普查队 450329150617012LY（IBK、GXMG、CMMI）

功效：全草，清热解毒、收敛止血、补肾调经、散瘀利湿。

功效来源：《药用植物辞典》

F.41. 球子蕨科 Onocleaceae

东方荚果蕨属 *Pentarhizidium* Hayata

东方荚果蕨

Pentarhizidium orientalis (Hook.) Hayata

凭证标本：资源县普查队 450329151024005LY（IBK）

功效：根状茎、全草，祛风除湿、凉血止血。

功效来源：《药用植物辞典》

F.42. 乌毛蕨科 Blechnaceae

乌毛蕨属 *Blechnum* L.

乌毛蕨 贯众

Blechnum orientale L.

功效：根状茎，清热解毒、凉血止血、杀虫。

功效来源：《广西中药材标准 第一册》

注：《广西植物名录》有记载。

狗脊蕨属 *Woodwardia* Sm.

狗脊蕨

Woodwardia japonica (L. f.) Sm.

凭证标本：资源县普查队 450329150618028LY（IBK、CMMI）

功效：根状茎，用于虫积腹痛、流行性感冒、风湿痹痛、蛇咬伤。

功效来源：《广西中药资源名录》

F.45. 鳞毛蕨科 Dryopteridaceae

复叶耳蕨属 *Arachniodes* Blume

多羽复叶耳蕨

Arachniodes amoena (Ching) Ching

凭证标本：李光照 11710（IBK）

功效：根状茎、全草，祛风散寒。

功效来源：《药用植物辞典》

美丽复叶耳蕨 小狗脊

Arachniodes speciosa (D. Don) Ching

凭证标本：余少林 900334（IBK）

功效：根状茎，清热解毒、祛风止痒、活血散瘀。

功效来源：《中华本草》

贯众属 *Cyrtomium* Presl

镰羽贯众

Cyrtomium balansae (Christ) C. Chr.

凭证标本：资源县普查队 450329150722031LY（IBK、GXMG、CMMI）

功效：根状茎，清热解毒、驱虫。

功效来源：《中华本草》

贯众 小贯众

Cyrtomium fortunei J. Sm.

凭证标本：李光照 11191（IBK）

功效：根状茎、叶柄残基，清热平肝、解毒杀虫、止血。

功效来源：《全国中草药汇编》

鳞毛蕨属 *Dryopteris* Adans.

暗鳞鳞毛蕨

Dryopteris atrata (Kunze) Ching

凭证标本：资源县普查队 450329160523010LY（IBK、GXMG、CMMI）

功效：根状茎，凉血止血、驱虫。

功效来源：《中华本草》

阔鳞鳞毛蕨 润鳞鳞毛蕨

Dryopteris championii (Benth.) C. Chr.

凭证标本：资源县普查队 450329151024076LY（IBK）

功效：根状茎，敛疮、解毒。

功效来源：《全国中草药汇编》

稀羽鳞毛蕨
Dryopteris sparsa (Buch.-Ham. ex D. Don) O.ktze.
凭证标本：资源县普查队 450329151024071LY（IBK）
功效：根状茎，驱虫、解毒。
功效来源：《药用植物辞典》

变异鳞毛蕨
Dryopteris varia (L.) Kuntze
凭证标本：MES341（IBK）
功效：根状茎，清热、止痛。
功效来源：《中华本草》

耳蕨属 *Polystichum* Roth
小戟叶耳蕨 小三叶耳蕨
Polystichum hancockii (Hance) Diels
凭证标本：李光照 11608（IBK）
功效：全草，解毒消肿。
功效来源：《中华本草》

黑鳞耳蕨
Polystichum makinoi (Tagawa) Tagawa
凭证标本：MES068（IBK）
功效：嫩叶、根状茎，清热解毒。
功效来源：《中华本草》

对马耳蕨
Polystichum tsussimense (Hook.) J. Sm.
凭证标本：资源县普查队 450329150617008LY（IBK、GXMG、CMMI）
功效：全草、根状茎，清热解毒。
功效来源：《药用植物辞典》

F.46. 叉蕨科 Tectariaceae
肋毛蕨属 *Ctenitis* (C. Chr.) C. Chr.
泡鳞肋毛蕨
Ctenitis mariformis (Ros.) Chiug
凭证标本：陈照宙 52075（IBK）
功效：全草，清热解毒。
功效来源：《药用植物辞典》

F.50. 肾蕨科 Nephrolepidaceae
肾蕨属 *Nephrolepis* Schott
肾蕨
Nephrolepis cordifolia (L.) C. Presl
凭证标本：李光照等 10119（IBK）
功效：根状茎，清热利湿、通淋止咳、消肿解毒。
功效来源：《广西壮族自治区壮药质量标准 第二卷》（2011年版）

F.53. 雨蕨科 Gymnogrammitidaceae
雨蕨属 *Gymnogrammitis* Griff.
雨蕨
Gymnogrammitis dareiformis (Hook.) Ching ex Tardieu et C. Chr.
凭证标本：钟济新 83321（IBK）
功效：根状茎、全草，理气散结、利尿通淋。
功效来源：《药用植物辞典》

F.56. 水龙骨科 Polypodiaceae
节肢蕨属 *Arthromeris* (T. Moore) J. Sm.
龙头节肢蕨
Arthromeris lungtauensis Ching
凭证标本：李光照 11705（IBK）
功效：根状茎，清热利尿、止痛。
功效来源：《全国中草药汇编》

线蕨属 *Colysis* C. Presl
宽羽线蕨
Colysis elliptica (Thunb.) Ching var. *pothifolia* Ching
凭证标本：MES223（IBK）
功效：根状茎、全草，祛风通络、散瘀止痛。
功效来源：《中华本草》

褐叶线蕨 蓝天草
Colysis wrightii (Hook.) Ching
凭证标本：资源县普查队 450329170820002LY（IBK）
功效：全草，补肺镇咳、散瘀止血、固崩止带。
功效来源：《中华本草》

骨牌蕨属 *Lepidogrammitis* Ching
披针骨牌蕨
Lepidogrammitis diversa (Rosenst.) Ching
凭证标本：资源县普查队 450329150722053LY（IBK）
功效：全草，清热利湿、止痛止血。
功效来源：《药用植物辞典》

瓦韦属 *Lepisorus* (J. Sm.) Ching
庐山瓦韦
Lepisorus lewisii (Baker) Ching
凭证标本：MES321（IBK）
功效：全草，清热利湿、消肿止痛。
功效来源：《中华本草》

粤瓦韦
Lepisorus obscurevenulosus (Hayata) Ching
凭证标本：资源县普查队 450329150620079LY（IBK）
功效：全草，清热解毒、利尿消肿、止咳、止血、通淋。
功效来源：《药用植物辞典》

瓦韦

Lepisorus thunbergianus (Kaulf.) Ching

凭证标本：资源县普查队 450329151025030LY（IBK、GXMG、CMMI）

功效：全草，清热解毒、利尿消肿、止血、止咳。

功效来源：《全国中草药汇编》

星蕨属 *Microsorum* Link

江南星蕨 大叶骨牌草

Microsorum fortunei (T. Moore) Ching

凭证标本：李光照 11755（IBK）

功效：全草，清热利湿、凉血解毒。

功效来源：《中华本草》

盾蕨属 *Neolepisorus* Ching

盾蕨 大金刀

Neolepisorus ovatus (Bedd.) Ching

凭证标本：资源县普查队 450329150617056LY（IBK、GXMG、CMMI）

功效：全草、叶，清热利湿、凉血止血。

功效来源：《全国中草药汇编》

假瘤蕨属 *Phymatopteris* Pic. Serm.

交连假瘤蕨

Phymatopteris conjuncta (Ching) Pic. Serm.

凭证标本：资源县普查队 450329170714003LY（IBK）

功效：根状茎，清热解毒、行气利湿。

功效来源：《中华本草》

大果假瘤蕨 金星草

Phymatopteris griffithiana (Hook.) Pic. Serm.

凭证标本：梁乃宽等 48306（GXMI）

功效：全草，清热凉血、解毒消肿。

功效来源：《中华本草》

金鸡脚假瘤蕨 金鸡脚

Phymatopteris hastata (Thunb.) Pic. Serm.

凭证标本：申济友 48321（GXMI）

功效：全草，祛风清热、利湿解毒。

功效来源：《全国中草药汇编》

水龙骨属 *Polypodiodes* Ching

友水龙骨

Polypodiodes amoena (Wall. ex Mett.) Ching

凭证标本：资源县普查队 450329150722023LY（IBK、GXMG、CMMI）

功效：根状茎，清热解毒、祛风除湿。

功效来源：《全国中草药汇编》

日本水龙骨 水龙骨

Polypodiodes niponica (Mett.) Ching

凭证标本：黄德爱 61313（IBK）

功效：全草，祛湿清热、祛风通络、平肝明目。

功效来源：《云南中药资源名录》

石韦属 *Pyrrosia* Mirbel

石蕨

Pyrrosia angustissima (Giesenh. ex Diels) Tagawa et K. Iwats.

凭证标本：资源县普查队 450329160806003LY（IBK、GXMG、CMMI）

功效：全草，清热利湿、凉血止血。

功效来源：《全国中草药汇编》

相近石韦

Pyrrosia assimilis (Baker) Ching

凭证标本：资源县普查队 450329150621001LY（IBK）

功效：全草或根、地上部，镇静、镇痛、利尿、止血、止咳、调经。

功效来源：《药用植物辞典》

石韦

Pyrrosia lingua (Thunb.) Farwell

凭证标本：资源县普查队 450329150723056LY（IBK、GXMG、CMMI）

功效：叶，利尿通淋、清肺止咳、凉血止血。

功效来源：《中国药典》（2020年版）

庐山石韦 石韦

Pyrrosia sheareri (Baker) Ching

凭证标本：资源县普查队 450329151025015LY（IBK、GXMG、CMMI）

功效：叶，利尿通淋、清肺止咳、凉血止血。

功效来源：《中国药典》（2020年版）

F.57. 槲蕨科 Drynariaceae

槲蕨属 *Drynaria* (Bory) J. Sm.

槲蕨 骨碎补

Drynaria roosii Nakaike

凭证标本：资源县普查队 450329150618066LY（IBK、GXMG、CMMI）

功效：根状茎，疗伤止痛、补肾强骨、消风祛斑。

功效来源：《中国药典》（2020年版）

F.60. 剑蕨科 Loxogrammaceae

剑蕨属 *Loxogramme* (Blume) C. Presl

中华剑蕨

Loxogramme chinensis Ching

凭证标本：资源县普查队 450329151024117LY（IBK）

功效：根状茎、全草，清热解毒、利尿。

功效来源：《中华本草》

F.61. 蘋科 Marsileaceae
蘋属 *Marsilea* L.
蘋
Marsilea quadrifolia L.
凭证标本：资源县普查队 450329150909016LY（IBK、GXMG、CMMI）
功效：全草，清热解毒、消肿利湿、止血、安神。
功效来源：《新华本草纲要》

F.62. 槐叶蘋科 Salviniaceae
槐叶蘋属 *Salvinia* Adans.
槐叶蘋
Salvinia natans (L.) All.
凭证标本：资源县普查队 450329150909017LY（IBK、GXMG、CMMI）
功效：全草，用于虚劳发热；外用治湿疹、丹毒、疔疮。
功效来源：《广西中药资源名录》

F.63. 满江红科 Azollaceae
满江红属 *Azolla* Lam.
满江红 满江红根
Azolla pinnata R. B. subsp. *asiatica* R. M. K. Saunders et K. Fowler
凭证标本：资源县普查队 450329150909021LY（IBK）
功效：根，润肺止咳。
功效来源：《中华本草》

种子植物门 Spermatophyta
G.01. 苏铁科 Cycadaceae
苏铁属 *Cycas* L.
苏铁
Cycas revoluta Thunb.
功效：叶、根、大孢子叶及种子，收敛止血、解毒止痛。
功效来源：《全国中草药汇编》
注：《广西植物名录》有记载。

G.02. 银杏科 Ginkgoaceae
银杏属 *Ginkgo* L.
银杏
Ginkgo biloba L.
凭证标本：资源县普查队 450329150621047LY（IBK）
功效：叶及种子，活血化瘀、通络止痛、敛肺平喘、化浊降脂。
功效来源：《中国药典》（2020年版）

G.04. 松科 Pinaceae
油杉属 *Keteleeria* Carriere

江南油杉
Keteleeria fortunei (A. Murray) Carrière var. *cyclolepis* (Flous) Silba
凭证标本：李光照 11301（IBK）
功效：树皮，透疹、消肿、接骨。
功效来源：《药用植物辞典》

松属 *Pinus* L.
海南五针松
Pinus fenzeliana Hand.-Mazz.
凭证标本：YZ377（IBK）
功效：树皮，祛风通络、活血消肿。
功效来源：《药用植物辞典》

华南五针松
Pinus kwangtungensis Chun ex Tsiang
凭证标本：陈照宙 51818（IBK）
功效：根、分枝节，用于风湿骨痛、关节不利。
功效来源：《广西中药资源名录》

马尾松 油松节
Pinus massoniana Lamb.
凭证标本：资源县普查队 450329150621024LY（IBK）
功效：茎枝节、瘤状节，祛风除湿、通络止痛。花粉，收敛止血、燥湿敛疮。
功效来源：《中国药典》（2020年版）

铁杉属 *Tsuga* (Endl.) Carrière
铁杉
Tsuga chinensis (Franch.) Pritz.
凭证标本：资源县普查队 450329151024121LY（IBK）
功效：根、叶，祛风除湿。
功效来源：《药用植物辞典》

长苞铁杉
Tsuga longibracteata W. C. Cheng
凭证标本：李光照 11614（IBK）
功效：树皮，用于接骨。
功效来源：《药用植物辞典》

G.05. 杉科 Taxodiaceae
柳杉属 *Cryptomeria* DC.
日本柳杉 柳杉
Cryptomeria japonica (Thunb. ex L. f.) D. Don
凭证标本：资源县普查队 450329150620019LY（IBK）
功效：根皮、树皮，解毒杀虫、止痒。叶，清热解毒。
功效来源：《中华本草》

杉木属 *Cunninghamia* R. Br.
杉木 杉木叶

Cunninghamia lanceolata (Lamb.) Hook.

凭证标本：资源县普查队 450329150723017LY（IBK、GXMG、CMMI）

功效：叶或带叶嫩枝，祛风止痛、散瘀止血。

功效来源：《广西中药材标准 第一册》

水杉属 *Metasequoia* Hu et W. C. Cheng

水杉

Metasequoia glyptostroboides Hu et W. C. Cheng

功效：叶、果实，清热解毒、消炎止痛。

功效来源：《药用植物辞典》

注：《广西植物名录》有记载。

G.06. 柏科 Cupressaceae

柏木属 *Cupressus* L.

柏木 柏树

Cupressus funebris Endl.

功效：种子，祛风清热、安神、止血。叶，止血生肌。树脂，解发热、燥湿、镇痛。

功效来源：《全国中草药汇编》

注：《广西植物名录》有记载。

福建柏属 *Fokienia* A. Henry et H. H. Thomas

福建柏

Fokienia hodginsii (Dunn) A. Henry et H. H. Thomas

功效：心材，行气止痛、降逆止呕。

功效来源：《中华本草》

注：《广西中药资源名录》有记载。

刺柏属 *Juniperus* L.

圆柏

Juniperus chinensis L.

功效：枝、叶、树皮，祛风散寒、活血消肿、解毒利尿。

功效来源：《全国中草药汇编》

注：民间常见栽培物种。

侧柏属 *Platycladus* Spach

侧柏

Platycladus orientalis (L.) Franco

凭证标本：资源县普查队 450329160406012LY（IBK、GXMG、CMMI）

功效：枝梢、叶、种仁，凉血止血、化痰止咳、生发乌发。

功效来源：《中国药典》（2020年版）

G.07. 罗汉松科 Podocarpaceae

竹柏属 *Nageia* Gaertn.

竹柏

Nageia nagi (Thunb.) Kuntze

功效：叶，止血、接骨、消肿。树皮、根，祛风除湿。

功效来源：《药用植物辞典》

注：民间常见栽培物种。

G.08. 三尖杉科 Cephalotaxaceae

三尖杉属 *Cephalotaxus* Sieb. et Zucc.

三尖杉

Cephalotaxus fortunei Hook.

凭证标本：资源县普查队 450329150912008LY（IBK、GXMG、CMMI）

功效：种子及枝、叶，驱虫、消积、抗癌。

功效来源：《全国中草药汇编》

宽叶粗榧

Cephalotaxus latifolia L. K. Fu et R. R. Mill.

凭证标本：资源县普查队 450329150621044LY（IBK、GXMG、CMMI）

功效：根皮、枝、叶，祛风湿、抗癌。种子，润肺止咳、驱虫、消积。

功效来源：《药用植物辞典》

西双版纳粗榧

Cephalotaxus mannii Hook. f.

凭证标本：黄德爱 61294（IBK）

功效：全株，可提取多种生物碱、用于急性白血病和淋巴肉瘤等。

功效来源：《广西中药资源名录》

篦子三尖杉

Cephalotaxus oliveri Mast.

凭证标本：陶一鹏等 47709（GXMI）

功效：种子、枝、叶，抗癌。

功效来源：《中华本草》

粗榧

Cephalotaxus sinensis (Rehder et E. H. Wilson) H. L. Li

凭证标本：资源县普查队 450329160813029LY（IBK、GXMG、CMMI）

功效：枝叶，抗癌。根、树皮，祛风除湿。

功效来源：《中华本草》

G.09. 红豆杉科 Taxaceae

穗花杉属 *Amentotaxus* Pilg.

穗花杉 穗花杉根

Amentotaxus argotaenia (Hance) Pilg.

功效：根、树皮，活血、止痛、生肌。种子，驱虫、消积。叶，清热解毒、祛湿止痒。

功效来源：《中华本草》

注：《广西植物名录》有记载。

红豆杉属 *Taxus* L.
南方红豆杉
Taxus wallichiana Zucc. var. *mairei* (Lemée et H. Lév.) L. K. Fu et Nan Li
　　凭证标本：陶一鹏等 47707（GXMI）
　　功效：叶，用于扁桃体炎。种子，用于食滞虫积
　　功效来源：《广西中药资源名录》

G.10. 买麻藤科 Gnetaceae
买麻藤属 *Gnetum* L.
小叶买麻藤 买麻藤
Gnetum parvifolium (Warb.) Chun
　　凭证标本：资源县普查队 450329160921003LY（IBK、GXMG、CMMI）
　　功效：藤茎，祛风活血、消肿止痛、化痰止咳。
　　功效来源：《广西中药材标准 第一册》

被子植物亚门 Angiospermae
1. 木兰科 Magnoliaceae
厚朴属 *Houpoëa* N. H. Xia et C. Y. Wu
厚朴
Houpoëa officinalis (Rehder et E. H. Wilson) N. H. Xia et C. Y. Wu
　　凭证标本：资源县普查队 450329150724043LY（IBK、GXMG、CMMI）
　　功效：茎皮、根皮、枝皮及花蕾，燥湿消痰、下气除满、芳香化湿、理气宽中。
　　功效来源：《中国药典》（2020年版）

鹅掌楸属 *Liriodendron* L.
鹅掌楸 凹朴皮
Liriodendron chinense (Hemsl.) Sarg.
　　凭证标本：赵瑞峰 604360（IBK）
　　功效：树皮，祛风湿、散寒止咳。
　　功效来源：《中华本草》

木莲属 *Manglietia* Blume
桂南木莲
Manglietia conifera Dandy
　　凭证标本：资源县普查队 450329170711004LY（IBK）
　　功效：树皮，消积、下气。
　　功效来源：《药用植物辞典》

红花木莲
Manglietia insignis (Wall.) Blume
　　凭证标本：Z. C. Chen 52125（IBK）
　　功效：树皮，燥湿健脾。
　　功效来源：《中华本草》

含笑属 *Michelia* L.
白兰 白兰花
Michelia alba DC.
　　功效：根、叶、花，芳香化湿、利尿、止咳化痰。
　　功效来源：《全国中草药汇编》
　　注：《广西植物名录》有记载。

阔瓣含笑
Michelia cavaleriei Finet et Gagnep. var. *platypetala* (Hand.-Mazz.) N. H. Xia
　　凭证标本：资源县普查队 450329160815020LY（IBK、GXMG、CMMI）
　　功效：花，芳香化湿、利尿、止咳。树干，降气止痛。
　　功效来源：《药用植物辞典》

乐昌含笑
Michelia chapaensis Dandy
　　凭证标本：资源县普查队 450329151025039LY（IBK）
　　功效：树皮、叶，清热解毒。
　　功效来源：《药用植物辞典》

含笑花
Michelia figo (Lour.) Spreng.
　　功效：花，用于月经不调。叶，用于跌打损伤。
　　功效来源：《药用植物辞典》
　　注：民间常见栽培物种。

金叶含笑
Michelia foveolata Merr. ex Dandy
　　凭证标本：资源县林业科学研究所 101（IBK）
　　功效：树皮，解毒、散热。
　　功效来源：《药用植物辞典》

深山含笑
Michelia maudiae Dunn
　　凭证标本：资源县普查队 450329160816019LY（IBK）
　　功效：花，散风寒、通鼻窍、行气止痛。根、花，清热解毒、行气化浊、止咳、凉血、消炎。
　　功效来源：《药用植物辞典》

天女花属 *Oyama* (Nakai) N. H. Xia et C. Y. Wu
天女花
Oyama sieboldii (K. Koch) N. H. Xia et C. Y. Wu
　　凭证标本：资源县普查队 450329160817040LY（IBK）
　　功效：花蕾，利尿消肿、润肺止咳。
　　功效来源：《新华本草纲要》

玉兰属 *Yulania* Spach
紫玉兰
Yulania liliiflora Desr.
　　凭证标本：资源县普查队 450329160401032LY（IBK、

GXMG、CMMI）

功效：花蕾，祛风散寒、镇痛消炎、通鼻窍。

功效来源：《药用植物辞典》

2a. 八角科 Illiciaceae

八角属 *Illicium* L.

假地枫皮

Illicium jiadifengpi B. N. Chang

凭证标本：资源县普查队 450329151024069LY（IBK、GXMG、CMMI）

功效：树皮，祛风除湿、行气止痛。

功效来源：《中华本草》

大八角

Illicium majus Hook. f. et Thoms.

凭证标本：资源县普查队 450329170413003LY（IBK）

功效：根、树皮，消肿止痛。

功效来源：《药用植物辞典》

短梗八角

Illicium pachyphyllum A. C. Sm.

凭证标本：余少林 900194（IBK）

功效：根、树皮，消肿止痛。

功效来源：《药用植物辞典》

野八角

Illicium simonsii Maxim.

凭证标本：陈照宙 51976（IBK）

功效：叶、果实，行气止痛、暖胃止呕、生肌接骨、疗疮。

功效来源：《药用植物辞典》

八角 八角茴香

Illicium verum Hook. f.

功效：果实，温阳散寒、理气止痛。

功效来源：《中国药典》（2020年版）

注：民间常见栽培物种。

3. 五味子科 Schisandraceae

南五味子属 *Kadsura* Juss.

黑老虎 大钻

Kadsura coccinea (Lem.) A. C. Sm.

凭证标本：资源县普查队 450329160510007LY（IBK、CMMI）

功效：根，行气活血、祛风止痛。

功效来源：《广西壮族自治区壮药质量标准 第二卷》（2011年版）

异形南五味子 广西海风藤

Kadsura heteroclita (Roxb.) Craib

凭证标本：资源县普查队 450329150720025LY（IBK、

GXMG、CMMI）

功效：藤茎，祛风散寒、行气止痛、舒筋活络。

功效来源：《广西壮族自治区壮药质量标准 第一卷》（2008年版）

南五味子

Kadsura longipedunculata Finet et Gagnep.

凭证标本：资源县普查队 450329150909020LY（IBK）

功效：根、根皮及茎，活血理气、祛风活络、消肿止痛。

功效来源：《全国中草药汇编》

五味子属 *Schisandra* Michx.

绿叶五味子

Schisandra arisanensis Hayata subsp. *viridis* (A. C. Sm.) R. M. K. Saunders

凭证标本：资源县普查队 450329150725048LY（IBK、GXMG、CMMI）

功效：藤茎及根，祛风活血、行气止痛。

功效来源：《中华本草》

翼梗五味子 紫金血藤

Schisandra henryi C. B. Clarke subsp. *henryi*

凭证标本：资源县普查队 450329160815034LY（IBK）

功效：藤茎和根，祛风除湿、行气止痛、活血止血。

功效来源：《中华本草》

8. 番荔枝科 Annonaceae

瓜馥木属 *Fissistigma* Griff. subsp. *Henryi*

瓜馥木 钻山风

Fissistigma oldhamii (Hemsl.) Merr.

凭证标本：资源县普查队 450329160401026LY（IBK、GXMG、CMMI）

功效：根及藤茎，祛风镇痛、活血化瘀。

功效来源：《广西壮族自治区瑶药材质量标准 第一卷》（2014年版）

11. 樟科 Lauraceae

樟属 *Cinnamomum* Schaeff.

毛桂 山桂皮

Cinnamomum appelianum Schewe

凭证标本：资源县普查队 450329150720017LY（IBK、GXMG）

功效：树皮，温中理气、发汗解肌。

功效来源：《中华本草》

华南桂 野桂皮

Cinnamomum austrosinense H. T. Chang

凭证标本：李光照等 10058（IBK）

功效：树皮，散寒、温中、止痛。

功效来源：《中华本草》

阴香

Cinnamomum burmannii (Nees et T. Nees) Blume

功效：树皮或根，温中止痛、祛风散寒、解毒消肿、止血。

功效来源：《广西壮族自治区壮药质量标准 第二卷》（2011年版）

注：民间常见栽培物种。

樟 香樟

Cinnamomum camphora (L.) Presl

凭证标本：资源县普查队 450329150721053LY（IBK、GXMG、CMMI）

功效：根和茎基，祛风散寒、行气止痛。

功效来源：《广西壮族自治区壮药质量标准 第一卷》（2008年版）

川桂 柴桂

Cinnamomum wilsonii Gamble

凭证标本：黄德爱 61089（IBK）

功效：树皮，散风寒、止呕吐、除湿痹、通经脉。

功效来源：《全国中草药汇编》

山胡椒属 *Lindera* Thunb.

乌药

Lindera aggregata (Sims) Kosterm.

凭证标本：资源县普查队 450329150617061LY（IBK、GXMG、CMMI）

功效：块根，行气止痛、温肾散寒。

功效来源：《中国药典》（2020年版）

香叶树

Lindera communis Hemsl.

凭证标本：资源县普查队 450329160401008LY（IBK）

功效：枝叶或茎皮，解毒消肿、散瘀止痛。

功效来源：《中华本草》

红果山胡椒 詹糖香

Lindera erythrocarpa Makino

凭证标本：资源县普查队 450329160810002LY（IBK、GXMG、CMMI）

功效：树皮、叶，祛风除湿、解毒杀虫。

功效来源：《中华本草》

山胡椒

Lindera glauca (Sieb. et Zucc.) Blume

凭证标本：资源县普查队 450329150721041LY（IBK、GXMG、CMMI）

功效：果，温中散寒、行气止痛、平喘。根，祛风通络、理气活血、利湿消肿、化痰止咳。

功效来源：《中华本草》

黑壳楠

Lindera megaphylla Hemsl.

功效：根、枝、树皮，祛风除湿、消肿止痛。

功效来源：《全国中草药汇编》

注：《广西中药资源名录》有记载。

三桠乌药

Lindera obtusiloba Bl. var. *attenuata*

凭证标本：陈照宙 52008（IBSC）

功效：树皮、叶，活血舒筋、散瘀消肿。

功效来源：《药用植物辞典》

西藏钓樟

Lindera pulcherrima (Wall.) Benth.

凭证标本：李光照 11247（IBK）

功效：树皮，碾碎制成糊剂。

功效来源：《药用植物辞典》

香粉叶

Lindera pulcherrima (Nees) Hook. f. var. *attenuata* C. K. Allen

凭证标本：资源县普查队 450329160402006LY（IBK、GXMG、CMMI）

功效：树皮，清凉消食。

功效来源：《药用植物辞典》

山橿

Lindera reflexa Hemsl.

凭证标本：资源县普查队 450329160405018LY（IBK、GXMG、CMMI）

功效：根，祛风理气、止血、杀虫。

功效来源：《全国中草药汇编》

木姜子属 *Litsea* Lam.

毛豹皮樟 豹皮樟

Litsea coreana H. Lév. var. *lanuginosa* (Migo) Yen C. Yang et P. H. Huang

凭证标本：资源县普查队 450329150726028LY（IBK、GXMG、CMMI）

功效：根、茎皮，温中止痛、理气行水。

功效来源：《中华本草》

山鸡椒 荜澄茄

Litsea cubeba (Lour.) Per.

凭证标本：资源县普查队 450329150617057LY（IBK、GXMG、CMMI）

功效：果实，温中散寒、行气止痛。

功效来源：《中国药典》（2020年版）

黄丹木姜子

Litsea elongata (Wall. ex Ness) Benth. et Hook. f.

凭证标本：资源县普查队 450329160816004LY（IBK）

功效：根，祛风除湿。

功效来源：《药用植物辞典》

毛叶木姜子

Litsea mollis Hemsl.

凭证标本：资源县普查队 450329150721006LY（IBK）

功效：根，祛风消肿。

功效来源：《广西药用植物名录》

木姜子

Litsea pungens Hemsl.

凭证标本：资源县普查队 450329150620047LY（IBK、GXMG、CMMI）

功效：果实、叶，祛风行气、健脾燥湿、消肿、消食、解毒。根，祛风散寒、温中理气。

功效来源：《药用植物辞典》

润楠属 *Machilus* Nees

薄叶润楠 大叶楠

Machilus leptophylla Hand.-Mazz.

凭证标本：李光照 11231（IBK）

功效：根，消肿解毒。

功效来源：《全国中草药汇编》

红楠

Machilus thunbergii Sieb. et Zucc.

凭证标本：李光照 63027（IBK）

功效：根皮、茎皮，舒筋活血、消肿止痛、止呕止泻。

功效来源：《药用植物辞典》

新木姜子属 *Neolitsea* (Benth.) Merr.

新木姜子

Neolitsea aurata (Hayata) Koidz.

凭证标本：资源县普查队 450329151025022LY（IBK、GXMG、CMMI）

功效：根、树皮，行气止痛、利水消肿。

功效来源：《中华本草》

锈叶新木姜子 大叶樟

Neolitsea cambodiana Lecomte

凭证标本：李光照 0084（IBK）

功效：叶，清热解毒、祛湿止痒。

功效来源：《中华本草》

鸭公树 鸭公树子

Neolitsea chuii Merr.

凭证标本：黄德爱 60438（IBK）

功效：种子，行气止痛、利水消肿。

功效来源：《中华本草》

大叶新木姜子 土玉桂

Neolitsea levinei Merr.

凭证标本：资源县普查队 450329160815022LY（IBK、GXMG、CMMI）

功效：树皮，祛风除湿。

功效来源：《中华本草》

鳄梨属 *Persea* Mill.

鳄梨 樟梨

Persea americana Mill.

功效：果实，生津止渴。

功效来源：《中华本草》

注：民间常见栽培物种。

楠属 *Phoebe* Nees

闽楠

Phoebe bournei (Hemsl.) Yang

凭证标本：李光照 10149（IBK）

功效：木材、枝叶、树皮，用于吐泻；外用于转筋、水肿。

功效来源：《药用植物辞典》

紫楠 紫楠叶

Phoebe sheareri (Hemsl.) Gamble

凭证标本：李光照 11197（IBK）

功效：叶，顺气、暖胃、祛湿、散瘀。

功效来源：《中华本草》

檫木属 *Sassafras* J. Presl

檫木 檫树

Sassafras tzumu (Hemsl.) Hemsl.

凭证标本：陈照宙 52115（IBK）

功效：根、树皮、叶，祛风逐湿、活血散瘀。

功效来源：《全国中草药汇编》

15. 毛茛科 Ranunculaceae

乌头属 *Aconitum* L.

乌头 川乌

Aconitum carmichaeli Debeaux

凭证标本：陈照宙 52086（IBK）

功效：主根，祛风除湿、温经止痛。

功效来源：《中国药典》（2020年版）

花葶乌头 墨七

Aconitum scaposum Franch.

凭证标本：资源县普查队 450329160925020LY（IBK）

功效：根，活血调经、散瘀止痛。

功效来源：《中华本草》

银莲花属 Anemone L.

打破碗花花

Anemone hupehensis (Lemoine) Lemoine

凭证标本：资源县普查队 450329160811017LY（IBK）

功效：根或全草，清热利湿、解毒杀虫、消肿散瘀。

功效来源：《中华本草》

野棉花

Anemone vitifolia Buch.-Ham. ex DC.

凭证标本：李光照 11209（IBK）

功效：根，祛风、散瘀、利湿、驱虫。

功效来源：《全国中草药汇编》

星果草属 Asteropyrum J. R. Drumm. et Hutch.

裂叶星果草 鸭脚黄边

Asteropyrum peltatum (Franch.) Drumm. et Hutch. subsp. cavaleriei (H. Lév. et Vaniot) Q. Yuan et Q. E. Yang

凭证标本：资源县普查队 450329161023014LY（IBK）

功效：根及根状茎，清热解毒、利湿。

功效来源：《中华本草》

铁破锣属 Beesia Balf. f. et W. W. Sm.

铁破锣

Beesia calthifolia (Maxim. ex Oliv.) Ulbr.

凭证标本：刘自强组 47671（GXMI）

功效：根状茎，祛风散热、清热解毒。

功效来源：《全国中草药汇编》

铁线莲属 Clematis L.

女萎 棉花藤

Clematis apiifolia DC.

凭证标本：黄德爱 60689（IBK）

功效：藤茎，消食止痢、利尿消肿、通经下乳。

功效来源：《中华本草》

钝齿铁线莲 川木通

Clematis apiifolia DC. var. argentilucida (H. Lév. et Vaniot) W. T. Wang

凭证标本：资源县普查队 450329150617058LY（IBK）

功效：藤茎，消食止痢、利尿消肿、通经下乳。

功效来源：《广西中药材标准 第一册》

小木通 川木通

Clematis armandii Franch.

凭证标本：资源县普查队 450329170714008LY（IBK）

功效：藤茎，清热利尿、利尿通淋、清心除烦、通经下乳。

功效来源：《中国药典》（2020年版）

威灵仙

Clematis chinensis Osbeck

凭证标本：YZ441（IBK）

功效：根及根状茎，祛风除湿、通经络。

功效来源：《中国药典》（2020年版）

厚叶铁线莲

Clematis crassifolia Benth.

凭证标本：王希蕖 78023（NAS）

功效：根，用于小儿惊风、咽喉肿痛、风湿痹痛。

功效来源：《广西中药资源名录》

山木通

Clematis finetiana H. Lév. et Vaniot

凭证标本：资源县普查队 450329160816013LY（IBK、GXMG、CMMI）

功效：根、茎、叶，祛风活血、利尿通淋。

功效来源：《中药大辞典》

单叶铁线莲

Clematis henryi Oliv.

凭证标本：资源县普查队 450329161027007LY（IBK、CMMI）

功效：膨大的根，行气止痛、活血消肿。

功效来源：《全国中草药汇编》

毛蕊铁线莲 小木通

Clematis lasiandra Maxim.

凭证标本：资源分队 6–3122（GXMI）

功效：茎藤，舒筋活血、祛湿止痛、解毒利尿。

功效来源：《全国中草药汇编》

丝铁线莲 紫木通

Clematis loureiriana DC.

凭证标本：陈照宙 51328（KUN）

功效：全草，舒筋活络、利尿通淋、祛风解表。

功效来源：《中华本草》

毛柱铁线莲 威灵仙

Clematis meyeniana Walp.

凭证标本：资源县普查队 450329160816023LY（IBK、GXMG、CMMI）

功效：根、根状茎，祛风湿、通经络。

功效来源：《中国药典》（2020年版）

绣球藤 川木通

Clematis montana Buch.-Ham. ex DC.

凭证标本：资源县普查队 450329160817022LY（IBK、GXMG、CMMI）

功效：藤茎，利尿通淋、清心除烦、通经下乳。

功效来源：《中国药典》（2020年版）

扬子铁线莲

Clematis puberula Hook. f. et Thoms. var. ganpiniana (H.

Lév. et Vaniot) W. T. Wang

凭证标本：陈照宙 51953（IBSC）

功效：藤茎，清热利尿、舒筋活络、止痛。

功效来源：《药用植物辞典》

曲柄铁线莲

Clematis repens Finet et Gagnep.

凭证标本：刘自强组 1304（GXMI）

功效：全株，凉血、降火、解毒、祛风解表、化痰止咳。

功效来源：《药用植物辞典》

柱果铁线莲

Clematis uncinata Champ. ex Benth.

凭证标本：资源县普查队 450329150617050LY（IBK、GXMG、CMMI）

功效：根及叶，祛风除湿、舒筋活络、镇痛。

功效来源：《全国中草药汇编》

黄连属 *Coptis* Salisb.

黄连

Coptis chinensis Franch. var. *chinensis*

凭证标本：李光照 11611（IBK）

功效：根状茎，清热解毒、泻火燥湿、健胃。

功效来源：《药用植物辞典》

短萼黄连 黄连

Coptis chinensis Franch. var. *brevisepala* W. T. Wang et P. G. Xiao

凭证标本：资源县普查队 450329161023013LY（IBK）

功效：根状茎，清热解毒、燥湿、泻火。

功效来源：《中国药典》（2020年版）

翠雀属 *Delphinium* L.

还亮草

Delphinium anthriscifolium Hance

凭证标本：资源县普查队 450329160329002LY（IBK、GXMG、CMMI）

功效：全草，祛风除湿、通络止痛、化食、解毒。

功效来源：《中华本草》

人字果属 *Dichocarpum* W. T. Wang et P. G. Xiao

蕨叶人字果 岩节连

Dichocarpum dalzielii (J. R. Drumm. et Hutch.) W. T. Wang et P. G. Xiao

凭证标本：资源县普查队 450329170411007LY（IBK）

功效：根状茎及根，清热解毒、消肿止痛。

功效来源：《中华本草》

芍药属 *Paeonia* L.

芍药

Paeonia lactiflora Pall.

凭证标本：黄增任 47703（GXMI）

功效：栽培植株的根，平肝止痛、养血调经、敛阴止汗。野生植株的根，清热凉血、散瘀止痛。

功效来源：《药用植物辞典》

毛茛属 *Ranunculus* L.

禹毛茛 自扣草

Ranunculus cantoniensis DC.

凭证标本：资源县普查队 450329150723057LY（IBK、CMMI）

功效：全草，清肝明目、除湿解毒、截疟。

功效来源：《中华本草》

茴茴蒜

Ranunculus chinensis Bunge

功效：全草，消炎退肿、截疟、杀虫。

功效来源：《中华本草》

注：民间常见栽培物种。

西南毛茛

Ranunculus ficariifolius H. Lév. et Vaniot

凭证标本：资源县普查队 450329160331010LY（IBK、GXMG、CMMI）

功效：地上部分，利湿消肿、止痛杀虫、截疟。

功效来源：《中华本草》

毛茛

Ranunculus japonicus Thunb.

凭证标本：资源县普查队 450329150723058LY（IBK、CMMI）

功效：全草，利湿、消肿、止痛、退翳、截疟、杀虫。

功效来源：《全国中草药汇编》

扬子毛茛 鸭脚板草

Ranunculus sieboldii Miq.

凭证标本：资源县普查队 450329150618060LY（IBK）

功效：全草，除痰截疟、解毒消肿。

功效来源：《中华本草》

天葵属 *Semiaquilegia* Makino

天葵 天葵子

Semiaquilegia adoxoides (DC.) Makino

凭证标本：资源县普查队 450329160331013LY（IBK、GXMG、CMMI）

功效：块根，清热解毒、消肿散结。

功效来源：《中国药典》（2020年版）

唐松草属 *Thalictrum* L.

尖叶唐松草

Thalictrum acutifolium (Hand.-Mazz.) B. Boivin

凭证标本：资源县普查队 450329160329013LY（IBK）

功效：全草，清热解毒。

功效来源：《全国中草药汇编》

爪哇唐松草 羊不食

Thalictrum javanicum Blume

凭证标本：资源县普查队 450329160523001LY（IBK、GXMG、CMMI）

功效：根、根状茎，清热解毒、燥湿。

功效来源：《中华本草》

多枝唐松草 软水黄连

Thalictrum ramosum B. Boivin

凭证标本：资源县普查队 450329170413006LY（IBK）

功效：全草，清热利湿、解毒。

功效来源：《全国中草药汇编》

18. 睡莲科 Nymphaeaceae

莲属 *Nelumbo* Adans.

莲 藕节

Nelumbo nucifera Gaertn.

功效：根状茎，收敛止血、化瘀。

功效来源：《中国药典》（2020年版）

注：民间常见栽培物种。

萍蓬草属 *Nuphar* Sm.

萍蓬草

Nuphar pumila (Timm) DC.

凭证标本：黄德爱 60965（IBK）

功效：种子及根状茎，健脾胃、活血调经。

功效来源：《中华本草》

睡莲属 *Nymphaea* L.

睡莲

Nymphaea tetragona Georgi

功效：花，消暑、解酒、定惊。

功效来源：《中华本草》

注：民间常见栽培物种。

19. 小檗科 Berberidaceae

小檗属 *Berberis* L.

南岭小檗

Berberis impedita C. K. Schneid.

凭证标本：陈照宙 52006（IBK）

功效：根、茎，用于上呼吸道感染、支气管肺炎、黄疸、消化不良、痢疾、肠胃炎、副伤寒、肝硬化腹水、泌尿系统感染、急性肾炎。

功效来源：《广西中药资源名录》

豪猪刺 小檗

Berberis julianae Schneid.

凭证标本：资源县普查队 450329151024083LY（IBK、GXMG、CMMI）

功效：根、根皮、茎，清热燥湿、泻火解毒。

功效来源：《全国中草药汇编》

庐山小檗 黄疸树

Berberis virgetorum C. K. Schneid.

凭证标本：余少林 900189（IBK）

功效：茎、根，清热解毒。

功效来源：《中华本草》

鬼臼属 *Dysosma* Woodson

小八角莲 包袱七

Dysosma difformis (Hemsl. et E. H. Wilson) T. H. Wang

凭证标本：李光照 11727（IBK）

功效：根和根状茎，清热解毒、化痰散结、祛瘀止痛。

功效来源：《中华本草》

六角莲 八角莲叶

Dysosma pleiantha (Hance) Woodson

凭证标本：黄德爱 61091（IBK）

功效：叶，清热解毒、止咳平喘。

功效来源：《中华本草》

淫羊藿属 *Epimedium* L.

湖南淫羊藿

Epimedium hunanense (Hand.-Mazz.) Hand.-Mazz.

凭证标本：黄德爱 60962（IBK）

功效：全草，补肾壮阳、强筋健骨。

功效来源：《药用植物辞典》

三枝九叶草 淫羊藿

Epimedium sagittatum (Sieb. et Zucc.) Maxim.

凭证标本：资源县普查队 450329151025036LY（IBK、GXMG、CMMI）

功效：地上部分，补肾阳、强筋骨、祛风除湿。

功效来源：《中国药典》（2020年版）

十大功劳属 *Mahonia* Nutt.

阔叶十大功劳 十大功劳

Mahonia bealei (Fortune) Carrière

凭证标本：资源县普查队 450329150725071LY（IBK）

功效：根、茎、叶，清热解毒。

功效来源：《全国中草药汇编》

宽苞十大功劳

Mahonia eurybracteata Fedde

凭证标本：资源县普查队 450329160920009LY（IBK）

功效：根，清肺热、泻火。

功效来源：《药用植物辞典》

十大功劳 十大功劳根
Mahonia fortunei (Lindl.) Fedde
凭证标本：李光照等 10106（IBK）
功效：根，清热、燥湿、消肿、解毒。
功效来源：《中华本草》

21. 木通科 Lardizabalaceae
木通属 *Akebia* Decne.
白木通 八月炸
Akebia trifoliata (Thunb.) Koidz. subsp. *australis* (Diels) T. Shimizu
凭证标本：资源县普查队 450329170819006LY（IBK）
功效：果实及根，疏肝、补肾、止痛。
功效来源：《全国中草药汇编》

三叶木通 八月炸
Akebia trifoliata (Thunb.) Koidz. subsp. *trifoliata*
凭证标本：资源县普查队 450329150721074LY（IBK、GXMG、CMMI）
功效：果实及根，疏肝、补肾、止痛。
功效来源：《全国中草药汇编》

八月瓜属 *Holboellia* Wall.
五月瓜藤 牛腰子果
Holboellia angustifolia Wall.
凭证标本：资源县普查队 450329160405029LY（IBK、GXMG、CMMI）
功效：藤茎及果实，利湿、通乳、解毒、止痛。
功效来源：《全国中草药汇编》

鹰爪枫
Holboellia coriacea Diels
功效：根，祛风活血。
功效来源：《全国中草药汇编》
注：《广西植物名录》有记载。

野木瓜属 *Stauntonia* DC.
西南野木瓜 六月瓜
Stauntonia cavalerieana Gagnep.
凭证标本：资源县普查队 450329150722084LY（IBK）
功效：根、藤茎、果，调气补虚、止痛、止痢。
功效来源：《全国中草药汇编》

野木瓜 野木瓜果
Stauntonia chinensis DC.
凭证标本：资源县普查队 450329160402027LY（IBK、GXMG、CMMI）
功效：果实，敛肠益胃。
功效来源：《中华本草》

尾叶那藤 牛藤
Stauntonia obovatifoliola Hayata subsp. *urophylla* (Hand.-Mazz.) H. N. Qin
凭证标本：资源县普查队 450329160402003LY（IBK、GXMG、CMMI）
功效：藤茎，祛风止痛、舒筋活络、消肿散毒、清热利尿。
功效来源：《广西壮族自治区壮药质量标准　第二卷》（2011年版）

22. 大血藤科 Sargentodoxaceae
大血藤属 *Sargentodoxa* Rehd. et E. H. Wilson
大血藤
Sargentodoxa cuneata (Oliv.) Rehd. et E. H. Wilson
凭证标本：资源县普查队 450329150724027LY（IBK、GXMG、CMMI）
功效：干燥藤茎，清热解毒、活血、祛风止痛。
功效来源：《中国药典》（2020年版）

23. 防己科 Menispermaceae
木防己属 *Cocculus* DC.
木防己 小青藤
Cocculus orbiculatus (L.) DC.
凭证标本：黄德爱 61045（IBSC）
功效：茎，祛风除湿、调气止痛、利水消肿。
功效来源：《中华本草》

轮环藤属 *Cyclea* Arn. ex Wight
粉叶轮环藤 百解藤
Cyclea hypoglauca (Schauer) Diels
凭证标本：资源县普查队 450329170715002LY（IBK）
功效：根、藤茎，清热解毒、祛风止痛、利水通淋。
功效来源：《广西壮族自治区壮药质量标准　第一卷》（2008年版）

轮环藤 良藤
Cyclea racemosa Oliv.
凭证标本：资源县普查队 450329160331021LY（IBK、GXMG、CMMI）
功效：根，清热、理气、止痛。
功效来源：《全国中草药汇编》

四川轮环藤 良藤
Cyclea sutchuenensis Gagnep.
凭证标本：资源县普查队 450329160815024LY（IBK、GXMG、CMMI）
功效：根，清热解毒、散瘀止痛、利尿通淋。
功效来源：《中华本草》

秤钩风属 *Diploclisia* Miers
秤钩风
Diploclisia affinis (Oliv.) Diels
凭证标本：资源县普查队 450329150723015LY（IBK、

GXMG、CMMI）

功效：根、茎，祛风除湿、活血止痛、利尿解毒。

功效来源：《中华本草》

细圆藤属 *Pericampylus* Miers

细圆藤 黑风散

Pericampylus glaucus (Lam.) Merr.

凭证标本：李光照等 10138（IBK）

功效：藤茎或叶，清热解毒、息风止痉、扶除风湿。

功效来源：《中华本草》

风龙属 *Sinomenium* Diels

风龙 青风藤

Sinomenium acutum (Thunb.) Rehd. et E. H. Wilson

凭证标本：黄德爱 61291（IBK）

功效：藤茎，祛风湿、通经络、利小便。

功效来源：《中国药典》（2020年版）

千金藤属 *Stephania* Lour.

金线吊乌龟 白药子

Stephania cephalantha Hayata

凭证标本：资源县普查队 450329150725046LY（IBK）

功效：块根，清热解毒、祛风止痛、凉血止血。

功效来源：《中华本草》

粪箕笃

Stephania longa Lour.

凭证标本：资源县普查队 450329150722030LY（IBK、GXMG、CMMI）

功效：茎、叶，清热解毒、利湿消肿、祛风活络。

功效来源：《广西壮族自治区壮药质量标准 第二卷》（2011年版）

汝兰

Stephania sinica Diels

凭证标本：资源县普查队 450329160816026LY（IBK、GXMG、CMMI）

功效：根，清热解毒、散瘀止痛。

功效来源：《中华本草》

青牛胆属 *Tinospora* Miers

青牛胆 金果榄

Tinospora sagittata (Oliv.) Gagnep.

凭证标本：资源县普查队 450329160401006LY（IBK、CMMI）

功效：块根，清热解毒、利咽、止痛。

功效来源：《中国药典》（2020年版）

24. 马兜铃科 Aristolochiaceae

马兜铃属 *Aristolochia* L.

管花马兜铃 鼻血雷

Aristolochia tubiflora Dunn

凭证标本：资源县普查队 450329150909006LY（IBK、GXMG、CMMI）

功效：根、全草，清热解毒、行气止痛。

功效来源：《中华本草》

细辛属 *Asarum* L.

尾花细辛

Asarum caudigerum Hance

凭证标本：资源县普查队 450329160331019LY（IBK、GXMG、CMMI）

功效：全草，温经散寒、消肿止痛、化痰止咳。

功效来源：《中华本草》

地花细辛 大块瓦

Asarum geophilum Hemsl.

凭证标本：资源县普查队 450329150617015LY（IBK、GXMG、CMMI）

功效：根、根状茎或全草，疏风散寒、宣肺止咳、消肿止痛。

功效来源：《中华本草》

小叶马蹄香 杜衡

Asarum ichangense C. Y. Cheng et C. S. Yang

凭证标本：资源县普查队 450329160402022LY（IBK、GXMG、CMMI）

功效：根状茎、根、全草，疏风散寒、消痰利水、活血止痛。

功效来源：《中华本草》

金耳环

Asarum insigne Diels

凭证标本：资源县普查队 450329170412001LY（IBK）

功效：全草，温经散寒、祛痰止咳、散瘀消肿、行气止痛。

功效来源：《中华本草》

五岭细辛 倒插花

Asarum wulingense C. F. Liang

凭证标本：资源县普查队 450329160818013LY（IBK）

功效：根、根状茎或全草，温经散寒、止咳化痰、消肿止痛。

功效来源：《中华本草》

28. 胡椒科 Piperaceae

草胡椒属 *Peperomia* Ruiz et Pavón

草胡椒

Peperomia pellucida (L.) Kunth

功效：全草，散瘀止痛、清热解毒。

功效来源：《中华本草》

注：《广西植物名录》有记载。

胡椒属 *Piper* L.

蒌叶

Piper betle L.

功效：全株或茎、叶，祛风散寒、行气化痰、消肿止痒。

功效来源：《中华本草》

注：《广西植物名录》有记载。

毛蒟 毛蒌

Piper hongkongense C. DC.

凭证标本：资源县普查队 450329160405001LY（IBK、GXMG、CMMI）

功效：全株，行气止痛、祛风散寒、除湿。

功效来源：《中华本草》

荜拨 荜茇

Piper longum L.

功效：干燥近成熟或成熟果穗，温中散寒、下气止痛。

功效来源：《中国药典》（2020年版）

注：《广西植物名录》有记载。

假蒟

Piper sarmentosum Roxb.

功效：地上部分，温中散寒、祛风利湿、消肿止痛。

功效来源：《广西壮族自治区壮药质量标准 第二卷》（2011年版）

注：《广西植物名录》有记载。

石南藤 南藤

Piper wallichii (Miq.) Hand.-Mazz.

凭证标本：资源县普查队 450329150720061LY（IBK、GXMG、CMMI）

功效：茎、叶或全株，祛风湿、强腰膝、补肾壮阳、止咳平喘、活血止痛。

功效来源：《广西中药材标准 第一册》

29. 三白草科 Saururaceae

蕺菜属 *Houttuynia* Thunb.

蕺菜 鱼腥草

Houttuynia cordata Thunb.

凭证标本：资源县普查队 450329150617017LY（IBK、GXMG、CMMI）

功效：全草或地上部分，清热解毒、消痈排脓、利尿通淋。

功效来源：《中国药典》（2020年版）

三白草属 *Saururus* L.

三白草

Saururus chinensis (Lour.) Baill.

功效：地上部分，利尿消肿、清热解毒。

功效来源：《中国药典》（2020年版）

注：《广西植物名录》有记载。

30. 金粟兰科 Chloranthaceae

金粟兰属 *Chloranthus* Sw.

宽叶金粟兰 四大天王

Chloranthus henryi Hemsl.

凭证标本：黄德家 60446（IBSC）

功效：根、全草，祛风除湿、活血散瘀、解毒。

功效来源：《中华本草》

多穗金粟兰 四叶细辛

Chloranthus multistachys S. J. Pei

凭证标本：资源县普查队 450329160809018LY（IBK）

功效：根、全草、根状茎，活血散瘀、解毒消肿。

功效来源：《中华本草》

及己

Chloranthus serratus (Thunb.) Roem.et Schult.

凭证标本：资源县普查队 450329150617031LY（IBK、GXMG、CMMI）

功效：根，活血散瘀、祛风止痛、解毒杀虫。

功效来源：《中华本草》

草珊瑚属 *Sarcandra* Gardn.

草珊瑚 肿节风

Sarcandra glabra (Thunb.) Nakai

凭证标本：资源县普查队 450329150723007LY（IBK、GXMG、CMMI）

功效：全株，清热凉血、活血消斑、祛风通络。

功效来源：《中国药典》（2020年版）

32. 罂粟科 Papaveraceae

血水草属 *Eomecon* Hance

血水草 血水草根

Eomecon chionantha Hance

凭证标本：资源县普查队 450329160330015LY（IBK）

功效：根及根状茎，清热解毒、散瘀止痛。

功效来源：《中华本草》

黄药属 *Ichtyoselmis* Lidén et Fukuhara

黄药 丁三七

Ichtyoselmis macrantha (Oliv.) Lidén

凭证标本：丁涛 DT20140015（IBK）

功效：根，镇痛。

功效来源：

博落回属 *Macleaya* R. Br.

博落回

Macleaya cordata (Willd.) R. Br.

凭证标本：资源县普查队450329150620036LY（IBK、GXMG、CMMI）

功效：根或全草，散瘀、祛风、解毒、止痛、杀虫。

功效来源：《中华本草》

33. 紫堇科 Fumariaceae

紫堇属 *Corydalis* DC.

北越紫堇

Corydalis balansae Prain

凭证标本：万煜 47601（GXMI）

功效：全草，清热解毒、消肿拔毒。

功效来源：《药用植物辞典》

小花黄堇

Corydalis racemosa (Thunb.) Pers.

凭证标本：万煜 47598（GXMI）

功效：全草，清热利尿、止痢、止血。

功效来源：《全国中草药汇编》

地锦苗

Corydalis sheareri S. Moore

凭证标本：资源县普查队 450329160331001LY（IBK、CMMI）

功效：全草或块茎，活血止痛、清热解毒。

功效来源：《中华本草》

珠芽地锦苗

Corydalis sheareri S. Moore f. *bulbillifera* Hand.-Mazz.

凭证标本：余少林 900319（IBK）

功效：块根，具有镇痛作用。

功效来源：《药用植物辞典》

39. 十字花科 Brassicaceae

芸薹属 *Brassica* L.

芥菜 芥子

Brassica juncea (L.) Czern.

凭证标本：资源县普查队 450329160403036LY（IBK、GXMG、CMMI）

功效：种子，温肺豁痰利气、散结通络止痛。

功效来源：《中国药典》（2020年版）

欧洲油菜

Brassica napus L.

凭证标本：梁乃宽等 48309（GXMI）

功效：在西班牙用作解热剂。叶，油脂中含十六碳三烯酸。籽，提取脂酶抑制剂。

功效来源：《药用植物辞典》

白花甘蓝

Brassica oleracea L. var. *albiflora* Kuntze

凭证标本：资源县普查队 450329160403001LY（IBK）

功效：叶，清热、止痛。

功效来源：《全国中草药汇编》

甘蓝

Brassica oleracea L. var. *capitata* L.

凭证标本：李光照 11464（IBK）

功效：叶，清热、止痛。

功效来源：《全国中草药汇编》

擘蓝

Brassica oleracea L. var. *gongylodes* L.

功效：球茎，蜜渍嚼服治胃及十二指肠溃疡、消化不良、食欲不振。

功效来源：《广西中药资源名录》

注：民间常见栽培物种。

白菜

Brassica rapa L. var. *glabra* Regel

功效：叶，消食下气、通利肠胃、利尿。

功效来源：《药用植物辞典》

注：民间常见栽培物种。

芸苔

Brassica rapa L. var. *oleifera* DC.

凭证标本：资源县普查队 450329160401003LY（IBK、GXMG、CMMI）

功效：种子，行血散瘀、消肿散结。茎、叶，散血消肿。

功效来源：《药用植物辞典》

荠属 *Capsella* Medik.

荠

Capsella bursa-pastoris (L.) Medik.

凭证标本：资源县普查队 450329160331051LY（IBK、GXMG、CMMI）

功效：全草，凉肝止血、平肝明目、清热利湿。花序，凉血止血、清热利湿。种子，祛风明目。

功效来源：《中华本草》

碎米荠属 *Cardamine* L.

弯曲碎米荠 碎米荠

Cardamine flexuosa With.

凭证标本：资源县普查队 450329150621029LY（IBK、GXMG、CMMI）

功效：全草，清热利湿。

功效来源：《全国中草药汇编》

碎米荠 白带草

Cardamine hirsuta L.

凭证标本：资源县普查队 450329160331018LY（IBK、GXMG、CMMI）

功效：全草，清热利湿、安神、止血。

功效来源：《中华本草》

弹裂碎米荠

Cardamine impatiens L.

凭证标本：资源县普查队 450329160406011LY（IBK、GXMG、CMMI）

功效：全草，活血调经、清热解毒、利尿通淋。

功效来源：《中华本草》

独行菜属 *Lepidium* L.

北美独行菜 葶苈子

Lepidium virginicum L.

凭证标本：资源县普查队 450329150618027LY（IBK、GXMG、CMMI）

功效：种子，泻肺降气、祛痰平喘、利水消肿、泄逐邪。全草，清热解毒、利尿、通淋。

功效来源：《中华本草》

萝卜属 *Raphanus* L.

萝卜 莱菔子

Raphanus sativus L.

凭证标本：资源县普查队 450329160401001LY（IBK、GXMG、CMMI）

功效：种子，消食除胀、降气化痰。全草，消食止渴、祛热解毒。

功效来源：《中国药典》（2020年版）

蔊菜属 *Rorippa* Scop.

无瓣蔊菜 蔊菜

Rorippa dubia (Pers.) H. Hara

凭证标本：李光照 11133（IBK）

功效：全草，祛痰止咳、解表散寒、活血解毒、利湿退黄。

功效来源：《中华本草》

蔊菜

Rorippa indica (L.) Hiern

凭证标本：资源县普查队 450329160331042LY（IBK、GXMG、CMMI）

功效：全草，祛痰止咳、解表散寒、活血解毒、利湿退黄。

功效来源：《中华本草》

40. 堇菜科 Violaceae

堇菜属 *Viola* L.

鸡腿堇菜

Viola acuminata Ledeb.

凭证标本：资源县普查队 450329150721065LY（IBK、GXMG、CMMI）

功效：叶，清热解毒、消肿止痛。

功效来源：《全国中草药汇编》

如意草

Viola arcuata Blume

凭证标本：资源县普查队 450329151024052LY（IBK、GXMG、CMMI）

功效：全草，清热解毒、散瘀止血。

功效来源：《中华本草》

戟叶堇菜

Viola betonicifolia J. E. Sm.

凭证标本：李光照 10262（IBK）

功效：全草，清热解毒、祛瘀止痛、利湿。

功效来源：《药用植物辞典》

深圆齿堇菜

Viola davidii Franch.

凭证标本：资源县普查队 450329170808008LY（IBK）

功效：全草，清热解毒、散瘀消肿。

功效来源：《药用植物辞典》

七星莲 地白草

Viola diffusa Ging.

凭证标本：资源县普查队 450329150618006LY（IBK、GXMG、CMMI）

功效：全草，清热解毒、散瘀消肿。

功效来源：《中华本草》

紫花堇菜

Viola grypoceras A. Gray

凭证标本：资源县普查队 450329150618009LY（IBK、GXMG、CMMI）

功效：全草，清热解毒、止血、化瘀消肿。

功效来源：《全国中草药汇编》

紫花地丁

Viola philippica Sasaki

凭证标本：YZ423（IBK）

功效：全草，清热解毒、凉血消肿。

功效来源：《中国药典》（2020年版）

匍匐堇菜 冷毒草

Viola pilosa Blume

凭证标本：资源县普查队 450329160523022LY（IBK、GXMG、CMMI）

功效：全草，清热解毒、消肿止痛。

功效来源：《中华本草》

三角叶堇菜

Viola triangulifolia W. Becker

凭证标本：YZ543（IBK）

功效：全草，清热解毒、利湿。

功效来源：《药用植物辞典》

三色堇
Viola tricolor L.
功效：全草，清热解毒、止咳。
功效来源：《中华本草》
注：民间常见栽培物种。

42. 远志科 Polygalaceae
远志属 *Polygala* L.
黄花倒水莲
Polygala fallax Hemsl.
凭证标本：资源县普查队 450329160818015LY（IBK、CMMI）
功效：根，补益、强壮、祛湿、散瘀。
功效来源：《广西壮族自治区瑶药材质量标准 第一卷》（2014年版）

香港远志
Polygala hongkongensis Hemsl.
凭证标本：黄德爱60731（IBK）
功效：全草，活血化痰、解毒。根、根皮，化痰、安神。
功效来源：《药用植物辞典》

瓜子金
Polygala japonica Houtt.
凭证标本：资源县普查队 450329151026048LY（IBK）
功效：全草，镇咳、化痰、活血、止血、安神、解毒。
功效来源：《广西壮族自治区瑶药材质量标准 第一卷》（2014年版）

曲江远志 一包花
Polygala koi Merr.
凭证标本：资源县普查队 450329161030014LY（IBK、CMMI）
功效：全草，化痰止咳、活血调经。
功效来源：《中华本草》

齿果草属 *Salomonia* Lour.
齿果草 吹云草
Salomonia cantoniensis Lour.
功效：全草，解毒消肿、散瘀止痛。
功效来源：《中华本草》
注：《广西植物名录》有记载。

45. 景天科 Crassulaceae
落地生根属 *Bryophyllum* Salisb.
落地生根
Bryophyllum pinnatum (L. f.) Oken
功效：根及全草，解毒消肿、活血止痛、拔毒。
功效来源：《中华本草》

注：民间常见栽培物种。

伽蓝菜属 *Kalanchoe* Adans.
伽蓝菜
Kalanchoe ceratophylla Haw.
功效：全草，清热解毒消肿、散瘀止痛。
功效来源：《药用植物辞典》
注：民间常见栽培物种。

景天属 *Sedum* L.
东南景天 石上瓜子菜
Sedum alfredii Hance
凭证标本：资源县普查队 450329160523024LY（IBK）
功效：全草，清热凉血、消肿解毒。
功效来源：《中华本草》

珠芽景天 珠芽半枝
Sedum bulbiferum Makino
凭证标本：李光照等 10618（IBK）
功效：全草，散寒、理气、止痛、截疟。
功效来源：《全国中草药汇编》

大叶火焰草 龙鳞草
Sedum drymarioides Hance
凭证标本：资源县普查队 450329151026047LY（IBK）
功效：全草，清热解毒、消肿止痛。
功效来源：《全国中草药汇编》

凹叶景天 马牙半支
Sedum emarginatum Migo
凭证标本：资源县普查队 450329150621043LY（IBK、GXMG、CMMI）
功效：全草，清热解毒、凉血止血、利湿。
功效来源：《中华本草》

日本景天
Sedum japonicum Sieb. ex Miq.
凭证标本：钟济新 83307（IBSC）
功效：全草，清热解毒、生津止渴。
功效来源：《药用植物辞典》

佛甲草
Sedum lineare Thunb.
凭证标本：资源县普查队 450329160402032LY（IBK、GXMG、CMMI）
功效：茎、叶，清热解毒、利湿、止血。
功效来源：《中华本草》

大苞景天
Sedum oligospermum Maire
凭证标本：资源县调查队 6-3154（GXMI）

功效：全草，活血散瘀、散寒理气、接骨、止痛。
功效来源：《药用植物辞典》

火焰草
Sedum stellariifolium Franch.
凭证标本：资源县普查队 450329170820017LY（IBK）
功效：全草，清热解毒、凉血止血。
功效来源：《中华本草》

石莲属 *Sinocrassula* A. Berger
石莲 石上开花
Sinocrassula indica (Decne.) A. Berger
凭证标本：资源县普查队 450329150911012LY（IBK、GXMG、CMMI）
功效：全草，清热解毒、凉血止血、收敛生肌、止咳。
功效来源：《中华本草》

47. 虎耳草科 Saxifragaceae
落新妇属 *Astilbe* Buch.-Ham. ex D. Don
华南落新妇 落新妇
Astilbe grandis Stapf ex E. H. Wilson
凭证标本：资源县普查队 450329150620059LY（IBK、GXMG、CMMI）
功效：全草，祛风、清热、止咳。
功效来源：《中药大辞典》

金腰属 *Chrysosplenium* L.
肾萼金腰
Chrysosplenium delavayi Franch.
凭证标本：资源县普查队 450329160403034LY（IBK、GXMG、CMMI）
功效：全草，清热解毒、生肌。
功效来源：《中华本草》

梅花草属 *Parnassia* L.
鸡心梅花草
Parnassia crassifolia Franch.
凭证标本：钟济新 83431（IBSC）
功效：根，消食健胃、理气止痛。
功效来源：《药用植物辞典》

鸡肫草
Parnassia wightiana Wall. ex Wight et Arn.
凭证标本：资源县普查队 450329160919010LY（IBK）
功效：全草，清肺止咳、利水祛湿。
功效来源：《全国中草药汇编》

虎耳草属 *Saxifraga* L.
蒙自虎耳草 大虎耳草
Saxifraga mengtzeana Engl. et Irmsch.
凭证标本：资源县普查队 450329160510021LY（IBK、GXMG、CMMI）
功效：全草，清热解毒、活血止血。
功效来源：《中华本草》

虎耳草
Saxifraga stolonifera Curtis
凭证标本：资源县普查队 450329160329006LY（IBK、CMMI）
功效：全草，疏风、清热、凉血解毒。
功效来源：《中华本草》

黄水枝属 *Tiarella* L.
黄水枝
Tiarella polyphylla D. Don
凭证标本：资源县普查队 450329160404027LY（IBK）
功效：全草，清热解毒、活血祛瘀、消肿止痛。
功效来源：《全国中草药汇编》

48. 茅膏菜科 Droseraceae
茅膏菜属 *Drosera* L.
茅膏菜
Drosera peltata Sm. ex Willd.
凭证标本：李光照 11595（IBK）
功效：全草，祛风活络、活血止痛。
功效来源：《全国中草药汇编》

52. 沟繁缕科 Elatinaceae
田繁缕属 *Bergia* L.
倍蕊田繁缕
Bergia serrata Blanco
功效：全草，用于蛇毒咬伤。
功效来源：《广西中药资源名录》
注：《广西植物名录》有记载。

53. 石竹科 Caryophyllaceae
无心菜属 *Arenaria* L.
无心菜 铃铃草
Arenaria serpyllifolia L.
凭证标本：资源县普查队 450329160331003LY（IBK、GXMG、CMMI）
功效：全草，止咳、清热明目。
功效来源：《全国中草药汇编》

卷耳属 *Cerastium* L.
球序卷耳 婆婆指甲菜
Cerastium glomeratum Thuill.
功效：全草，清热、利湿、凉血解毒。
功效来源：《中华本草》
注：《广西植物名录》有记载。

石竹属 Dianthus L.
瞿麦

Dianthus superbus L.

凭证标本：资源县普查队 450329160809014LY（IBK、CMMI）

功效：地上部分，利尿通淋、活血通经。

功效来源：《中国药典》（2020年版）

荷莲豆草属 Drymaria Willd. ex Schult.
荷莲豆草 荷莲豆菜

Drymaria cordata (L.) Willd. ex Schult.

功效：全草，清热解毒、利湿、消食化痰。

功效来源：《广西壮族自治区壮药质量标准 第二卷》（2011年版）

注：《广西植物名录》有记载。

鹅肠菜属 Myosoton Moench
鹅肠菜 鹅肠草

Myosoton aquaticum (L.) Moench

凭证标本：资源县普查队 450329160331046LY（IBK、GXMG、CMMI）

功效：全草，清热解毒、散瘀消肿。

功效来源：《中华本草》

漆姑草属 Sagina L.
漆姑草

Sagina japonica (Sw.) Ohwi

凭证标本：资源县普查队 450329150620013LY（IBK、GXMG、CMMI）

功效：全草，凉血解毒、杀虫止痒。

功效来源：《中华本草》

繁缕属 Stellaria L.
雀舌草 天蓬草

Stellaria alsine Grimm

凭证标本：唐吕镜 47620（GXMI）

功效：全草，祛风散寒、续筋接骨、活血止痛、解毒。

功效来源：《全国中草药汇编》

中国繁缕

Stellaria chinensis Regel

凭证标本：李光照等 10755（IBK）

功效：全草，清热解毒、活血止痛。

功效来源：《中华本草》

繁缕

Stellaria media (L.) Cyr.

凭证标本：资源县普查队 450329150618020LY（IBK、GXMG、CMMI）

功效：全草，清热解毒、化瘀止痛、催乳。

功效来源：《全国中草药汇编》

巫山繁缕

Stellaria wushanensis F. N. Williams

凭证标本：资源县普查队 450329160403031LY（IBK、GXMG、CMMI）

功效：全草，用于小儿疳积。

功效来源：《药用植物辞典》

54. 粟米草科 Molluginaceae
粟米草属 Mollugo L.
粟米草

Mollugo stricta L.

凭证标本：资源县普查队 450329150618052LY（IBK、GXMG、CMMI）

功效：全草，清热化湿、解毒消肿。

功效来源：《中华本草》

56. 马齿苋科 Portulacaceae
马齿苋属 Portulaca L.
大花马齿苋 午时花

Portulaca grandiflora Hook.

功效：全草，散瘀止痛、解毒消肿。

功效来源：《全国中草药汇编》

注：民间常见栽培物种。

马齿苋

Portulaca oleracea L.

功效：全草，清热解毒、凉血止痢、除湿通淋。

功效来源：《广西壮族自治区壮药质量标准 第二卷》（2011年版）

注：《广西植物名录》有记载。

土人参属 Talinum Adans.
土人参

Talinum paniculatum (Jacq.) Gaertn.

凭证标本：资源县普查队 450329150725037LY（IBK、GXMG、CMMI）

功效：根，补气润肺、止咳、调经。

功效来源：《中华本草》

57. 蓼科 Polygonaceae
金线草属 Antenoron Raf.
金线草

Antenoron filiforme (Thunb.) Roberty et Vautier

凭证标本：资源县普查队 450329150721011LY（IBK、GXMG、CMMI）

功效：全草，凉血止血、清热利湿、散瘀止痛。

功效来源：《中华本草》

荞麦属 *Fagopyrum* Mill.
金荞麦
Fagopyrum dibotrys (D. Don) H. Hara
凭证标本：资源县普查队 450329150617006LY（IBK、GXMG、CMMI）
功效：根状茎，清热解毒、排脓祛瘀。
功效来源：《中国药典》（2020年版）

荞麦
Fagopyrum esculentum Moench
凭证标本：资源县普查队 450329150722066LY（IBK、GXMG、CMMI）
功效：茎叶，降压、止血。种子，健胃、收敛。
功效来源：《全国中草药汇编》

何首乌属 *Fallopia* Adans.
何首乌
Fallopia multiflora (Thunb.) Harald.
凭证标本：资源县普查队 450329150911011LY（IBK、GXMG、CMMI）
功效：块根，解毒、消痈、截疟、润肠通便。
功效来源：《中国药典》（2020年版）

蓼属 *Polygonum* L.
褐鞘蓼 萹蓄
Polygonum aviculare L.
功效：干燥地上部分，利尿通淋、杀虫、止痒。
功效来源：《中国药典》（2020年版）
注：《广西植物名录》有记载。

头花蓼 石荞草
Polygonum capitatum Buch.-Ham. ex D. Don
凭证标本：资源县普查队 450329160401013LY（IBK、GXMG、CMMI）
功效：全草，清热利湿、活血止痛。
功效来源：《中华本草》

火炭母
Polygonum chinense L.
凭证标本：资源县普查队 450329150912012LY（IBK、GXMG、CMMI）
功效：全草，清热解毒、利湿止痒、明目退翳。
功效来源：《广西壮族自治区壮药质量标准 第一卷》（2008年版）

二歧蓼
Polygonum dichotomum Blume
凭证标本：资源县普查队 450329150907006LY（IBK、GXMG、CMMI）
功效：全草，清热解毒，通经利尿。

功效来源：《药用植物辞典》

长箭叶蓼
Polygonum hastatosagittatum Makino
凭证标本：资源县普查队 450329170819009LY（IBK）
功效：全草，清热解毒、祛风除湿、活血止痛。
功效来源：《药用植物辞典》

水蓼 辣蓼
Polygonum hydropiper L.
凭证标本：黄德爱 61243（IBK）
功效：全草，除湿、化滞。
功效来源：《广西壮族自治区壮药质量标准 第二卷》（2011年版）

蚕茧草
Polygonum japonicum Meisn.
凭证标本：资源县普查队 450329150725049LY（IBK、GXMG、CMMI）
功效：全草，解毒、止痛、透疹。
功效来源：《中华本草》

愉悦蓼
Polygonum jucundum Meisn.
凭证标本：资源县普查队 450329151024038LY（IBK、GXMG、CMMI）
功效：全草，外用治风湿肿痛及跌打及扭挫伤肿痛。
功效来源：《广西中药资源名录》

长鬃蓼 白辣蓼
Polygonum longisetum De Br.
凭证标本：资源县普查队 450329150618038LY（IBK、GXMG、CMMI）
功效：全草，解毒、除湿。
功效来源：《中华本草》

小蓼花
Polygonum muricatum Meisn.
凭证标本：余少林 900307（IBSC）
功效：全草，清热解毒、祛风除湿、活血止痛。
功效来源：《药用植物辞典》

尼泊尔蓼 猫儿眼睛
Polygonum nepalense Meisn.
凭证标本：资源县普查队 450329150618023LY（IBK、GXMG、CMMI）
功效：全草，收敛固肠。
功效来源：《全国中草药汇编》

杠板归 扛板归
Polygonum perfoliatum L.
凭证标本：资源县普查队 450329150618040LY（IBK、

GXMG、CMMI）

功效：全草，清热解毒、利湿消肿、散瘀止血。

功效来源：《广西壮族自治区壮药质量标准 第一卷》（2008年版）

习见蓼 小萹蓄

Polygonum plebeium R. Br.

凭证标本：资源县普查队 450329170408001LY（IBK）

功效：全草，清热解毒、通淋利尿、化湿杀虫。

功效来源：《中华本草》

丛枝蓼

Polygonum posumbu Buch.-Ham. ex D. Don

凭证标本：资源县普查队 450329150618005LY（IBK、GXMG、CMMI）

功效：全草，用于腹痛泄泻、痢疾。

功效来源：《中药大辞典》

羽叶蓼

Polygonum runcinatum Buch.-Ham. ex D. Don

凭证标本：资源县普查队 450329150620002LY（IBK、GXMG、CMMI）

功效：全草，用于腹泻、痢疾、乳痈、臁疮、跌打损伤、毒蛇咬伤。

功效来源：《广西中药资源名录》

赤胫散

Polygonum runcinatum Buch.-Ham. ex D. Don var. sinense Hemsl.

凭证标本：李 11666（IBK）

功效：全草，清热解毒、活血舒筋。

功效来源：《中华本草》

刺蓼

Polygonum senticosum (Meisn.) Franch. et Sav.

凭证标本：资源县普查队 450329150721038LY（IBK、GXMG、CMMI）

功效：全草，解毒消肿、利湿止痒。

功效来源：《全国中草药汇编》

戟叶蓼

Polygonum thunbergii Sieb. et Zucc.

凭证标本：陈照宙 52036（IBK）

功效：全草，祛风、清热、活血止痛。

功效来源：《桂本草 第二卷》（上）

虎杖属 *Reynoutria* Houtt.

虎杖

Reynoutria japonica Houtt.

凭证标本：资源县普查队 450329150620054LY（IBK）

功效：根茎及根，消痰、软坚散结、利水消肿。

功效来源：《中国药典》（2020年版）

酸模属 *Rumex* L.

酸模

Rumex acetosa L.

凭证标本：黄德爱 60442（IBK）

功效：根或全草，凉血、解毒、通便、杀虫。

功效来源：《全国中草药汇编》

59. 商陆科 Phytolaccaceae

商陆属 *Phytolacca* L.

商陆

Phytolacca acinosa Roxb.

凭证标本：李光照 11667（IBK）

功效：干燥根，逐水消肿、通利二便、解毒散结。

功效来源：《中国药典》（2020年版）

垂序商陆 商陆

Phytolacca americana L.

凭证标本：资源县普查队 450329150618025LY（IBK、GXMG、CMMI）

功效：干燥根，逐水消肿、通利二便。

功效来源：《中国药典》（2020年版）

61. 藜科 Chenopodiaceae

甜菜属 *Beta* L.

莙荙菜 莙荙子

Beta vulgaris L. var. *cicla* L.

功效：果实，清热解毒、凉血止血。

功效来源：《中华本草》

注：民间常见栽培物种。

藜属 *Chenopodium* L.

藜

Chenopodium album L.

功效：全草、果实及种子，清热祛湿、解毒消肿、杀虫止痒。

功效来源：《中华本草》

注：民间常见栽培物种。

小藜

Chenopodium ficifolium Sm.

功效：全草，清热解毒、祛湿、止痒透疹、杀虫。

功效来源：《药用植物辞典》

注：《广西植物名录》有记载。

土荆芥

Chenopodium ambrosioides (L.) Mosyakin et Clemants

凭证标本：资源县普查队 450329150724031LY（IBK、GXMG、CMMI）

功效：全草，杀虫、祛风、止痛。

功效来源：《广西壮族自治区壮药质量标准 第三卷》（2018年版）

菠菜属 *Spinacia* L.

菠菜

Spinacia oleracea L.

功效：全草，滋阴平肝、止咳润肠。

功效来源：《全国中草药汇编》

注：民间常见栽培物种。

63. 苋科 Amaranthaceae

牛膝属 *Achyranthes* L.

土牛膝 倒扣草

Achyranthes aspera L.

功效：全草，解表清热、利湿。

功效来源：《广西壮族自治区壮药质量标准 第一卷》（2008年版）

注：《广西植物名录》有记载。

牛膝

Achyranthes bidentata Blume

凭证标本：李光照 11696（IBK）

功效：根，逐瘀通经、补肝肾、强筋骨、引血下行。

功效来源：《中国药典》（2020年版）

柳叶牛膝 土牛膝

Achyranthes longifolia (Makino) Makino

凭证标本：资源县普查队 450329150908006LY（IBK、GXMG、CMMI）

功效：根及根状茎，活血化瘀、泻火解毒、利尿通淋。

功效来源：《中华本草》

莲子草属 *Alternanthera* Forssk.

喜旱莲子草 空心苋

Alternanthera philoxeroides (Mart.) Griseb.

功效：全草，清热利尿、凉血解毒。

功效来源：《广西壮族自治区壮药质量标准 第三卷》（2018年版）

注：《广西植物名录》有记载。

莲子草 节节花

Alternanthera sessilis (L.) R. Br. ex DC.

凭证标本：资源分队 6-3109（GXMI）

功效：全草，凉血散瘀、清热解毒、除湿通淋。

功效来源：《中华本草》

苋属 *Amaranthus* L.

尾穗苋 老枪谷

Amaranthus caudatus L.

凭证标本：资源县普查队 450329150725061LY（IBK、GXMG、CMMI）

功效：根，滋补强壮。

功效来源：《全国中草药汇编》

刺苋

Amaranthus spinosus L.

功效：全草，清热利湿、解毒消肿、凉血止血。

功效来源：《广西壮族自治区壮药质量标准 第三卷》（2018年版）

注：《广西植物名录》有记载。

苋

Amaranthus tricolor L.

功效：茎、叶，清肝明目、通利二便。

功效来源：《中华本草》

注：《广西植物名录》有记载。

皱果苋 野苋菜

Amaranthus viridis L.

功效：全草，清热利湿。

功效来源：《全国中草药汇编》

注：《广西植物名录》有记载。

青葙属 *Celosia* L.

青葙 青葙子

Celosia argentea L.

凭证标本：资源县普查队 450329150723028LY（IBK、GXMG、CMMI）

功效：种子，清虚热、除骨蒸、解暑热、截疟、退黄。

功效来源：《中国药典》（2020年版）

鸡冠花

Celosia cristata L.

凭证标本：资源分队 6-3130（GXMI）

功效：花序，收敛止血、止带、止痢。

功效来源：《中国药典》（2020年版）

千日红属 *Gomphrena* L.

千日红

Gomphrena globosa L.

凭证标本：资源县普查队 450329160811018LY（IBK）

功效：花序，止咳平喘、平肝明目。

功效来源：《全国中草药汇编》

64. 落葵科 Basellaceae

落葵薯属 *Anredera* Juss.

落葵薯 藤三七

Anredera cordifolia (Ten.) Steenis

功效：珠芽，补肾强腰、散瘀消肿。

功效来源：《中华本草》

注：民间常见栽培物种。

65. 亚麻科 Linaceae

亚麻属 *Linum* L.

亚麻 亚麻子

Linum usitatissimum L.

功效：种子，润肠通便、养血祛风。

功效来源：《全国中草药汇编》

注：《广西植物名录》有记载。

67. 牻牛儿苗科 Geraniaceae

老鹳草属 *Geranium* L.

野老鹳草 老鹳草

Geranium carolinianum L.

功效：地上部分，祛风湿、通经络、止泻痢。

功效来源：《中国药典》（2020年版）

注：《广西植物名录》有记载。

尼泊尔老鹳草 老鹳草

Geranium nepalense Sweet

凭证标本：资源县普查队 450329150620027LY（IBK、GXMG、CMMI）

功效：全草，祛风通络、活血、清热利湿。

功效来源：《中华本草》

鼠掌老鹳草 老鹳草

Geranium sibiricum L.

凭证标本：资源县普查队 450329150724008LY（IBK、GXMG、CMMI）

功效：全草，祛风通络、活血、清热利湿。

功效来源：《中华本草》

老鹳草

Geranium wilfordii Maxim.

凭证标本：资源县普查队 450329150911013LY（IBK、GXMG、CMMI）

功效：地上部分，用于心血不足、失眠易醒、胸闷痛、筋骨拘挛麻木、月经不调，外用治疱疹性角膜炎。

功效来源：《广西中药资源名录》

天竺葵属 *Pelargonium* L'Her.

天竺葵 石蜡红

Pelargonium hortorum L. H. Bailey

功效：花，清热消炎。

功效来源：《全国中草药汇编》

注：民间常见栽培物种。

69. 酢浆草科 Oxalidaceae

酢浆草属 *Oxalis* L.

酢浆草

Oxalis corniculata L.

凭证标本：资源县普查队 450329160403010LY（IBK、GXMG、CMMI）

功效：全草，清热利湿、消肿解毒。

功效来源：《广西壮族自治区壮药质量标准 第二卷》（2011年版）

红花酢浆草 铜锤草

Oxalis corymbosa DC.

凭证标本：资源县普查队 450329150618068LY（IBK、GXMG、CMMI）

功效：全草，散瘀消肿、清热利湿、解毒。

功效来源：《中华本草》

山酢浆草 麦穗七

Oxalis griffithii Edgeworth et Hook. f.

凭证标本：资源县普查队 450329160330005LY（IBK、GXMG、CMMI）

功效：根或全草，清热解毒、消肿止痛。

功效来源：《全国中草药汇编》

70. 金莲花科 Tropaeolaceae

旱金莲属 *Tropaeolum* L.

旱金莲 旱莲花

Tropaeolum majus L.

功效：全草，清热解毒、凉血止血。

功效来源：《中华本草》

注：民间常见栽培物种。

71. 凤仙花科 Balsaminaceae

凤仙花属 *Impatiens* L.

凤仙花

Impatiens balsamina L.

凭证标本：资源县普查队 450329170816008LY（IBK）

功效：花，祛风除湿、活血止痛、解毒杀虫。

功效来源：《中华本草》

蓝花凤仙花

Impatiens cyanantha Hook. f.

凭证标本：资源县普查队 450329160809017LY（IBK、GXMG、CMMI）

功效：全草，清热解毒、舒筋活络。

功效来源：《药用植物辞典》

黄金凤

Impatiens siculifer Hook. f.

凭证标本：资源县普查队 450329151024107LY（IBK）

功效：根、全草、种子，祛瘀消肿、清热解毒、祛风、活血止痛。

功效来源：《药用植物辞典》

72. 千屈菜科 Lythraceae
紫薇属 *Lagerstroemia* L.
紫薇

Lagerstroemia indica L.

凭证标本：资源县普查队 450329160811014LY（IBK、GXMG、CMMI）

功效：根、树皮，活血、止血、解毒、消肿。

功效来源：《全国中草药汇编》

节节菜属 *Rotala* L.
节节菜 水马齿苋

Rotala indica (Willd.) Koehne

功效：全草，清热解毒、止泻。

功效来源：《中华本草》

注：《广西植物名录》有记载。

圆叶节节菜 水苋菜

Rotala rotundifolia (Buch.-Ham. ex Roxb.) Koehne

凭证标本：资源县普查队 450329160807002LY（IBK、GXMG、CMMI）

功效：全草，清热利湿、解毒。

功效来源：《全国中草药汇编》

75. 安石榴科 Punicaceae
石榴属 *Punica* L.
石榴 石榴皮

Punica granatum L.

功效：果皮，涩肠止泻、止血、驱虫。

功效来源：《中国药典》（2020年版）

注：民间常见栽培物种。

77. 柳叶菜科 Onagraceae
露珠草属 *Circaea* L.
露珠草 牛泷草

Circaea cordata Royle

凭证标本：资源县普查队 450329151025049LY（IBK、GXMG、CMMI）

功效：全草，清热解毒、生肌。

功效来源：《中华本草》

南方露珠草

Circaea mollis Sieb. et Zucc.

凭证标本：资源县普查队 450329150721039LY（IBK、GXMG、CMMI）

功效：全草或根，祛风除湿、活血消肿、清热解毒。

功效来源：《中华本草》

柳叶菜属 *Epilobium* L.
毛脉柳叶菜

Epilobium amurense Hausskn.

凭证标本：资源县普查队 450329170809003LY（IBK）

功效：全草，收敛止血、止痢。

功效来源：《药用植物辞典》

阔柱柳叶菜

Epilobium platystigmatosum C. B. Rob.

凭证标本：资源县普查队 450329160815030LY（IBK、GXMG、CMMI）

功效：全草，用于月经不调。

功效来源：《药用植物辞典》

长籽柳叶菜 针筒线

Epilobium pyrricholophum Franch. et Savat.

凭证标本：王希蓂 78034（NAS）

功效：全草，活血、调经、止痢。种子，止血。

功效来源：《全国中草药汇编》

丁香蓼属 *Ludwigia* L.
水龙 过塘蛇

Ludwigia adscendens (L.) H. Hara

功效：全草，清热解毒、利尿消肿。

功效来源：《广西中药材标准 第一册》

注：《广西植物名录》有记载。

毛草龙

Ludwigia octovalvis (Jacq.) P. H. Raven

功效：全草，清热利湿、解毒消肿。

功效来源：《中华本草》

注：《广西植物名录》有记载。

78. 小二仙草科 Haloragaceae
小二仙草属 *Gonocarpus* Thunb.
小二仙草

Gonocarpus micrantha Thunb.

凭证标本：资源县普查队 450329150620010LY（IBK、GXMG、CMMI）

功效：全草，止咳平喘、清热利湿、调经活血。

功效来源：《中华本草》

狐尾藻属 *Myriophyllum* L.
穗状狐尾藻

Myriophyllum spicatum L.

功效：全草，用于痢疾；外用治烧烫伤。

功效来源：《广西中药资源名录》

注：《广西植物名录》有记载。

81. 瑞香科 Thymelaeaceae
瑞香属 *Daphne* L.
白瑞香 软皮树

Daphne papyracea Wall. ex Steud.

凭证标本：资源县普查队 450329151025006LY（IBK、

GXMG、CMMI）

功效：根皮、茎皮或全株，祛风止痛、活血调经。

功效来源：《中华本草》

结香属 *Edgeworthia* Meisn.

结香 黄瑞香

Edgeworthia chrysantha Lindl.

凭证标本：黄德爱 61310（IBK）

功效：全株，舒筋络、益肝肾。

功效来源：《广西壮族自治区瑶药材质量标准　第一卷》（2014年版）

荛花属 *Wikstroemia* Endl.

了哥王

Wikstroemia indica (L.) C. A. Mey.

功效：茎、叶，清热解毒、化痰散结、消肿止痛。

功效来源：《广西壮族自治区壮药质量标准　第一卷》（2008年版）

注：《广西植物名录》有记载。

北江荛花

Wikstroemia monnula Hance

凭证标本：资源县普查队 450329160817004LY（IBK、GXMG、CMMI）

功效：根，散结散瘀、清热消肿、通经逐水。

功效来源：《药用植物辞典》

83. 紫茉莉科 Nyctaginaceae

叶子花属 *Bougainvillea* Comm. ex Juss.

光叶子花 紫三角

Bougainvillea glabra Choisy

功效：花，调和气血。

功效来源：《全国中草药汇编》

注：民间常见栽培物种。

紫茉莉属 *Mirabilis* L.

紫茉莉

Mirabilis jalapa L.

凭证标本：资源县普查队 450329150725056LY（IBK、GXMG、CMMI）

功效：叶、果实，清热解毒、祛风渗湿、活血。果，清热化痰、利湿解毒。

功效来源：《中华本草》

84. 山龙眼科 Proteaceae

山龙眼属 *Helicia* Lour.

小果山龙眼

Helicia cochinchinensis Lour.

功效：根、叶，行气活血、祛瘀止痛。

功效来源：《药用植物辞典》

注：《广西植物名录》有记载。

网脉山龙眼

Helicia reticulata W. T. Wang

凭证标本：资源县普查队 450329150914006LY（IBK、GXMG、CMMI）

功效：枝、叶，止血。

功效来源：《中华本草》

88. 海桐花科 Pittosporaceae

海桐花属 *Pittosporum* Banks ex Sol.

光叶海桐

Pittosporum glabratum Lindl. var. *glabratum*

凭证标本：资源县普查队 450329160815003LY（IBK、GXMG、CMMI）

功效：叶，消肿解毒、止血。根或根皮，祛风除湿、活血通络、止咳涩精。种子，清热利咽、止泻。

功效来源：《中华本草》

狭叶海桐 金刚口摆

Pittosporum glabratum Lindl. var. *neriifolium* Rehder et E. H. Wilson

凭证标本：资源县普查队 450329151024119LY（IBK）

功效：果实及全株，清热利湿。

功效来源：《中华本草》

海金子 海桐树

Pittosporum illicioides Makino

凭证标本：资源县普查队 450329150618070LY（IBK、GXMG、CMMI）

功效：根、种子，祛风活络、散瘀止痛。

功效来源：《全国中草药汇编》

少花海桐 海金子

Pittosporum pauciflorum Hook. et Arn.

凭证标本：资源县普查队 450329150720004LY（IBK、GXMG、CMMI）

功效：干燥茎、枝，祛风活络、散寒止痛、镇静。

功效来源：《广西壮族自治区瑶药材质量标准　第一卷》（2014年版）

缝线海桐

Pittosporum perryanum Gowda

凭证标本：余少林 900042（IBSC）

功效：果实及种子，利湿退黄。

功效来源：《药用植物辞典》

海桐 海桐花

Pittosporum tobira (Thunb.) W. T. Aiton

功效：枝、叶，杀虫；外用于疥疮。

功效来源：《全国中草药汇编》

注：民间常见栽培物种。

93. 大风子科 Flacourtiaceae
山桐子属 *Idesia* Maxim.
山桐子
Idesia polycarpa Maxim.
凭证标本：李光照等 10609（IBK）
功效：叶，清热凉血、散瘀消肿。种子油，杀虫。
功效来源：《药用植物辞典》

103. 葫芦科 Cucurbitaceae
冬瓜属 *Benincasa* Savi
冬瓜 冬瓜皮
Benincasa hispida (Thunb.) Cogn.
功效：果皮，利尿消肿。
功效来源：《中国药典》（2020年版）
注：民间常见栽培物种。

西瓜属 *Citrullus* Schrad.
西瓜 西瓜霜
Citrullus lanatus (Thunb.) Matsum. et Nakai
凭证标本：资源县普查队 450329150909002LY（IBK、GXMG、CMMI）
功效：果实及果皮，清热泻火、消肿止痛。
功效来源：《中国药典》（2020年版）

黄瓜属 *Cucumis* L.
甜瓜 甜瓜子
Cucumis melo L. var. *melo*
功效：种子，清肺、润肠、化瘀、排脓、疗伤止痛。
功效来源：《中国药典》（2020年版）
注：民间常见栽培物种。

菜瓜
Cucumis melo L. var. *conomon* (Thunb.) Makino
功效：果实，除烦热、生津液、利小便。果实腌制品，健胃和中、生津止渴。
功效来源：《中华本草》
注：民间常见栽培物种。

黄瓜
Cucumis sativus L.
功效：果实，清热利尿。瓜藤，消炎、祛痰、镇痉。
功效来源：《全国中草药汇编》
注：民间常见栽培物种。

南瓜属 *Cucurbita* L.
南瓜 南瓜干
Cucurbita moschata (Duch. ex Lam.) Duch. ex Poir.
凭证标本：资源县普查队 450329150621011LY（IBK、GXMG、CMMI）
功效：果实，补中益气、消炎止痛、解毒杀虫。
功效来源：《广西中药材标准 第一册》

西葫芦 桃南瓜
Cucurbita pepo L.
功效：果实，平喘、宁嗽。
功效来源：《全国中草药汇编》
注：民间常见栽培物种。

绞股蓝属 *Gynostemma* Blume
绞股蓝
Gynostemma pentaphyllum (Thunb.) Makino
凭证标本：资源县普查队 450329160814017LY（IBK、GXMG、CMMI）
功效：全草，清热解毒、止咳祛痰、益气养阴、延缓衰老。
功效来源：《广西壮族自治区壮药质量标准 第三卷》（2018年版）

雪胆属 *Hemsleya* Cogn. ex F. B. Forbes et Hemsl.
曲莲 雪胆
Hemsleya amabilis Diels
凭证标本：李光照 11617（IBK）
功效：块根，清热解毒、健胃止痛。
功效来源：《全国中草药汇编》

翼蛇莲
Hemsleya dipterygia Kuang et A. M. Lu
凭证标本：资源县普查队 450329160818017LY（IBK）
功效：全草，用于炎症发热、喉痛、胃痛、腹痛、跌打损伤、疮疖。
功效来源：《广西中药资源名录》

马铜铃
Hemsleya graciliflora (Harms) Cogn.
凭证标本：陈书坤 89044（KUN）
功效：块根，清热解毒、抗菌消炎、消肿止痛。果实，化痰止咳。
功效来源：《药用植物辞典》

蛇莲
Hemsleya sphaerocarpa Kuang et A. M. Lu
凭证标本：资源县普查队 450329160808009LY（IBK、GXMG、CMMI）
功效：块根，清热解毒、消肿止痛、利湿、健胃。
功效来源：《药用植物辞典》

丝瓜属 *Luffa* Mill.
广东丝瓜 丝瓜络
Luffa acutangula (L.) Roxb
功效：果实的维管束，通络、活血、祛风。
功效来源：《广西中药材标准 第一册》
注：民间常见栽培物种。

丝瓜 丝瓜络
Luffa cylindrica Roem.
凭证标本：资源县普查队 450329160806016LY（IBK）
功效：果实的维管束，祛风、通络、活血、下乳。
功效来源：《中国药典》（2020年版）

苦瓜属 *Momordica* L.
苦瓜 苦瓜干
Momordica charantia L.
凭证标本：资源县普查队 450329160807004LY（IBK、GXMG、CMMI）
功效：果实，清暑涤热、明目、解毒。
功效来源：《广西壮族自治区壮药质量标准 第二卷》（2011年版）

佛手瓜属 *Sechium* P. Browne
佛手瓜
Sechium edule (Jacq.) Sw.
凭证标本：李光照 11237（IBK）
功效：叶，清热消肿。
功效来源：《药用植物辞典》

罗汉果属 *Siraitia* Merr.
罗汉果
Siraitia grosvenorii (Swingle) C. Jeffrey ex A. M. Lu et Z. Y. Zhang
凭证标本：资源县普查队 450329160816007LY（IBK、GXMG、CMMI）
功效：果实，清热润肺、利咽开音、滑肠通便。
功效来源：《中国药典》（2020年版）

赤瓟属 *Thladiantha* Bunge
齿叶赤瓟
Thladiantha dentata Cogn.
凭证标本：黄德爱 61327（IBK）
功效：块根，果实，消炎解毒。
功效来源：《药用植物辞典》

球果赤瓟
Thladiantha globicarpa A. M. Lu et Z. Y. Zhang
凭证标本：资源县普查队 450329160813008LY（IBK、GXMG、CMMI）
功效：全草，用于深部脓肿、各种化脓性感染、骨髓炎。
功效来源：《广西中药资源名录》

栝楼属 *Trichosanthes* L.
王瓜
Trichosanthes cucumeroides (Ser.) Maxim.
凭证标本：资源县普查队 450329160925024LY（IBK）
功效：种子，果实，清热利湿、凉血止血、化痰、通乳。
功效来源：《中华本草》

糙点栝楼
Trichosanthes dunniana H. Lév.
凭证标本：资源县普查队 450329150723001LY（IBK、GXMG、CMMI）
功效：种子，润肺、祛痰、滑肠。
功效来源：《药用植物辞典》

栝楼
Trichosanthes kirilowii Maxim.
凭证标本：资源县普查队 450329160806002LY（IBK、GXMG、CMMI）
功效：根，清热泻火、生津止渴、消肿排脓。果实，清热涤痰、宽胸散结、润燥滑肠。种子，润肺化痰、滑肠通便。
功效来源：《中国药典》（2020年版）

长萼栝楼
Trichosanthes laceribractea Hayata
凭证标本：资源县普查队 450329160818018LY（IBK）
功效：果实，润肺、化痰、散结、滑肠。种子，润肺、化痰、滑肠。
功效来源：《药用植物辞典》

全缘栝楼 实葫芦根
Trichosanthes ovigera Blume
凭证标本：资源县普查队 450329160919017LY（IBK）
功效：根，散瘀消肿、清热解毒。
功效来源：《中华本草》

趾叶栝楼 石蟾蜍
Trichosanthes pedata Merr. et Chun
凭证标本：资源县普查队 450329161022006LY（IBK、GXMG、CMMI）
功效：带根全草，清热解毒。
功效来源：《中华本草》

中华栝楼
Trichosanthes rosthornii Harms
凭证标本：资源县普查队 450329160814019LY（IBK、CMMI）
功效：根、果实、种子，清热泻火、生津止渴、消肿排脓。果实，清热涤痰、宽胸散结、润燥滑肠。种子，润肺化痰，滑肠通便。
功效来源：《中国药典》（2020年版）

马𤂜儿属 *Zehneria* Endl.
马𤂜儿 马交儿
Zehneria indica (Lour.) Keraudren

凭证标本：资源县普查队 450329150725044LY（IBK、GXMG、CMMI）

功效：根或叶，清热解毒、消肿散结。

功效来源：《全国中草药汇编》

钮子瓜

Zehneria maysorensis (Wight et Arn.) Arn.

凭证标本：资源县普查队 450329150721060LY（IBK、GXMG、CMMI）

功效：全草或根，清热解毒、通淋。

功效来源：《中华本草》

104. 秋海棠科 Begoniaceae

秋海棠属 *Begonia* L.

周裂秋海棠

Begonia circumlobata Hance

凭证标本：桂0210（IBK）

功效：全草，散瘀消肿、消炎止咳。

功效来源：《中华本草》

紫背天葵 散血子

Begonia fimbristipula Hance

凭证标本：资源县普查队 450329160331009LY（IBK、GXMG、CMMI）

功效：块茎或全草，清热凉血、散瘀消肿、止咳化痰。

功效来源：《广西中药材标准 第一册》

秋海棠

Begonia grandis Dryand.

凭证标本：资源县普查队 450329150621006LY（IBK、GXMG、CMMI）

功效：块根、果实，凉血止血、散瘀、调经。

功效来源：《全国中草药汇编》

粗喙秋海棠 大半边莲

Begonia longifolia Blume

功效：根状茎，清热解毒、消肿止痛。

功效来源：《广西壮族自治区壮药质量标准 第二卷》（2011年版）

注：《广西植物名录》有记载。

裂叶秋海棠 红孩儿

Begonia palmata D. Don

凭证标本：资源县普查队 450329150723024LY（IBK）

功效：全草，清热解毒、化瘀消肿。

功效来源：《广西壮族自治区壮药质量标准 第二卷》（2011年版）

掌裂叶秋海棠 水八角

Begonia pedatifida H. Lév.

凭证标本：资源县普查队 450329150725029LY（IBK、GXMG、CMMI）

功效：根状茎，祛风活血、利水、解毒。

功效来源：《中药大辞典》

106. 番木瓜科 Caricaceae

番木瓜属 *Carica* L.

番木瓜

Carica papaya L.

功效：果实，健胃消食、滋补催乳、舒筋通络。

功效来源：《全国中草药汇编》

注：民间常见栽培物种。

107. 仙人掌科 Cactaceae

昙花属 *Epiphyllum* Haw.

昙花

Epiphyllum oxypetalum (DC.) Haw.

功效：花，清肺止咳、凉血止血、养心安神。茎，清热解毒。

功效来源：《中华本草》

注：民间常见栽培物种。

量天尺属 *Hylocereus* (A. Berger) Britton et Rose

量天尺

Hylocereus undatus (Haw.) Britton et Rose

功效：茎，舒筋活络、解毒消肿。

功效来源：《中华本草》

注：民间常见栽培物种。

仙人掌属 *Opuntia* Mill.

仙人掌

Opuntia stricta (Haw.) Haw. var. *dillenii* (Ker Gawl.) L. D. Benson

功效：地上部分，行气活血、清热解毒。

功效来源：《广西壮族自治区壮药质量标准 第二卷》（2011年版）

注：民间常见栽培物种。

108. 山茶科 Theaceae

杨桐属 *Adinandra* Jack

尖萼川杨桐 尖叶川黄瑞木

Adinandra bockiana E. Pritz. ex Diels var. *acutifolia* (Hand.-Mazz.) Kobuski

凭证标本：资源县普查队 450329151025024LY（IBK）

功效：全株，祛风解表、行气止痛。

功效来源：《中华本草》

川杨桐

Adinandra bockiana E. Pritz. ex Diels var. *bockiana*

凭证标本：资源县普查队 450329160809010LY（IBK、

GXMG、CMMI）

功效：叶，消炎、止血。

功效来源：《药用植物辞典》

山茶属 *Camellia* L.

长尾毛蕊茶

Camellia caudata Wall.

凭证标本：资源县普查队 450329151025008LY（IBK）

功效：茎、叶、花，活血止血、祛腐生新。

功效来源：《药用植物辞典》

尖连蕊茶 尖连蕊茶根

Camellia cuspidata (Kochs) Wright ex Gard.

凭证标本：资源县普查队 450329150620039LY（IBK、GXMG、CMMI）

功效：根，健脾消食、补虚。

功效来源：《中华本草》

柃叶连蕊茶

Camellia euryoides Lindl.

凭证标本：资源县普查队 450329150720036LY（IBK）

功效：根、花，收敛、凉血、止血。

功效来源：《药用植物辞典》

山茶 山茶花

Camellia japonica L.

功效：根、花，收敛、凉血、止血。

功效来源：《全国中草药汇编》

注：民间常见栽培物种。

油茶

Camellia oleifera Abel.

凭证标本：资源县普查队 450329150720065LY（IBK、GXMG、CMMI）

功效：根和茶子饼，清热解毒、活血散瘀、止痛。

功效来源：《全国中草药汇编》

西南红山茶 西南山茶

Camellia pitardii Cohen-Stuart

凭证标本：资源县普查队 450329160813038LY（IBK）

功效：花、叶、根，消炎、止痢、调经。

功效来源：《全国中草药汇编》

茶 茶叶

Camellia sinensis (L.) O. Ktze.

凭证标本：资源县普查队 450329160818009LY（IBK）

功效：根，强心利尿、活血调经、清热解毒。花，清肺平肝。种子，降水消痰平喘。

功效来源：《广西壮族自治区壮药质量标准　第三卷》（2018年版）

红淡比属 *Cleyera* Thunb.

红淡比

Cleyera japonica Thunb.

凭证标本：李光照等 10135（IBK）

功效：花，凉血、止血、消肿。

功效来源：《药用植物辞典》

柃木属 *Eurya* Thunb.

尖萼毛柃

Eurya acutisepala Hu et L. K. Ling

凭证标本：资源县普查队 450329160402031LY（IBK）

功效：叶、果实，祛风除湿、活血祛瘀，用于风湿痛、跌打损伤。

功效来源：《药用植物辞典》

短柱柃

Eurya brevistyla Kobuski

凭证标本：资源县普查队 450329160405024LY（IBK、GXMG、CMMI）

功效：叶，用于烧烫伤。

功效来源：《药用植物辞典》

岗柃

Eurya groffii Merr.

凭证标本：资源县普查队 450329150617014LY（IBK、GXMG、CMMI）

功效：叶，豁痰镇咳、消肿止痛。

功效来源：《全国中草药汇编》

微毛柃

Eurya hebeclados Ling

凭证标本：资源县普查队 450329150721080LY（IBK）

功效：根、茎、果实、枝叶，截疟、祛风、消肿、止血、解毒。

功效来源：《药用植物辞典》

凹脉柃 苦白蜡

Eurya impressinervis Kobuski

凭证标本：李光照 11235（IBK）

功效：叶、果实，祛风、消肿、止血。

功效来源：《中华本草》

细枝柃

Eurya loquaiana Dunn

凭证标本：资源县普查队 450329150617051LY（IBK、GXMG、CMMI）

功效：茎、叶，祛风通络、活血止痛。

功效来源：《中华本草》

细齿叶柃

Eurya nitida Korth.

凭证标本：李光照 11160（IBK）

功效：全株，风除湿、解毒敛疮、止血。

功效来源：《中华本草》

金叶柃 野茶子

Eurya obtusifolia H. T. Chang var. *aurea* (H. Lév.) T. L. Ming

凭证标本：资源县普查队 450329161023003LY（IBK、GXMG、CMMI）

功效：果实，清热消渴、利尿、提神。

功效来源：《中华本草》

窄叶柃

Eurya stenophylla Merr.

凭证标本：李光照 63025（IBK）

功效：根、枝、叶，清热、补虚。

功效来源：《药用植物辞典》

四角柃

Eurya tetragonoclada Merr. et Chun

凭证标本：资源县普查队 450329150722013LY（IBK、GXMG、CMMI）

功效：根，消肿止痛。

功效来源：《药用植物辞典》

木荷属 *Schima* Reinw. ex Blume

银木荷 银木荷皮

Schima argentea E. Pritz.

凭证标本：资源县普查队 450329150621023LY（IBK、GXMG、CMMI）

功效：茎皮或根皮，清热止痢、驱虫。

功效来源：《中华本草》

厚皮香属 *Ternstroemia* Mutis ex L. f.

厚皮香

Ternstroemia gymnanthera (Wight et Arn.) Bedd.

凭证标本：钟济新 83547（IBSC）

功效：叶、花、果实，清热解毒、消痈肿。

功效来源：《药用植物辞典》

尖萼厚皮香

Ternstroemia luteoflora L. K. Ling

凭证标本：资源县林业科学研究所 61（IBK）

功效：根、叶，清热解毒、舒筋活络、消肿止痛、止泻。

功效来源：《药用植物辞典》

112. 猕猴桃科 Actinidiaceae

猕猴桃属 *Actinidia* Lindl.

软枣猕猴桃

Actinidia arguta (Sieb. et Zucc.) Planch. ex Miq.

凭证标本：资源县普查队 450329170714007LY（IBK）

功效：根、叶，清热、健胃、利湿。果实，止咳、解烦热、下石淋。

功效来源：《药用植物辞典》

硬齿猕猴桃 水梨藤

Actinidia callosa Lindl. var. *callosa*

凭证标本：资源县普查队 450329150720051LY（IBK、GXMG、CMMI）

功效：根皮，清热、消肿、利湿、止痛。

功效来源：《中华本草》

京梨猕猴桃 水梨藤

Actinidia callosa Lindl. var. *henryi* Maxim.

凭证标本：资源县普查队 450329161022001LY（IBK、GXMG、CMMI）

功效：根皮，清热消肿、利湿止痛。

功效来源：《中华本草》

中华猕猴桃

Actinidia chinensis Planch.

凭证标本：资源县普查队 450329150720038LY（IBK、GXMG）

功效：枝、叶，清热解毒、散瘀、止血。藤茎或藤的汁液，和中开胃、清热利湿。果，调中理气、生津润燥、解热除烦。

功效来源：《中华本草》

美味猕猴桃

Actinidia chinensis Planch. var. *deliciosa* (A. Chev.) A Chev.

凭证标本：黄德爱 61212（IBK）

功效：根，止血、消炎、祛风除湿、解毒、接骨。

功效来源：《药用植物辞典》

金花猕猴桃

Actinidia chrysantha C. F. Liang

凭证标本：陈照宙 51961（IBK）

功效：根，清热利湿。

功效来源：《药用植物辞典》

毛花猕猴桃 毛冬瓜

Actinidia eriantha Benth.

凭证标本：资源县普查队 450329160812002LY（IBK、GXMG、CMMI）

功效：根、根皮及叶，抗癌、解毒消肿、清热利湿。

功效来源：《全国中草药汇编》

条叶猕猴桃

Actinidia fortunatii Finet et Gagnep.

凭证标本：资源县普查队 450329150721075LY（IBK）

功效：根，用于跌打损伤。

功效来源：《药用植物辞典》

黄毛猕猴桃

Actinidia fulvicoma Hance

凭证标本：资源县普查队 450329150721016LY（IBK、GXMG、CMMI）

功效：根、叶、果实，清热止渴、除烦下气、和中利尿。

功效来源：《药用植物辞典》

糙毛猕猴桃

Actinidia fulvicoma Hance var. *hirsuta* Finet et Gagnep.

凭证标本：资源县普查队 450329150617034LY（IBK）

功效：根，消积、消疮。果实，滋补强壮。

功效来源：《药用植物辞典》

蒙自猕猴桃

Actinidia henryi Dunn

凭证标本：资源县普查队 450329150724014LY（IBK、GXMG、CMMI）

功效：茎，用于口腔炎。

功效来源：《广西中药资源名录》

阔叶猕猴桃 多花猕猴桃

Actinidia latifolia (Gardn. et Champ.) Merr.

凭证标本：资源县普查队 450329150720021LY（IBK、GXMG、CMMI）

功效：茎、叶，清热解毒、消肿止痛、除湿。

功效来源：《中华本草》

两广猕猴桃

Actinidia liangguangensis C. F. Liang

凭证标本：资源县普查队 450329150724013LY（IBK、GXMG、CMMI）

功效：根或全株，利尿、清热、舒筋活络。

功效来源：《药用植物辞典》

黑蕊猕猴桃

Actinidia melanandra Franch.

凭证标本：钟济新 83575（IBK）

功效：根，清热解毒、祛风化湿、健胃、活血散结。

功效来源：《药用植物辞典》

118. 桃金娘科 Myrtaceae
桃金娘属 *Rhodomyrtus* (DC.) Reich.
桃金娘

Rhodomyrtus tomentosa (Aiton) Hassk.

功效：果实，补血滋养、涩肠固精。根，理气止痛、利湿止泻、化瘀止血、益肾养血。

功效来源：《广西壮族自治区壮药质量标准　第一卷》（2008年版）

注：《广西植物名录》有记载。

蒲桃属 *Syzygium* R. Br. ex Gaertn.
赤楠

Syzygium buxifolium Hook. et Arn.

凭证标本：资源县普查队 450329150618002LY（IBK）

功效：根或根皮，健脾利湿、平喘、散瘀消肿。叶，清热解毒。

功效来源：《中华本草》

轮叶蒲桃 山乌珠

Syzygium grijsii (Hance) Merr. et Perry

凭证标本：黄增任 1132（GXMI）

功效：根、叶，祛风散寒、活血破瘀。

功效来源：《全国中草药汇编》

120. 野牡丹科 Melastomataceae
柏拉木属 *Blastus* Lour.
匙萼柏拉木

Blastus cavaleriei H. Lév. et Vaniot

凭证标本：资源县普查队 450329150724019LY（IBK、GXMG、CMMI）

功效：叶，用于白带多。

功效来源：《广西中药资源名录》

金花树

Blastus dunnianus H. Lév.

凭证标本：资源县普查队 450329160402015LY（IBK）

功效：全株，祛风湿、止血。

功效来源：《药用植物辞典》

少花柏拉木

Blastus pauciflorus (Benth.) Guillaumin.

凭证标本：钟济新 83552（IBSC）

功效：根、叶，拔毒生肌。

功效来源：《药用植物辞典》

野海棠属 *Bredia* Blume
叶底红

Bredia fordii (Hance) Diels

凭证标本：资源县普查队 450329160816002LY（IBK、GXMG、CMMI）

功效：全株，养血调经。

功效来源：《中华本草》

异药花属 *Fordiophyton* Stapf
异药花

Fordiophyton faberi Stapf

凭证标本：陈照宙 52066（IBSC）

功效：全草，祛风除湿、活血。叶，外用治漆疮。

功效来源：《药用植物辞典》

肥肉草

Fordiophyton fordii (Oliv.) Krasser

凭证标本：资源县普查队 450329150912007LY（IBK、GXMG、CMMI）

功效：全草，清热利湿、凉血消肿。

功效来源：《中华本草》

野牡丹属 *Melastoma* L.

地菍

Melastoma dodecandrum Lour.

凭证标本：资源县普查队 450329150618019LY（IBK、GXMG、CMMI）

功效：全株，清热解毒、活血止血。

功效来源：《广西壮族自治区壮药质量标准　第三卷》（2018年版）

金锦香属 *Osbeckia* L.

金锦香 天香炉

Osbeckia chinensis L.

凭证标本：资源县普查队 450329160811005LY（IBK、GXMG、CMMI）

功效：全草或根，化痰利湿、祛瘀止血、解毒消肿。

功效来源：《中华本草》

朝天罐

Osbeckia opipara C. Y. Wu et C. Chen

凭证标本：资源县普查队 450329150725035LY（IBK、GXMG、CMMI）

功效：根、枝、叶，止血、解毒、清热利湿、调经。

功效来源：《广西壮族自治区壮药质量标准　第三卷》（2018年版）

假朝天罐 朝天罐

Osbeckia crinita Benth. ex C. B. Clarke

凭证标本：40455（IBK）

功效：根、果，清热利湿、止咳、调经。

功效来源：《全国中草药汇编》

尖子木属 *Oxyspora* DC.

尖子木

Oxyspora paniculata (D. Don) DC.

凭证标本：李光照 11181（IBK）

功效：全株，清热解毒、利湿。

功效来源：《全国中草药汇编》

锦香草属 *Phyllagathis* Blume

锦香草

Phyllagathis cavaleriei (H. Lév. et Vaniot) Guillaumin var. cavaleriei

凭证标本：资源县普查队 450329161023010LY（IBK、CMMI）

功效：全草，清热凉血、利湿。

功效来源：《中华本草》

短毛熊巴掌

Phyllagathis cavaleriei (H. Lév. et Vaniot) Guillaumin var. *tankahkeei* (Merr.) C. Y. Wu ex C. Chen

凭证标本：李光照 11302（IBK）

功效：全株，清热解毒、利湿消肿、清凉、滋补。

功效来源：《药用植物辞典》

肉穗草属 *Sarcopyramis* Wall.

肉穗草

Sarcopyramis bodinieri H. Lév. et Vaniot

凭证标本：资源县普查队 450329150725013LY（IBK、GXMG、CMMI）

功效：全株，清热利湿、凉血止血。

功效来源：《药用植物辞典》

楮头红

Sarcopyramis nepalensis Wall.

凭证标本：资源县普查队 450329151024018LY（IBK、GXMG、CMMI）

功效：全草，清肺热、祛肝火。

功效来源：《药用植物辞典》

121. 使君子科 Combretaceae

使君子属 *Quisqualis* L.

使君子

Quisqualis indica L.

功效：果实，杀虫消积。

功效来源：《中国药典》（2020年版）

注：《广西植物名录》有记载。

123. 金丝桃科 Hypericaceae

金丝桃属 *Hypericum* L.

赶山鞭

Hypericum attenuatum Fisch. ex Choisy

凭证标本：陈照宙 52049（IBK）

功效：全草，止血、镇痛、通乳。

功效来源：《全国中草药汇编》

扬子小连翘

Hypericum faberi R. Keller

凭证标本：资源县普查队 450329150721037LY（IBK）

功效：全株，凉血止血、消肿止痛。

功效来源：《药用植物辞典》

地耳草 田基黄

Hypericum japonicum Thunb.

凭证标本：资源县普查队 450329150618017LY（IBK、GXMG、CMMI）

功效：干燥全草，清利湿热、散瘀消肿。

功效来源：《广西壮族自治区壮药质量标准 第二卷》（2011年版）

金丝桃

Hypericum monogynum L.

凭证标本：资源县普查队 450329150617020LY（IBK、GXMG、CMMI）

功效：全株、果实，清热解毒、散瘀止痛、润肺止咳。

功效来源：《中华本草》

元宝草

Hypericum sampsonii Hance

凭证标本：资源县普查队 450329150617042LY（IBK、CMMI）

功效：全草，凉血止血、清热解毒、活血调经、祛风通络。

功效来源：《中华本草》

密腺小连翘

Hypericum seniawinii Maxim.

凭证标本：资源县普查队 450329150620060LY（IBK、GXMG、CMMI）

功效：全草，收敛止血、镇痛、调经、消肿解毒。

功效来源：《药用植物辞典》

126. 藤黄科 Guttiferae

藤黄属 *Garcinia* L.

木竹子

Garcinia multiflora Champ. ex Benth.

功效：树皮、果实，清热解毒、收敛生肌。

功效来源：《中华本草》

注：《广西植物名录》有记载。

黄海棠

Hypericum ascyron L.

凭证标本：黄德爱 60745（IBK）

功效：全草、地上部，清热解毒、平肝、止血凉血、消肿。

功效来源：《药用植物辞典》

128. 椴树科 Tiliaceae

田麻属 *Corchoropsis* Sieb. et Zucc.

田麻

Corchoropsis crenata Sieb. et Zucc.

凭证标本：资源县普查队 450329150911005LY（IBK）

功效：全草，平肝利湿、解毒、止血。

功效来源：《全国中草药汇编》

黄麻属 *Corchorus* L.

甜麻 野黄麻

Corchorus aestuans L.

功效：全草，清热利湿、消肿拔毒。

功效来源：《全国中草药汇编》

注：《广西植物名录》有记载。

扁担杆属 *Grewia* L.

扁担杆

Grewia biloba G. Don

凭证标本：资源县普查队 450329150617064LY（IBK、GXMG、CMMI）

功效：根或全株，健脾益气、固精止带、祛风除湿。

功效来源：《全国中草药汇编》

椴树属 *Tilia* L.

椴树

Tilia tuan Szyszyl.

凭证标本：黄德爱 61306（IBK）

功效：根，祛风活血、镇痛。

功效来源：《药用植物辞典》

刺蒴麻属 *Triumfetta* L.

毛刺蒴麻 毛黐头婆

Triumfetta cana Blume

凭证标本：资源县普查队 450329150907012LY（IBK、GXMG、CMMI）

功效：全株，祛风除湿、利尿消肿。

功效来源：《中华本草》

刺蒴麻 黄花地桃花

Triumfetta rhomboidea Jacquem.

凭证标本：资源县普查队 450329161031001LY（IBK、GXMG、CMMI）

功效：根或全草，清热利湿、通淋化石。

功效来源：《中华本草》

128a. 杜英科 Elaeocarpaceae

杜英属 *Elaeocarpus* L.

中华杜英 高山望

Elaeocarpus chinensis (Gardn. et Champ.) Hook. f. ex Benth.

凭证标本：资源县普查队 450329160815011LY（IBK、GXMG、CMMI）

功效：根，散瘀、消肿。

功效来源：《中华本草》

山杜英

Elaeocarpus sylvestris (Lour.) Poir.

凭证标本：资源县普查队 450329170816001LY（IBK）

功效：根皮，散瘀、消肿。

功效来源：《药用植物辞典》

猴欢喜属 *Sloanea* L.

薄果猴欢喜

Sloanea leptocarpa Diels

凭证标本：YZ297（IBK）

功效：根，消肿止痛、祛风除湿。

功效来源：《药用植物辞典》

猴欢喜

Sloanea sinensis (Hance) Hemsl.

凭证标本：资源县普查队 450329160807006LY（IBK、GXMG、CMMI）

功效：根，健脾和胃、祛风、益肾、壮腰。

功效来源：《药用植物辞典》

130. 梧桐科 Sterculiaceae

梧桐属 *Firmiana* Marsili

梧桐

Firmiana platanifolia (Linn. f.) Marsili

凭证标本：资源县普查队 450329150617022LY（IBK）

功效：树皮、花、种子，祛风除湿、调经止血、解毒疗疮。

功效来源：《中华本草》

132. 锦葵科 Malvaceae

秋葵属 *Abelmoschus* Medik.

黄蜀葵

Abelmoschus manihot (L.) Medik.

凭证标本：资源县普查队 450329150914003LY（IBK、GXMG、CMMI）

功效：根，利水、通经、解毒。茎或茎皮，清热解毒、通便利尿。叶，清热解毒、接骨生肌。花，利尿通淋、活血、止血、消肿解毒。种子，利水、通经、消肿、解毒。

功效来源：《中华本草》

苘麻属 *Abutilon* Mill.

金铃花

Abutilon pictum (Gillies ex Hooker) Walp.

凭证标本：资源县普查队 450329170820011LY（IBK）

功效：花，清热解毒、活血。叶，活血。

功效来源：《药用植物辞典》

蜀葵属 *Althaea* L.

蜀葵

Althaea rosea L.

凭证标本：资源县普查队 450329150621019LY（IBK、GXMG、CMMI）

功效：种子，利尿通淋。花，利尿、解毒散结。根，

清热利湿、解毒排脓。

功效来源：《中华本草》

木槿属 *Hibiscus* L.

朱槿 扶桑花

Hibiscus rosa-sinensis Linn.

功效：花，清肺、化痰、凉血、解毒。

功效来源：《药用植物辞典》

注：民间常见栽培物种。

吊灯扶桑 吊灯花

Hibiscus schizopetalus (Masters) Hook. f.

功效：根，消食行滞。

功效来源：《中华本草》

注：民间常见栽培物种。

华木槿

Hibiscus sinosyriacus L. H. Bailey

凭证标本：黄德爱 60960（IBK）

功效：根皮、叶、种子，清热解毒、祛湿利尿。

功效来源：《药用植物辞典》

木槿 木槿花

Hibiscus syriacus L.

凭证标本：资源县普查队 450329160818019LY（IBK）

功效：花，清湿热、凉血。

功效来源：《广西壮族自治区壮药质量标准 第一卷》（2008年版）

锦葵属 *Malva* L.

野葵 冬葵根

Malva verticillata L.

功效：根，清热利水、解毒。种子，利水通淋、滑肠通便、下乳。

功效来源：《中华本草》

注：《广西植物名录》有记载。

梵天花属 *Urena* L.

地桃花

Urena lobata L.

凭证标本：40469（IBK）

功效：根或全草，祛风利湿、清热解毒、活血消种。

功效来源：《广西壮族自治区壮药质量标准 第一卷》（2008年版）

梵天花

Urena procumbens L.

凭证标本：资源县普查队 450329150908013LY（IBK、GXMG、CMMI）

功效：全株，祛风利湿、消热解毒。

功效来源：《中华本草》

135. 古柯科 Erythroxylaceae
古柯属 *Erythroxylum* P. Browne
东方古柯
Erythroxylum sinensis C. Y. Wu
凭证标本：陈照宙 51973（IBK）
功效：叶，提神、强壮、局部麻醉。根，用于腹痛。
功效来源：《药用植物辞典》

136. 大戟科 Euphorbiaceae
铁苋菜属 *Acalypha* L.
铁苋菜 铁苋
Acalypha australis L.
凭证标本：资源县普查队 450329150725058LY（IBK、GXMG、CMMI）
功效：全草，清热解毒、止痢、止血、消积。
功效来源：《广西壮族自治区壮药质量标准 第二卷》（2011年版）

山麻杆属 *Alchornea* Sw.
红背山麻杆 红背娘
Alchornea trewioides (Benth.) Müll. Arg.
凭证标本：李光照等 10601（IBK）
功效：全株，清热解毒、杀虫止痒。
功效来源：《广西壮族自治区壮药质量标准 第三卷》（2018年版）

五月茶属 *Antidesma* L.
日本五月茶
Antidesma japonicum Sieb. et Zucc.
凭证标本：资源县普查队 450329150720003LY（IBK）
功效：全株，祛风湿、止泻、生津。
功效来源：《药用植物辞典》

秋枫属 *Bischofia* Blume
秋枫
Bischofia javanica Blume
功效：根、树皮及叶，行气活血、消肿解毒。
功效来源：《全国中草药汇编》
注：民间常见栽培物种。

巴豆属 *Croton* L.
毛果巴豆 小叶双眼龙
Croton lachnocarpus Benth.
凭证标本：资源县普查队 450329150726038LY（IBK、GXMG、CMMI）
功效：根、叶，散寒除湿、祛风活血。
功效来源：《中华本草》

巴豆
Croton tiglium L.
功效：种子，泻下祛积、逐水消肿。根，温中散寒、

祛风活络。叶，外用治冻疮并可杀孑孓、蝇蛆。
功效来源：《中国药典》（2020年版）
注：《广西植物名录》有记载。

大戟属 *Euphorbia* L.
猩猩草
Euphorbia cyathophora Murray
功效：全草，调经、止血、止咳、接骨、消肿。
功效来源：《药用植物辞典》
注：《广西植物名录》有记载。

飞扬草
Euphorbia hirta L.
功效：全草，清热解毒、止痒利湿、通乳。
功效来源：《中国药典》（2020年版）
注：《广西植物名录》有记载。

地锦草
Euphorbia humifusa Willd. ex Schltdl.
凭证标本：资源县普查队 450329150911004LY（IBK、GXMG、CMMI）
功效：全草，清热解毒、凉血止血、利湿退黄。
功效来源：《中国药典》（2020年版）

湖北大戟
Euphorbia hylonoma Hand.-Mazz.
凭证标本：两水小组 6-3035（GXMI）
功效：根，通便、利水、消积、破瘀、止痛。茎、叶，止血止痛、生肌、敷外伤、捣敷无名肿毒。
功效来源：《药用植物辞典》

通奶草
Euphorbia hypericifolia L.
功效：全草，清热解毒、利水、健脾通乳。
功效来源：《药用植物辞典》
注：《广西植物名录》有记载。

斑地锦 地锦草
Euphorbia maculata L.
凭证标本：资源县普查队 450329150722007LY（IBK、GXMG、CMMI）
功效：全草，清热解毒、利湿退黄、活血止血。
功效来源：《中华本草》

铁海棠
Euphorbia milii Des Moul.
功效：花，止血。茎、叶，拔毒消肿。
功效来源：《全国中草药汇编》
注：民间常见栽培物种。

大戟 京大戟
Euphorbia pekinensis Rupr.
凭证标本：资源县普查队 450329150724009LY（IBK、

GXMG、CMMI）

功效：根，泻水逐饮、消肿散结。

功效来源：《中国药典》（2020年版）

一品红 猩猩木

Euphorbia pulcherrima Willd. ex Klotzsch

功效：全株，调经止血、接骨消肿。

功效来源：《全国中草药汇编》

注：民间常见栽培物种。

千根草 小飞扬草

Euphorbia thymifolia L.

功效：全草，清热利湿、收敛止痒。

功效来源：《全国中草药汇编》

注：《广西植物名录》有记载。

土沉香属 *Excoecaria* L.

红背桂花 红背桂

Excoecaria cochinchinensis Lour.

功效：全株，祛风除湿、通络止痛、活血。

功效来源：《广西壮族自治区壮药质量标准 第二卷》（2011年版）

注：民间常见栽培物种。

白饭树属 *Flueggea* Willd.

白饭树

Flueggea virosa (Roxb. ex Willd.) Voigt

功效：全株，清热解毒、消肿止痛、止痒止血。

功效来源：《广西壮族自治区壮药质量标准》第三卷（2018年版）

注：《广西植物名录》有记载。

算盘子属 *Glochidion* J. R. Forst. et G. Forst.

毛果算盘子

Glochidion eriocarpum Champ. ex Benth.

功效：地上部分，清热利湿、散瘀消肿、解毒止痒。

功效来源：《广西壮族自治区壮药质量标准 第一卷》（2008年版）

注：《广西植物名录》有记载。

算盘子

Glochidion puberum (L.) Hutch.

凭证标本：资源县普查队 450329150724003LY（IBK、GXMG、CMMI）

功效：根、叶、果实，清热利湿、解毒消肿。

功效来源：《广西壮族自治区壮药质量标准 第三卷》（2018年版）

白背算盘子

Glochidion wrightii Benth.

凭证标本：资源县普查队 450329150621034LY（IBK、GXMG、CMMI）

功效：根，用于湿热泄泻、小便不利。

功效来源：《广西中药资源名录》

野桐属 *Mallotus* Lour.

白背叶

Mallotus apelta (Lour.) Müll. Arg.

凭证标本：资源县普查队 450329150725041LY（IBK、GXMG、CMMI）

功效：根及叶，柔肝活血、健脾化湿、收敛固脱、消炎止血。

功效来源：《广西壮族自治区壮药质量标准 第一卷》（2008年版）

毛桐

Mallotus barbatus (Wall.) Müll. Arg.

凭证标本：资源县普查队 450329150620031LY（IBK）

功效：根，清热利湿。叶，清热解毒、燥湿止痒、凉血止血。

功效来源：《广西壮族自治区壮药质量标准 第三卷》（2018年版）

野梧桐

Mallotus japonicus (L. f.) Müll. Arg.

凭证标本：资源县普查队 450329150617065LY（IBK、GXMG、CMMI）

功效：树皮、根及叶，清热解毒、收敛止血。

功效来源：《中华本草》

绒毛野桐

Mallotus oreophilus Müll. Arg.

凭证标本：资源县普查队 450329150724002LY（IBK、GXMG、CMMI）

功效：根、叶，用于血尿。

功效来源：《广西中药资源名录》

红叶野桐

Mallotus paxii Pamp.

凭证标本：余少林 900198（IBK）

功效：根、根皮、叶，清热解毒、收敛止血、消肿、平肝。

功效来源：《药用植物辞典》

粗糠柴 粗糠柴根

Mallotus philippinensis (Lam.) Müll. Arg.

凭证标本：陈照宙 51796（IBK）

功效：根，清热利湿。

功效来源：《广西壮族自治区壮药质量标准 第一卷》（2008年版）

石岩枫 杠香藤

Mallotus repandus (Willd.) Müll. Arg.

凭证标本：资源县普查队 450329150618072LY（IBK、

GXMG、CMMI）

功效：根、茎、叶，祛风除湿、活血通络、解毒消肿、驱虫止痒。

功效来源：《中华本草》

木薯属 *Manihot* Mill.
木薯

Manihot esculenta Crantz

功效：叶、根，解毒消肿。

功效来源：《中华本草》

注：民间常见栽培物种。

叶下珠属 *Phyllanthus* L.
落萼叶下珠

Phyllanthus flexuosus (Sieb. et Zucc.) Müll. Arg.

凭证标本：黄德爱 60980（IBK）

功效：根，用于小儿疳积。茎、叶，用于风湿症。全株，用于过敏性皮疹、小儿夜啼。

功效来源：《药用植物辞典》

小果叶下珠 红鱼眼

Phyllanthus reticulatus Poir.

凭证标本：李光照 11685（IBK）

功效：茎，祛风活血、散瘀消肿。

功效来源：《广西中药材标准 第一册》

叶下珠

Phyllanthus urinaria L.

凭证标本：资源县普查队 450329170818004LY（IBK）

功效：全草，清热利尿、消积、明目。

功效来源：《广西壮族自治区壮药质量标准 第二卷》（2011年版）

黄珠子草

Phyllanthus virgatus G. Forst.

凭证标本：资源县普查队 450329150722077LY（IBK、GXMG、CMMI）

功效：全草，健脾消积、利尿通淋、清热解毒。

功效来源：《中华本草》

蓖麻属 *Ricinus* L.
蓖麻 蓖麻子

Ricinus communis L.

功效：干燥成熟种子，消肿拔毒、泻下通滞。

功效来源：《中国药典》（2020年版）

注：民间常见栽培物种。

乌桕属 *Sapium* P. Br.
桂林乌桕

Sapium chihsinianum S. Lee

功效：根、树皮，用于水肿、大便燥结、小便急胀。

叶、果实，用于湿疹、皮肤瘙痒、毒蛇咬伤。

功效来源：《广西中药资源名录》

注：《广西植物名录》有记载。

山乌桕

Sapium discolor (Champ. ex Benth.) Müll. Arg.

凭证标本：资源县普查队 450329150722067LY（IBK、GXMG、CMMI）

功效：根皮、茎皮及叶，泻下逐水、消肿散瘀。

功效来源：《全国中草药汇编》

白木乌桕

Sapium japonicum (Sieb. et Zucc.) Pax et K. Hoffm.

凭证标本：资源县普查队 450329160810008LY（IBK、GXMG、CMMI）

功效：根皮，散瘀消肿、利尿。

功效来源：《药用植物辞典》

乌桕 乌桕根

Sapium sebiferum (L.) Roxb.

凭证标本：资源县普查队 450329150618042LY（IBK、GXMG、CMMI）

功效：干燥根，泻下逐水、消肿散结、解蛇虫毒。

功效来源：《广西壮族自治区壮药质量标准 第二卷》（2011年版）

油桐属 *Vernicia* Lour.
油桐

Vernicia fordii (Hemsl.) Airy Shaw

凭证标本：资源县普查队 450329150618001LY（IBK、GXMG、CMMI）

功效：全株、种子所榨出的油，下气消积、利水化痰、驱虫。

功效来源：《中华本草》

木油桐

Vernicia montana Lour.

功效：根、叶、果实，杀虫止痒、拔毒生肌。

功效来源：《药用植物辞典》

注：民间常见栽培物种。

136a. 虎皮楠科 Daphniphyllaceae
虎皮楠属 *Daphniphyllum* Blume
牛耳枫

Daphniphyllum calycinum Benth.

凭证标本：广西资源县林业科学研究所 26（IBK）

功效：全株，清热解毒、活血化瘀。

功效来源：《广西壮族自治区壮药质量标准 第一卷》（2008年版）

交让木

Daphniphyllum macropodum Miq.

凭证标本：资源县普查队 450329160404015LY（IBK、CMMI）

功效：种子及叶，消肿拔毒、杀虫。

功效来源：《全国中草药汇编》

虎皮楠

Daphniphyllum oldhamii (Hemsl.) Rosenthal

凭证标本：资源县普查队 450329161030010LY（IBK、GXMG、CMMI）

功效：根、叶，清热解毒、活血散瘀。

功效来源：《中华本草》

139a. 鼠刺科 Escalloniaceae

鼠刺属 *Itea* L.

厚叶鼠刺

Itea coriacea Y. C. Wu

凭证标本：李光照等 10072（IBK）

功效：叶，用于刀伤出血。

功效来源：《药用植物辞典》

腺鼠刺

Itea glutinosa Hand.-Mazz.

凭证标本：黄增任 1497（GXMI）

功效：根、花，续筋接骨、强壮滋补、润肺止咳。

功效来源：《药用植物辞典》

142. 绣球花科 Hydrangeaceae

草绣球属 *Cardiandra* Sieb. et Zucc.

草绣球

Cardiandra moellendorffii (Hance) Migo

凭证标本：钟济新 83587（IBK）

功效：根状茎，祛瘀消肿。

功效来源：《中华本草》

溲疏属 *Deutzia* Thunb.

四川溲疏

Deutzia setchuenensis Franch.

凭证标本：资源县普查队 450329150617063LY（IBK、GXMG、CMMI）

功效：枝叶，用于小儿疳积、风湿骨痛、蛇咬伤。果实，用于膀胱炎。

功效来源：《广西中药资源名录》

常山属 *Dichroa* Lour.

常山

Dichroa febrifuga Lour.

凭证标本：资源县普查队 450329150617033LY（IBK、GXMG、CMMI）

功效：根，涌吐痰涎、截疟。

功效来源：《中国药典》（2020年版）

绣球属 *Hydrangea* L.

冠盖绣球

Hydrangea anomala D. Don

凭证标本：李光照 11730（IBK）

功效：叶，清热、抗疟。根，祛痰、截疟、解毒、活血散瘀。

功效来源：《药用植物辞典》

马桑绣球

Hydrangea aspera D. Don

凭证标本：资源县普查队 450329150621004LY（IBK）

功效：根，消食积、健脾利湿、清热解毒、消暑止渴。树皮、枝，接筋骨、利湿截疟。

功效来源：《药用植物辞典》

中国绣球

Hydrangea chinensis Maxim.

凭证标本：资源县普查队 450329170810011LY（IBK）

功效：根，利尿、抗疟、祛瘀止痛、活血生新。

功效来源：《药用植物辞典》

临桂绣球

Hydrangea linkweiensis Chun

凭证标本：资源县普查队 450329150722038LY（IBK、GXMG、CMMI）

功效：根、叶，祛风、解热、止痛、止咳、接骨、截疟。

功效来源：《药用植物辞典》

圆锥绣球 土常山

Hydrangea paniculata Sieb.

凭证标本：资源县普查队 450329150721089LY（IBK、GXMG、CMMI）

功效：根，截疟退热、消积和中。

功效来源：《全国中草药汇编》

粗枝绣球

Hydrangea robusta Hook. f. et Thomson

凭证标本：资源县普查队 450329160808010LY（IBK、GXMG、CMMI）

功效：叶，清热抗疟。

功效来源：《药用植物辞典》

蜡莲绣球 土常山

Hydrangea strigosa Rehder

凭证标本：资源县普查队 450329150721091LY（IBK、GXMG、CMMI）

功效：根，截疟、消食、清热解毒、祛痰散结。

功效来源：《中华本草》

冠盖藤属 *Pileostegia* Hook. f. et Thomson

星毛冠盖藤 青棉花藤
Pileostegia tomentella Hand.-Mazz.
凭证标本：资源县普查队 450329150726037LY（IBK、GXMG、CMMI）
功效：根、藤茎、叶，祛风除湿、散瘀止痛、接骨。
功效来源：《全国中草药汇编》

冠盖藤 青棉花藤叶
Pileostegia viburnoides Hook. f. et Thoms.
凭证标本：资源县普查队 450329150723003LY（IBK、GXMG、CMMI）
功效：根，祛风除湿、散瘀止痛、消肿解毒。
功效来源：《中华本草》

钻地风属 *Schizophragma* Sieb. et Zucc.

钻地风
Schizophragma integrifolium Oliv.
凭证标本：资源县普查队 450329160817021LY（IBK、GXMG、CMMI）
功效：根及藤茎，舒筋活络、祛风活血。
功效来源：《全国中草药汇编》

143. 蔷薇科 Rosaceae

龙芽草属 *Agrimonia* L.

小花龙芽草
Agrimonia nipponica Koidz. var. *occidentalis* Skalicky
凭证标本：YZ390（IBK）
功效：全草，用于咳血、吐血、血痢、感冒发热。
功效来源：《广西中药资源名录》

龙芽草 仙鹤草
Agrimonia pilosa Ledeb. var. *pilosa*
凭证标本：资源县普查队 450329150621015LY（IBK）
功效：地上部分，收敛止血、杀虫。
功效来源：《广西壮族自治区壮药质量标准 第二卷》（2011年版）

黄龙尾
Agrimonia pilosa Ledeb. var. *nepalensis* (D. Don) Nakai
凭证标本：李光照 11347（IBK）
功效：全草，收敛、止血、消炎、健胃。
功效来源：《药用植物辞典》

桃属 *Amygdalus* L.

桃 桃花
Amygdalus persica L.
凭证标本：资源县普查队 450329150621035LY（IBK）
功效：花，泻下通便、利水消肿。
功效来源：《全国中草药汇编》

杏属 *Armeniaca* Mill.

梅 梅花
Armeniaca mume Sieb.
功效：花蕾，疏肝和中、化痰散结。
功效来源：《中国药典》（2020年版）
注：民间常见栽培物种。

假升麻属 *Aruncus* L.

假升麻
Aruncus sylvester Kostel. ex Maxim.
凭证标本：钟济新 83319（IBK）
功效：根，用于风湿痹痛、劳伤积瘀、经闭。
功效来源：《广西中药资源名录》

樱属 *Cerasus* Mill.

钟花樱桃
Cerasus campanulata (Maxim.) A. N. Vassiljeva
凭证标本：资源县普查队 450329160404012LY（IBK、GXMG、CMMI）
功效：种仁，用于咳嗽、发热等。
功效来源：文献

山樱花
Cerasus serrulata (Lindl.) G. Don ex London
凭证标本：李光照等 10500（IBK）
功效：种子，解毒、利尿、透发麻疹。
功效来源：《药用植物辞典》

木瓜属 *Chaenomeles* Lindl.

毛叶木瓜 榠楂
Chaenomeles cathayensis (Hemsl.) Schneid.
凭证标本：梁乃宽等 48308（GXMI）
功效：果实，和胃化湿、舒筋活络。
功效来源：《中华本草》

贴梗海棠 木瓜
Chaenomeles speciosa (Sweet) Nakai
凭证标本：黄德爱 61319（IBK）
功效：果实，舒筋活络、和胃化湿。
功效来源：《中国药典》（2020年版）

山楂属 *Crataegus* L.

野山楂 山楂
Crataegus cuneata Sieb. et Zucc.
凭证标本：资源县普查队 450329151024060LY（IBK、GXMG、CMMI）
功效：果实、根、叶，消食化滞、散瘀止痛。
功效来源：《全国中草药汇编》

蛇莓属 *Duchesnea* Sm.

皱果蛇莓

Duchesnea chrysantha (Zoll. et Moritzi) Miq.

凭证标本：资源县普查队 450329160331034LY（IBK、GXMG、CMMI）

功效：全草，止血。

功效来源：《药用植物辞典》

蛇莓

Duchesnea indica (Andrews) Focke

功效：全草，清热解毒、散瘀消肿、凉血止血。

功效来源：《中华本草》

注：《广西植物名录》有记载。

枇杷属 *Eriobotrya* Lindl.

大花枇杷

Eriobotrya cavaleriei (H. Lév.) Rehder

凭证标本：李光照等 10065（IBK）

功效：叶，清肺止咳。花、叶、根皮，清肺、止咳、平喘、消肿止痛。

功效来源：《药用植物辞典》

枇杷 枇杷叶

Eriobotrya japonica (Thunb.) Lindl.

凭证标本：资源县普查队 450329170816022LY（IBK）

功效：叶，清肺止咳、降逆止呕。

功效来源：《中国药典》（2020年版）

路边青属 *Geum* L.

柔毛路边青 蓝布正

Geum japonicum Thunb. var. *chinense* F. Bolle

凭证标本：资源县普查队 450329150721092LY（IBK）

功效：全草，益气健脾、补血养阴、润肺化痰。

功效来源：《中国药典》（2020年版）

棣棠花属 *Kerria* DC.

棣棠花

Kerria japonica (L.) DC.

凭证标本：李光照 11618（IBK）

功效：枝、叶、花，清热解毒、止咳化痰、消肿行水、健脾助消化、祛风止痛。

功效来源：《药用植物辞典》

桂樱属 *Laurocerasus* Tourn. ex Duh.

腺叶桂樱

Laurocerasus phaeosticta (Hance) C. K. Schneid.

凭证标本：资源县林业科学研究所 22（IBK）

功效：全株、种子，活血祛瘀、镇咳利尿、润燥滑肠。

功效来源：《药用植物辞典》

刺叶桂樱

Laurocerasus spinulosa (Sieb. et Zucc.) C. K. Schneid.

凭证标本：李光照 11691（IBK）

功效：果实、种子，祛风除湿、消肿止血。

功效来源：《药用植物辞典》

苹果属 *Malus* Mill.

三叶海棠

Malus sieboldii (Regel) Rehder

凭证标本：陈照宙 51842（IBK）

功效：果，消食健胃。

功效来源：《中华本草》

绣线梅属 *Neillia* D. Don

中华绣线梅

Neillia sinensis Oliv.

凭证标本：资源县普查队 450329150721010LY（IBK）

功效：全株，祛风解表、和中止泻。

功效来源：《中华本草》

石楠属 *Photinia* Lindl.

中华石楠

Photinia beauverdiana C. K. Schneid.

凭证标本：资源县普查队 450329150620034LY（IBK、GXMG、CMMI）

功效：果，补肾强筋。根、叶，行气活血、祛风止痛。

功效来源：《中华本草》

光叶石楠

Photinia glabra (Thunb.) Maxim.

凭证标本：陈照宙 51914（IBK）

功效：果，杀虫、止血、涩肠、生津、解酒。叶，清热利尿、消肿止痛。

功效来源：《中华本草》

小叶石楠

Photinia parvifolia (E. Pritz.) C. K. Schneid.

凭证标本：资源县普查队 450329150724023LY（IBK、GXMG、CMMI）

功效：根，清热解毒、活血止痛。

功效来源：《中华本草》

毛叶石楠

Photinia villosa (Thunb.) DC.

凭证标本：陈照宙 52082（IBK）

功效：根、果，除湿热、止吐泻。

功效来源：《全国中草药汇编》

委陵菜属 *Potentilla* L.

三叶委陵菜 地蜂子
Potentilla freyniana Bornm.
凭证标本：资源县普查队 450329160402023LY（IBK、GXMG）
功效：根或全草，清热解毒、止痛止血。
功效来源：《全国中草药汇编》

蛇含委陵菜 蛇含
Potentilla kleiniana Wight et Arn.
凭证标本：资源县普查队 450329150620066LY（IBK、GXMG、CMMI）
功效：全草，清热定惊、截疟、止咳化痰、解毒活血。
功效来源：《中华本草》

李属 *Prunus* L.

李
Prunus salicina Lindl.
凭证标本：李光照等 10636（IBK）
功效：根，清热解毒、利湿、止痛。种仁，活血祛瘀、滑肠、利水。
功效来源：《全国中草药汇编》

火棘属 *Pyracantha* M. Roem.

全缘火棘
Pyracantha atalantioides (Hance) Stapf
凭证标本：资源县普查队 450329150721024LY（IBK、GXMG、CMMI）
功效：叶、果实，清热解毒、止血。
功效来源：《中华本草》

细圆齿火棘
Pyracantha crenulata (D. Don) M. Roem.
凭证标本：资源县普查队 450329150618058LY（IBK、GXMG、CMMI）
功效：根、叶，用于劳伤腰痛、肠风下血、疔疮、盗汗、火眼。
功效来源：《药用植物辞典》

梨属 *Pyrus* L.

豆梨
Pyrus calleryana Decne. var. *calleryana*
凭证标本：资源县普查队 450329170312001LY（IBK）
功效：根皮、果，清热解毒、敛疮、健脾消食、涩肠止痢。
功效来源：《中华本草》

楔叶豆梨 豆梨
Pyrus calleryana Decne. var. *koehnei* (C. K. Schneid.) T. T. Yü
功效：根、果实，止泻、止痢。

功效来源：《药用植物辞典》
注：《广西植物名录》有记载。

沙梨
Pyrus pyrifolia (Burm. f.) Nakai
凭证标本：资源县普查队 450329150722086LY（IBK、GXMG、CMMI）
功效：果实，生津、润燥、清热、化痰。
功效来源：《广西壮族自治区壮药质量标准 第三卷》（2018年版）

石斑木属 *Rhaphiolepis* Lindl.

石斑木
Rhaphiolepis indica (L.) Lindl.
凭证标本：资源县普查队 450329150721081LY（IBK、GXMG、CMMI）
功效：根、叶，活血祛风、止痛、消肿解毒。
功效来源：《药用植物辞典》

蔷薇属 *Rosa* L.

月季花
Rosa chinensis Jacquem.
功效：花，活血调经、疏肝解郁。
功效来源：《中国药典》（2020年版）
注：民间常见栽培物种。

小果蔷薇 金樱根
Rosa cymosa Tratt.
凭证标本：资源县普查队 450329150725069LY（IBK、GXMG、CMMI）
功效：根及根状茎，清热解毒、利湿消肿、收敛止血、活血散瘀、固涩益肾。
功效来源：《广西壮族自治区瑶药材质量标准 第一卷》（2014年版）

软条七蔷薇
Rosa henryi Boulenger
凭证标本：资源县普查队 450329151025041LY（IBK、GXMG、CMMI）
功效：根，祛风除湿、活血调经、化痰、止血。
功效来源：《药用植物辞典》

金樱子
Rosa laevigata Michx.
凭证标本：资源县普查队 450329150618063LY（IBK）
功效：果实，固精缩尿、固崩止带、涩肠止泻。
功效来源：《中国药典》（2020年版）

野蔷薇
Rosa multiflora Thunb.
凭证标本：资源县普查队 450329151024087LY（IBK、

GXMG、CMMI）

功效：根、果实，活血通络、收敛解毒。

功效来源：《药用植物辞典》

玫瑰

Rosa rugosa Thunb.

功效：花蕾，行气解郁、和血、止痛。

功效来源：《中国药典》（2020年版）

注：民间常见栽培物种。

悬钩子属 *Rubus* L.

腺毛莓 红牛毛刺

Rubus adenophorus Rolfe

凭证标本：资源县普查队 450329150620018LY（IBK、GXMG、CMMI）

功效：根、叶，和血调气、止痛、止痢。

功效来源：《全国中草药汇编》

粗叶悬钩子

Rubus alceifolius Poir.

凭证标本：资源县普查队 450329150911006LY（IBK、GXMG、CMMI）

功效：根、叶，清热利湿、止血、散瘀。

功效来源：《中华本草》

寒莓 寒莓根

Rubus buergeri Miq.

凭证标本：资源县普查队 450329160810009LY（IBK、GXMG、CMMI）

功效：根，清热解毒、活血止痛。

功效来源：《中华本草》

掌叶覆盆子

Rubus chingii Hu

凭证标本：葛家骐等 47563（GXMI）

功效：果实，益肾、固精、缩尿。茎、叶，清肝明目、清热除湿。

功效来源：《药用植物辞典》

小柱悬钩子

Rubus columellaris Tutcher

凭证标本：钟济新 83312（IBSC）

功效：根，外用治跌打损伤。

功效来源：《药用植物辞典》

山莓

Rubus corchorifolius L. f.

凭证标本：资源县普查队 450329160401035LY（IBK、GXMG、CMMI）

功效：根、叶，活血、止血、祛风利湿。

功效来源：《全国中草药汇编》

大红泡

Rubus eustephanos Focke

凭证标本：黄德爱 60984（IBK）

功效：根、叶，消肿、止痛、收敛。

功效来源：《药用植物辞典》

华南悬钩子

Rubus hanceanus Kuntze

凭证标本：钟济新 82312（IBK）

功效：根、叶，用于跌打肿痛、刀伤出血、月经不调、产后恶露不尽。

功效来源：《药用植物辞典》

戟叶悬钩子 红绵藤

Rubus hastifolius Lévl. et Vant.

凭证标本：资源县普查队 450329160402026LY（IBK、GXMG、CMMI）

功效：叶，收敛止血。

功效来源：《全国中草药汇编》

广西悬钩子

Rubus kwangsiensis H. L. Li

凭证标本：钟济新 81673（IBK）

功效：根、叶，祛风止痛。

功效来源：《药用植物辞典》

高粱泡 高粱泡叶

Rubus lambertianus Ser.

凭证标本：资源县普查队 450329150723009LY（IBK、GXMG、CMMI）

功效：叶，清热凉血、解毒疗疮。

功效来源：《中华本草》

棠叶悬钩子

Rubus malifolius Focke

凭证标本：资源县普查队 450329150620014LY（IBK）

功效：根、叶、茎，消肿止痛、收敛止血。

功效来源：《药用植物辞典》

茅莓

Rubus parvifolius L.

凭证标本：资源县普查队 450329150725063LY（IBK、GXMG、CMMI）

功效：地上部分，清热解毒、散瘀止血、杀虫疗疮。根，清热解毒、祛风利湿、活血凉血。

功效来源：《广西壮族自治区壮药质量标准　第一卷》（2008年版）

梨叶悬钩子 红簕钩

Rubus pirifolius Sm.

凭证标本：资源县普查队 450329150620007LY（IBK、GXMG）

功效：根，清肺凉血、解郁。

功效来源：《全国中草药汇编》

深裂悬钩子 七爪风

Rubus reflexus Ker Gawl. var. *lanceolobus* F. P. Metcalf

凭证标本：陈照宙 52072（IBSC）

功效：根，祛风除湿、活血通络。

功效来源：《全国中草药汇编》

空心泡 倒触伞

Rubus rosifolius Sm.

凭证标本：资源县普查队 450329160329001LY（IBK、GXMG、CMMI）

功效：根或嫩枝叶，清热解毒、止咳、收敛止血、接骨。

功效来源：《中华本草》

红腺悬钩子 牛奶莓

Rubus sumatranus Miq.

凭证标本：资源县普查队 450329150720059LY（IBK、GXMG、CMMI）

功效：根，清热解毒、开胃、利水。

功效来源：《中华本草》

灰白毛莓

Rubus tephrodes Hance

凭证标本：资源县普查队 450329150720015LY（IBK、GXMG、CMMI）

功效：果实、种子，补肝肾、缩小便、补气益精。叶，止血解毒。

功效来源：《药用植物辞典》

三花悬钩子

Rubus trianthus Focke

凭证标本：资源县普查队 450329160523009LY（IBK、GXMG、CMMI）

功效：全草、根、叶，凉血止血、活血散瘀、调经、收敛、解毒。

功效来源：《药用植物辞典》

黄脉莓

Rubus xanthoneurus Focke

凭证标本：陈照宙 51972（IBK）

功效：根，止血、消肿。

功效来源：《药用植物辞典》

花楸属 *Sorbus* L.

美脉花楸

Sorbus caloneura (Stapf) Rehder

凭证标本：资源县普查队 450329150620046LY（IBK）

功效：果实、根，消积健胃、助消化、收敛止泻。

枝、叶，消炎、止血。

功效来源：《药用植物辞典》

毛序花楸

Sorbus keissleri (C. K. Schneid.) Rehder

凭证标本：陈照宙 51997（IBK）

功效：花、叶，健胃、助消化。果实，恢复体力。

功效来源：《药用植物辞典》

绣线菊属 *Spiraea* L.

中华绣线菊 笑靥花

Spiraea chinensis Maxim.

凭证标本：资源县普查队 450329150720019LY（IBK、GXMG、CMMI）

功效：根，利咽消肿、祛风止痛。

功效来源：《中华本草》

绣线菊

Spiraea japonica L. f.

凭证标本：资源县普查队 450329150620005LY（IBK）

功效：叶，消肿解毒、去腐生肌。

功效来源：《全国中草药汇编》

红果树属 *Stranvaesia* Lindl.

红果树

Stranvaesia davidiana Decne.

凭证标本：资源县普查队 450329160813044LY（IBK）

功效：果实，清热除湿、化瘀止痛。

功效来源：《药用植物辞典》

146. 含羞草科 Mimosaceae

猴耳环属 *Archidendron* F. Muller Fragm.

围涎树 尿桶弓

Archidendron clypearia (Jack) I. C. Nielsen

功效：枝、叶，祛风消肿、凉血解毒、收敛生肌。

功效来源：《中华本草》

注：《广西植物名录》有记载。

亮叶猴耳环

Archidendron lucidum (Benth.) I. C. Nielsen

功效：枝、叶，消肿、祛风湿、凉血、消炎生肌。

功效来源：《药用植物辞典》

注：《广西植物名录》有记载。

金合欢属 *Acacia* Mill.

儿茶

Acacia catechu (L. f.) Willd.

功效：去皮枝、茎，活血止痛、止血生肌、收湿敛疮、清肺化痰。

功效来源：《中国药典》（2020年版）

注：《广西植物名录》有记载。

合欢属 *Albizia* Durazz.
楹树

Albizia chinensis (Osbeck) Merr.

凭证标本：61079（IBK）

功效：树皮，固涩止泻、收敛生肌。

功效来源：《药用植物辞典》

合欢 合欢皮、合欢花

Albizia julibrissin Durazz.

凭证标本：资源县普查队 450329150621009LY（IBK、GXMG、CMMI）

功效：树皮，解郁安神、活血消肿。花序或花蕾，解郁安神。

功效来源：《中国药典》（2020年版）

山槐

Albizia kalkora (Roxb.) Prain

凭证标本：资源县普查队 450329150726023LY（IBK、GXMG、CMMI）

功效：根、树皮、花，舒筋活络、活血、消肿止痛、解郁安神。

功效来源：《药用植物辞典》

含羞草属 *Mimosa* L.
含羞草

Mimosa pudica L.

功效：全草，凉血解毒、清热利湿、镇静安神。

功效来源：《中华本草》

注：《广西植物名录》有记载。

147. 苏木科 Caesalpiniaceae
羊蹄甲属 *Bauhinia* L.
龙须藤 九龙藤

Bauhinia championii (Benth.) Benth.

凭证标本：资源县普查队 450329151026026LY（IBK、GXMG、CMMI）

功效：藤茎，祛风除湿、活血止痛、健脾理气。

功效来源：《广西壮族自治区壮药质量标准 第一卷》（2008年版）

粉叶羊蹄甲

Bauhinia glauca (Wall. ex Benth.) Benth.

凭证标本：资源县普查队 450329150725070LY（IBK、GXMG、CMMI）

功效：根，清热利湿、消肿止痛、收敛止血。

功效来源：《药用植物辞典》

云实属 *Caesalpinia* L.
云实 云实根

Caesalpinia decapetala (Roth) Alston

功效：根或茎，解表散寒、祛风除湿。

功效来源：《广西中药材标准 第一册》

注：《广西植物名录》有记载。

喙荚云实 南蛇簕

Caesalpinia minax Hance

功效：茎，清热利湿、散瘀止痛。果实，泻火解毒、祛湿。

功效来源：《广西壮族自治区壮药质量标准 第二卷》（2011年版）

注：《广西植物名录》有记载。

紫荆属 *Cercis* L.
紫荆 紫荆皮

Cercis chinensis Bunge

凭证标本：梁乃宽等 48321（GXMI）

功效：树皮，活血通经、消肿止痛、解毒。

功效来源：《全国中草药汇编》

广西紫荆

Cercis chuniana F. P. Metcalf

凭证标本：李光照等 10060（IBK）

功效：树皮，活血通经、消肿解毒。

功效来源：《药用植物辞典》

矮含羞草属 *Chamaecrista* Moench
含羞草决明

Chamaecrista mimosoides (L.) Greene

凭证标本：资源县普查队 450329150909007LY（IBK、GXMG、CMMI）

功效：全草，清热解毒、散瘀化积、利尿通便。种子，利尿、健胃。

功效来源：《药用植物辞典》

短叶决明

Chamaecrista nictitans (L.) Moench subsp. *patellaria* (Collad.) H. S. Irwin et Barneby

凭证标本：资源分队6-3100（GXMI）

功效：种子，清热利湿、散瘀化积。根，清热解毒、平肝、安神、消肿排脓。全草，泻下。

功效来源：《药用植物辞典》

皂荚属 *Gleditsia* L.
皂荚

Gleditsia sinensis Lam.

凭证标本：60970（IBK）

功效：干燥棘刺、不育果实，消肿托毒、排脓、杀虫。

功效来源：《中国药典》（2020年版）

老虎刺属 *Pterolobium* R. Br. ex Wight et Arn.
老虎刺

Pterolobium punctatum Hemsl.

凭证标本：资源县普查队 450329150720060LY（IBK、GXMG、CMMI）

功效：根，消炎、解热、止痛。

功效来源：《全国中草药汇编》

山扁豆属 Senna Mill.

望江南 望江南子

Senna occidentalis (L.) Link

功效：种子，清肝明目、健胃、通便、解毒。

功效来源：《广西中药材标准 第一册》

注：《广西植物名录》有记载。

黄槐决明

Senna surattensis (Burm. f.) H. S. Irwin et Barneby

凭证标本：资源县普查队 450329160811013LY（IBK、GXMG、CMMI）

功效：叶、种子，清热解毒、润肺止咳、泻下。

功效来源：《药用植物辞典》

决明 决明子

Senna tora (L.) Roxb.

凭证标本：资源分队 6-3096（GXMI）

功效：种子，清热明目、润肠通便。

功效来源：《中国药典》（2020年版）

148. 蝶形花科 Papilionaceae

合萌属 Aeschynomene L.

合萌 梗通草

Aeschynomene indica L.

凭证标本：资源县普查队 450329150725032LY（IBK、GXMG、CMMI）

功效：茎的木质部，清热、利尿、通乳、明目。根，清热利湿、消积、解毒。叶，解毒、消肿、止血。

功效来源：《中华本草》

落花生属 Arachis L.

落花生 花生衣

Arachis hypogaea L.

功效：种皮，止血、散瘀、消肿。

功效来源：《全国中草药汇编》

注：民间常见栽培物种。

黄芪属 Astragalus L.

紫云英 红花菜

Astragalus sinicus L.

凭证标本：资源县普查队 450329160329005LY（IBK、GXMG、CMMI）

功效：全草，清热解毒、祛风明目、凉血止血。

功效来源：《中华本草》

木豆属 Cajanus Adans.

木豆

Cajanus cajan (L.) Millsp.

功效：根，利湿消肿、散瘀止痛。

功效来源：《全国中草药汇编》

注：《广西植物名录》有记载。

昆明鸡血藤属 Callerya Endl.

亮叶崖豆藤

Callerya nitida (Benth.) R. Geesink

凭证标本：资源县普查队 450329150720020LY（IBK、GXMG、CMMI）

功效：根、藤茎，活血补血、通经活络、解热解毒、止痢。

功效来源：《药用植物辞典》

网脉崖豆藤 鸡血藤

Callerya reticulata (Benth.) Schot

凭证标本：陈照宙 51930（IBK）

功效：藤茎，补血、活血、通络。

功效来源：《中国药典》（2020年版）

喙果崖豆藤

Callerya tsui (F. P. Metcalf) Z. Wei et Pedley

凭证标本：资源县普查队 450329161029009LY（IBK）

功效：根、藤茎，行血、补气、祛风。茎，补血、祛风湿、调经。

功效来源：《药用植物辞典》

刀豆属 Canavalia DC.

直生刀豆

Canavalia ensiformis (L.) DC.

功效：种子，温中、下气、止呃、补肾。果实，益肾、温中、除湿。

功效来源：《药用植物辞典》

注：民间常见栽培物种。

锦鸡儿属 Caragana Fabr.

锦鸡儿

Caragana sinica (Buc'hoz) Rehder

凭证标本：资源县普查队 450329160404021LY（IBK、GXMG、CMMI）

功效：根，滋补强壮、活血调经、祛风利湿。花，祛风活血、止咳化痰。

功效来源：《全国中草药汇编》

蝙蝠草属 Christia Moench.

铺地蝙蝠草 半边钱

Christia obcordata (Poir.) Bakh. f. ex Meeuwen

功效：全株，利水通淋、散瘀止血、清热解毒。

功效来源：《中华本草》

注：《广西植物名录》有记载。

香槐属 *Cladrastis* Raf.
小花香槐
Cladrastis delavayi (Franch.) Prain
凭证标本：李光照 11720（IBK）
功效：根，消肿、止痛。
功效来源：《药用植物辞典》

猪屎豆属 *Crotalaria* L.
响铃豆
Crotalaria albida B. Heyne ex Roth
凭证标本：资源县普查队 450329150722091LY（IBK、GXMG、CMMI）
功效：根及全草，清热解毒、止咳平喘。
功效来源：《全国中草药汇编》

大猪屎豆 自消容
Crotalaria assamica Benth.
功效：茎叶，清热解毒、凉血止血、利水消肿。
功效来源：《中华本草》
注：《广西植物名录》有记载。

假地蓝 响铃草
Crotalaria ferruginea Graham ex Benth.
凭证标本：资源县普查队 450329150722065LY（IBK、GXMG、CMMI）
功效：全草，敛肺气、补脾肾、利小便、消肿毒。
功效来源：《中药大辞典》

黄檀属 *Dalbergia* L. f.
藤黄檀 藤檀
Dalbergia hancei Benth.
凭证标本：资源县普查队 450329150723050LY（IBK、GXMG、CMMI）
功效：根茎，理气止痛、舒筋活络、强壮筋骨。
功效来源：《广西壮族自治区壮药质量标准 第二卷》（2011年版）

黄檀 檀根
Dalbergia hupeana Hance
凭证标本：李光照 11229（IBK）
功效：根、根皮，清热解毒、止血消肿。
功效来源：《中华本草》

香港黄檀
Dalbergia millettii Benth.
凭证标本：李光照 11643（IBK）
功效：茎，用于肌肉酸痛、风湿关节痛、月经不调、经期腰腹痛。
功效来源：《广西中药资源名录》

山蚂蝗属 *Desmodium* Desv.
小叶三点金草 小叶三点金
Desmodium microphyllum (Thunb.) DC.
凭证标本：资源县普查队 450329150722068LY（IBK、GXMG、CMMI）
功效：根及全草，健脾利湿、止咳平喘、解毒消肿。
功效来源：《全国中草药汇编》

饿蚂蝗
Desmodium multiflorum DC.
凭证标本：资源县普查队 450329150909005LY（IBK、GXMG、CMMI）
功效：全株，活血止痛、解毒消肿。
功效来源：《中华本草》

长波叶山蚂蝗
Desmodium sequax Wall.
凭证标本：资源县普查队 450329160919007LY（IBK）
功效：根，润肺止咳、平喘、补虚、驱虫。果实，止血。全草，健脾补气。
功效来源：《药用植物辞典》

鸡头薯属 *Eriosema* (DC.) G. Don
鸡头薯 猪仔笠
Eriosema chinense Vogel
功效：块根，清肺化痰、生津止渴、消肿。
功效来源：《中华本草》
注：《广西植物名录》有记载。

千斤拔属 *Flemingia* Roxb. ex W. T. Aiton
大叶千斤拔 千斤拔
Flemingia macrophylla (Willd.) Kuntze ex Prain
功效：根，祛风湿、强腰膝。
功效来源：《广西中药材标准 第一册》
注：《广西植物名录》有记载。

千斤拔
Flemingia prostrata Roxb. f. ex Roxb.
功效：根，祛风湿、强腰膝。
功效来源：《广西壮族自治区壮药质量标准 第一卷》（2008年版）
注：《广西植物名录》有记载。

大豆属 *Glycine* Willd.
野大豆
Glycine soja Sieb. et Zucc.
凭证标本：资源县普查队 450329170818005LY（IBK）
功效：种子，益肾、止汗。
功效来源：《全国中草药汇编》

长柄山蚂蝗属 *Hylodesmum* H. Ohashi et R. R. Mill

尖叶长柄山蚂蝗

Hylodesmum podocarpum (DC.) H. Ohashi et R. R. Mill subsp. *oxyphyllum* (DC.) H. Ohashi et R. R. Mill

凭证标本：资源县普查队 450329150722063LY（IBK）

功效：根及全草，祛风活络、解毒消肿。

功效来源：《药用植物辞典》

木蓝属 *Indigofera* L.

深紫木蓝 野饭豆

Indigofera atropurpurea Buch.-Ham. ex Hornem.

功效：根，祛风、消炎、止痛、截疟。

功效来源：《全国中草药汇编》

注：《广西植物名录》有记载。

马棘

Indigofera pseudotinctoria Matsum.

凭证标本：资源县普查队 450329150721070LY（IBK、GXMG、CMMI）

功效：根或全株，清热解毒、消肿散结。

功效来源：《全国中草药汇编》

鸡眼草属 *Kummerowia* (A. K.) Schindl.

鸡眼草

Kummerowia striata (Thunb.) Schindl.

凭证标本：资源县普查队 450329150721071LY（IBK、GXMG、CMMI）

功效：全草，清热解毒、健脾利湿、活血止血。

功效来源：《中华本草》

扁豆属 *Lablab* Adans.

扁豆 白扁豆

Lablab purpureus (L.) Sw.

功效：种子，健脾化湿、和中消暑。

功效来源：《中国药典》（2020年版）

注：《广西植物名录》有记载。

胡枝子属 *Lespedeza* Michx.

胡枝子

Lespedeza bicolor Turcz.

凭证标本：资源县普查队 450329160923005LY（IBK、GXMG、CMMI）

功效：根，解表。

功效来源：《全国中草药汇编》

中华胡枝子 细叶马料梢

Lespedeza chinensis G. Don

凭证标本：资源县普查队 450329150617055LY（IBK、GXMG、CMMI）

功效：根或全株，清热解毒、宣肺平喘、截疟、祛风

除湿。

功效来源：《中华本草》

截叶铁扫帚 铁扫帚

Lespedeza cuneata (Dum. Cours.) G. Don

功效：地上部分，补肝肾、益肺阴、散瘀消肿。

功效来源：《广西壮族自治区壮药质量标准 第一卷》（2008年版）

注：《广西植物名录》有记载。

大叶胡枝子

Lespedeza davidii Franch.

凭证标本：资源县普查队 450329150724029LY（IBK）

功效：根、叶，宣开毛窍、通经活络。

功效来源：《全国中草药汇编》

美丽胡枝子 马扫帚

Lespedeza formosa (Vogel) Koehne

凭证标本：资源县普查队 450329160810006LY（IBK、GXMG、CMMI）

功效：根和全株，清热凉血、消肿止痛。

功效来源：《全国中草药汇编》

铁马鞭

Lespedeza pilosa (Thunb.) Sieb. et Zucc.

凭证标本：资源县普查队 450329150723029LY（IBK、GXMG、CMMI）

功效：根及全株，清热散结、活血止痛、行水消肿。

功效来源：《全国中草药汇编》

百脉根属 *Lotus* L.

百脉根

Lotus corniculatus L.

凭证标本：资源县普查队 450329170816002LY（IBK）

功效：全草，清热解毒、止咳平喘。

功效来源：《全国中草药汇编》

崖豆藤属 *Millettia* Wight et Arn.

密花崖豆藤

Millettia congestiflora T. C. Chen

凭证标本：资源县普查队 450329150726012LY（IBK、GXMG、CMMI）

功效：根状茎、藤茎，活血补血、祛风通络、止痢、解毒、镇痛。

功效来源：《药用植物辞典》

厚果崖豆藤 苦檀子

Millettia pachycarpa Benth.

凭证标本：资源县普查队 450329170819024LY（IBK）

功效：根、叶及种子，散瘀消肿。

功效来源：《全国中草药汇编》

小槐花属 *Ohwia* H. Ohashi
小槐花
Ohwia caudata (Thunb.) H. Ohashi
凭证标本：资源县普查队 450329150722049LY（IBK、GXMG、CMMI）
功效：根或全株，清热解毒、祛风利湿。
功效来源：《广西壮族自治区壮药质量标准 第一卷》（2008年版）

排钱树属 *Phyllodium* Desv.
毛排钱树
Phyllodium elegans (Lour.) Desv.
功效：全草，清热利湿、散瘀消肿、活血。
功效来源：《药用植物辞典》
注：《广西植物名录》有记载。

排钱树
Phyllodium pulchellum (L.) Desv.
功效：根、地上部分，清热利水。
功效来源：《广西壮族自治区壮药质量标准 第一卷》（2008年版）
注：《广西植物名录》有记载。

豌豆属 *Pisum* L.
豌豆
Pisum sativum L.
凭证标本：资源县普查队 450329160403021LY（IBK、GXMG、CMMI）
功效：种子，和中下气、强壮、利小便、解疮毒。花、叶，清热除湿、清凉解暑、消肿散结。
功效来源：《药用植物辞典》

葛属 *Pueraria* DC.
葛 葛根
Pueraria montana (Lour.) Merr. var. *lobata* (Willd.) Sanjappa et Predeep
凭证标本：资源县普查队 450329150907013LY（IBK、GXMG、CMMI）
功效：根，解肌退热、生津止渴、透疹、升阳止泻、通经活络、解酒毒。
功效来源：《广西壮族自治区瑶药材质量标准 第一卷》（2014年版）

粉葛
Pueraria montana (Lour.) Merr. var. *thomsonii* (Benth.) M. R. Almeida
凭证标本：资源县普查队 450329150909009LY（IBK、GXMG、CMMI）
功效：根，解肌退热、生津止渴、透疹、升阳止泻、通经活络、解酒毒。
功效来源：《广西壮族自治区瑶药材质量标准 第一

卷》（2014年版）

鹿藿属 *Rhynchosia* Lour.
菱叶鹿藿 山黄豆藤
Rhynchosia dielsii Harms
凭证标本：资源县普查队 450329150617026LY（IBK、GXMG、CMMI）
功效：全草或根，祛风、解热。
功效来源：《全国中草药汇编》

鹿藿
Rhynchosia volubilis Lour.
凭证标本：资源县普查队 450329150725047LY（IBK、GXMG、CMMI）
功效：根、茎叶，活血止痛、解毒、消积、祛风除湿。
功效来源：《中华本草》

田菁属 *Sesbania* Scop.
田菁
Sesbania cannabina (Retz.) Poir.
功效：叶、种子，消炎、止痛。
功效来源：《全国中草药汇编》
注：民间常见栽培物种。

苦参属 *Sophora* L.
苦参
Sophora flavescens Aiton
凭证标本：黄德爱 60480（IBK）
功效：根，清热燥湿、杀虫、利尿。
功效来源：《中国药典》（2020年版）

槐
Sophora japonica L.
凭证标本：资源县普查队 450329150720052LY（IBK、GXMG、CMMI）
功效：花、花蕾、果实，凉血止血、清肝泻火。
功效来源：《中国药典》（2020年版）

葫芦茶属 *Tadehagi* H. Ohashi
葫芦茶
Tadehagi triquetrum (L.) H. Ohashi
功效：根、枝叶，清热止咳、拔毒散结。
功效来源：《广西壮族自治区壮药质量标准 第一卷》（2008年版）
注：《广西植物名录》有记载。

车轴草属 *Trifolium* L.
白车轴草
Trifolium repens L.
凭证标本：资源县普查队 450329150620065LY（IBK、

GXMG、CMMI）

功效：全草，清热、凉血、宁心。

功效来源：《全国中草药汇编》

狸尾豆属 *Uraria* Desv.

狸尾豆 狸尾草

Uraria lagopodioides (L.) Desv. ex DC.

功效：全草，清热解毒、散结消肿。

功效来源：《全国中草药汇编》

注：《广西植物名录》有记载。

野豌豆属 *Vicia* L.

蚕豆

Vicia faba L.

功效：花，凉血止血、止带降压。果实，健脾利湿。

功效来源：《全国中草药汇编》

注：民间常见栽培物种。

豇豆属 *Vigna* Savi

赤豆 赤小豆

Vigna angularis (Willd.) Ohwi et H. Ohashi

功效：种子，利水消肿、解毒排脓。

功效来源：《中国药典》（2020年版）

注：民间常见栽培物种。

绿豆

Vigna radiata (L.) R. Wilczek

功效：种皮，清暑止渴、利尿解毒、退目翳。种子，清热解毒、利水消暑。

功效来源：《中华本草》

注：民间常见栽培物种。

豇豆

Vigna unguiculata (L.) Walp.

功效：种子、全株，健脾利湿、清热解毒、止血。

功效来源：《全国中草药汇编》

注：民间常见栽培物种。

短豇豆

Vigna unguiculata (L.) Walp. subsp. *cylindrica* (L.) Verdc.

功效：种子，调中益气、健脾益肾。

功效来源：《药用植物辞典》

注：民间常见栽培物种。

长豇豆

Vigna unguiculata (L.) Walp. subsp. *sesquipedalis* (L.) Verdc.

功效：种子，健胃、补气。

功效来源：《药用植物辞典》

注：民间常见栽培物种。

紫藤属 *Wisteria* Nutt.

紫藤

Wisteria sinensis (Sims) Sweet

功效：茎皮、花及种子，止痛、杀虫。

功效来源：《全国中草药汇编》

注：民间常见栽培物种。

150. 旌节花科 Stachyuraceae

旌节花属 *Stachyurus* Sieb. et Zucc.

中国旌节花 小通草

Stachyurus chinensis Franch.

凭证标本：资源县普查队 450329150723023LY（IBK、GXMG、CMMI）

功效：茎髓，清热、利尿、下乳。

功效来源：《中国药典》（2020年版）

西域旌节花 小通草

Stachyurus himalaicus Hook. f. et Thomson ex Benth.

凭证标本：资源县普查队 450329150910012LY（IBK）

功效：茎髓，清热、利尿、下乳。

功效来源：《中国药典》（2020年版）

151. 金缕梅科 Hamamelidaceae

蕈树属 *Altingia* Noronha

蕈树 半边风

Altingia chinensis (Champ. ex Benth.) Oliv. ex Hance

凭证标本：李光照等 10151（IBK）

功效：根，祛风湿、通经络。

功效来源：《中华本草》

蜡瓣花属 *Corylopsis* Sieb. et Zucc.

瑞木

Corylopsis multiflora Hance

凭证标本：资源县普查队 450329160404001LY（IBK）

功效：根皮、叶，用于恶性发热、呕逆、恶心呕吐、心悸不安、烦乱昏迷、白喉、内伤出血。

功效来源：《药用植物辞典》

蜡瓣花 蜡瓣花根

Corylopsis sinensis Hemsl.

凭证标本：资源县普查队 450329160330008LY（IBK、GXMG、CMMI）

功效：根或根皮，疏风和胃、宁心安神。

功效来源：《中华本草》

金缕梅属 *Hamamelis* L.

金缕梅

Hamamelis mollis Oliv.

功效：根，益气。

功效来源：《中华本草》

注：《广西植物名录》有记载。

枫香树属 *Liquidambar* L.

枫香树 枫香脂

Liquidambar formosana Hance

凭证标本：资源县普查队 450329150722075LY（IBK、GXMG、CMMI）

功效：果序或树脂，祛风活络、利水通经、活血止痛、解毒生肌、凉血止血。

功效来源：《中国药典》（2020年版）

檵木属 *Loropetalum* R. Br. ex Rchb.

檵木 檵花

Loropetalum chinense (R. Br.) Oliv.

凭证标本：资源县普查队 450329150618012LY（IBK、GXMG、CMMI）

功效：花，清热、止血。

功效来源：《中药大辞典》

半枫荷属 *Semiliquidambar* H. T. Chang

半枫荷 金缕半枫荷叶

Semiliquidambar cathayensis H. T. Chang

凭证标本：李光照 63011（IBK）

功效：叶，祛风止痛、通络止痛。

功效来源：《中华本草》

水丝梨属 *Sycopsis* Oliv.

水丝梨

Sycopsis sinensis Oliv.

凭证标本：陈照宙 51852（IBK）

功效：树脂，祛风通窍。

功效来源：《药用植物辞典》

152. 杜仲科 Eucommiaceae

杜仲属 *Eucommia* Oliv.

杜仲

Eucommia ulmoides Oliv.

凭证标本：资源县普查队 450329150721029LY（IBK、GXMG、CMMI）

功效：树皮、叶，强筋骨、补肝肾、安胎。

功效来源：《中国药典》（2020年版）

154. 黄杨科 Buxaceae

黄杨属 *Buxus* L.

大花黄杨

Buxus henryi Mayr

凭证标本：刘自强组 47659（GXMI）

功效：全株，止血散血。根，祛风湿。叶，消肿解毒。根皮，活血祛瘀、消肿解毒。

功效来源：《药用植物辞典》

黄杨 山黄杨子

Buxus sinica (Rehder et E. H. Wilson) Cheng.

凭证标本：资源县普查队 450329151025005LY（IBK、GXMG、CMMI）

功效：果实，清暑热、解疮毒。

功效来源：《中华本草》

156. 杨柳科 Salicaceae

杨属 *Populus* L.

响叶杨

Populus adenopoda Maxim.

功效：根、叶、茎，散瘀活血、止痛。

功效来源：《全国中草药汇编》

注：《广西植物名录》有记载。

柳属 *Salix* L.

垂柳 柳枝

Salix babylonica L.

凭证标本：陈照宙 51932（IBK）

功效：枝条，祛风、利湿、止痛、消肿。

功效来源：《广西中药材标准 第一册》

皂柳

Salix wallichiana And.

凭证标本：陈照宙 52104（IBK）

功效：根，祛风解热、除湿。

功效来源：《全国中草药汇编》

159. 杨梅科 Myricaceae

杨梅属 *Myrica* L.

杨梅

Myrica rubra (Lour.) S. et Zucc.

凭证标本：资源县普查队 450329150621022LY（IBK、GXMG、CMMI）

功效：果，生津解烦、和中消食、解酒、止血。

功效来源：《中华本草》

161. 桦木科 Betulaceae

桤木属 *Alnus* Mill.

尼泊尔桤木 旱冬瓜

Alnus nepalensis D. Don

凭证标本：资源县普查队 450329151024007LY（IBK、GXMG、CMMI）

功效：树皮，止泻、消炎、接骨。

功效来源：《全国中草药汇编》

江南桤木

Alnus trabeculosa Hand.-Mazz.

凭证标本：资源县普查队 450329150618041LY（IBK、GXMG、CMMI）

功效：茎、叶，清热解毒。

功效来源：《中华本草》

桦木属 *Betula* L.

西桦

Betula alnoides Buch.-Ham. ex D. Don

凭证标本：陈照宙 51189（IBSC）

功效：叶，解毒、收敛。

功效来源：《全国中草药汇编》

华南桦

Betula austrosinensis Chun ex P. C. Li

凭证标本：资源县普查队 450329160405019LY（IBK、CMMI）

功效：树皮，利水通淋、清热解毒。

功效来源：《中华本草》

亮叶桦

Betula luminifera H. J. P. Winkl.

凭证标本：资源县普查队 450329170411008LY（IBK）

功效：叶，清热利尿。

功效来源：《全国中草药汇编》

162. 榛木科 Corylaceae

鹅耳枥属 *Carpinus* L.

川黔千金榆

Carpinus fangiana Hu

凭证标本：钟济新 83317（IBSC）

功效：根皮，清热解毒。

功效来源：《药用植物辞典》

163. 壳斗科 Fagaceae

栗属 *Castanea* Mill.

锥栗

Castanea henryi (Skan) Rehder et E. H. Wilson

凭证标本：李光照 11622（IBK）

功效：叶及总苞、种子、种仁，补脾、健胃、补肾强腰、活血止血、收敛、祛湿。

功效来源：《药用植物辞典》

栗

Castanea mollissima Blume

凭证标本：李光照 11195（IBK）

功效：果实，滋阴补肾。花序，止泻。

功效来源：《全国中草药汇编》

茅栗

Castanea seguinii Dode

凭证标本：资源县普查队 450329150720009LY（IBK、GXMG、CMMI）

功效：叶，消食健胃。根，清热解毒、消食。种仁，安神。

功效来源：《中华本草》

锥属 *Castanopsis* (D. Don) Spach

甜槠

Castanopsis eyrei (Champ. ex Benth.) Tutcher

凭证标本：黄德爱 61289（IBK）

功效：根皮，止泻。种仁，健胃燥湿、催眠。

功效来源：《药用植物辞典》

罗浮锥

Castanopsis faberi Hance

凭证标本：资源县林业科学研究所 40（IBK）

功效：种仁，滋养强壮、健胃、消食。

功效来源：《药用植物辞典》

栲

Castanopsis fargesii Franch.

凭证标本：葛家骐等 47572（GXMI）

功效：总苞，清热、消炎、消肿止痛、止泻。

功效来源：《药用植物辞典》

鹿角锥

Castanopsis lamontii Hance

凭证标本：李光照 63008（IBK）

功效：种仁，用于痢疾。

功效来源：《药用植物辞典》

钩锥 钩栗

Castanopsis tibetana Hance

凭证标本：资源县普查队 450329160807005LY（IBK、GXMG、CMMI）

功效：果实，厚肠、止痢。

功效来源：《中华本草》

青冈属 *Cyclobalanopsis* Oersted

青冈 槠子

Cyclobalanopsis glauca (Thunb.) Oerst.

凭证标本：资源县普查队 450329150620035LY（IBK）

功效：种仁，涩肠止泻、生津止渴。

功效来源：《中华本草》

小叶青冈

Cyclobalanopsis myrsinifolia (Blume) Oerst.

凭证标本：资源县普查队 450329150726015LY（IBK、GXMG、CMMI）

功效：种仁，止泻痢、消食、健行。树皮、叶，止血、敛疮。

功效来源：《药用植物辞典》

云山青冈

Cyclobalanopsis sessilifolia (Blume) Schottky

凭证标本：资源县普查队 450329170711003LY（IBK）

功效：树皮，为民间用作收敛剂的药物。

功效来源：《药用植物辞典》

柯属 *Lithocarpus* Blume

绵柯

Lithocarpus henryi (Seem.) Rehder et E. H. Wilson

凭证标本：陈照宙 51993（IBSC）

功效：果实，祛风除湿。种仁（果实去壳），收敛止泻。花序，顺气消食、健胃杀虫。

功效来源：《药用植物辞典》

栎属 *Quercus* L.

白栎 白栎蔀

Quercus fabrei Hance

凭证标本：资源县普查队 450329150618065LY（IBK、GXMG、CMMI）

功效：带有虫瘿的果实、总苞或根，理气消积、明目解毒。

功效来源：《中华本草》

枹栎

Quercus serrata Thunb.

凭证标本：黄德爱 60902（IBK）

功效：果实，养胃健脾。果壳，清热润肺、收敛固涩。

功效来源：《药用植物辞典》

栓皮栎

Quercus variabilis Blume

凭证标本：李光照 11598（IBK）

功效：果实，健胃、收敛、止血痢。果壳，止咳、涩肠。

功效来源：《药用植物辞典》

165. 榆科 Ulmaceae

山黄麻属 *Trema* Lour.

山油麻

Trema cannabina Lour. var. *dielsiana* (Hand.-Mazz.) C. J. Chen

凭证标本：黄德爱 60730（IBSC）

功效：根、叶，清凉、止痛、止血。

功效来源：《药用植物辞典》

山黄麻

Trema tomentosa (Roxb.) H. Hara

凭证标本：资源县普查队 450329150725059LY（IBK、CMMI）

功效：全株，清热解毒、止咳化痰、祛风止痒。

功效来源：《广西壮族自治区壮药质量标准 第三卷》（2018年版）

榆属 *Ulmus* L.

榔榆 榔榆叶

Ulmus parvifolia Jacq.

凭证标本：资源县普查队 450329151026010LY（IBK、GXMG、CMMI）

功效：叶，清热解毒、消肿止痛。

功效来源：《中华本草》

167. 桑科 Moraceae

构属 *Broussonetia* L'Her. ex Vent.

藤构 谷皮藤

Broussonetia kaempferi Sieb. var. *australis* T. Suzuki

凭证标本：资源县普查队 450329160401025LY（IBK、GXMG、CMMI）

功效：全株，清热养阴、平肝、益肾。

功效来源：《中华本草》

小构树 谷皮树

Broussonetia kazinoki Sieb. et Zucc.

凭证标本：李光照等 10629（IBK）

功效：根、根皮，散瘀止痛。叶、树皮汁，解毒、杀虫。

功效来源：《全国中草药汇编》

构树 楮实子

Broussonetia papyrifera (L.) L' Her. ex Vent.

凭证标本：资源县普查队 450329150617009LY（IBK、GXMG、CMMI）

功效：果实，明目、补肾、强筋骨、利尿。

功效来源：《中国药典》（2020年版）

榕属 *Ficus* L.

石榕树

Ficus abelii Miq.

凭证标本：资源县普查队 450329160406006LY（IBK、GXMG、CMMI）

功效：全株，清热解毒、止血、消肿止痛、祛腐生新。

功效来源：《药用植物辞典》

无花果

Ficus carica L.

功效：榕果，润肺止咳、清热润肠。

功效来源：《全国中草药汇编》

注：民间常见栽培物种。

矮小天仙果 天仙果

Ficus erecta Thunb.

凭证标本：资源县普查队 450329150720001LY（IBK）

功效：榕果，润肠通便、解毒消肿。全株，补中健脾、祛风湿、活血通络。

功效来源：《中华本草》

台湾榕 奶汁树
Ficus formosana Maxim.
凭证标本：资源县普查队 4503291506170 11LY（IBK）
功效：根、叶，活血补血、催乳、祛风利湿、清热解毒。
功效来源：《中华本草》

异叶榕 奶浆果
Ficus heteromorpha Hemsl.
凭证标本：资源县普查队 4503291506180 57LY（IBK、GXMG、CMMI）
功效：榕果，下乳补血。
功效来源：《全国中草药汇编》

粗叶榕 五指毛桃
Ficus hirta Vahl
凭证标本：李光照等 10129（IBK）
功效：根，健脾补肺、行气利湿、舒筋活络。
功效来源：《广西壮族自治区壮药质量标准 第二卷》（2011年版）

榕树
Ficus microcarpa L. f.
功效：叶，清热祛湿、化痰止咳、活血散瘀。气生根，发汗、清热、透疹。
功效来源：《广西壮族自治区壮药质量标准 第二卷》（2011年版）
注：民间常见栽培物种。

琴叶榕 五爪龙
Ficus pandurata Hance
凭证标本：资源县普查队 4503291507210 12LY（IBK、GXMG、CMMI）
功效：全株，祛风除湿、解毒消肿、活血通经。
功效来源：《广西壮族自治区壮药质量标准 第三卷》（2018年版）

薜荔 王不留行
Ficus pumila L.
凭证标本：资源县普查队 4503291507220 76LY（IBK、GXMG、CMMI）
功效：榕果，补肾固精、利湿通乳。
功效来源：《广西壮族自治区壮药质量标准 第一卷》（2008年版）

船梨榕 梨果榕
Ficus pyriformis Hook. et Arn.
凭证标本：资源县普查队 4503291509100 13LY（IBK）
功效：茎，清热利水、止痛。
功效来源：《中华本草》

匍茎榕
Ficus sarmentosa Buch.-Ham. ex Sm.
凭证标本：李光照 11222（IBK）
功效：茎、叶，祛风除湿、止痛。藤茎、根，祛风化湿。果实，消肿败毒、止血。
功效来源：《药用植物辞典》

爬藤榕
Ficus sarmentosa Buch.-Ham. ex Sm. var. *impressa* (Champion ex Bentham) Corner
凭证标本：资源县普查队 4503291507220 45LY（IBK、GXMG、CMMI）
功效：根、茎，祛风除湿、行气活血、消肿止痛。
功效来源：《中华本草》

竹叶榕
Ficus stenophylla Hemsl.
凭证标本：资源县普查队 4503291507230 43LY（IBK、GXMG、CMMI）
功效：全株，祛痰止咳、行气活血、祛风除湿。
功效来源：《全国中草药汇编》

地果 地瓜果
Ficus tikoua Bureau
功效：榕果，清热解毒、涩精止遗。
功效来源：《中华本草》
注：《广西植物名录》有记载。

斜叶榕
Ficus tinctoria G. Forst. subsp. *gibbosa* (Blume) Corner
功效：树皮，清热利湿、解毒。
功效来源：《中华本草》
注：《广西植物名录》有记载。

变叶榕
Ficus variolosa Lindl. ex Benth.
凭证标本：资源县普查队 4503291507230 54LY（IBK、GXMG、CMMI）
功效：根，祛风除湿、活血止痛。
功效来源：《中华本草》

绿黄葛树 雀榕叶
Ficus virens Aiton
功效：叶，清热解毒、除湿止痒。根，清热解毒。
功效来源：《中华本草》
注：《广西植物名录》有记载。

柘属 *Maclura* Nutt.
构棘 穿破石
Maclura cochinchinensis (Lour.) Corner
凭证标本：资源县普查队 4503291506170 52LY（IBK、GXMG、CMMI）

功效：根，祛风通络、清热除湿、解毒消肿。

功效来源：《广西壮族自治区壮药质量标准 第三卷》（2018年版）

柘 穿破石

Maclura tricuspidata Carrière

凭证标本：资源县普查队 450329160404005LY（IBK、GXMG、CMMI）

功效：根，祛风通络、清热除湿、解毒消肿。

功效来源：《广西壮族自治区壮药质量标准 第三卷》（2018年版）

桑属 *Morus* L.

桑 桑椹

Morus alba L.

凭证标本：李光照 11218（IBK）

功效：果穗，补血滋阴、生津润燥。

功效来源：《中国药典》（2020年版）

鸡桑 鸡桑叶

Morus australis Poir.

凭证标本：资源县普查队 450329150618064LY（IBK、GXMG、CMMI）

功效：叶，清热解表、宣肺止咳。根或根皮，清肺、凉血、利湿。

功效来源：《中华本草》

蒙桑

Morus mongolica (Bureau) C. K. Schneid

功效：叶，清肺止咳、凉血明目。桑根白皮，利尿消肿、止咳平喘。果穗，益肠胃、补肝肾、养血祛风。

功效来源：《药用植物辞典》

注：《广西植物名录》有记载。

169. 荨麻科 Urticaceae

苎麻属 *Boehmeria* Jacq.

序叶苎麻 水火麻

Boehmeria clidemioides Miq. var. *diffusa* (Wedd.) Hand.-Mazz.

凭证标本：资源县普查队 450329150617047LY（IBK、GXMG、CMMI）

功效：全草，祛风除湿。

功效来源：《中华本草》

野线麻 水禾麻

Boehmeria japonica (L. f.) Miq.

凭证标本：资源县普查队 450329150725051LY（IBK、GXMG、CMMI）

功效：全草，祛风除湿、接骨、解表寒。

功效来源：《中药大辞典》

苎麻 苎麻根

Boehmeria nivea (L.) Gaudich.

凭证标本：黄德爱 61017（IBK）

功效：根及根状茎，清热毒、凉血止血。

功效来源：《广西壮族自治区壮药质量标准 第一卷》（2008年版）

小赤麻 小赤麻根、小赤麻

Boehmeria spicata (Thunb.) Thunb.

凭证标本：资源县普查队 450329170807004LY（IBK）

功效：全草，利尿消肿、解毒透疹。根，活血消肿、止痛。

功效来源：《中华本草》

楼梯草属 *Elatostema* J. R. Forst. et G. Forst.

锐齿楼梯草 毛叶楼梯草

Elatostema cyrtandrifolium (Zoll. et Mor.) Miq.

凭证标本：资源县普查队 450329150726039LY（IBK、GXMG、CMMI）

功效：全草，祛风除湿、解毒杀虫。

功效来源：《中华本草》

六月合

Elatostema sessile J. R. Forst. et G. Forst.

凭证标本：李光照等 10134（IBK）

功效：全草，清热解表、行血、消肿、止痛。

功效来源：《药用植物辞典》

糯米团属 *Gonostegia* Turcz.

糯米团 糯米藤

Gonostegia hirta (Blume ex Hassk.) Miq.

凭证标本：资源县普查队 450329150617044LY（IBK、CMMI）

功效：全草，清热解毒、止血、健脾。

功效来源：《中华本草》

花点草属 *Nanocnide* Blume

毛花点草 雪药

Nanocnide lobata Wedd.

凭证标本：资源县普查队 450329170312030LY（IBK）

功效：全草，通经活血。

功效来源：《中华本草》

紫麻属 *Oreocnide* Miq.

紫麻

Oreocnide frutescens (Thunb.) Miq.

凭证标本：资源县普查队 450329150617028LY（IBK、GXMG、CMMI）

功效：全株，行气、活血。

功效来源：《中华本草》

赤车属 *Pellionia* Gaudich.
赤车
Pellionia radicans (Sieb. et Zucc.) Wedd.
凭证标本：资源县普查队 450329151025050LY（IBK）
功效：根或全草，祛瘀、消肿、解毒、止痛。
功效来源：《全国中草药汇编》

冷水花属 *Pilea* Lindl.
湿生冷水花 四轮草
Pilea aquarum Dunn
凭证标本：资源县普查队 450329160330010LY（IBK、GXMG、CMMI）
功效：全草，清热解毒。
功效来源：《中华本草》

波缘冷水花
Pilea cavaleriei H. Lév.
凭证标本：资源县普查队 450329150720023LY（IBK、GXMG、CMMI）
功效：全草，清热解毒、润肺止咳、消肿止痛。
功效来源：《全国中草药汇编》

冷水花
Pilea notata C. H. Wright
凭证标本：资源县普查队 450329150725028LY（IBK、GXMG、CMMI）
功效：全草，清热利湿。
功效来源：《全国中草药汇编》

矮冷水花 水石油菜
Pilea peploides (Gaudich.) Hook. et Arn.
凭证标本：资源县普查队 450329150621028LY（IBK、GXMG、CMMI）
功效：全草，清热解毒、祛瘀止痛。
功效来源：《全国中草药汇编》

透茎冷水花
Pilea pumila (L.) A. Gray
凭证标本：资源县普查队 450329151026020LY（IBK、CMMI）
功效：根、茎，利尿解热、安胎。
功效来源：《全国中草药汇编》

细齿冷水花
Pilea scripta (Buch.-Ham. ex D. Don) Wedd.
凭证标本：李光照等 10454（IBK）
功效：全草，散瘀止痛、软坚活血。
功效来源：《药用植物辞典》

粗齿冷水花 紫绿草
Pilea sinofasciata C. J. Chen
凭证标本：资源县普查队 450329160403033LY（IBK、GXMG、CMMI）
功效：全草，理气止痛。
功效来源：《全国中草药汇编》

疣果冷水花
Pilea verrucosa Hand.-Mazz.
凭证标本：李光照等 10115（IBK）
功效：全草，清热解毒、消肿。
功效来源：《中华本草》

雾水葛属 *Pouzolzia* Gaudich.
雾水葛
Pouzolzia zeylanica (L.) Benn. et R. Br.
凭证标本：资源县普查队 450329150722062LY（IBK、GXMG、CMMI）
功效：全草，清热利湿、解毒排脓。
功效来源：《全国中草药汇编》

170. 大麻科 Cannabnaceae
大麻属 *Cannabis* L.
大麻 火麻仁
Cannabis sativa L.
功效：果实，润肠通便。
功效来源：《中国药典》（2020年版）
注：《广西植物名录》有记载。

171. 冬青科 Aquifoliaceae
冬青属 *Ilex* L.
满树星
Ilex aculeolata Nakai
凭证标本：黄德爱 61043（IBK）
功效：根皮或叶，清热解毒、止咳化痰。
功效来源：《中华本草》

冬青 四季青
Ilex chinensis Sims
凭证标本：资源县普查队 450329150726010LY（IBK、GXMG、CMMI）
功效：根皮、叶，清热解毒、生肌敛疮、活血止血。
功效来源：《全国中草药汇编》

枸骨 枸骨叶
Ilex cornuta Lindl. et Paxton
凭证标本：资源县普查队 450329160812008LY（IBK、GXMG、CMMI）
功效：叶，祛风止痛。
功效来源：《中国药典》（2020年版）

齿叶冬青
Ilex crenata Thunb.
凭证标本：资源县普查队 450329160812009LY（IBK）

功效：树皮，置于水中腐朽、可得胶状黏液。

功效来源：《药用植物辞典》

榕叶冬青 上山虎

Ilex ficoidea Hemsl.

凭证标本：李光照 11715（IBK）

功效：根，清热解毒、活血止痛。

功效来源：《中华本草》

台湾冬青

Ilex formosana Maxim.

凭证标本：李光照等 10928（IBK）

功效：树皮黏液，用作补蝇胶、拌创膏、皮肤病治疗剂。

功效来源：《药用植物辞典》

海南冬青 山绿茶

Ilex hainanensis Merr.

凭证标本：YZ249（IBK）

功效：叶，清热平肝、消肿止痛、活血通脉。

功效来源：《广西壮族自治区壮药质量标准 第一卷》（2008年版）

广东冬青

Ilex kwangtungensis Merr.

凭证标本：李光照 11186（IBK）

功效：根、叶，清热解毒、消肿止痛、消炎。

功效来源：《药用植物辞典》

小果冬青

Ilex micrococca Maxim.

凭证标本：资源县普查队 450329150721022LY（IBK、GXMG、CMMI）

功效：根、叶，清热解毒、消炎、消肿止痛。

功效来源：《药用植物辞典》

具柄冬青

Ilex pedunculosa Miq.

凭证标本：资源县普查队 450329160813024LY（IBK、GXMG、CMMI）

功效：树皮，活血止血、清热解毒。种子，祛风。叶，清热解毒、止血止痛。

功效来源：《药用植物辞典》

毛冬青

Ilex pubescens Hook. et Arn.

凭证标本：资源县普查队 450329150721044LY（IBK、GXMG、CMMI）

功效：根，清热解毒、活血通脉、消肿止痛。

功效来源：《广西壮族自治区壮药质量标准 第二卷》（2011年版）

铁冬青 救必应

Ilex rotunda Thunb.

凭证标本：陈照宙 51909（IBSC）

功效：树皮，清热解毒、利湿止痛。

功效来源：《中国药典》（2020年版）

香冬青

Ilex suaveolens (H. Lév.) Loes.

凭证标本：资源县普查队 450329151025068LY（IBK）

功效：根、叶，清热解毒、消炎。

功效来源：《药用植物辞典》

四川冬青

Ilex szechwanensis Loes.

凭证标本：资源县普查队 450329151025044LY（IBK、GXMG、CMMI）

功效：果实，祛风、补虚。叶，清热解毒、活血止血。根皮，祛瘀、补益肌肤。

功效来源：《药用植物辞典》

三花冬青 小冬青

Ilex triflora Blume

凭证标本：李光照 11306（IBK）

功效：根，清热解毒。

功效来源：《桂本草 第二卷》（上）

紫果冬青

Ilex tsoii Merr.et Chun

凭证标本：资源县普查队 450329160813027LY（IBK、GXMG、CMMI）

功效：根、叶，消炎、解毒。

功效来源：《药用植物辞典》

173. 卫矛科 Celastraceae

南蛇藤属 *Celastrus* L.

苦皮藤 苦树皮

Celastrus angulatus Maxim.

凭证标本：李光照 11690（IBK）

功效：根、根皮，清热利湿、杀虫。

功效来源：《全国中草药汇编》

大芽南蛇藤 霜红藤、绵藤

Celastrus gemmatus Loes.

凭证标本：资源县普查队 450329150720029LY（IBK、GXMG、CMMI）

功效：根，舒筋活血、散瘀。根、叶，化瘀消肿、止血生肌。

功效来源：《全国中草药汇编》

灰叶南蛇藤

Celastrus glaucophyllus Rehd. et Wils.

凭证标本：余少林 900273（IBSC）

功效：根，化痰、消肿、止血生肌；外用治跌打损伤、刀伤出血。

功效来源：《药用植物辞典》

滇边南蛇藤

Celastrus hookeri Prain

凭证标本：李光照等 10144（IBK）

功效：根，活血行气、疏风祛湿。

功效来源：《药用植物辞典》

粉背南蛇藤

Celastrus hypoleucus (Oliv.) Warb. ex Loes.

凭证标本：李光照等 10640（IBK）

功效：根、叶，化瘀消肿、止血生肌。

功效来源：《药用植物辞典》

窄叶南蛇藤

Celastrus oblanceifolius C. H. Wang et P. C. Tsoong

凭证标本：资源县普查队 450329150722034LY（IBK）

功效：根、茎，祛风除湿、活血行气、解毒消肿。

功效来源：《中华本草》

南蛇藤

Celastrus orbiculatus Thunb.

凭证标本：李光照等 63113（IBK）

功效：全株，祛风活血、消肿止痛、解毒散瘀。果实，安神镇静。

功效来源：《全国中草药汇编》

短梗南蛇藤 短柄南蛇藤根

Celastrus rosthornianus Loes.

凭证标本：蒋庆坤 S74（IBK）

功效：全株，祛风除湿、活血止痛、解毒消肿。果实，宁心安神。

功效来源：《中华本草》

显柱南蛇藤 无毛南蛇藤

Celastrus stylosus Wall.

凭证标本：资源县普查队 450329160919009LY（IBK、GXMG、CMMI）

功效：茎，祛风消肿、解毒消炎。

功效来源：《全国中草药汇编》

卫矛属 *Euonymus* L.

刺果卫矛

Euonymus acanthocarpus Franch.

凭证标本：资源县普查队 450329160818008LY（IBK）

功效：藤茎、茎皮，祛风除湿、通筋活络、止痛止血。根，祛风湿、散寒。

功效来源：《药用植物辞典》

卫矛

Euonymus alatus (Thunb.) Sieb.

凭证标本：资源县普查队 450329150914001LY（IBK）

功效：根、带翅的枝及叶，行血通经、散瘀止痛。

功效来源：《全国中草药汇编》

百齿卫矛

Euonymus centidens H. Lév.

凭证标本：李光照等 10061（IBK）

功效：根、茎皮、果实，活血化瘀、强筋壮骨。

功效来源：《药用植物辞典》

裂果卫矛

Euonymus dielsianus Loes. et Diels

凭证标本：资源县普查队 450329150720016LY（IBK、GXMG、CMMI）

功效：根、茎皮、果实，活血化瘀、强筋健骨。

功效来源：《药用植物辞典》

棘刺卫矛

Euonymus echinatus Wall.

凭证标本：李光照 11060（IBK）

功效：树皮，充杜仲用。用于腰酸背痛。

功效来源：《药用植物辞典》

鸦椿卫矛

Euonymus euscaphis Hand.-Mazz.

凭证标本：资源县普查队 450329150721095LY（IBK、GXMG、CMMI）

功效：根、根皮，活血通经、祛风除湿、消肿解毒。

功效来源：《中华本草》

扶芳藤 过山枫

Euonymus fortunei (Turcz.) Hand.-Mazz.

凭证标本：资源县普查队 450329150720050LY（IBK、GXMG、CMMI）

功效：地上部分，益气血、补肝肾、舒筋活络。

功效来源：《广西壮族自治区壮药质量标准 第一卷》（2008年版）

冷地卫矛

Euonymus frigidus Wall. ex Roxb.

凭证标本：陈照宙 52020（IBK）

功效：枝，破血、止痛、杀虫。

功效来源：《药用植物辞典》

西南卫矛

Euonymus hamiltonianus Wall. et Roxb.

凭证标本：资源县普查队 450329161023005LY（IBK、GXMG、CMMI）

功效：根、根皮、茎皮、枝、叶，祛风湿、强筋骨、活血解毒。

功效来源：《中华本草》

冬青卫矛 扶芳藤

Euonymus japonicus Thunb.

功效：地上部分，益气血、补肝肾、舒筋活络。

功效来源：《广西中药材标准 第一册》

注：《广西植物名录》有记载。

疏花卫矛 山杜仲

Euonymus laxiflorus Champ. ex Benth.

凭证标本：资源县普查队 450329150722020LY（IBK、GXMG、CMMI）

功效：根皮、茎皮，祛风湿、强筋骨。

功效来源：《全国中草药汇编》

大果卫矛

Euonymus myrianthus Hemsl.

凭证标本：资源县普查队 450329150620029LY（IBK、GXMG、CMMI）

功效：根、茎，益肾壮腰、化瘀利湿。

功效来源：《中华本草》

假卫矛属 *Microtropis* Wall. ex Meisn.

密花假卫矛

Microtropis gracilipes Merr. et F. P. Metcalf

凭证标本：资源县普查队 450329151025016LY（IBK、GXMG、CMMI）

功效：根，利尿。

功效来源：《药用植物辞典》

雷公藤属 *Tripterygium* Hook. f.

粉背雷公藤 掉毛草

Tripterygium hypoglaucum (H. Lév.) Hutch.

凭证标本：陈照宙 51921（IBK）

功效：全草，祛风除湿、活血散瘀、续筋接骨。

功效来源：《全国中草药汇编》

雷公藤

Tripterygium wilfordii Hook. f.

凭证标本：资源县普查队 450329151025011LY（IBK、GXMG、CMMI）

功效：木质部，祛风除湿、活血通络、杀虫解毒。

功效来源：《中华本草》

178. 翅子藤科 Hippocrateaceae

五层龙属 *Salacia* L.

无柄五层龙

Salacia sessiliflora Hand.-Mazz.

凭证标本：资源县普查队 450329161029006LY（IBK）

功效：果实，用于胃痛。

功效来源：《药用植物辞典》

179. 茶茱萸科 Icacinaceae

定心藤属 *Mappianthus* Hand.-Mazz.

定心藤 甜果藤

Mappianthus iodoides Hand.-Mazz.

凭证标本：资源县普查队 450329161022009LY（IBK、GXMG、CMMI）

功效：根、藤茎，活血调经、祛风除湿。

功效来源：《中华本草》

182. 铁青树科 Olacaceae

青皮木属 *Schoepfia* Schreb.

华南青皮木 碎骨仔树

Schoepfia chinensis Gardner et Champ.

凭证标本：资源县普查队 450329160401034LY（IBK、GXMG、CMMI）

功效：根、枝、叶，清热利湿、活血止痛。

功效来源：《中华本草》

青皮木 脆骨风

Schoepfia jasminodora Sieb. et Zucc.

凭证标本：资源县普查队 450329160523020LY（IBK、GXMG、CMMI）

功效：全株，散瘀、消肿止痛。

功效来源：《全国中草药汇编》

185. 桑寄生科 Loranthaceae

离瓣寄生属 *Helixanthera* Lour.

离瓣寄生 五瓣寄生

Helixanthera parasitica Lour.

凭证标本：YZ090（IBK）

功效：带叶茎枝，祛风湿、止咳、止痢。

功效来源：《广西药用植物名录》

鞘花属 *Macrosolen* (Blume) Rchb.

双花鞘花

Macrosolen bibracteolatus (Hance) Danser

功效：带叶茎枝，祛风湿。

功效来源：《中华本草》

注：《广西植物名录》有记载。

鞘花 杉寄生

Macrosolen cochinchinensis (Lour.) van Tiegh.

功效：茎枝、叶，祛风湿、补肝肾、活血止痛、止咳。

功效来源：《中华本草》

注：《广西植物名录》有记载。

梨果寄生属 *Scurrula* L.

红花寄生

Scurrula parasitica L.

功效：枝叶，祛风湿、强筋骨、活血解毒。

功效来源：《中华本草》

注：《广西植物名录》有记载。

钝果寄生属 *Taxillus* Tiegh.

锈毛钝果寄生

Taxillus levinei (Merr.) H. S. Kiu

凭证标本：资源县普查队 450329160805004LY（IBK、GXMG、CMMI）

功效：带叶茎枝，清肺止咳、祛风湿。

功效来源：《中华本草》

木兰寄生

Taxillus limprichtii (Grüning) H. S. Kiu

功效：茎枝，补肝肾、祛风湿、安胎。

功效来源：《中华本草》

注：《广西植物名录》有记载。

桑寄生

Taxillus sutchuenensis (Lecomte) Danser

凭证标本：资源县普查队 450329150726020LY（IBK、GXMG、CMMI）

功效：带叶茎枝，补肝肾、强筋骨、祛风湿、安胎。

功效来源：《广西壮族自治区壮药质量标准 第二卷》（2011年版）

大苞寄生属 *Tolypanthus* (Blume) Blume

大苞寄生

Tolypanthus maclurei (Merr.) Danser

凭证标本：资源县普查队 450329150721026LY（IBK、GXMG、CMMI）

功效：带叶茎枝，补肝肾、强筋骨、祛风除湿。

功效来源：《中华本草》

槲寄生属 *Viscum* L.

柿寄生

Viscum diospyrosicola Hayata

凭证标本：资源县普查队 450329150726019LY（IBK、GXMG、CMMI）

功效：带叶茎枝，祛风湿、强筋骨、止咳、降压。

功效来源：《中华本草》

枫寄生 枫香寄生

Viscum liquidambaricola Hayata

功效：带叶茎枝，祛风除湿、舒筋活血。

功效来源：《中华本草》

注：《广西植物名录》有记载。

186. 檀香科 Santalaceae

檀梨属 *Pyrularia* Michx.

檀梨

Pyrularia edulis (Wall.) A. DC.

凭证标本：资源县普查队 450329160815016LY（IBK、GXMG、CMMI）

功效：全草，止痛。

功效来源：《药用植物辞典》

百蕊草属 *Thesium* L.

百蕊草

Thesium chinense Turcz.

凭证标本：资源分队 6–3147（GXMI）

功效：全草，清热解毒、解毒。

功效来源：《全国中草药汇编》

189. 蛇菰科 Balanophoraceae

蛇菰属 *Balanophora* J. R. Forst. et G. Forst.

红冬蛇菰 葛薯

Balanophora harlandii Hook. f.

凭证标本：资源县普查队 450329160816006LY（IBK）

功效：全草，凉血止血、清热解毒。

功效来源：《中华本草》

筒鞘蛇菰 鹿仙草

Balanophora involucrata Hook. f.

凭证标本：61333（IBK）

功效：全草，壮阳补肾、健脾理气、止血。

功效来源：《全国中草药汇编》

拟日本蛇菰 鹿仙草

Balanophora parajaponica R. X. Yu, S. Y. Zhou et Y. Q. Li

凭证标本：资源县普查队 450329160921001LY（IBK、GXMG、CMMI）

功效：全草，益肾养阴、清热止血。

功效来源：《中华本草》

190. 鼠李科 Rhamnaceae

勾儿茶属 *Berchemia* Neck. ex DC.

多花勾儿茶

Berchemia floribunda (Wall.) Brongn.

凭证标本：资源县普查队 450329150721062LY（IBK、GXMG、CMMI）

功效：根，健脾利湿、通经活络。茎、叶，清热解毒、利尿。

功效来源：《药用植物辞典》

光枝勾儿茶

Berchemia polyphylla Wall. ex Lawson var. *leioclada* (Hand.-Mazz.) Hand.-Mazz.

凭证标本：黄增任 47651（GXMI）

功效：根，止咳、祛痰、平喘、安神。

功效来源：《全国中草药汇编》

枳椇属 *Hovenia* Thunb.

枳椇 枳椇子

Hovenia acerba Lindl.

凭证标本：资源县普查队 450329150721063LY（IBK、GXMG、CMMI）

功效：种子，止渴除烦、解酒毒、利尿通便。

功效来源：《广西壮族自治区壮药质量标准 第二卷》（2011年版）

毛果枳椇

Hovenia trichocarpa Chun et Tsiang

凭证标本：资源县普查队 450329161023001LY（IBK、GXMG、CMMI）

功效：果实、种子，清热利尿、止咳除烦、解酒毒、利二便。

功效来源：《药用植物辞典》

马甲子属 *Paliurus* Mill.

马甲子 铁篱笆

Paliurus ramosissimus (Lour.) Poir.

凭证标本：资源县普查队 450329150621017LY（IBK、GXMG、CMMI）

功效：刺、花及叶，清热解毒。

功效来源：《中华本草》

鼠李属 *Rhamnus* L.

山绿柴

Rhamnus brachypoda C. Y. Wu ex Y. L. Chen

凭证标本：资源县普查队 450329150720035LY（IBK、GXMG、CMMI）

功效：根，用于牙痛、喉痛、胃痛、腹痛泄泻。

功效来源：《广西中药资源名录》

长叶冻绿 黎辣根

Rhamnus crenata Sieb. et Zucc.

凭证标本：资源县普查队 450329150720030LY（IBK、GXMG、CMMI）

功效：根或根皮，清热解毒、杀虫利湿。

功效来源：《中华本草》

钩齿鼠李

Rhamnus lamprophylla C. K. Schneid.

凭证标本：资源县普查队 450329150725010LY（IBK）

功效：根，用于肺热咳嗽。果实，用于腹胀便秘。

功效来源：《药用植物辞典》

长柄鼠李

Rhamnus longipes Merr. et Chun

凭证标本：李光照 10783（IBK）

功效：根皮、全株，清热泻下、消瘰疬。

功效来源：《药用植物辞典》

尼泊尔鼠李

Rhamnus napalensis (Wall.) Lawson

功效：叶、根、果实，祛风除湿、利水消肿。

功效来源：《药用植物辞典》

注：《广西植物名录》有记载。

冻绿

Rhamnus utilis Decne.

凭证标本：资源县普查队 450329160811008LY（IBK、GXMG、CMMI）

功效：叶、果实，止痛、消食。

功效来源：《中华本草》

雀梅藤属 *Sageretia* Brongn.

纤细雀梅藤

Sageretia gracilis J. R. Drumm. et Sprague

凭证标本：资源县普查队 450329160510013LY（IBK、GXMG、CMMI）

功效：果实，外用治疮疖。

功效来源：《药用植物辞典》

钩刺雀梅藤

Sageretia hamosa (Wall.) Brongn.

凭证标本：资源县普查队 450329161024002LY（IBK、GXMG、CMMI）

功效：根，用于风湿痹痛、跌打损伤。

功效来源：《广西药用植物名录》

枣属 *Ziziphus* Mill.

枣 大枣

Ziziphus jujuba Mill.

凭证标本：资源县普查队 450329150621002LY（IBK、GXMG、CMMI）

功效：果实，补中益气、养血安神。

功效来源：《中国药典》（2020年版）

191. 胡颓子科 Elaeagnaceae

胡颓子属 *Elaeagnus* L.

巴东胡颓子

Elaeagnus difficilis Servettaz

凭证标本：资源县普查队 450329151024029LY（IBK）

功效：根，温下焦、祛寒湿、收敛止泻。

功效来源：《药用植物辞典》

蔓胡颓子

Elaeagnus glabra Thunb.

凭证标本：李光照 19111（IBK）

功效：果实，收敛止泻、健脾消食、止咳平喘、止血。

功效来源：《中华本草》

角花胡颓子

Elaeagnus gonyanthes Benth.

凭证标本：资源县普查队 450329160331022LY（IBK、CMMI）

功效：叶，平喘止咳。根，祛风通络、行气止痛、消肿解毒。果实，收敛止泻。

功效来源：《全国中草药汇编》

宜昌胡颓子 红鸡踢香

Elaeagnus henryi Warb. ex Diels

凭证标本：资源县普查队 450329160402030LY（IBK、GXMG、CMMI）

功效：茎、叶，散瘀消肿、接骨止痛、平喘止咳。

功效来源：《中华本草》

披针叶胡颓子 盐匏藤

Elaeagnus lanceolata Warb.

凭证标本：资源县普查队 450329161022008LY（IBK、GXMG、CMMI）

功效：根，温下焦、祛寒湿。

功效来源：《全国中草药汇编》

193. 葡萄科 Vitaceae

蛇葡萄属 *Ampelopsis* Michx.

广东蛇葡萄 甜茶藤

Ampelopsis cantoniensis (Hook. et Arn.) K. Koch

凭证标本：资源县普查队 450329160919014LY（IBK、CMMI）

功效：茎、叶、根，清热解毒、利湿消肿。

功效来源：《中华本草》

羽叶蛇葡萄

Ampelopsis chaffanjonii (H. Lév.) Rehder

凭证标本：资源县普查队 450329150724006LY（IBK、GXMG、CMMI）

功效：藤茎，祛风除湿。

功效来源：《药用植物辞典》

三裂蛇葡萄 金刚散

Ampelopsis delavayana Planch. ex Franch.

凭证标本：资源县普查队 450329150720062LY（IBK、GXMG、CMMI）

功效：根、茎藤，清热利湿、活血通络、止血生肌、解毒消肿。

功效来源：《中华本草》

异叶蛇葡萄

Ampelopsis glandulosa (Wall.) Momiy. var. *heterophylla* (Thunb.) Momiy.

凭证标本：资源县普查队 450329150721005LY（IBK、GXMG、CMMI）

功效：根、根皮，清热解毒、祛风活络。茎、叶，利尿、消炎、止血。

功效来源：《药用植物辞典》

牯岭蛇葡萄

Ampelopsis glandulosa (Wall.) Momiy. var. *kulingensis* (Rehder) Momiy.

凭证标本：资源县普查队 450329170712010LY（IBK）

功效：根、茎、叶，清热解毒、祛风活络、消炎、利尿、消肿、止血。

功效来源：《药用植物辞典》

显齿蛇葡萄 甜茶藤

Ampelopsis grossedentata (Hand.-Mazz.) W. T. Wang

凭证标本：资源县普查队 450329150721025LY（IBK、GXMG、CMMI）

功效：茎、叶、根，清热解毒、利湿消肿。

功效来源：《中华本草》

乌蔹莓属 *Cayratia* Juss.

乌蔹莓

Cayratia japonica (Thunb.) Gagnep.

凭证标本：资源县普查队 450329150618055LY（IBK、GXMG、CMMI）

功效：全草，解毒消肿、清热利湿。

功效来源：《中华本草》

地锦属 *Parthenocissus* Planch.

异叶地锦 异叶爬山虎

Parthenocissus dalzielii Gagnep.

凭证标本：陈照宙 51898（IBK）

功效：带叶藤茎，祛风除湿、散瘀止痛、解毒消肿。

功效来源：《广西壮族自治区壮药质量标准 第三卷》（2018年版）

栓翅地锦

Parthenocissus suberosa Hand.-Mazz.

凭证标本：资源县普查队 450329160811001LY（IBK、GXMG、CMMI）

功效：根、茎，破瘀血、消肿毒。

功效来源：《药用植物辞典》

崖爬藤属 *Tetrastigma* (Miq.) Planch.

扁担藤

Tetrastigma planicaule (Hook. f.) Gagnep.

功效：藤茎，祛风除湿、舒筋活络。

功效来源：《广西壮族自治区壮药质量标准　第二卷》（2011年版）

注：民间常见栽培物种。

葡萄属 *Vitis* L.

东南葡萄

Vitis chunganensis Hu

凭证标本：李光照 10748（IBK）

功效：根、茎，活血祛瘀、祛风除湿。

功效来源：《药用植物辞典》

刺葡萄

Vitis davidii (Roman. du Caill.) Foex.

凭证标本：陈照宙 51841（IBK）

功效：根，祛风湿、利小便。

功效来源：《全国中草药汇编》

葛藟葡萄 葛藟

Vitis flexuosa Thunb.

凭证标本：资源县普查队 450329150620015LY（IBK、GXMG、CMMI）

功效：根、茎、果实，补五脏、续筋骨、长肌肉。

功效来源：《全国中草药汇编》

毛葡萄

Vitis heyneana Roem. et Schult.

凭证标本：资源县普查队 450329150618036LY（IBK、GXMG、CMMI）

功效：根皮，调经活血、补虚止带、清热解毒、生肌、利湿。全株，止血、祛风湿、安胎、解热。叶，清热利湿、消肿解毒。

功效来源：《药用植物辞典》

鸡足葡萄 复叶葡萄叶

Vitis lanceolatifoliosa C. L. Li

凭证标本：资源县普查队 450329160813009LY（IBK、GXMG、CMMI）

功效：叶，止血、清热解暑。

功效来源：《中华本草》

葡萄

Vitis vinifera L.

功效：果，解表透疹、利尿、安胎。根、藤茎，祛风湿、利尿。

功效来源：《全国中草药汇编》

注：民间常见栽培物种。

俞藤属 *Yua* C. L. Li

俞藤

Yua thomsonii (Lawson) C. L. Li

凭证标本：资源县普查队 450329150911001LY（IBK、GXMG、CMMI）

功效：根、藤茎，清热解毒、祛风除湿。

功效来源：《药用植物辞典》

194. 芸香科 Rutaceae

石椒草属 *Boenninghausenia* Rchb. ex Meisn.

臭节草 岩椒草

Boenninghausenia albiflora (Hook.) Rchb. ex Meisn.

凭证标本：资源县普查队 450329150726002LY（IBK、GXMG、CMMI）

功效：全草，解表截疟、活血散瘀。

功效来源：《中华本草》

柑橘属 *Citrus* L.

宜昌橙

Citrus ichangensis Swingle

凭证标本：资源县普查队 450329160925015LY（IBK、GXMG、CMMI）

功效：果实，化痰止咳、生津健胃、止血消炎、祛瘀止痛。根，行气、止痛、止咳平喘。

功效来源：《药用植物辞典》

柚 橘红

Citrus maxima (Burm.) Merr.

凭证标本：资源县普查队 450329160406001LY（IBK、CMMI）

功效：未成熟或近成熟的外层果皮，理气宽中、燥湿化痰。叶，行气止痛、解毒消肿。花蕾或花，行气、化痰、镇痛。

功效来源：《广西壮族自治区壮药质量标准　第二卷》（2011年版）

香橼

Citrus medica L.

功效：果实，疏肝理气、宽中、化痰。

功效来源：《中国药典》（2020年版）

注：民间常见栽培物种。

柑橘 青皮

Citrus reticulata Blanco

功效：幼果或未成熟果实的果皮，疏肝破气、消积化滞。

功效来源：《中国药典》（2020年版）

注：民间常见栽培物种。

甜橙 枳实

Citrus sinensis (L.) Osbeck

功效：幼果，破气消积、化痰散痞。

功效来源：《中国药典》（2020年版）

注：民间常见栽培物种。

黄皮属 *Clausena* Burm. f.

齿叶黄皮 野黄皮

Clausena dunniana H. Lév.

凭证标本：资源县普查队 450329151026009LY（IBK、GXMG、CMMI）

功效：叶、根，疏风解表、除湿消肿、行气散瘀。

功效来源：《中华本草》

黄皮

Clausena lansium (Lour.) Skeels

功效：叶，疏风解表、除痰行气。成熟种子，理气、消滞、散结、止痛。

功效来源：《广西壮族自治区壮药质量标准　第一卷》（2008年版）

注：民间常见栽培物种。

金橘属 *Fortunella* Swingle

山橘

Fortunella hindsii (Champ. ex Benth.) Swingle

功效：根，醒脾行气。果，宽中化痰下气。

功效来源：《全国中草药汇编》

注：《广西植物名录》有记载。

蜜茱萸属 *Melicope* J. R. Forst. et G. Forst.

三桠苦 三叉苦

Melicope pteleifolia (Champ. ex Benth.) Hartley

功效：全株，清热解毒、祛风除湿、消肿止痛。

功效来源：《广西壮族自治区壮药质量标准　第一卷》（2008年版）

注：《广西植物名录》有记载。

九里香属 *Murraya* J. König ex L.

九里香

Murraya exotica L.

功效：叶及带叶嫩枝，行气止痛、活血散瘀。

功效来源：《中国药典》（2020年版）

注：《广西植物名录》有记载。

千里香 九里香

Murraya paniculata (L.) Jack.

功效：干燥叶和带叶嫩枝，行气止痛、活血散瘀。

功效来源：《中国药典》（2020年版）

注：《广西植物名录》有记载。

黄檗属 *Phellodendron* Rupr.

秃叶黄檗 黄柏

Phellodendron chinense C. K. Schneid. var. *glabriusculum* C. K. Schneid

凭证标本：资源县普查队 450329150913002LY（IBK、GXMG、CMMI）

功效：干燥树皮，清热燥湿、泻火解毒。

功效来源：《中国药典》（2020年版）

枳属 *Poncirus* Raf.

枳 枸橘

Poncirus trifoliata (L.) Raf.

功效：果，健胃消食、理气止痛。叶，行气消食、止呕。

功效来源：《全国中草药汇编》

注：民间常见栽培物种。

裸芸香属 *Psilopeganum* Hemsl.

裸芸香 虱子草

Psilopeganum sinense Hemsl.

功效：全草，解表、止呕定喘。根，外用治腰痛。

功效来源：《全国中草药汇编》

注：民间常见栽培物种。

茵芋属 *Skimmia* Thunb.

乔木茵芋 茵芋

Skimmia arborescens T. Anderson ex Gamble

凭证标本：资源县普查队 450329150620024LY（IBK、GXMG、CMMI）

功效：茎叶，祛风除湿。

功效来源：《中华本草》

茵芋

Skimmia reevesiana (Fortune) Fortune

凭证标本：资源县普查队 450329151024074LY（IBK、GXMG、CMMI）

功效：茎、叶，祛风除湿。

功效来源：《中华本草》

吴茱萸属 *Tetradium* Lour.

棟叶吴萸

Tetradium glabrifolium (Champ. ex Benth.) Hartley

功效：全株，温中散寒、理气止痛暖胃。根、叶，清热化痰、止咳。

功效来源：《药用植物辞典》

注：《广西植物名录》有记载。

吴茱萸

Tetradium ruticarpum (A. Juss.) Hartley

凭证标本：资源县普查队 450329150620028LY（IBK、GXMG、CMMI）

功效：果实，散寒止痛、降逆止呕、助阳止泻。

功效来源：《广西壮族自治区壮药质量标准　第三卷》（2018年版）

牛科吴萸 五除叶

Tetradium trichotomum Lour.

凭证标本：资源县普查队 450329150722004LY（IBK、

GXMG、CMMI）

功效：叶，祛风除湿、散寒止痛。

功效来源：《中华本草》

飞龙掌血属 *Toddalia* Juss.

飞龙掌血

Toddalia asiatica (L.) Lam.

凭证标本：资源县普查队 450329150720045LY（IBK、GXMG、CMMI）

功效：干燥根，祛风止痛、散瘀止血。

功效来源：《广西壮族自治区壮药质量标准 第二卷》（2011年版）

花椒属 *Zanthoxylum* L.

椿叶花椒 浙桐皮

Zanthoxylum ailanthoides Sieb. et Zucc.

凭证标本：资源县普查队 450329160919003LY（IBK、GXMG、CMMI）

功效：树皮，祛风湿、通经络。

功效来源：《中药大辞典》

竹叶花椒

Zanthoxylum armatum DC. var. *armatum*

凭证标本：资源县普查队 450329150723005LY（IBK、GXMG、CMMI）

功效：果实，散寒、止痛、驱蛔虫。

功效来源：《广西中药材标准 第一册》

毛竹叶花椒

Zanthoxylum armatum DC. var. *ferrugineum* (Rehd. et E. H. Wilson) C. C. Huang

凭证标本：李光照等 10787（IBK）

功效：全株，用于感冒、食积腹胀、风湿痹痛；外用治跌打损伤、骨折、目赤肿痛。

功效来源：《广西中药资源名录》

花椒

Zanthoxylum bungeanum Maxim.

凭证标本：YZ310（IBK）

功效：果皮，温中散寒、除湿止痛、杀虫、解鱼腥毒。

功效来源：《药用植物辞典》

蚬壳花椒 大叶花椒

Zanthoxylum dissitum Hemsl.

凭证标本：资源县普查队 450329150722050LY（IBK、GXMG、CMMI）

功效：茎叶、果实及种子，消食助运、行气止痛、散寒、调经。

功效来源：《中华本草》

刺壳花椒 单面针

Zanthoxylum echinocarpum Hemsl.

功效：根、根皮或茎、叶，消食助运、行气止痛。

功效来源：《中华本草》

注：《广西植物名录》有记载。

拟蚬壳花椒

Zanthoxylum laetum Drake

凭证标本：资源县普查队 450329150910001LY（IBK、GXMG、CMMI）

功效：根，用于跌打损伤、扭挫伤、风湿痹痛、牙痛、疝气、月经过多。

功效来源：《药用植物辞典》

大叶臭花椒

Zanthoxylum myriacanthum Wall. ex Hooker f.

凭证标本：钟济新 83485（IBK）

功效：根、叶，祛风除湿、消肿止痛、止血。

功效来源：《药用植物辞典》

异叶花椒 羊山刺

Zanthoxylum ovalifolium Wight

功效：枝、叶，散寒燥湿。

功效来源：《中华本草》

注：《广西植物名录》有记载。

花椒簕

Zanthoxylum scandens Blume

凭证标本：资源县普查队 450329160404023LY（IBK、GXMG、CMMI）

功效：根及果实，活血化瘀、镇痛、清热解毒、祛风行气。

功效来源：《药用植物辞典》

青花椒 花椒、椒目、花椒根

Zanthoxylum schinifolium Sieb. et Zucc.

凭证标本：资源县普查队 450329150726008LY（IBK、GXMG、CMMI）

功效：果皮，温中散寒、除湿止痛、杀虫、解鱼腥毒。

功效来源：《药用植物辞典》

195. 苦木科 Simaroubaceae

臭椿属 *Ailanthus* Desf.

臭椿 椿皮

Ailanthus altissima (Mill.) Swingle

凭证标本：李光照 11646（IBK）

功效：根皮、茎皮，清热燥湿、收涩止带、止泻、止血。

功效来源：《中国药典》（2020年版）

197. 楝科 Meliaceae

米仔兰属 *Aglaia* Lour.

米仔兰

Aglaia odorata Lour.

功效：枝、叶，活血化瘀、消肿止痛。花，行气解郁。

功效来源：《全国中草药汇编》

注：民间常见栽培物种。

麻楝属 *Chukrasia* A. Juss.

麻楝

Chukrasia tabularis A. Juss.

功效：树皮，退热、祛风止痒。根，清热润肺、止咳。

功效来源：《药用植物辞典》

注：《广西植物名录》有记载。

浆果楝属 *Cipadessa* Blume

浆果楝 野茶辣

Cipadessa baccifera (Roth) Miq.

凭证标本：陈照宙 51931（IBK）

功效：根、叶，祛风化湿、行气止痛。

功效来源：《中华本草》

鹧鸪花属 *Heynea* Roxb. ex Sims

鹧鸪花

Heynea trijuga Roxb.

功效：根，清热解毒、祛风湿、利咽喉。

功效来源：《药用植物辞典》

注：《广西植物名录》有记载。

楝属 *Melia* L.

楝 苦楝

Melia azedarach L.

凭证标本：资源县普查队 450329150621025LY（IBK、GXMG、CMMI）

功效：果实、叶、树皮及根皮，行气止痛、杀虫。

功效来源：《中华本草》

香椿属 *Toona* (Endl.) M. Roem.

香椿

Toona sinensis (Juss.) Roem.

凭证标本：YZ559（IBK）

功效：果实、茎皮、根皮韧皮部、花、树干流出的液汁，祛风、散寒、止痛。

功效来源：《中华本草》

198. 无患子科 Sapindaceae

黄梨木属 *Boniodendron* Gagnep.

黄梨木

Boniodendron minius (Hemsl.) T. C. Chen

功效：花、果实，外用治目赤、眼皮溃烂。

功效来源：《广西中药资源名录》

注：《广西植物名录》有记载。

倒地铃属 *Cardiospermum* L.

倒地铃 三角泡

Cardiospermum halicacabum L.

功效：全草，清热利湿、凉血解毒。

功效来源：《广西壮族自治区壮药质量标准　第二卷》（2011年版）

注：《广西植物名录》有记载。

车桑子属 *Dodonaea* Mill.

车桑子

Dodonaea viscosa Jacq.

功效：根，消肿解毒。叶，清热解毒、祛瘀消肿、消炎镇咳、祛风湿。

功效来源：《药用植物辞典》

注：《广西植物名录》有记载。

栾树属 *Koelreuteria* Laxm.

复羽叶栾树

Koelreuteria bipinnata Franch.

功效：根，消肿止痛、活血、驱虫。花，清肝明目、清热止咳。

功效来源：《药用植物辞典》

注：民间常见栽培物种。

无患子属 *Sapindus* L.

无患子

Sapindus saponaria L.

凭证标本：资源县普查队 450329150726022LY（IBK、GXMG、CMMI）

功效：种子，清热、祛痰、消积、杀虫。

功效来源：《广西壮族自治区壮药质量标准　第一卷》（2008年版）

198b. 伯乐树科 Bretschneideraceae

伯乐树属 *Bretschneidera* Hemsl.

伯乐树

Bretschneidera sinensis Hemsl.

凭证标本：资源县普查队 450329160523025LY（IBK、CMMI）

功效：树皮，祛风活血。

功效来源：《药用植物辞典》

200. 槭树科 Aceraceae

槭属 *Acer* L.

紫果槭

Acer cordatum Pax

凭证标本：资源县普查队 450329150726016LY（IBK、GXMG、CMMI）

功效：芽，清热明目。

功效来源：《药用植物辞典》

青榨槭

Acer davidii Franch.

凭证标本：资源县普查队 450329160404019LY（IBK、GXMG、CMMI）

功效：根、根皮、茎皮，消炎、止痛、止血、祛风除湿、活血化瘀。枝叶，清热解毒、行气止痛。

功效来源：《药用植物辞典》

罗浮槭 蝴蝶果

Acer fabri Hance

凭证标本：资源县普查队 450329150722010LY（IBK）

功效：果实，清热、利咽喉。

功效来源：《广西中药材标准 第一册》

桂林槭

Acer kweilinense Fang et Fang f.

凭证标本：李光照等 63120（IBK）

功效：果实，用于咽喉肿痛、咽喉炎。

功效来源：《药用植物辞典》

中华槭

Acer sinense Pax

凭证标本：资源县普查队 450329160813042LY（IBK、CMMI）

功效：根、根皮，接骨、利关节、止疼痛。

功效来源：《药用植物辞典》

201. 清风藤科 Sabiaceae

泡花树属 *Meliosma* Blume

多花泡花树

Meliosma myriantha Sieb. et Zucc.

凭证标本：李光照等 10606（IBK）

功效：根皮，利水、解毒。

功效来源：《药用植物辞典》

清风藤属 *Sabia* Colebr.

灰背清风藤 广藤根

Sabia discolor Dunn

凭证标本：资源县普查队 450329150723012LY（IBK、GXMG、CMMI）

功效：藤茎，祛风除湿、活血止痛。

功效来源：《广西壮族自治区瑶药材质量标准 第一卷》（2014年版）

凹萼清风藤

Sabia emarginata Lecomte

凭证标本：资源县普查队 450329160405022LY（IBK、CMMI）

功效：全株，祛风除湿、止痛。

功效来源：《药用植物辞典》

簇花清风藤 小发散

Sabia fasciculata Lecomte ex L. Chen

凭证标本：资源县普查队 450329160811007LY（IBK）

功效：全株，祛风除湿、散瘀消肿。

功效来源：《中华本草》

清风藤

Sabia japonica Maxim.

凭证标本：资源县普查队 450329160406007LY（IBK、GXMG、CMMI）

功效：茎、叶及根，祛风利湿、活血解毒。

功效来源：《中华本草》

柠檬清风藤

Sabia limoniacea Wall. ex Hook. f. et Thomson

功效：根、茎，广西民间常用产后药，治产后瘀血不尽、风湿痹痛。

功效来源：《药用植物辞典》

注：《广西植物名录》有记载。

小花清风藤

Sabia parviflora Wall. ex Roxb.

凭证标本：资源县普查队 450329160809002LY（IBK、GXMG、CMMI）

功效：根，消炎止痛、祛风除湿。

功效来源：《药用植物辞典》

尖叶清风藤

Sabia swinhoei Hemsl.

凭证标本：资源县普查队 450329150726005LY（IBK、GXMG、CMMI）

功效：根、茎、叶，祛风止痛。

功效来源：《药用植物辞典》

204. 省沽油科 Staphyleaceae

野鸦椿属 *Euscaphis* Sieb. et Zucc.

野鸦椿

Euscaphis japonica (Thunb.) Dippel

凭证标本：资源县普查队 450329150720064LY（IBK、GXMG、CMMI）

功效：根、果实、花，清热解表、利湿、祛风散寒、行气止痛。

功效来源：《中华本草》

瘿椒树属 *Tapiscia* Oliv.

瘿椒树

Tapiscia sinensis Oliv.

凭证标本：李光照 11183（IBK）

功效：根、果实，解表、清热、祛湿。
功效来源：《药用植物辞典》

山香圆属 *Turpinia* Vent.

锐尖山香圆 山香圆叶
Turpinia arguta (Lindl.) Seem.
凭证标本：陈照宙 51918（IBK）
功效：叶，清热解毒、消肿止痛。
功效来源：《中国药典》（2020年版）

205. 漆树科 Anacardiaceae

南酸枣属 *Choerospondias* B. L. Burtt et A. W. Hill

南酸枣 广枣
Choerospondias axillaris (Roxb.) B. L. Burtt et A. W. Hill
凭证标本：资源县普查队 450329150722014LY（IBK、GXMG、CMMI）
功效：果实，行气活血、养心安神。
功效来源：《中国药典》（2020年版）

黄连木属 *Pistacia* L.

黄连木 黄楝树
Pistacia chinensis Bunge
凭证标本：资源县普查队 450329150726007LY（IBK、GXMG、CMMI）
功效：芽、树皮及根、叶，清热解毒、生津。
功效来源：《中华本草》

盐肤木属 *Rhus* L.

盐肤木 五倍子
Rhus chinensis Mill.
凭证标本：资源县普查队 450329150722061LY（IBK、GXMG、CMMI）
功效：虫瘿，敛肺降火、涩肠止泻、敛汗止血、收湿敛疮。
功效来源：《中国药典》（2020年版）

滨盐肤木 盐酸树
Rhus chinensis Mill. var. *roxburghii* (DC.) Rehder
功效：根、叶，解毒消肿、散瘀止痛。
功效来源：《中华本草》
注：《广西植物名录》有记载。

漆树属 *Toxicodendron* Mill.

野漆 野漆树
Toxicodendron succedaneum (L.) Kuntze
凭证标本：李光照等 10525（IBK）
功效：叶，散瘀止血、解毒。
功效来源：《中华本草》

木蜡树 木蜡树根
Toxicodendron sylvestre (Sieb. et Zucc.) Kuntze
凭证标本：李光照等 10148（IBK）
功效：根，祛瘀、止痛、止血。
功效来源：《中华本草》

漆
Toxicodendron vernicifluum (Stokes) f. A. Barkley
功效：茎皮、根皮，接骨。心材，行气、镇痛。
功效来源：《药用植物辞典》
注：《广西植物名录》有记载。

207. 胡桃科 Juglandaceae

青钱柳属 *Cyclocarya* Iljinsk.

青钱柳 青钱柳叶
Cyclocarya paliurus (Batalin) Iljinsk.
凭证标本：黄德爱 61315（IBK）
功效：叶，祛风止痒。
功效来源：《中华本草》

黄杞属 *Engelhardia* Lesch. ex Bl.

黄杞
Engelhardia roxburghiana Wall.
凭证标本：资源县普查队 450329150726009LY（IBK、GXMG、CMMI）
功效：叶，清热解毒、生津解渴、解暑利湿。
功效来源：《广西壮族自治区壮药质量标准 第二卷》（2011年版）

胡桃属 *Juglans* L.

胡桃楸 核桃楸
Juglans mandshurica Maxim.
凭证标本：资源县普查队 450329150724004LY（IBK、GXMG、CMMI）
功效：种仁，敛肺定喘、温肾润肠。
功效来源：《全国中草药汇编》

化香树属 *Platycarya* Sieb. et Zucc.

化香树
Platycarya strobilacea Sieb. et Zucc.
凭证标本：资源县普查队 450329151025057LY（IBK、GXMG、CMMI）
功效：果实，顺气祛风、消肿止痛、燥湿杀虫。叶，理气、解毒、消肿止痛、杀虫止痒。
功效来源：《药用植物辞典》

枫杨属 *Pterocarya* Kunth

枫杨
Pterocarya stenoptera C. DC.
功效：树皮，解毒、杀虫止痒、祛风止痛。
功效来源：《药用植物辞典》
注：《广西植物名录》有记载。

207a. 马尾树科 Rhoipteleaceae
马尾树属 Rhoiptelea Diels et Hand.-Mazz.
马尾树
Rhoiptelea chiliantha Diels et Hand.-Mazz.
凭证标本：陈照宙 51514（KUN）
功效：树皮，收敛止血。
功效来源：《药用植物辞典》

209. 山茱萸科 Cornaceae
桃叶珊瑚属 Aucuba Thunb.
桃叶珊瑚 天脚板
Aucuba chinensis Benth.
凭证标本：资源县普查队 450329160815031LY（IBK）
功效：叶，清热解毒、消肿止痛。
功效来源：《中华本草》

细齿桃叶珊瑚
Aucuba chlorascens Wang
凭证标本：陈照宙 52128（IBK）
功效：根、叶，祛风除湿、活血化瘀。
功效来源：《药用植物辞典》

山茱萸属 Cornus L.
头状四照花
Cornus capitata Wall.
凭证标本：王希蘩 78032（NAS）
功效：叶、花、果实、茎皮、根皮，清热解毒、利胆行水、消积杀虫。
功效来源：《药用植物辞典》

灯台树
Cornus controversa Hemsl.
凭证标本：资源县普查队 450329150721085LY（IBK）
功效：茎皮、根皮、叶，清热、消肿止痛。
功效来源：《中华本草》

尖叶四照花
Cornus elliptica (Pojarkova) Q. Y. Xiang et Boufford
凭证标本：资源县普查队 450329170712008LY（IBK）
功效：叶、花，收敛止血。果实，清热利湿、止血、驱蛔虫。全株，外用治水肿。
功效来源：《药用植物辞典》

香港四照花
Cornus hongkongensis Hemsl.
凭证标本：资源县普查队 450329151025002LY（IBK、GXMG、CMMI）
功效：叶、花，收敛止血。
功效来源：《中华本草》

小花梾木
Cornus parviflora S. S. Chien
凭证标本：李光照 63016（IBK）
功效：树皮，通经活络。
功效来源：《药用植物辞典》

青荚叶属 Helwingia Willd.
西域青荚叶 叶上珠
Helwingia himalaica Hook. f. et Thomson ex C. B. Clarke
凭证标本：陈照宙 51380（IBK）
功效：叶，祛风除湿、活血解毒。
功效来源：《中华本草》

青荚叶 小通草
Helwingia japonica (Thunb. ex Murray) F. Dietr.
凭证标本：资源县普查队 450329161030013LY（IBK）
功效：茎髓，清热、利尿、下乳。
功效来源：《中国药典》（2020年版）

210. 八角枫科 Alangiaceae
八角枫属 Alangium Lam.
八角枫
Alangium chinense (Lour.) Harms
功效：根、叶及花，祛风除湿、舒筋活络、散瘀止痛。
功效来源：《广西壮族自治区壮药质量标准 第一卷》（2008年版）
注：《广西植物名录》有记载。

小花八角枫 五代同堂
Alangium faberi Oliv.
凭证标本：资源县普查队 450329150722089LY（IBK、GXMG、CMMI）
功效：根，理气活血、祛风除湿。
功效来源：《中华本草》

毛八角枫
Alangium kurzii Craib
凭证标本：资源县普查队 450329150617030LY（IBK、GXMG、CMMI）
功效：根、叶，舒筋活血、行瘀止痛。花，清热解毒。种子，拔毒消炎。
功效来源：《药用植物辞典》

211. 蓝果树科 Nyssaceae
喜树属 Camptotheca Decne.
喜树
Camptotheca acuminata Decne.
凭证标本：资源县普查队 450329150721059LY（IBK、CMMI）

功效：果实、根，清热解毒、散结消症。
功效来源：《中华本草》

蓝果树属 *Nyssa* Gronov. ex L.
蓝果树
Nyssa sinensis Oliver
凭证标本：资源县普查队 450329170712001LY（IBK）
功效：根，抗癌。
功效来源：《药用植物辞典》

212. 五加科 Araliaceae
楤木属 *Aralia* L.
野楤头
Aralia armata (Wall. ex D. Don) Seem.
凭证标本：余少林 900294（IBK）
功效：根、根皮、茎皮，活血化瘀、祛风利湿、利尿消肿、止痛。
功效来源：《药用植物辞典》

黄毛楤木 楤木
Aralia chinensis L.
凭证标本：陈照宙 51971（IBK）
功效：根皮和茎皮，祛风除湿、利尿消肿、活血止痛。
功效来源：《全国中草药汇编》

食用土当归 九眼独活
Aralia cordata Thunb.
凭证标本：资源县普查队 450329150912001LY（IBK、GXMG、CMMI）
功效：根及根状茎，祛风除湿、舒筋活络、活血止痛。
功效来源：《中华本草》

头序楤木
Aralia dasyphylla Miq.
凭证标本：李光照等 10644（IBK）
功效：根皮、茎皮，祛风除湿、利尿消肿、活血止痛、杀虫。
功效来源：《药用植物辞典》

棘茎楤木
Aralia echinocaulis Hand.-Mazz.
凭证标本：钟济新 83536（IBSC）
功效：根，活血破瘀、祛风行气、清热解毒。
功效来源：《全国中草药汇编》

波缘楤木
Aralia undulata Hand.-Mazz.
凭证标本：陈照宙 51887（IBK）
功效：根，活血化瘀、通经止痛、祛风除湿。

功效来源：《中华本草》

罗伞属 *Brassaiopsis* Decne. et Planch.
锈毛罗伞 阴阳枫
Brassaiopsis ferruginea (H. L. Li) G. Hoo
凭证标本：李光照 11729（IBK）
功效：根、枝、叶，祛风除湿、活血舒筋、止痛。
功效来源：《中华本草》

树参属 *Dendropanax* Decne. et Planch.
树参 枫荷桂
Dendropanax dentigerus (Harms) Merr.
凭证标本：资源县普查队 450329160813022LY（IBK、GXMG、CMMI）
功效：茎枝，祛风除湿、活血消肿。
功效来源：《广西壮族自治区瑶药材质量标准　第一卷》（2014年版）

变叶树参 枫荷梨
Dendropanax proteus (Champ. ex Benth.) Benth.
凭证标本：资源县普查队 450329151025017LY（IBK、GXMG、CMMI）
功效：根、茎或树皮，祛风除湿、活血消肿。
功效来源：《中华本草》

马蹄参属 *Diplopanax* Hand.-Mazz.
马蹄参
Diplopanax stachyanthus Hand.-Mazz.
凭证标本：资源县普查队 450329161027005LY（IBK、GXMG、CMMI）
功效：树皮，具有类似人参的强壮作用。
功效来源：《药用植物辞典》

五加属 *Eleutherococcus* Maxim.
细柱五加 五加皮
Eleutherococcus nodiflorus (Dunn) S. Y. Hu
凭证标本：资源县普查队 450329150724010LY（IBK、GXMG、CMMI）
功效：根皮，祛风湿、补肝肾、强筋骨。
功效来源：《中国药典》（2020年版）

白簕 三加
Eleutherococcus trifoliatus (L.) S. Y. Hu
凭证标本：资源县普查队 450329150723025LY（IBK）
功效：根及茎，清热解毒、祛风利湿、舒筋活血。
功效来源：《广西壮族自治区壮药质量标准　第一卷》（2008年版）

萸叶五加属 *Gamblea* C. B. Clarke
吴茱萸五加
Gamblea ciliata C. B. Clarke var. *evodiaefolia* (Franch.)

C. B. Shang, Lowry et Frodin

凭证标本：资源县普查队 450329160812019LY（IBK、GXMG、CMMI）

功效：根皮，祛风利湿、补肝肾、强筋骨。

功效来源：《药用植物辞典》

常春藤属 Hedera L.

尼泊尔常春藤

Hedera nepalensis K. Koch

凭证标本：余少林 900111（IBSC）

功效：全株，祛风利湿、活血消肿。

功效来源：《药用植物辞典》

常春藤 常春藤子

Hedera sinensis (Tobler) Hand.-Mazz.

凭证标本：资源县普查队 450329150726031LY（IBK、GXMG、CMMI）

功效：果实，补肝肾、强腰膝、行气止痛。

功效来源：《中华本草》

刺楸属 Kalopanax Miq.

刺楸 川桐皮

Kalopanax septemlobus (Thunb.) Koidz.

凭证标本：资源县普查队 450329151026040LY（IBK、GXMG、CMMI）

功效：树皮，祛风利湿、活血止痛。

功效来源：《中药大辞典》

大参属 Macropanax Miq.

短梗大参 七角风、七角枫

Macropanax rosthornii (Harms) C. Y. Wu ex G. Hoo

凭证标本：资源县普查队 450329160925016LY（IBK、CMMI）

功效：根、叶，祛风除湿、活血。

功效来源：《全国中草药汇编》

人参属 Panax L.

竹节参

Panax japonicus (T. Nees) C. A. Mey.

凭证标本：刘自强组 47669（GXMI）

功效：根状茎，滋补强壮、止血祛痰。

功效来源：《中国药典》（2020年版）

三七 田七

Panax notoginseng (Burkill) F. H. Chen ex C. Chow et W. G. Huang

凭证标本：李光照等 10153（IBK）

功效：根，止血、散血、定痛。叶，止血、消肿止痛。花，清热、平肝、降血压。

功效来源：《广西壮族自治区壮药质量标准 第一卷》（2008年版）

鹅掌柴属 Schefflera J. R. Forst. et G. Forst.

穗序鹅掌柴 大泡通皮

Schefflera delavayi (Franch.) Harms

凭证标本：资源县普查队 450329160401021LY（IBK）

功效：树皮，用于风湿麻木、关节肿痛、跌打瘀痛、腰膝酸痛、胃痛。叶，用于皮炎、湿疹、风疹。

功效来源：《全国中草药汇编》

球序鹅掌柴

Schefflera pauciflora R. Vig.

功效：根或树皮，祛风活络、散瘀止痛、消症利水。

功效来源：《中华本草》

注：《广西植物名录》有记载。

213. 伞形科 Apiaceae

莳萝属 Anethum L.

莳萝 莳萝苗

Anethum graveolens L.

功效：嫩茎叶或全草，行气利膈、降逆止呕、化痰止咳。

功效来源：《中华本草》

注：民间常见栽培物种。

当归属 Angelica L.

杭白芷 白芷

Angelica dahurica (Fisch. ex Hoffmann) Benth. et Hook. f. ex Franch. et Sav. 'Hangbaizhi'

功效：根，解表散寒、祛风止痛、宣通鼻窍、燥湿止带、消肿排脓。

功效来源：《中国药典》（2020年版）

注：民间常见栽培物种。

紫花前胡 前胡

Angelica decursiva (Miq.) Franch. et Sav.

凭证标本：资源县普查队 450329150721008LY（IBK、GXMG、CMMI）

功效：根，降气化痰、散风清热。

功效来源：《中国药典》（2020年版）

芹属 Apium L.

旱芹

Apium graveolens L.

功效：全草，平肝、清热、祛风、利水、止血、解毒。

功效来源：《桂本草 第一卷》（上）

注：民间常见栽培物种。

积雪草属 Centella L.

积雪草

Centella asiatica (L.) Urb.

凭证标本：资源县普查队 450329150618018LY（IBK、

GXMG、CMMI）

功效：全草，清热利湿、解毒消肿。

功效来源：《中国药典》（2020年版）

芫荽属 *Coriandrum* L.
芫荽 胡荽

Coriandrum sativum L.

凭证标本：资源县普查队 450329160403025LY（IBK、GXMG、CMMI）

功效：根及全草，发表透疹、消食开胃、止痛解毒。

功效来源：《中华本草》

鸭儿芹属 *Cryptotaenia* DC.
鸭儿芹

Cryptotaenia japonica Hassk.

凭证标本：资源县普查队 450329150617072LY（IBK）

功效：茎叶，祛风止咳、活血祛瘀。

功效来源：《中华本草》

茴香属 *Foeniculum* Mill.
茴香 小茴香

Foeniculum vulgare Mill.

功效：果实，散寒止痛、理气和胃。

功效来源：《中国药典》（2020年版）

注：民间常见栽培物种。

天胡荽属 *Hydrocotyle* L.
红马蹄草

Hydrocotyle nepalensis Hook.

凭证标本：资源县普查队 450329150720007LY（IBK、GXMG、CMMI）

功效：全草，清肺止咳、止血活血。

功效来源：《中华本草》

天胡荽

Hydrocotyle sibthorpioides Lam.

凭证标本：黄德爱 60703（IBK）

功效：全草，清热利尿、解毒消肿、祛痰止咳。

功效来源：《广西壮族自治区壮药质量标准 第一卷》（2008年版）

破铜钱 天胡荽

Hydrocotyle sibthorpioides Lam. var. *batrachaum* (Hance) Hand.-Mazz. ex Shan

功效：全草，清热利湿、解毒消肿。

功效来源：《广西中药材标准 第一册》

注：《广西植物名录》有记载。

藁本属 *Ligusticum* L.
藁本

Ligusticum sinense Oliv.

凭证标本：李光照 11658（IBK）

功效：根状茎、根，祛风除湿、散寒止痛。

功效来源：《中华本草》

白苞芹属 *Nothosmyrnium* Miq.
白苞芹

Nothosmyrnium japonicum Miq.

凭证标本：11080（IBK）

功效：根状茎，镇痉、止痛。

功效来源：《药用植物辞典》

水芹属 *Oenanthe* L.
水芹

Oenanthe javanica (Blume) DC.

凭证标本：资源县普查队 450329170818014LY（IBK）

功效：根及全草，清热利湿、止血、降血压。

功效来源：《全国中草药汇编》

线叶水芹

Oenanthe linearis Wall. ex DC.

凭证标本：黄德爱 60923（IBK）

功效：全草，清热凉血。

功效来源：《药用植物辞典》

前胡属 *Peucedanum* L.
南岭前胡

Peucedanum longshengense R. H. Shan et M. L. Sheh

凭证标本：资源县普查队 450329160812025LY（IBK、GXMG、CMMI）

功效：根，用于风热咳嗽痰多、咳热喘满、咯痰黄稠。

功效来源：《广西中药资源名录》

前胡

Peucedanum praeruptorum Dunn

凭证标本：资源县普查队 450329170809007LY（IBK）

功效：根，疏散风热、降气化痰。

功效来源：《中华本草》

茴芹属 *Pimpinella* L.
异叶茴芹 鹅脚板

Pimpinella diversifolia DC.

凭证标本：资源分队 6-3139（GXMI）

功效：全草、根，祛风活血、解毒消肿。

功效来源：《中华本草》

囊瓣芹属 *Pternopetalum* Franch.
膜蕨囊瓣芹

Pternopetalum trichomanifolium (Franch.) Hand.-Mazz.

凭证标本：资源县普查队 450329151024098LY（IBK、GXMG、CMMI）

功效：全草，清热解毒、祛风除湿、活血止血。

功效来源：《中华本草》

变豆菜属 *Sanicula* L.

变豆菜

Sanicula chinensis Bunge

凭证标本：黄德爱 61022（IBK）

功效：全草，解毒、止血。

功效来源：《中华本草》

薄片变豆菜 大肺筋草

Sanicula lamelligera Hance

凭证标本：资源县普查队 450329160523013LY（IBK、GXMG、CMMI）

功效：全草，祛风发表、化痰止咳、活血调经。

功效来源：《中华本草》

直刺变豆菜 黑鹅脚板

Sanicula orthacantha S. Moore

凭证标本：资源县普查队 450329150620056LY（IBK、GXMG、CMMI）

功效：全草，清热解毒、活血通络。

功效来源：《全国中草药汇编》

窃衣属 *Torilis* Adans.

窃衣

Torilis scabra (Thunb.) DC.

凭证标本：资源县普查队 450329150617007LY（IBK）

功效：果实、全草，杀虫止泻、收湿止痒。

功效来源：《中华本草》

214. 桤叶树科 Clethraceae

桤叶树属 *Clethra* L.

贵州桤叶树

Clethra kaipoensis H. Lév.

凭证标本：资源县普查队 450329150721027LY（IBK、GXMG、CMMI）

功效：根、叶，祛风镇痛。

功效来源：《药用植物辞典》

215. 杜鹃花科 Ericaceae

吊钟花属 *Enkianthus* Lour.

灯笼树

Enkianthus chinensis Franch.

凭证标本：资源县普查队 450329150620012LY（IBK、GXMG、CMMI）

功效：花，清热、止血、调经。

功效来源：《药用植物辞典》

毛叶吊钟花

Enkianthus deflexus (Griff.) C. K. Schneid.

凭证标本：资源县普查队 450329151024059LY（IBK、GXMG、CMMI）

功效：叶，活血化瘀。

功效来源：《药用植物辞典》

白珠树属 *Gaultheria* Kalm ex L.

毛滇白珠

Gaultheria leucocarpa Blume var. *crenulata* (Kurz) T. Z. Hsu

凭证标本：黄增任 47696（GXMI）

功效：叶、全株，祛风除湿、舒筋活络、活血止痛。

功效来源：《药用植物辞典》

滇白珠 白珠树

Gaultheria leucocarpa Blume var. *yunnanensis* (Franch.) T. Z. Hsu et R. C. Fang

凭证标本：资源县普查队 450329150721036LY（IBK、GXMG、CMMI）

功效：全株，祛风除湿、舒筋活络、活血止痛。

功效来源：《中华本草》

珍珠花属 *Lyonia* Nutt.

珍珠花 南烛

Lyonia ovalifolia (Wall.) Drude

凭证标本：资源县普查队 450329150620033LY（IBK、GXMG、CMMI）

功效：茎、叶、果，活血、祛瘀、止痛。

功效来源：《全国中草药汇编》

毛果珍珠花

Lyonia ovalifolia (Wall.) Drude var. *hebecarpa* (Franch. ex F. B. Forbes et Hemsl.) Chun

凭证标本：资源县普查队 450329150724021LY（IBK、GXMG、CMMI）

功效：根、叶，活血、健脾、止泻。

功效来源：《药用植物辞典》

马醉木属 *Pieris* D. Don

美丽马醉木

Pieris formosa (Wall.) D. Don

凭证标本：资源县普查队 450329160817027LY（IBK）

功效：鲜叶汁，疗疮、杀虫。全草，消炎止痛、舒筋活络。

功效来源：《药用植物辞典》

杜鹃花属 *Rhododendron* L.

腺萼马银花

Rhododendron bachii H. Lév.

凭证标本：资源县普查队 450329150617054LY（IBK）

功效：叶，清热利湿、止咳化痰。

功效来源：《药用植物辞典》

短脉杜鹃
Rhododendron brevinerve Chun et Fang
凭证标本：陈照宙 52027（IBK）
功效：花，清热、止咳、调经。
功效来源：《药用植物辞典》

丁香杜鹃
Rhododendron farrerae Sweet
凭证标本：李光照 12801（IBK）
功效：全株根、叶，疏风、止咳。
功效来源：《药用植物辞典》

云锦杜鹃
Rhododendron fortunei Lindl.
凭证标本：资源县普查队 450329150620042LY（IBK、GXMG、CMMI）
功效：花、叶，清热解毒、敛疮。
功效来源：《全国中草药汇编》

西施花
Rhododendron latoucheae Franch.
凭证标本：资源县普查队 450329151024016LY（IBK）
功效：花、叶，清热解毒、疏风行气、止咳祛痰、活血化瘀。
功效来源：《药用植物辞典》

百合花杜鹃
Rhododendron liliiflorum H. Lév.
凭证标本：资源县普查队 450329151025032LY（IBK、GXMG、CMMI）
功效：全株，清热利湿、活血止血。
功效来源：《药用植物辞典》

黄山杜鹃
Rhododendron maculiferum Franch. subsp. *anhweiense* (E. H. Wilson) D. F. Chamb.
凭证标本：钟济新 83523（IBSC）
功效：根、叶、花，活血止痛、清热解毒、消炎、杀虫、生肌敛疮。
功效来源：《药用植物辞典》

满山红
Rhododendron mariesii Hemsl. et E. H. Wilson
凭证标本：钟济新 83441（IBSC）
功效：叶、花、根，活血调经、清热解毒、止痛、消肿、止血、平喘、止咳、祛痰、祛风利湿。
功效来源：《药用植物辞典》

毛棉杜鹃 丝线吊芙蓉
Rhododendron moulmainense Hook. f.
凭证标本：资源县普查队 450329170712021LY（IBK）
功效：根皮、茎皮，利水、活血。

功效来源：《中华本草》

团叶杜鹃
Rhododendron orbiculare Decne.
凭证标本：资源县普查队 450329160817039LY（IBK）
功效：根、叶，祛风除湿、止痛。
功效来源：《药用植物辞典》

马银花
Rhododendron ovatum (Lindl.) Planch. ex Maxim.
凭证标本：资源县普查队 450329160813012LY（IBK、CMMI）
功效：根，清热利湿。
功效来源：《全国中草药汇编》

毛果杜鹃
Rhododendron seniavinii Maxim.
凭证标本：资源县普查队 450329150620045LY（IBK、GXMG、CMMI）
功效：叶、根、茎，祛痰、止咳、平喘、消炎。
功效来源：《药用植物辞典》

杜鹃 杜鹃花根
Rhododendron simsii Planch.
凭证标本：资源县普查队 450329150910014LY（IBK）
功效：根及根茎，祛风湿、活血去瘀、止血。
功效来源：《广西中药材标准 第一册》

长蕊杜鹃
Rhododendron stamineum Franch.
凭证标本：资源县普查队 450329160510011LY（IBK、GXMG、CMMI）
功效：根、枝、叶、花，用于狂犬病。
功效来源：《药用植物辞典》

216. 乌饭树科 Vacciniaceae
越橘属 *Vaccinium* L.
南烛 南烛根
Vaccinium bracteatum Thunb.
凭证标本：资源县普查队 450329151025031LY（IBK、GXMG、CMMI）
功效：根，散瘀、止痛。
功效来源：《中华本草》

短尾越橘
Vaccinium carlesii Dunn
凭证标本：资源县普查队 450329150726018LY（IBK、GXMG、CMMI）
功效：全株，清热解毒、固精驻颜、强筋益气、明目乌发、止血、止泻。
功效来源：《药用植物辞典》

黄背越橘

Vaccinium iteophyllum Hance

凭证标本：李光照等 63175（IBK）

功效：全株，祛风除湿、利尿消肿、舒筋活络、散炎止痛。

功效来源：《药用植物辞典》

广西越橘

Vaccinium sinicum Sleumer

凭证标本：资源县普查队 450329160812013LY（IBK）

功效：果实，强筋益气。

功效来源：民间

218. 水晶兰科 Monotropaceae

水晶兰属 *Monotropa* L.

水晶兰

Monotropa uniflora L.

凭证标本：资源县普查队 450329170411011LY（IBK）

功效：全草，补虚止咳。

功效来源：《全国中草药汇编》

沙晶兰属 *Monotropastrum* Andres

球果假沙晶兰 长白假水晶兰

Monotropastrum humile (D. Don) H. Hara

凭证标本：资源分队 6-3114（GXMI）

功效：全草，补肺止咳。

功效来源：《中华本草》

221. 柿科 Ebenaceae

柿属 *Diospyros* L.

山柿

Diospyros japonica Sieb. et Zucc.

凭证标本：资源县普查队 450329161024001LY（IBK、GXMG、CMMI）

功效：树皮提取物，抑制艾氏腹水癌生长；叶，用作毒鱼剂；叶提取物，抗炎、解热、镇痛、解痉和中枢抑制作用。

功效来源：《药用植物辞典》

柿 柿叶

Diospyros kaki Thunb.

凭证标本：黄德爱 60485（IBSC）

功效：叶，止咳定喘、生津止渴、活血止血。

功效来源：《广西壮族自治区壮药质量标准　第二卷》（2011年版）

野柿

Diospyros kaki Thunb. var. *silvestris* Makino

凭证标本：资源县普查队 450329150617046LY（IBK、CMMI）

功效：果实，润肺止咳、生津、润肠。

功效来源：《药用植物辞典》

罗浮柿

Diospyros morrisiana Hance

凭证标本：赵瑞峰 604384（IBK）

功效：叶、茎皮，解毒消炎、收敛止泻。

功效来源：《中华本草》

223. 紫金牛科 Myrsinaceae

紫金牛属 *Ardisia* Sw.

少年红

Ardisia alyxiaefolia Tsiang ex C. Chen

凭证标本：邓先福 11506（IBK）

功效：全株，止咳平喘、活血化瘀。

功效来源：《中华本草》

九管血

Ardisia brevicaulis Diels

凭证标本：资源县普查队 450329151026008LY（IBK、GXMG、CMMI）

功效：根或全株，祛风湿、活血调经、消肿止痛。

功效来源：《广西壮族自治区壮药质量标准　第二卷》（2011年版）

小紫金牛

Ardisia chinensis Benth.

凭证标本：资源县普查队 450329151025061LY（IBK、GXMG、CMMI）

功效：全株，活血止血、散瘀止痛、清热利湿。

功效来源：《中华本草》

朱砂根

Ardisia crenata Sims

凭证标本：资源县普查队 450329150720037LY（IBK、GXMG、CMMI）

功效：根，行血祛风、解毒消肿。

功效来源：《中国药典》（2020年版）

百两金

Ardisia crispa (Thunb.) A. DC

凭证标本：资源县普查队 450329160921005LY（IBK）

功效：根及根状茎，清热利咽、祛痰利湿、活血解毒。

功效来源：《中华本草》

月月红

Ardisia faberi Hemsl.

凭证标本：李光照等 10123（IBK）

功效：全株，清热解毒、祛痰利湿、活血止血。

功效来源：《药用植物辞典》

紫金牛 矮地茶
Ardisia japonica (Thunb.) Blume
凭证标本：陈思肖 47576（GXMI）
功效：全株，止咳化痰、活血。
功效来源：《中药大辞典》

莲座紫金牛 铺地罗伞
Ardisia primulifolia Gardner et Champ.
凭证标本：资源县普查队 450329161029007LY（IBK）
功效：全株，祛风通络、散瘀止血、解毒消痈。
功效来源：《中华本草》

九节龙 小青
Ardisia pusilla A. DC.
凭证标本：资源县普查队 450329150723045LY（IBK、GXMG、CMMI）
功效：全株或叶，清热利湿、活血消肿。
功效来源：《中华本草》

酸藤子属 *Embelia* Burm. f.
酸藤子
Embelia laeta (L.) Mez
凭证标本：资源县普查队 450329160331030LY（IBK、GXMG、CMMI）
功效：根，清热解毒、散瘀止血。
功效来源：《广西壮族自治区瑶药材质量标准 第一卷》（2014年版）

当归藤
Embelia parviflora Wall. ex A. DC.
凭证标本：李光照 11380（IBK）
功效：地上部分，补血调经、强腰膝。
功效来源：《广西壮族自治区壮药质量标准 第一卷》（2008年版）

网脉酸藤子 了哥利
Embelia rudis Hand.-Mazz.
凭证标本：资源县普查队 450329150720056LY（IBK）
功效：根、茎，活血通经。
功效来源：《中华本草》

杜茎山属 *Maesa* Forssk.
杜茎山
Maesa japonica (Thunb.) Moritzi et Zoll.
凭证标本：资源县普查队 450329150725053LY（IBK、GXMG、CMMI）
功效：根、茎、叶，祛风邪、解疫毒、消肿胀。
功效来源：《中华本草》

金珠柳
Maesa montana A. DC.
凭证标本：刘顺清 47575（GXMI）
功效：叶、根，清湿热。
功效来源：《中华本草》

鲫鱼胆
Maesa perlarius (Lour.) Merr.
凭证标本：资源县普查队 450329150617070LY（IBK、CMMI）
功效：全株，接骨消肿、生肌祛腐。
功效来源：《全国中草药汇编》

铁仔属 *Myrsine* L.
密花树
Myrsine seguinii H. Lév.
功效：根皮、叶，清热解毒、凉血、祛湿。
功效来源：《药用植物辞典》
注：《广西植物名录》有记载。

224. 安息香科 Styracaceae
赤杨叶属 *Alniphyllum* Matsum.
赤杨叶 豆渣树
Alniphyllum fortunei (Hemsl.) Makino
凭证标本：YZ586（IBK）
功效：根、叶，祛风除湿、利水消肿。
功效来源：《中华本草》

陀螺果属 *Melliodendron* Hand.-Mazz.
陀螺果
Melliodendron xylocarpum Hand.-Mazz.
凭证标本：资源县普查队 450329160815028LY（IBK、GXMG、CMMI）
功效：根、叶，清热、杀虫。枝叶，滑肠。
功效来源：《药用植物辞典》

白辛树属 *Pterostyrax* Sieb. et Zucc.
白辛树
Pterostyrax psilophyllus Diels ex Perkins
凭证标本：李光照等 10632（IBK）
功效：根皮，散瘀。
功效来源：《药用植物辞典》

安息香属 *Styrax* L.
赛山梅
Styrax confusus Hemsl.
凭证标本：资源县普查队 450329160403004LY（IBK、CMMI）
功效：果实，清热解毒、消痈散结。全株，止泻、止痒。
功效来源：《药用植物辞典》

垂珠花 白克马叶
Styrax dasyanthus Perkins
凭证标本：资源县普查队 450329170712019LY（IBK）
功效：叶，润肺、生津、止咳。
功效来源：《中华本草》

白花龙
Styrax faberi Perkins
凭证标本：资源县普查队 450329161029002LY（IBK、GXMG、CMMI）
功效：全株，止泻、止痒。叶，止血、生肌、消肿。
功效来源：《药用植物辞典》

野茉莉
Styrax japonicus Sieb. et Zucc.
凭证标本：资源县普查队 450329150620008LY（IBK、GXMG、CMMI）
功效：花，清火。虫瘿、叶、果，祛风除湿。
功效来源：《全国中草药汇编》

栓叶安息香 红皮
Styrax suberifolius Hook. et Arn.
凭证标本：资源县普查队 450329150722018LY（IBK、GXMG、CMMI）
功效：叶、根，祛风湿、理气止痛。
功效来源：《中华本草》

越南安息香 安息香
Styrax tonkinensis (Pierre) Craib ex Hartwich
凭证标本：资源县普查队 450329150722064LY（IBK、GXMG、CMMI）
功效：树脂，开窍醒神、行气活血、止痛。
功效来源：《中国药典》（2020年版）

225. 山矾科 Symplocaceae
山矾属 *Symplocos* Jacq.
薄叶山矾
Symplocos anomala Brand
凭证标本：资源县普查队 450329150721068LY（IBK）
功效：果实，清热解毒、平肝泻火。
功效来源：《药用植物辞典》

黄牛奶树
Symplocos cochinchinensis (Lour.) S. Moore var. *laurina* (Retz.) Noot.
凭证标本：资源县普查队 450329150722015LY（IBK、GXMG、CMMI）
功效：根、树皮，散热、清热。
功效来源：《药用植物辞典》

光叶山矾 刀灰树
Symplocos lancifolia Sieb. et Zucc.
凭证标本：资源县普查队 450329150908011LY（IBK）
功效：全株，和肝健脾、止血生肌。
功效来源：《全国中草药汇编》

光亮山矾 四川山巩
Symplocos lucida (Thunb.) Sieb. et Zucc.
凭证标本：资源县普查队 450329160402016LY（IBK）
功效：根、茎、叶，行水、定喘、清热解毒。
功效来源：《中华本草》

白檀
Symplocos paniculata (Thunb.) Miq.
凭证标本：资源县普查队 450329150721032LY（IBK、GXMG、CMMI）
功效：根、叶、花或种子，清热解毒、调气散结、祛风止痒。
功效来源：《中华本草》

多花山矾
Symplocos ramosissima Wall. ex G. Don
凭证标本：广西资源县林业科学研究所 92（IBK）
功效：根，生肌收敛。
功效来源：《药用植物辞典》

老鼠矢 小药木
Symplocos stellaris Brand
凭证标本：广西资源县林业科学研究所 71（IBK）
功效：叶、根，活血、止血。
功效来源：《中华本草》

山矾
Symplocos sumuntia Buch.-Ham. ex D. Don
凭证标本：资源县普查队 450329151024054LY（IBK）
功效：花，化痰解郁、生津止渴。根，清热利湿、凉血止血、祛风止痛。叶，清热解毒、收敛止血。
功效来源：《中华本草》

228. 马钱科 Loganiaceae
醉鱼草属 *Buddleja* L.
白背枫 白鱼尾
Buddleja asiatica Lour.
凭证标本：广西资源县林业科学研究所 72（IBK）
功效：全株，祛风利湿、行气活血。
功效来源：《中华本草》

大叶醉鱼草 酒药花
Buddleja davidii Franch.
凭证标本：资源县普查队 450329151024045LY（IBK、GXMG、CMMI）
功效：枝、叶、根皮，祛风散寒、活血止痛、解毒杀虫。
功效来源：《中华本草》

醉鱼草

Buddleja lindleyana Fortune

凭证标本：资源县普查队 450329150617025LY（IBK、CMMI）

功效：茎、叶，祛风湿、壮筋骨、活血祛瘀。

功效来源：《中华本草》

密蒙花

Buddleja officinalis Maxim.

功效：花蕾及其花序，清热养肝、明目退翳。

功效来源：《中国药典》（2020年版）

注：《广西植物名录》有记载。

钩吻属 *Gelsemium* Juss.

钩吻 断肠草

Gelsemium elegans (Gardn. et Champ.) Benth.

功效：根和茎，祛风、攻毒、止痛。

功效来源：《广西壮族自治区壮药质量标准 第一卷》（2008年版）

注：《广西植物名录》有记载。

229. 木犀科 Oleaceae

梣属 *Fraxinus* L.

白蜡树 秦皮

Fraxinus chinensis Roxb. subsp. *chinensis*

凭证标本：黄德爱 60968（IBK）

功效：树皮，清热燥湿、清肝明目、止咳平喘。

功效来源：《中华本草》

花曲柳

Fraxinus chinensis Roxb. subsp. *rhynchophylla* (Hance) E. Murray

凭证标本：李光照 11661（IBK）

功效：茎皮、根皮，清热燥湿、收敛、明目。

功效来源：《药用植物辞典》

苦枥木

Fraxinus insularis Hemsl.

凭证标本：资源县普查队 450329160813005LY（IBK、CMMI）

功效：枝叶，外用治风湿痹痛。

功效来源：《广西中药资源名录》

素馨属 *Jasminum* L.

扭肚藤

Jasminum elongatum (Bergius) Willd.

功效：枝叶，清热利湿、解毒、消滞。

功效来源：《中华本草》

注：《广西植物名录》有记载。

清香藤 破骨风

Jasminum lanceolaria Roxb.

凭证标本：资源县普查队 450329150720054LY（IBK、GXMG、CMMI）

功效：全株，逐血破瘀、理气止痛。

功效来源：《广西壮族自治区瑶药材质量标准 第一卷》（2014年版）

茉莉花

Jasminum sambac (L.) Aiton

功效：花蕾及初开的花，理气止痛、辟秽开郁。

功效来源：《广西壮族自治区壮药质量标准 第二卷》（2011年版）

注：民间常见栽培物种。

华素馨 华清香藤

Jasminum sinense Hemsl.

凭证标本：资源县普查队 450329150722041LY（IBK、GXMG、CMMI）

功效：全株，清热解毒。

功效来源：《中华本草》

川素馨

Jasminum urophyllum Hemsl.

凭证标本：资源县普查队 450329150620070LY（IBK、CMMI）

功效：全株，祛风除湿。

功效来源：《中华本草》

女贞属 *Ligustrum* L.

女贞 女贞子

Ligustrum lucidum W. T. Aiton

凭证标本：资源县普查队 450329150620023LY（IBK、GXMG、CMMI）

功效：果实，滋补肝肾、明目乌发。

功效来源：《中国药典》（2020年版）

小蜡 小蜡树叶

Ligustrum sinense Lour. var. *sinense*

凭证标本：资源县普查队 450329150617027LY（IBK、GXMG、CMMI）

功效：叶，清热利湿、解毒消肿。

功效来源：《广西壮族自治区壮药质量标准 第二卷》（2011年版）

光萼小蜡 毛女贞

Ligustrum sinense Lour. var. *myrianthum* (Diels) Hoefker

凭证标本：资源县普查队 450329151026031LY（IBK、GXMG、CMMI）

功效：枝、叶，泻火解毒。

功效来源：《中华本草》

木犀属 *Osmanthus* Lour.

木犀 桂花

Osmanthus fragrans (Thunb.) Lour.

功效：花，散寒破结、化痰止咳。果，暖胃、平肝、散寒。根，祛风湿、散寒。

功效来源：《全国中草药汇编》

注：民间常见栽培物种。

厚边木犀

Osmanthus marginatus (Champ. ex Benth.) Hemsl.

凭证标本：资源县普查队 450329161030006LY（IBK、GXMG、CMMI）

功效：花，提神、醒脑。

功效来源：《药用植物辞典》

牛矢果 羊屎木

Osmanthus matsumuranus Hayata

凭证标本：广西调查队 4250（KUN）

功效：叶、树皮，解毒排脓消痈。

功效来源：《中华本草》

230. 夹竹桃科 Apocynaceae

黄蝉属 *Allamanda* L.

黄蝉

Allamanda schottii Pohl

功效：全株，外用杀虫、灭孑孓。

功效来源：《药用植物辞典》

注：民间常见栽培物种。

长春花属 *Catharanthus* G. Don

长春花

Catharanthus roseus (L.) G. Don

凭证标本：资源县普查队 450329170818001LY（IBK）

功效：全草，抗癌、降血压。

功效来源：《全国中草药汇编》

夹竹桃属 *Nerium* L.

白花夹竹桃 夹竹桃

Nerium indicum Mill. 'Paihua'

凭证标本：资源县普查队 450329150618071LY（IBK、GXMG、CMMI）

功效：叶，强心利尿、祛痰定喘、祛瘀止痛。

功效来源：《桂本草 第一卷》（上）

欧洲夹竹桃

Nerium oleander L.

功效：叶，强心利尿、祛痰杀虫。

功效来源：《全国中草药汇编》

注：民间常见栽培物种。

鸡蛋花属 *Plumeria* L.

红鸡蛋花

Plumeria rubra L.

功效：花，清热、解暑、利湿、止咳。

功效来源：《广西中药材标准 第一册》

注：民间常见栽培物种。

萝芙木属 *Rauvolfia* L.

萝芙木

Rauvolfia verticillata (Lour.) Baill.

功效：根、茎，清热、降血压、宁神。

功效来源：《广西壮族自治区壮药质量标准 第一卷》（2008年版）

注：《广西植物名录》有记载。

络石属 *Trachelospermum* Lem.

紫花络石

Trachelospermum axillare Hook. f.

凭证标本：黄德爱等 61278（IBK）

功效：全株，解表发汗、通经活络、止痛。

功效来源：《全国中草药汇编》

贵州络石

Trachelospermum bodinieri (H. Lév.) Woodson

凭证标本：资源县普查队 450329160405013LY（IBK）

功效：茎、叶，祛风、通络、止血、消瘀。

功效来源：《药用植物辞典》

短柱络石

Trachelospermum brevistylum Hand.-Mazz.

凭证标本：李光照 11677（IBK）

功效：茎，用于风湿痹痛。

功效来源：《广西中药资源名录》

络石 络石藤

Trachelospermum jasminoides (Lindl.) Lem.

凭证标本：资源县普查队 450329160805009LY（IBK）

功效：带叶藤茎，凉血消肿、祛风通络。

功效来源：《中国药典》（2020年版）

231. 萝藦科 Asclepiadaceae

鹅绒藤属 *Cynanchum* L.

牛皮消 飞来鹤

Cynanchum auriculatum Royle ex Wight

凭证标本：资源县普查队 450329150721021LY（IBK、GXMG、CMMI）

功效：根、全草，健胃消积、解毒消肿。

功效来源：《全国中草药汇编》

朱砂藤

Cynanchum officinale (Hemsl.) Tsiang et H. D. Zhang

凭证标本：资源县普查队 450329150620025LY（IBK、GXMG、CMMI）

功效：根，理气、止痛、强筋骨、除风湿、明目。

功效来源：《全国中草药汇编》

青羊参

Cynanchum otophyllum C. K. Schneid.

凭证标本：资源县普查队 450329160817017LY（IBK）

功效：根，祛风除湿、解毒镇痉。

功效来源：《全国中草药汇编》

徐长卿

Cynanchum paniculatum (Bunge) Kitag.

凭证标本：黄德爱 60012（IBK）

功效：根，祛风、化湿、止痛、止痒。

功效来源：《中国药典》（2020年版）

柳叶白前 白前

Cynanchum stauntonii (Decne.) Schltr. ex H. Lév.

凭证标本：60950（IBK）

功效：根状茎及根，降气、消痰、止咳。

功效来源：《中国药典》（2020年版）

娃儿藤属 *Tylophora* R. Br.

通天连

Tylophora koi Merr.

凭证标本：资源县普查队 450329160919001LY（IBK）

功效：全株，解毒、消肿。

功效来源：《全国中草药汇编》

娃儿藤

Tylophora ovata (Lindl.) Hook. ex Steud.

凭证标本：资源县普查队 450329150726021LY（IBK、GXMG、CMMI）

功效：根，祛风化痰、解毒散瘀。

功效来源：《中药大辞典》

232. 茜草科 Rubiaceae

水团花属 *Adina* Salisb.

水团花

Adina pilulifera (Lam.) Franch. ex Drake

凭证标本：资源县普查队 450329150723051LY（IBK、GXMG、CMMI）

功效：根、枝、叶、花、果，清热利湿、解毒消肿。

功效来源：《中华本草》

茜树属 *Aidia* Lour.

香楠

Aidia canthioides (Champ. ex Benth.) Masam.

凭证标本：资源县普查队 450329151026002LY（IBK、GXMG、CMMI）

功效：根，用于胃痛、风湿骨痛、跌打损伤。

功效来源：《广西中药资源名录》

茜树

Aidia cochinchinensis Lour.

凭证标本：资源县普查队 450329170412003LY（IBK）

功效：根，清热利湿、润肺止咳。全株，清热解毒、利湿消肿、润肺止咳。

功效来源：《药用植物辞典》

流苏子属 *Coptosapelta* Korth.

流苏子 流苏子根

Coptosapelta diffusa (Champ. ex Benth.) Steenis

凭证标本：资源县普查队 450329150725002LY（IBK、GXMG、CMMI）

功效：根，祛风除湿、止痒。

功效来源：《中华本草》

虎刺属 *Damnacanthus* Gaertn. f.

短刺虎刺 岩石羊

Damnacanthus giganteus (Makino) Nakai

凭证标本：李光照等 10107（IBK）

功效：根，养血、止血、除湿、舒筋。

功效来源：《中华本草》

云桂虎刺

Damnacanthus henryi (H. Lév.) H. S. Lo

功效：叶，续伤止痛。

功效来源：《药用植物辞典》

注：《广西植物名录》有记载。

虎刺 鸡筋参

Damnacanthus indicus C. F. Gaertn.

凭证标本：陈照宙 51947（IBK）

功效：全株，益气补血、收敛止血。

功效来源：《中华本草》

狗骨柴属 *Diplospora* DC.

狗骨柴

Diplospora dubia (Lindl.) Masam.

凭证标本：余少林 900286（LBG）

功效：根，消肿散结、解毒排脓。

功效来源：《药用植物辞典》

毛狗骨柴

Diplospora fruticosa Hemsl.

凭证标本：资源县普查队 450329160925008LY（IBK）

功效：根，益气养血、收敛止血。

功效来源：《药用植物辞典》

香果树属 *Emmenopterys* Oliv.
香果树
Emmenopterys henryi Oliv.
凭证标本：资源县普查队 450329151025078LY（IBK、CMMI）
功效：根、树皮，湿中和胃、降逆止呕。
功效来源：《中华本草》

拉拉藤属 *Galium* L.
原拉拉藤
Galium aparine L.
凭证标本：万煌 47586（GXMI）
功效：全草，清热解毒、利尿通淋、消肿止血、祛瘀、止痛。
功效来源：《药用植物辞典》

楔叶葎
Galium asperifolium Wall. ex Roxb.
凭证标本：黄德爱 61222（IBSC）
功效：全草，清热解毒、除风祛湿、消肿散瘀、利尿通淋、止血。根，舒筋活络。
功效来源：《药用植物辞典》

四叶葎
Galium bungei Steud.
凭证标本：资源县普查队 450329150725062LY（IBK、GXMG、CMMI）
功效：全草，清热解毒、利尿、止血、消食。
功效来源：《全国中草药汇编》

林猪殃殃
Galium paradoxum Maxim.
凭证标本：陈照宙 52133（IBSC）
功效：全草，清热解毒、利尿、止血、消食、固精、通络。
功效来源：《药用植物辞典》

猪殃殃 八仙草
Galium spurium L.
功效：全草，清热解毒、利尿消肿。
功效来源：《全国中草药汇编》
注：《广西植物名录》有记载。

栀子属 *Gardenia* J. Ellis
栀子
Gardenia jasminoides J. Ellis
凭证标本：资源县普查队 450329150720055LY（IBK）
功效：果实，泻火除烦、清热利湿、凉血解毒、消肿止痛。
功效来源：《中国药典》（2020年版）

耳草属 *Hedyotis* L.
纤花耳草
Hedyotis tenelliflora Bt.
凭证标本：资源县普查队 450329150722082LY（IBK、GXMG、CMMI）
功效：全草，清热解毒、消肿止痛。
功效来源：《全国中草药汇编》

剑叶耳草
Hedyotis caudatifolia Merr. et f. P. Metcalf
凭证标本：陈照宙 51583（IBK）
功效：全草，润肺止咳、消积、止血。
功效来源：《全国中草药汇编》

金毛耳草
Hedyotis chrysotricha (Palib.) Merr.
凭证标本：资源县普查队 450329150618022LY（IBK、GXMG、CMMI）
功效：全草，清热利湿、消肿解毒、舒筋活血。
功效来源：《药用植物辞典》

伞房花耳草 水线草
Hedyotis corymbosa (L.) Lam.
功效：全草，清热解毒、利尿消肿、活血止痛。
功效来源：《中药大辞典》
注：《广西植物名录》有记载。

白花蛇舌草
Hedyotis diffusa Willd.
功效：全草，清热解毒、利湿消肿。
功效来源：《广西壮族自治区壮药质量标准　第一卷》（2008年版）
注：《广西植物名录》有记载。

牛白藤
Hedyotis hedyotidea (DC.) Merr.
功效：根、藤茎、叶，消肿止血、祛风活络。
功效来源：《广西壮族自治区壮药质量标准　第一卷》（2008年版）
注：《广西植物名录》有记载。

粗毛耳草 卷毛耳草
Hedyotis mellii Tutcher
凭证标本：资源县普查队 450329150720028LY（IBK）
功效：全草及根，祛风、清热、消食、止血、解毒。
功效来源：《全国中草药汇编》

巴戟天属 *Morinda* L.
鸡眼藤 百眼藤
Morinda parvifolia Bartl. ex DC.
凭证标本：资源县普查队 450329150720053LY（IBK、

GXMG、CMMI）

功效：全株，清热利湿、化痰止咳、散瘀止痛。

功效来源：《全国中草药汇编》

玉叶金花属 *Mussaenda* L.

贵州玉叶金花 大叶白纸扇

Mussaenda esquirolii H. Lév.

凭证标本：资源县普查队 450329150720018LY（IBK、GXMG、CMMI）

功效：茎、叶或根，清热解毒、解暑利湿。

功效来源：《中华本草》

玉叶金花

Mussaenda pubescens W. T. Aiton Hort. Kew.

凭证标本：资源县普查队 450329150721015LY（IBK、GXMG、CMMI）

功效：茎和根，清热利湿、解毒消肿。

功效来源：《广西壮族自治区壮药质量标准　第一卷》（2008年版）

新耳草属 *Neanotis* W. H. Lewis

薄叶新耳草

Neanotis hirsuta (L. f.) W. H. Lewis

凭证标本：资源县普查队 450329160813019LY（IBK）

功效：全草，清热解毒、利尿退黄、消肿止痛。

功效来源：《药用植物辞典》

薄柱草属 *Nertera* Banks et Sol. ex Gaertn.

薄柱草

Nertera sinensis Hemsl.

凭证标本：余少林 900232（IBSC）

功效：全草，清热解毒。

功效来源：《中华本草》

蛇根草属 *Ophiorrhiza* L.

广州蛇根草 朱砂草

Ophiorrhiza cantoniensis Hance

凭证标本：资源县普查队 4503291605230112LY（IBK）

功效：根状茎，清热止咳、镇静安神、消肿止痛。

功效来源：《中华本草》

日本蛇根草 蛇根草

Ophiorrhiza japonica Blume

凭证标本：资源县普查队 450329151025020LY（IBK、GXMG、CMMI）

功效：全草，止渴祛痰、活血调经。

功效来源：《全国中草药汇编》

鸡矢藤属 *Paederia* L.

耳叶鸡矢藤

Paederia cavaleriei H. Lév.

凭证标本：资源县普查队 450329150720014LY（IBK、GXMG、CMMI）

功效：根、全草，祛风利湿、消食化积、止咳、止痛。

功效来源：《药用植物辞典》

鸡矢藤

Paederia scandens (Lour.) Merr.

凭证标本：资源县普查队 450329150721043LY（IBK）

功效：根或全草，祛风利湿、消食化积、止咳、止痛。

功效来源：《广西壮族自治区壮药质量标准　第一卷》（2008年版）

云南鸡矢藤

Paederia yunnanensis (H. Lév.) Rehder

凭证标本：陈照宙 51623（IBSC）

功效：根，消炎、止痛、接骨。

功效来源：《全国中草药汇编》

大沙叶属 *Pavetta* L.

香港大沙叶 大沙叶

Pavetta hongkongensis Bremek.

凭证标本：李光照 11678（IBK）

功效：全株、根、叶，清热解暑、活血祛瘀。

功效来源：《全国中草药汇编》

南山花属 *Prismatomeris* Thw.

南山花

Prismatomeris connata Y. Z. Ruan

凭证标本：李光照 11136（IBK）

功效：根或叶，凉血止血、利湿退黄、散瘀生新、强筋健骨。

功效来源：《药用植物辞典》

九节属 *Psychotria* L.

九节 九节木

Psychotria rubra (Lour.) Poir.

功效：地上部分，清热解毒、祛风除湿、活血止痛。

功效来源：《广西壮族自治区壮药质量标准　第三卷》（2018年版）

注：《广西植物名录》有记载。

茜草属 *Rubia* L.

金剑草

Rubia alata Roxb.

凭证标本：资源调查队 6-311（GXMI）

功效：根及根状茎，用于月经不调、风湿痹痛。

功效来源：《广西中药资源名录》

茜草

Rubia cordifolia L.

凭证标本：李光照等 10594（IBK）

功效：根及根状茎，凉血、祛瘀、止血、通经。

功效来源：《中国药典》（2020年版）

白马骨属 *Serissa* Comm. ex Juss.

白马骨

Serissa serissoides (DC.) Druce

凭证标本：资源县普查队 450329150617045LY（IBK、GXMG、CMMI）

功效：全草，祛风利湿、清热解毒。

功效来源：《中华本草》

钩藤属 *Uncaria* Schreb.

钩藤

Uncaria rhynchophylla (Miq.) Miq. ex Havil.

凭证标本：李光照等 10100（IBK）

功效：带钩茎枝，清热平肝、息风定惊。

功效来源：《中国药典》（2020年版）

水锦树属 *Wendlandia* Bartl. ex DC.

水锦树

Wendlandia uvariifolia Hance

功效：根、叶，祛风除湿、散瘀消肿、止血生肌。

功效来源：《全国中草药汇编》

注：《广西植物名录》有记载。

233. 忍冬科 Caprifoliaceae

忍冬属 *Lonicera* L.

淡红忍冬

Lonicera acuminata Wall.

凭证标本：资源县普查队 450329160812010LY（IBK、GXMG、CMMI）

功效：茎枝（忍冬藤），清热解毒、疏风通络。花蕾（金银花），清热解毒、凉散风热。

功效来源：《广西中药资源名录》

西南忍冬

Lonicera bournei Hemsl.

凭证标本：李光照 11205（IBK）

功效：花蕾，清热解毒。

功效来源：《药用植物辞典》

华南忍冬 山银花

Lonicera confusa (Sweet) DC.

凭证标本：40517（IBK）

功效：花蕾，嫩枝，清热解毒、凉散风热。

功效来源：《广西壮族自治区壮药质量标准 第一卷》（2008年版）

菰腺忍冬 山银花

Lonicera hypoglauca Miq. subsp. *hypoglauca*

凭证标本：资源县普查队 450329150617060LY（IBK、GXMG、CMMI）

功效：花蕾或初开的花，清热解毒、疏散风热。

功效来源：《中国药典》（2020年版）

净花菰腺忍冬

Lonicera hypoglauca Miq. subsp. *nudiflora* P. S. Hsu et H. J. Wang

凭证标本：YZ448（IBK）

功效：花蕾，清热解毒、疏散风热。嫩枝，清热解毒、通络。

功效来源：《药用植物辞典》

忍冬 金银花

Lonicera japonica Thunb.

凭证标本：资源县普查队 450329160510012LY（IBK、GXMG、CMMI）

功效：干燥花蕾或带初开的花、茎枝，清热解毒、凉散风热、疏风通络。

功效来源：《中国药典》（2020年版）

大花忍冬

Lonicera macrantha (D. Don) Spreng.

凭证标本：李光照 11684（IBK）

功效：全株，镇惊、祛风、败毒、清热。花蕾、叶，祛热解毒、消炎。

功效来源：《药用植物辞典》

灰毡毛忍冬 山银花

Lonicera macranthoides Hand.-Mazz.

凭证标本：资源县普查队 450329150910011LY（IBK）

功效：花蕾或带初开的花，清热解毒、疏散风热。

功效来源：《中国药典》（2020年版）

云雾忍冬

Lonicera nubium (Hand.-Mazz.) Hand.-Mazz.

凭证标本：资源县普查队 450329150620022LY（IBK）

功效：花蕾，清热解毒。

功效来源：《药用植物辞典》

皱叶忍冬

Lonicera rhytidophylla Hand.-Mazz.

凭证标本：资源县普查队 450329150721034LY（IBK、GXMG、CMMI）

功效：花蕾，清热解毒、凉血、止痢。

功效来源：《药用植物辞典》

接骨木属 *Sambucus* L.

接骨草 陆英

Sambucus javanica Reinw. ex Blume

凭证标本：资源县普查队 450329150722009LY（IBK）

功效：全株，活血消肿、祛风除湿。

功效来源：《广西壮族自治区壮药质量标准 第一卷》（2008年版）

接骨木

Sambucus williamsii Hance

凭证标本：黄德爱 60953（IBK）

功效：茎枝、全株，祛风、利湿、活血、止痛、接骨续筋。

功效来源：《药用植物辞典》

荚蒾属 *Viburnum* L.

金腺荚蒾

Viburnum chunii Hsu

凭证标本：黄德爱 60909（IBSC）

功效：根，用于风湿痹痛、跌打肿痛。

功效来源：《广西中药资源名录》

伞房荚蒾

Viburnum corymbiflorum P. S. Hsu et S. C. Hsu

凭证标本：黄德爱 61080（IBK）

功效：根、叶、种子，用于痈毒。

功效来源：《药用植物辞典》

水红木 揉白叶

Viburnum cylindricum Buch.-Ham. ex D. Don

凭证标本：资源县普查队 450329151025051LY（IBK、GXMG、CMMI）

功效：根、叶及花，祛风活络、清热解毒、润肺止咳。

功效来源：《全国中草药汇编》

荚蒾

Viburnum dilatatum Thunb.

凭证标本：资源县普查队 450329150913001LY（IBK、GXMG、CMMI）

功效：枝、叶，清热解毒、疏风解表。根，祛瘀消肿。

功效来源：《全国中草药汇编》

臭荚蒾 冷饭果

Viburnum foetidum Wall.

凭证标本：资源县普查队 450329160812006LY（IBK、GXMG、CMMI）

功效：果实，清热解毒、止咳。

功效来源：《中华本草》

南方荚蒾 满山红

Viburnum fordiae Hance

凭证标本：资源县普查队 450329170712011LY（IBK）

功效：根、茎、叶，祛风清热、散瘀活血。

功效来源：《广西壮族自治区壮药质量标准 第二卷》（2011年版）

巴东荚蒾

Viburnum henryi Hemsl.

凭证标本：陈照宙 52005（IBK）

功效：根，清热解毒。

功效来源：《药用植物辞典》

吕宋荚蒾 牛伴木

Viburnum luzonicum Rolfe

凭证标本：资源县普查队 450329150617039LY（IBK）

功效：茎、叶，祛风除湿、活血。

功效来源：《中华本草》

珊瑚树 早禾树

Viburnum odoratissimum Ker Gawl.

凭证标本：资源县普查队 450329150618035LY（IBK、GXMG、CMMI）

功效：叶、树皮及根，祛风除湿、通经活络。

功效来源：《中华本草》

蝴蝶戏珠花

Viburnum plicatum Thunb. var. *tomentosum* Miq.

凭证标本：资源县普查队 450329150722090LY（IBK、GXMG、CMMI）

功效：根及茎，清热解毒、接骨续筋。

功效来源：《药用植物辞典》

常绿荚蒾 白花坚荚树

Viburnum sempervirens K. Koch

凭证标本：资源县普查队 450329160923008LY（IBK、GXMG、CMMI）

功效：叶，活血散瘀、续伤止痛。

功效来源：《中华本草》

茶荚蒾 鸡公柴

Viburnum setigerum Hance

凭证标本：资源县普查队 450329150913006LY（IBK、GXMG、CMMI）

功效：根，清热利湿、活血止血。

功效来源：《中华本草》

合轴荚蒾

Viburnum sympodiale Graebn.

凭证标本：资源县普查队 450329150620063LY（IBK）

功效：根、茎，清热解毒、消积。

功效来源：《药用植物辞典》

锦带花属 *Weigela* Thunb.

半边月 水马桑

Weigela japonica Thunb. var. *sinica* (Rehder) Bailey

凭证标本：资源县普查队 450329151025004LY（IBK）
功效：根，益气、健脾。
功效来源：《全国中草药汇编》

235. 败酱科 Valerianaceae
败酱属 Patrinia Juss.
败酱
Patrinia scabiosifolia Fisch. ex Trevir.
凭证标本：陈照宙 52056（IBK）
功效：全草，清热解毒、活血排脓。
功效来源：《中华本草》

白花败酱 败酱草
Patrinia villosa (Thunb.) Juss.
凭证标本：资源县普查队 450329160805010LY（IBK）
功效：根状茎和根、全草，清热解毒、消痈排脓、活血行瘀。
功效来源：《全国中草药汇编》

236. 川续断科 Dipsacaceae
川续断属 Dipsacus L.
川续断 续断
Dipsacus asper Wall.
凭证标本：资源县普查队 450329170817007LY（IBK）
功效：根，补肝肾、强筋骨、续折伤、止崩漏。
功效来源：《全国中草药汇编》

238. 菊科 Asteraceae
下田菊属 Adenostemma J. R. Forst. et G. Forst.
下田菊
Adenostemma lavenia (L.) Kuntze
凭证标本：资源县普查队 450329150911007LY（IBK）
功效：全草，清热解毒、利湿、消肿。
功效来源：《全国中草药汇编》

藿香蓟属 Ageratum L.
藿香蓟 胜红蓟
Ageratum conyzoides L.
凭证标本：资源县普查队 450329150723011LY（IBK、GXMG、CMMI）
功效：全草，清热解毒、利咽消肿。
功效来源：《广西壮族自治区壮药质量标准 第三卷》（2018年版）

兔儿风属 Ainsliaea DC.
杏香兔儿风 金边兔耳
Ainsliaea fragrans Champ. ex Benth.
凭证标本：资源县普查队 450329150617071LY（IBK）
功效：全草，清热补虚、凉血止血、利湿解毒。
功效来源：《中华本草》

纤枝兔儿风
Ainsliaea gracilis Franch.
凭证标本：资源县普查队 450329151025080LY（IBK）
功效：全草，用于咳血、无名肿毒、跌打损伤。
功效来源：《广西药用植物名录》

长穗兔儿风 二郎剑
Ainsliaea henryi Diels
凭证标本：资源县普查队 450329151024110LY（IBK）
功效：全草，散瘀清热、止咳平喘。
功效来源：《中华本草》

灯台兔儿风 铁灯兔耳风
Ainsliaea macroclinidioides Hayata
凭证标本：资源县普查队 450329150725021LY（IBK、GXMG、CMMI）
功效：全草，清热解毒。
功效来源：《全国中草药汇编》

香青属 Anaphalis DC.
二色香青 三轮蒿
Anaphalis bicolor (Franch.) Diels
凭证标本：资源县普查队 450329160809028LY（IBK、GXMG、CMMI）
功效：全草，清暑、镇痛、补虚。
功效来源：《全国中草药汇编》

珠光香青 山萩
Anaphalis margaritacea (L.) Benth. et Hook. f.
凭证标本：陈照宙 52064（IBSC）
功效：全草或根，清热解毒、祛风通络、驱虫。
功效来源：《全国中草药汇编》

黄褐珠光香青
Anaphalis margaritacea (L.) Benth. et Hook. f. var. *cinnamomea* (DC.) Herder ex Maxim.
凭证标本：资源县普查队 450329151024028LY（IBK、GXMG、CMMI）
功效：全草，清热解毒、泻火、燥湿消肿。
功效来源：《药用植物辞典》

山黄菊属 Anisopappus Hook. et Arn.
山黄菊
Anisopappus chinensis (L.) Hook. et Arn.
功效：花，清热化痰。
功效来源：《广西中药材标准 第一册》
注：《广西植物名录》有记载。

牛蒡属 Arctium L.
牛蒡 牛蒡子
Arctium lappa L.

凭证标本：黄德爱 60963（IBSC）

功效：果实，疏散风热、宣肺透疹、解毒利咽。

功效来源：《中国药典》（2020年版）

蒿属 *Artemisia* L.

黄花蒿 青蒿

Artemisia annua L.

凭证标本：YZ405（IBK）

功效：地上部分，清虚热、除骨蒸、解暑热、截疟、退黄。

功效来源：《中国药典》（2020年版）

奇蒿 刘寄奴

Artemisia anomala S. Moore var. *anomala*

凭证标本：资源县普查队 450329160805003LY（IBK、GXMG、CMMI）

功效：全草，清暑利湿、活血化瘀、通经止痛。

功效来源：《全国中草药汇编》

密毛奇蒿

Artemisia anomala S. Moore var. *tomentella* Hand.-Mazz.

凭证标本：资源县普查队 450329150617021LY（IBK）

功效：全草、花穗，清暑利湿、活血行瘀、通经止痛。

功效来源：《药用植物辞典》

五月艾

Artemisia indica Willd.

凭证标本：余少林 900309（IBK）

功效：叶，理气血、逐寒湿、止血通经、安胎。全草，利膈开胃、温经。

功效来源：《药用植物辞典》

牡蒿 牡蒿根

Artemisia japonica Thunb.

凭证标本：陈照宙 52061（IBK）

功效：根，祛风、补虚、杀虫、截疟。

功效来源：《中华本草》

白苞蒿 刘寄奴

Artemisia lactiflora Wall. ex DC.

凭证标本：资源县普查队 450329160925004LY（IBK、GXMG、CMMI）

功效：全草，活血散瘀、通经止痛、利湿消肿、消积除胀。

功效来源：《广西中药材标准 第一册》

紫菀属 *Aster* L.

三脉紫菀 山白菊

Aster ageratoides Turcz.

凭证标本：资源县普查队 450329151024095LY（IBK、GXMG、CMMI）

功效：全草、根，清热解毒、祛痰镇咳、凉血止血。

功效来源：《中华本草》

琴叶紫菀 岗边菊

Aster panduratus Nees ex Walp.

凭证标本：资源县普查队 450329160812031LY（IBK、GXMG）

功效：全草，温中散寒、止咳、止痛。

功效来源：《全国中草药汇编》

圆耳紫菀

Aster sphaerotus Ling

凭证标本：钟济新 83430（IBK）

功效：全草，用于胃脘痛、肺寒喘咳。

功效来源：《广西药用植物名录》

钻叶紫菀 瑞连草

Aster subulatus Michx.

功效：全草，清热解毒。

功效来源：《全国中草药汇编》

注：《广西植物名录》有记载。

三基脉紫菀

Aster trinervius Roxb. ex D.Don

凭证标本：钟济新 83533（IBK）

功效：全草，清热化痰、祛风止血、接骨。

功效来源：《药用植物辞典》

鬼针草属 *Bidens* L.

白花鬼针草 鬼针草

Bidens alba (L.) DC.

功效：全草，疏表清热、解毒、散瘀。

功效来源：《广西壮族自治区壮药质量标准 第二卷》（2011年版）

注：《广西植物名录》有记载。

婆婆针 刺针草

Bidens bipinnata L.

功效：全草，清热解毒、祛风活血。

功效来源：《全国中草药汇编》

注：《广西植物名录》有记载。

鬼针草

Bidens pilosa L.

功效：全草，疏表清热、解毒、散瘀。

功效来源：《广西壮族自治区壮药质量标准 第二卷》（2011年版）

注：《广西植物名录》有记载。

狼杷草

Bidens tripartita L.

凭证标本：资源县普查队 450329150621033LY（IBK）

功效：全草，清热解毒、利湿通经。

功效来源：《中华本草》

百能葳属 *Blainvillea* Cass.

百能葳 鱼鳞菜

Blainvillea acmella (L.) Philipson

功效：全草，疏风清热、止咳。

功效来源：《中华本草》

注：《广西植物名录》有记载。

艾纳香属 *Blumea* DC.

东风草

Blumea megacephala (Randeria) C. C. Chang et Y. Q. Tseng

凭证标本：资源县普查队 450329170819001LY（IBK）

功效：全草，清热明目、祛风止痒、解毒消肿。

功效来源：《中华本草》

柔毛艾纳香

Blumea mollis (D. Don) Merr.

凭证标本：资源县普查队 450329151026004LY（IBK、GXMG、CMMI）

功效：全草、叶，消炎、解热。

功效来源：《全国中草药汇编》

金盏花属 *Calendula* L.

金盏花 金盏菊根

Calendula officinalis L.

功效：根，活血散瘀、行气利尿。头状花序，凉血、止血。

功效来源：《全国中草药汇编》

注：民间常见栽培物种。

天名精属 *Carpesium* L.

天名精 鹤虱

Carpesium abrotanoides L.

凭证标本：资源县普查队 450329170807006LY（IBK）

功效：果实，杀虫消积。

功效来源：《中国药典》（2020年版）

金挖耳

Carpesium divaricatum Sieb. et Zucc.

功效：全草，清热解毒、消肿止痛。根，止痛、解毒。

功效来源：《中华本草》

注：《广西植物名录》有记载。

棉毛尼泊尔天名精 地朝阳

Carpesium nepalense Less. var. *lanatum* (Hook. f. et Thomson ex C. B. Clarke) Kitam.

凭证标本：黄增任 47646（GXMI）

功效：全草，清热解毒。

功效来源：《中华本草》

石胡荽属 *Centipeda* Lour.

石胡荽 鹅不食草

Centipeda minima (L.) A. Braun et Asch.

功效：全草，发散风寒、通鼻窍、止咳。

功效来源：《中国药典》（2020年版）

注：《广西植物名录》有记载。

飞机草属 *Chromolaena* DC.

飞机草

Chromolaena odorata (L.) R. King et H. Rob.

功效：全草，散瘀消肿、止血、杀虫。

功效来源：《全国中草药汇编》

注：《广西植物名录》有记载。

菊属 *Chrysanthemum* L.

野菊

Chrysanthemum indicum L.

凭证标本：资源县普查队 450329150621010LY（IBK）

功效：干燥头状花序，清热解毒、泻火平肝。

功效来源：《中国药典》（2020年版）

菊花

Chrysanthemum morifolium Ramat.

功效：花，散风清热、平肝明目、清热解毒。

功效来源：《中国药典》（2020年版）

注：民间常见栽培物种。

南茼蒿 茼蒿

Chrysanthemum segetum (Linn.)

凭证标本：资源县普查队 450329160403022LY（IBK、GXMG、CMMI）

功效：茎、叶，和脾胃、消痰饮、安心神。

功效来源：《中华本草》

蓟属 *Cirsium* Mill.

湖北蓟

Cirsium hupehense Pamp.

凭证标本：资源分队 6-3149（GXMI）

功效：根、全草，活血散瘀、消肿解毒。

功效来源：《药用植物辞典》

蓟

Cirsium japonicum Fisch. ex DC.

凭证标本：李光照 11638（IBK）

功效：地上部分或根，凉血止血、祛瘀消肿。

功效来源：《中华本草》

白酒草属 *Conyza* Less.

小蓬草 小飞蓬

Conyza canadensis (L.) Cronq.

功效：全草，清热利湿、散瘀消肿。

功效来源：《中华本草》

注：《广西植物名录》有记载。

白酒草

Conyza japonica (Thunb.) Less.

凭证标本：资源县普查队 450329150621045LY（IBK、GXMG、CMMI）

功效：根，消炎镇痛、祛风化痰。

功效来源：《全国中草药汇编》

金鸡菊属 *Coreopsis* L.

剑叶金鸡菊

Coreopsis lanceolata L.

凭证标本：李光照 11540（IBK）

功效：全草、叶，清热解毒、化瘀消肿。

功效来源：《药用植物辞典》

野茼蒿属 *Crassocephalum* Moench.

野茼蒿 假茼蒿

Crassocephalum crepidioides (Benth.) S. Moore

凭证标本：资源县普查队 450329150621036LY（IBK）

功效：全草，清热解毒、健脾利湿。

功效来源：《广西壮族自治区壮药质量标准 第三卷》（2018年版）

大丽花属 *Dahlia* Cav.

大丽花

Dahlia pinnata Cav.

凭证标本：资源县普查队 450329150621018LY（IBK）

功效：块根，清热解毒、消炎祛肿、止痛。

功效来源：《药用植物辞典》

鱼眼草属 *Dichrocephala* L'Her. ex DC.

小鱼眼草

Dichrocephala benthamii C. B. Clarke

凭证标本：资源县普查队 450329150618032LY（IBK、GXMG、CMMI）

功效：全草，清热解毒、祛风明目。

功效来源：《全国中草药汇编》

东风菜属 *Doellingeria* Nees

东风菜

Doellingeria scabra (Thunb.) Nees

凭证标本：资源县普查队 450329160811016LY（IBK、GXMG、CMMI）

功效：根茎及全草，清热解毒、明目、利咽。

功效来源：《中华本草》

鳢肠属 *Eclipta* L.

鳢肠 墨旱莲

Eclipta prostrata (L.) L.

凭证标本：资源县普查队 450329150724037LY（IBK、GXMG、CMMI）

功效：地上部分，滋补肝肾、凉血止血。

功效来源：《中国药典》（2020年版）

地胆草属 *Elephantopus* L.

地胆草 苦地胆根

Elephantopus scaber L.

功效：根，清热解毒、除湿。

功效来源：《广西壮族自治区壮药质量标准 第一卷》（2008年版）

注：《广西植物名录》有记载。

一点红属 *Emilia* (Cass.) Cass.

小一点红

Emilia prenanthoidea DC.

凭证标本：资源县普查队 450329150618007LY（IBK、GXMG、CMMI）

功效：全草，清热解毒、消肿止痛、利水、凉血。

功效来源：《药用植物辞典》

一点红

Emilia sonchifolia (Linn.) DC.

功效：全草，清热解毒、散瘀消肿。

功效来源：《广西壮族自治区壮药质量标准 第一卷》（2008年版）

注：《广西植物名录》有记载。

球菊属 *Epaltes* Cass.

球菊

Epaltes australis Less.

凭证标本：资源县普查队 450329150724017LY（IBK、GXMG、CMMI）

功效：全草，用于风寒感冒、疟疾、百日咳、小儿疳积；外用治鼻炎。

功效来源：《广西药用植物名录》（1986）

飞蓬属 *Erigeron* L.

一年蓬

Erigeron annuus (L.) Pers.

凭证标本：资源县普查队 450329150617024LY（IBK、GXMG、CMMI）

功效：根、全草，清热解毒、助消化、抗疟。

功效来源：《药用植物辞典》

短葶飞蓬 灯盏细辛

Erigeron breviscapus (Vaniot) Hand.-Mazz.

凭证标本：资源分队 6-3166（GXMI）

功效：全草或根，散寒解表、祛风除湿、活络止痛。

功效来源：《全国中草药汇编》

泽兰属 *Eupatorium* L.

多须公 华泽兰

Eupatorium chinense L.

凭证标本：52016（IBK）

功效：根，清热解毒、凉血利咽。

功效来源：《广西中药材标准 第一册》

佩兰

Eupatorium fortunei Turcz.

凭证标本：李光照 10155（IBK）

功效：地上部分，芳香化湿、醒脾开胃、发表解暑。

功效来源：《中国药典》（2020年版）

异叶泽兰

Eupatorium heterophyllum DC.

凭证标本：钟济新 83320（IBK）

功效：全草，活血祛瘀、除湿止痛、消肿利水、通经、行血破瘀、排脓。

功效来源：《药用植物辞典》

白头婆 山佩兰

Eupatorium japonicum Thunb.

凭证标本：资源县普查队 450329160817025LY（IBK、GXMG、CMMI）

功效：全草，祛暑发表、化湿和中、理气活血、解毒。

功效来源：《中华本草》

林泽兰 野马追

Eupatorium lindleyanum DC.

凭证标本：资源县普查队 450329150725009LY（IBK、GXMG、CMMI）

功效：全草，宣肺止咳、化痰平喘、降血压。

功效来源：《中华本草》

牛膝菊属 *Galinsoga* Ruiz et Pav.

牛膝菊 辣子草

Galinsoga parviflora Cav.

凭证标本：资源县普查队 450329150725008LY（IBK、GXMG、CMMI）

功效：全草，止血、消炎。

功效来源：《全国中草药汇编》

大丁草属 *Gerbera* L.

大丁草

Gerbera anandria (L.) Sch. Bip.

凭证标本：资源分队 6-3102（GXMI）

功效：全草，清热利湿、解毒消肿、止咳、止血。

功效来源：《全国中草药汇编》

毛大丁草

Gerbera piloselloides (L.) Cass.

功效：干燥全草，清热解毒、润肺止咳、活血化瘀。

功效来源：《广西中药材标准 第一册》

注：《广西植物名录》有记载。

茼蒿属 *Glebionis* Cass.

茼蒿

Glebionis coronaria (L.) Cass. ex Spach

凭证标本：李光照 11657（IBK）

功效：全草，和脾胃、通便、消痰饮、清热养心、润肺祛痰。

功效来源：《药用植物辞典》

鼠麹草属 *Gnaphalium* L.

宽叶鼠麹草 宽叶鼠曲草

Gnaphalium adnatum (Wall. ex DC.) Kitam.

凭证标本：李光照 10239（IBK）

功效：叶，消炎、散肿、止血。

功效来源：《全国中草药汇编》

鼠麹草 鼠曲草

Gnaphalium affine D. Don

凭证标本：资源县普查队 450329151024041LY（IBK、GXMG、CMMI）

功效：全草，化痰止咳、祛风除湿、解毒。

功效来源：《中华本草》

细叶鼠麹草

Gnaphalium japonicum Thunb.

凭证标本：资源县普查队 450329150620064LY（IBK、GXMG、CMMI）

功效：全草，用于结膜炎、角膜白斑、白喉。

功效来源：《广西药用植物名录》

多茎鼠麹草

Gnaphalium polycaulon Pers.

凭证标本：资源县普查队 450329150618069LY（IBK）

功效：全草，用于痢疾、咽喉炎、月经不调、感冒发热。

功效来源：《广西药用植物名录》

菊三七属 *Gynura* Cass.

白子菜

Gynura divaricata (L.) DC.

凭证标本：资源县普查队 450329160922009LY（IBK、CMMI）

功效：全草，清热解毒、舒筋接骨、凉血止血。

功效来源：《全国中草药汇编》

菊三七
Gynura japonica (Thunb.) Juel
凭证标本：李光照 11670（IBK）
功效：全草、根，散瘀止血、解毒消肿。
功效来源：《药用植物辞典》

向日葵属 *Helianthus* L.

向日葵 向日葵茎髓
Helianthus annuus L.
功效：茎髓，清热、利尿、止咳。
功效来源：《中华本草》
注：民间常见栽培物种。

菊芋
Helianthus tuberosus L.
凭证标本：陈照宙 51933（IBK）
功效：块茎、茎、叶，清热凉血、活血消肿、利尿、
接骨。
功效来源：《药用植物辞典》

山柳菊属 *Hieracium* L.

山柳菊
Hieracium umbellatum L.
凭证标本：钟济新 83479（IBK）
功效：根及全草，清热解毒、利湿消积。
功效来源：《全国中草药汇编》

旋覆花属 *Inula* L.

羊耳菊
Inula cappa (Buch.-Ham.) DC.
凭证标本：资源县普查队 450329150724032LY（IBK、
GXMG、CMMI）
功效：地上部分，祛风、利湿、行气化滞。
功效来源：《广西壮族自治区壮药质量标准 第一
卷》（2008年版）

小苦荬属 *Ixeridium* (A. Gray) Tzvelev

中华小苦荬 山苦荬
Ixeridium chinense (Thunb.) Tzvelev
凭证标本：李光照等 10367（IBK）
功效：全草或根，清热解毒、消肿排脓、凉血止血。
功效来源：《中华本草》

苦荬菜属 *Ixeris* (Cass.) Cass.

剪刀股
Ixeris japonica (Burm. f.) Nakai
功效：全草，清热解毒、消痈肿、凉血、利尿。
功效来源：《药用植物辞典》
注：《广西植物名录》有记载。

苦荬菜 多头苦荬
Ixeris polycephala Cass.
凭证标本：资源县普查队 450329150620006LY（IBK）
功效：全草，清热解毒、利湿消痞；外用消炎退肿。
功效来源：《全国中草药汇编》

马兰属 *Kalimeris* (Cass.) Cass.

马兰 路边菊
Kalimeris indica (L.) Sch. Bip.
功效：全草，健脾利湿、解毒止血。
功效来源：《广西壮族自治区壮药质量标准 第二
卷》（2011年版）
注：《广西植物名录》有记载。

莴苣属 *Lactuca* L.

莴苣 莴苣子
Lactuca sativa L.
功效：果实，通乳汁、利小便、活血行瘀。
功效来源：《中华本草》
注：民间常见栽培物种。

稻槎菜属 *Lapsanastrum* J. H. Pak et K. Bremer

稻槎菜
Lapsanastrum apogonoides (Maxim.) J. H. Pak et Bremer
凭证标本：资源县普查队 450329160402024LY（IBK、
GXMG）
功效：全草，清热凉血、止血、疏风透表、消痈解
毒。
功效来源：《药用植物辞典》

粘冠草属 *Myriactis* Less.

圆舌粘冠草 油头草
Myriactis nepalensis Less.
凭证标本：资源县普查队 450329150912013LY（IBK、
GXMG、CMMI）
功效：全草，消炎、止痛。
功效来源：《全国中草药汇编》

黄瓜菜属 *Paraixeris* Nakai

黄瓜菜 野苦荬菜
Paraixeris denticulata (Houtt.) Nakai
凭证标本：资源分队 6–3088（GXMI）
功效：全草或根，清热解毒、散瘀止痛、止血、止
带。
功效来源：《中华本草》

翅果菊属 *Pterocypsela* C. Shih

翅果菊
Pterocypsela indica (L.) C. Shih
功效：全草，清热解毒、活血祛瘀、利湿排脓。

功效来源：《药用植物辞典》

注：《广西植物名录》有记载。

匹菊属 Pyrethrum Zinn.
除虫菊
Pyrethrum cinerariifolium Trevis.
功效：头状花序或全草，杀虫。
功效来源：《全国中草药汇编》
注：《广西植物名录》有记载。

风毛菊属 Saussurea DC.
三角叶风毛菊
Saussurea deltoidea (DC.) Sch.-Bip.
凭证标本：资源县普查队 450329151025042LY（IBK、GXMG、CMMI）
功效：根，祛风湿、通经络、健脾消疳。
功效来源：《中华本草》

风毛菊
Saussurea japonica (Thunb.) DC.
凭证标本：资源分队 6-3164（GXMI）
功效：全草，祛风活血、散瘀止痛。
功效来源：《药用植物辞典》

千里光属 Senecio L.
峨眉千里光
Senecio faberi Hemsl.
凭证标本：资源县普查队 450329150620040LY（IBK）
功效：带花序全草，清热解毒、清肝明目。
功效来源：《药用植物辞典》

千里光
Senecio scandens Buch.-Ham. ex D. Don
凭证标本：资源县普查队 450329150912005LY（IBK、GXMG、CMMI）
功效：全草，清热解毒、明目退翳、杀虫止痒。
功效来源：《中华本草》

麻花头属 Serratula L.
华麻花头
Serratula chinensis S. Moore
凭证标本：余少林 900397（IBK）
功效：根，发痘疹、解毒、清热宣肺。
功效来源：《药用植物辞典》

豨莶属 Siegesbeckia L.
豨莶 豨莶草
Siegesbeckia orientalis L.
功效：地上部分，祛风湿、通经络、清热解毒。
功效来源：《广西壮族自治区壮药质量标准 第二卷》（2011年版）

注：《广西植物名录》有记载。

蒲儿根属 Sinosenecio B. Nord.
广西蒲儿根
Sinosenecio guangxiensis C. Jeffrey et Y. L. Chen
凭证标本：资源县普查队 450329151024120LY（IBK）
功效：全草，用于风湿关节痛。
功效来源：《药用植物辞典》

蒲儿根 肥猪苗
Sinosenecio oldhamianus (Maxim.) B. Nord.
凭证标本：资源县普查队 450329150621042LY（IBK）
功效：全草，清热解毒、利湿活血。
功效来源：《中华本草》

一枝黄花属 Solidago L.
一枝黄花
Solidago decurrens Lour.
凭证标本：资源县普查队 450329151024053LY（IBK、GXMG、CMMI）
功效：全草或根，疏风泄热、解毒消肿。
功效来源：《广西壮族自治区壮药质量标准 第一卷》（2008年版）

苦苣菜属 Sonchus L.
苣荬菜
Sonchus arvensis L.
凭证标本：资源县普查队 450329150618011LY（IBK、GXMG、CMMI）
功效：全草，清热解毒、凉血利湿。
功效来源：《全国中草药汇编》

花叶滇苦菜
Sonchus asper (L.) Hill
功效：全草，清热解毒、消炎止血、消肿止痛、祛瘀。
功效来源：《药用植物辞典》
注：《广西植物名录》有记载。

苦苣菜 滇苦菜
Sonchus oleraceus L.
功效：全草，清热解毒、凉血止血。
功效来源：《全国中草药汇编》
注：《广西植物名录》有记载。

金钮扣属 Spilanthes Jacq.
金钮扣
Spilanthes paniculata Wall. ex DC.
功效：干燥全草，清热解毒、消肿止痛、祛风除湿、止咳定喘。
功效来源：《广西壮族自治区壮药质量标准 第三

卷》（2018年版）

注：《广西植物名录》有记载。

金腰箭属 Synedrella Gaertn.

金腰箭

Synedrella nodiflora (L.) Gaertn.

功效：全草，清热解毒、散瘀消肿。

功效来源：《全国中草药汇编》

注：《广西植物名录》有记载。

合耳菊属 Synotis (C. B. Clarke) C. Jeffrey et Y. L. Chen

锯叶合耳菊 白叶火草

Synotis nagensium (C. B. Clarke) C. Jeffrey et Y. L. Chen

凭证标本：资源县普查队 450329150908012LY（IBK、GXMG、CMMI）

功效：全草，散风热、定喘咳、利水湿。

功效来源：《中华本草》

万寿菊属 Tagetes L.

万寿菊

Tagetes erecta L.

凭证标本：资源县普查队 450329150621007LY（IBK、GXMG、CMMI）

功效：头状花序，清热解毒、化痰止咳。根，解毒消肿。

功效来源：《全国中草药汇编》

蒲公英属 Taraxacum F. H. Wigg.

蒲公英

Taraxacum mongolicum Hand.-Mazz.

功效：全草，清热解毒、消肿散结、利尿通淋。

功效来源：《中国药典》（2020年版）

注：《广西植物名录》有记载。

斑鸠菊属 Vernonia Schreb.

糙叶斑鸠菊

Vernonia aspera (Roxb.) Buch.-Ham.

凭证标本：资源县普查队 450329160401029LY（IBK、GXMG、CMMI）

功效：茎、叶，祛风解表、提气健脾。

功效来源：《药用植物辞典》

夜香牛 伤寒草

Vernonia cinerea (L.) Less.

凭证标本：资源县普查队 450329161021007LY（IBK、CMMI）

功效：全草，疏风清热、凉血解毒、安神。

功效来源：《广西壮族自治区壮药质量标准　第三卷》（2018年版）

咸虾花 狗仔花

Vernonia patula (Dryand.) Merr.

凭证标本：资源县普查队 450329150617024LY

功效：全草，发表散寒、凉血解毒、清热止泻。

功效来源：《广西壮族自治区壮药质量标准　第三卷》（2018年版）

苍耳属 Xanthium L.

北美苍耳 苍耳子

Xanthium chinense Mill.

凭证标本：资源县普查队 450329150913013LY（IBK、GXMG、CMMI）

功效：带总苞的果实，散风寒、通鼻窍、祛风湿。

功效来源：《中国药典》（2020年版）

黄鹌菜属 Youngia Cass.

黄鹌菜

Youngia japonica (L.) DC.

凭证标本：资源县普查队 450329160331027LY（IBK、GXMG、CMMI）

功效：全草或根，清热解毒、利尿消肿、止痛。

功效来源：《全国中草药汇编》

百日菊属 Zinnia L.

百日菊 百日草

Zinnia elegans Jacq.

功效：全草，清热利尿。

功效来源：《全国中草药汇编》

注：《广西植物名录》有记载。

239. 龙胆科 Gentianaceae

蔓龙胆属 Crawfurdia Wall.

福建蔓龙胆

Crawfurdia pricei (C. Marquand) Harry Sm.

凭证标本：资源县普查队 450329151024097LY（IBK、GXMG、CMMI）

功效：全草，清热解毒。

功效来源：《药用植物辞典》

龙胆属 Gentiana L.

五岭龙胆 落地荷花

Gentiana davidii Franch.

凭证标本：资源县普查队 450329150620003LY（IBK）

功效：带花全草，清热解毒、利湿。

功效来源：《中华本草》

流苏龙胆

Gentiana panthaica Prain et Burkill

凭证标本：资源县普查队 450329151024109LY（IBK）

功效：全草，清热解毒、利湿消肿、舒肝、利胆。

功效来源：《药用植物辞典》

滇龙胆草

Gentiana rigescens Franch.

凭证标本：陈照宙 52009（IBK）

功效：根、全草，清热利湿、解毒消肿、泻肝火、明目。

功效来源：《药用植物辞典》

龙胆

Gentiana scabra Bunge

凭证标本：黄德爱 61016（IBK）

功效：根及根状茎，泻肝胆实火、除下焦湿热。

功效来源：《药用植物辞典》

匙叶草属 *Latouchea* Franch.

匙叶草

Latouchea fokienensis Franch.

凭证标本：资源县普查队 450329170312018LY（IBK）

功效：全草，活血化瘀、清热止咳。

功效来源：《中华本草》

獐牙菜属 *Swertia* L.

獐牙菜

Swertia bimaculata (Sieb. et Zucc.) Hook. f. et Thomson ex C. B. Clarke

凭证标本：资源县普查队 450329151025048LY（IBK、GXMG、CMMI）

功效：全草，清热解毒、利湿、疏肝利胆。

功效来源：《中华本草》

大籽獐牙菜

Swertia macrosperma (C. B. Clarke) C. B. Clarke

凭证标本：资源县普查队 450329160926007LY（IBK、GXMG、CMMI）

功效：全草，清热消炎、清肝利胆、除湿、健胃。

功效来源：《药用植物辞典》

双蝴蝶属 *Tripterospermum* Blume

双蝴蝶 肺形草

Tripterospermum chinense (Migo) Harry Sm.

凭证标本：资源县普查队 450329150913009LY（IBK、GXMG、CMMI）

功效：全草，清热解毒、止咳止血。

功效来源：《全国中草药汇编》

峨眉双蝴蝶

Tripterospermum cordatum (Marq.) Harry Sm.

凭证标本：黄德爱 61246（IBK）

功效：全草，用于刀伤、骨折。

功效来源：《药用植物辞典》

细茎双蝴蝶

Tripterospermum filicaule (Hemsl.) Harry Sm.

凭证标本：资源县普查队 450329151024017LY（IBK、GXMG、CMMI）

功效：根、全草，清热、调经。

功效来源：《药用植物辞典》

香港双蝴蝶

Tripterospermum nienkui (C. Marquand) C. J. Wu

凭证标本：资源县普查队 450329160923007LY（IBK、GXMG、CMMI）

功效：根、全草，清热、调经。

功效来源：《药用植物辞典》

240. 报春花科 Primulaceae

珍珠菜属 *Lysimachia* L.

狼尾花

Lysimachia barystachys Bunge

凭证标本：资源县普查队 450329150620017LY（IBK、GXMG、CMMI）

功效：全草，调经散瘀、清热消肿。

功效来源：《药用植物辞典》

过路黄 四川金钱草

Lysimachia christiniae Hance

凭证标本：资源县普查队 450329150620082LY（IBK、GXMG、CMMI）

功效：全草，用于湿热黄疸、胆囊结石、尿路结石、疮疖、痔疮。

功效来源：《广西药用植物名录》

矮桃 珍珠菜

Lysimachia clethroides Duby

凭证标本：黄德爱 61039（IBK）

功效：根及全草，活血调经、解毒消肿。

功效来源：《全国中草药汇编》

临时救 风寒草

Lysimachia congestiflora Hemsl.

凭证标本：李光照等 10112（IBK）

功效：全草，祛风散寒、止咳化痰、消积解毒。

功效来源：《中华本草》

灵香草

*Lysimachia foenum-*graecum Hance

凭证标本：资源县普查队 450329161024006LY（IBK）

功效：地上部分，祛风寒、辟秽浊。

功效来源：《广西壮族自治区瑶药材质量标准　第一卷》（2014年版）

星宿菜 大田基黄
Lysimachia fortunei Maxim.
凭证标本：资源县普查队 450329150721020LY（IBK、GXMG、CMMI）
功效：全草或根，清热利湿、凉血活血、解毒消肿。
功效来源：《中华本草》

山萝过路黄
Lysimachia melampyroides R. Knuth
凭证标本：资源县普查队 450329150617043LY（IBK）
功效：全草，用于梅毒。
功效来源：《广西药用植物名录》

落地梅 四块瓦
Lysimachia paridiformis Franch.
凭证标本：资源县普查队 450329150720024LY（IBK、GXMG、CMMI）
功效：根，祛风除湿、活血止痛、止咳、解毒。
功效来源：《中华本草》

狭叶落地梅 追风伞
Lysimachia paridiformis Franch. var. *stenophylla* Franch.
凭证标本：李光照等 10051（IBK）
功效：全草或根，祛风通络、活血止痛。
功效来源：《中华本草》

巴东过路黄 大四块瓦
Lysimachia patungensis Hand.-Mazz.
凭证标本：资源县普查队 450329150618021LY（IBK、GXMG、CMMI）
功效：全草，祛风除湿、活血止痛。
功效来源：《中华本草》

阔叶假排草
Lysimachia petelotii Merr.
凭证标本：钟济新 83541（IBSC）
功效：全草，用于乳痈。
功效来源：《药用植物辞典》

显苞过路黄
Lysimachia rubiginosa Hemsl.
凭证标本：李光照等 10126（IBK）
功效：全草，清热解毒、利湿消肿、祛风化痰。
功效来源：《药用植物辞典》

假排草
Lysimachia sikokiana Miq.
凭证标本：陈照宙 51227（IBK）
功效：全草，解热祛风。
功效来源：《药用植物辞典》

假婆婆纳属 *Stimpsonia* C. Wright ex A. Gray
假婆婆纳
Stimpsonia chamaedryoides Wright ex A. Gray
凭证标本：资源县普查队 450329151026019LY（IBK、GXMG、CMMI）
功效：全草，清热解毒、活血、消肿止痛。
功效来源：《药用植物辞典》

242. 车前科 Plantaginaceae
车前属 *Plantago* L.
车前 车前草
Plantago asiatica L.
凭证标本：资源县普查队 450329150620001LY（IBK、GXMG、CMMI）
功效：全草，清热利尿通淋、祛痰、凉血、解毒。种子，清热利尿、渗湿通淋、明目、祛痰。
功效来源：《中国药典》（2020年版）

大车前 车前子
Plantago major L.
凭证标本：资源县普查队 450329150618043LY（IBK、GXMG、CMMI）
功效：种子，清热利尿、渗湿止泻、明目、祛痰。
功效来源：《中华本草》

243. 桔梗科 Campanulaceae
沙参属 *Adenophora* Fisch.
杏叶沙参 沙参
Adenophora petiolata Pax et Hoffm. subsp. *hunanensis* (Nannf.) D. Y. Hong et S. Ge
凭证标本：陈照宙 52054（IBK）
功效：根，养阴清热、润肺化痰、益胃生津。
功效来源：《中华本草》

沙参
Adenophora stricta Miq. subsp. *stricta*
凭证标本：116（IBK）
功效：根，清热养阴、益气润肺、化痰止咳。
功效来源：《药用植物辞典》

无柄沙参
Adenophora stricta Miq. subsp. *sessilifolia* D. Y. Hong
凭证标本：资源县普查队 450329150721093LY（IBK）
功效：根，养阴清肺、化痰、益气。
功效来源：《药用植物辞典》

轮叶沙参 南沙参
Adenophora tetraphylla (Thunb.) Fisch.
凭证标本：黄德爱 60927（IBK）
功效：根，养阴清肺、益胃生津、化痰、益气。
功效来源：《中国药典》（2020年版）

金钱豹属 *Campanumoea* Blume

金钱豹 土党参

Campanumoea javanica Blume

凭证标本：资源县普查队 450329150911014LY（IBK）

功效：根，补中益气、润肺生津。

功效来源：《全国中草药汇编》

党参属 *Codonopsis* Wall.

羊乳 山海螺

Codonopsis lanceolata (Sieb. et Zucc.) Benth. et Hook. f.

凭证标本：资源县普查队 450329160814014LY（IBK、GXMG、CMMI）

功效：根，益气养阴、解毒消肿、排脓、通乳。

功效来源：《中华本草》

轮钟草属 *Cyclocodon* Griff.

轮钟花 红果参

Cyclocodon lancifolius (Roxb.) Kurz

凭证标本：资源县普查队 450329150723008LY（IBK、GXMG、CMMI）

功效：根，益气、祛瘀、止痛。

功效来源：《中华本草》

桔梗属 *Platycodon* A. DC.

桔梗

Platycodon grandiflorus (Jacq.) A. DC.

凭证标本：资源县普查队 450329150724024LY（IBK、GXMG、CMMI）

功效：根，宣肺、利咽、祛痰、排脓。

功效来源：《中国药典》（2020年版）

蓝花参属 *Wahlenbergia* Schrad. ex Roth

蓝花参

Wahlenbergia marginata (Thunb.) A. DC.

凭证标本：资源县普查队 450329150618056LY（IBK、GXMG、CMMI）

功效：根或全草，益气补虚、祛痰、截疟。

功效来源：《全国中草药汇编》

244. 半边莲科 Lobeliaceae

半边莲属 *Lobelia* L.

铜锤玉带草

Lobelia angulata Forst.

凭证标本：资源县普查队 450329150618010LY（IBK、GXMG、CMMI）

功效：全草、果实，祛风利湿、活血解毒、理气散瘀。

功效来源：《广西壮族自治区壮药质量标准 第三卷》（2018年版）

半边莲

Lobelia chinensis Lour.

凭证标本：资源县普查队 450329150723035LY（IBK、GXMG、CMMI）

功效：全草，利尿消肿、清热解毒。

功效来源：《中国药典》（2020年版）

江南山梗菜

Lobelia davidii Franch.

凭证标本：资源县普查队 450329150912009LY（IBK、GXMG、CMMI）

功效：叶、根、带花全草，宣肺化痰、清热解毒、利尿消肿。

功效来源：《药用植物辞典》

卵叶半边莲 肉半边莲

Lobelia zeylanica L.

功效：根状茎和全草，清热解毒、消肿止痛。

功效来源：《全国中草药汇编》

注：《广西植物名录》有记载。

249. 紫草科 Boraginaceae

斑种草属 *Bothriospermum* Bunge

柔弱斑种草 鬼点灯

Bothriospermum zeylanicum (J. Jacq.) Druce

凭证标本：资源县普查队 450329160403009LY（IBK、GXMG、CMMI）

功效：全草，止咳、止血。

功效来源：《中华本草》

紫草属 *Lithospermum* L.

紫草

Lithospermum erythrorhizon Sieb. et Zucc.

功效：根，凉血、活血、透疹、解毒。

功效来源：《中华本草》

注：《广西植物名录》有记载。

盾果草属 *Thyrocarpus* Hance

盾果草

Thyrocarpus sampsonii Hance

凭证标本：资源县普查队 450329160331004LY（IBK、GXMG、CMMI）

功效：全草，清热解毒、消肿。

功效来源：《全国中草药汇编》

附地菜属 *Trigonotis* Steven

附地菜

Trigonotis peduncularis (Trevis.) Benth. ex Baker et S. Moore

凭证标本：资源县普查队 450329160331008LY（IBK、GXMG、CMMI）

功效：全草，温中健胃、消肿止痛、止血。
功效来源：《全国中草药汇编》

250. 茄科 Solanaceae

辣椒属 *Capsicum* L.

辣椒 辣椒叶
Capsicum annuum L.
凭证标本：资源县普查队 450329170816010LY（IBK）
功效：叶，消肿涤络、杀虫止痒。
功效来源：《中华本草》

朝天椒
Capsicum annuum L. var. conoides (Mill.) Irish
功效：果实，外用治冻疮、脚气。
功效来源：《药用植物辞典》
注：民间常见栽培物种。

夜香树属 *Cestrum* L.

夜香树
Cestrum nocturnum L.
功效：叶，清热消肿。花，行气止痛、散寒。
功效来源：《药用植物辞典》
注：民间常见栽培物种。

曼陀罗属 *Datura* L.

曼陀罗
Datura stramonium L.
功效：叶，麻醉、镇痛平喘、止咳。
功效来源：《广西壮族自治区壮药质量标准　第二卷》（2011年版）
注：民间常见栽培物种。

枸杞属 *Lycium* L.

枸杞 地骨皮
Lycium chinense Mill.
凭证标本：资源分队 6-3134（GXMI）
功效：根皮，凉血除蒸、清肺降火。
功效来源：《中国药典》（2020年版）

番茄属 *Lycopersicon* Mill.

番茄 西红柿
Lycopersicon esculentum Mill.
功效：果实，生津止渴、健胃消食。
功效来源：《中华本草》
注：民间常见栽培物种。

假酸浆属 *Nicandra* Adans.

假酸浆
Nicandra physalodes (L.) Gaertn.
凭证标本：资源县普查队 450329151026022LY（IBK、GXMG、CMMI）
功效：全草、果实和花，清热解毒、利尿镇静。
功效来源：《中华本草》

烟草属 *Nicotiana* L.

烟草
Nicotiana tabacum L.
功效：全草，消肿解毒、杀虫。
功效来源：《全国中草药汇编》
注：民间常见栽培物种。

碧冬茄属 *Petunia* Juss.

碧冬茄
Petunia hybrida (J. D. Hook.) Vilm.
功效：种子，舒气、杀虫。
功效来源：《药用植物辞典》
注：民间常见栽培物种。

酸浆属 *Physalis* L.

苦蘵
Physalis angulata L.
凭证标本：资源分队 6-3144（GXMI）
功效：全草，清热利尿、解毒消肿。
功效来源：《中华本草》

小酸浆 灯笼泡
Physalis minima L.
功效：全草，清热利湿、祛痰止咳、软坚散结。
功效来源：《全国中草药汇编》
注：《广西植物名录》有记载。

茄属 *Solanum* L.

少花龙葵 古钮菜
Solanum americanum Mill.
凭证标本：资源县普查队 450329150722057LY（IBK、GXMG、CMMI）
功效：全草，清热解毒、利湿消肿。
功效来源：《中华本草》

欧白英
Solanum dulcamara L.
凭证标本：资源县普查队 450329150721061LY（IBK、GXMG、CMMI）
功效：果实，利尿、消肿止痛。全草，清热、利尿、祛风、解毒。
功效来源：《药用植物辞典》

假烟叶树 野烟叶
Solanum erianthum D. Don
功效：全株，清热解毒、祛风止痛。
功效来源：《广西壮族自治区壮药质量标准　第三卷》（2018年版）
注：《广西植物名录》有记载。

白英 白毛藤
Solanum lyratum Thunb.
凭证标本：资源县普查队 450329151025053LY（IBK、GXMG、CMMI）
功效：全草，清热利湿、解毒消肿。
功效来源：《广西壮族自治区壮药质量标准 第二卷》（2011年版）

乳茄 五指茄
Solanum mammosum L.
功效：果实，散瘀消肿。
功效来源：《全国中草药汇编》
注：民间常见栽培物种。

茄 茄叶
Solanum melongena L.
凭证标本：资源县普查队 450329170816007LY（IBK）
功效：叶，散血消肿。
功效来源：《中华本草》

龙葵
Solanum nigrum L.
凭证标本：资源县普查队 450329170816017LY（IBK）
功效：地上部分，清热解毒、活血消肿、消炎利尿。
功效来源：《广西壮族自治区壮药质量标准 第三卷》（2018年版）

珊瑚樱 玉珊瑚根
Solanum pseudocapsicum L.
凭证标本：资源县普查队 450329150721030LY（IBK、GXMG、CMMI）
功效：根，活血止痛。
功效来源：《中华本草》

阳芋
Solanum tuberosum L.
凭证标本：李光照 11686（IBK）
功效：块茎，补气、健脾、消炎。
功效来源：《药用植物辞典》

龙珠属 *Tubocapsicum* (Wettst.) Makino
龙珠
Tubocapsicum anomalum (Franch. et Sav.) Makino
凭证标本：资源县普查队 450329150913004LY（IBK、GXMG、CMMI）
功效：果实，清热解毒、除烦热。
功效来源：《全国中草药汇编》

251. 旋花科 Convolvulaceae
打碗花属 *Calystegia* R. Br.
旋花 旋花根

Calystegia sepium (L.) R. Br.
凭证标本：黄德爱 60979（IBSC）
功效：根，益气补虚、续筋接骨、解毒、杀虫。
功效来源：《中华本草》

菟丝子属 *Cuscuta* L.
金灯藤 菟丝
Cuscuta japonica Choisy
凭证标本：资源县普查队 450329150617010LY（IBK、GXMG、CMMI）
功效：全草，清热解毒、凉血止血、健脾利湿。
功效来源：《中华本草》

马蹄金属 *Dichondra* J. R. Forst. et G. Forst.
马蹄金 小金钱草
Dichondra micrantha Urb.
功效：全草，清热利湿、解毒。
功效来源：《广西壮族自治区壮药质量标准 第一卷》（2008年版）
注：民间常见栽培物种。

飞蛾藤属 *Dinetus* Buch.-Ham. ex Sweet
飞蛾藤
Dinetus racemosus (Roxb.) Buch.-Ham. ex Sweet
凭证标本：资源县普查队 450329160925006LY（IBK、GXMG、CMMI）
功效：全草，发表、消食积。
功效来源：《全国中草药汇编》

番薯属 *Ipomoea* L.
月光花
Ipomoea alba L.
功效：种子，外用治跌打肿痛、骨折。
功效来源：《全国中草药汇编》
注：民间常见栽培物种。

蕹菜
Ipomoea aquatica Forssk.
功效：全草及根，清热解毒、利尿、止血。
功效来源：《全国中草药汇编》
注：民间常见栽培物种。

番薯 甘薯
Ipomoea batatas (L.) Lam.
功效：根，补中、生津、止血、排脓。
功效来源：《全国中草药汇编》
注：民间常见栽培物种。

牵牛 牵牛子
Ipomoea nil (L.) Roth
凭证标本：资源县普查队 450329170819015LY（IBK）

功效：种子，利水通便、祛痰逐饮、消积杀虫。

功效来源：《中华本草》

圆叶牵牛 牵牛子

Ipomoea purpurea (L.) Roth

功效：种子，利水通便、祛痰逐饮、消积杀虫。

功效来源：《中华本草》

注：《广西植物名录》有记载。

252. 玄参科 Scrophulariaceae

毛麝香属 *Adenosma* R. Br.

毛麝香 黑头茶

Adenosma glutinosum (L.) Druce

功效：全草，祛风止痛、散瘀消肿、解毒止痒。

功效来源：《广西中药材标准 第二册》

注：《广西植物名录》有记载。

黑草属 *Buchnera* L.

黑草 鬼羽箭

Buchnera cruciata Buch.-Ham. ex D. Don

功效：全草，清热解毒、凉血止血。

功效来源：《中华本草》

注：《广西植物名录》有记载。

母草属 *Lindernia* All.

泥花母草 水虾子草

Lindernia antipoda (L.) Alston

凭证标本：资源县普查队 450329150724039LY（IBK、GXMG、CMMI）

功效：全草，清热、解毒、消肿。

功效来源：《全国中草药汇编》

母草

Lindernia crustacea (L.) f. Muell.

凭证标本：资源县普查队 450329150722006LY（IBK、GXMG、CMMI）

功效：全草，清热利湿、活血止痛。

功效来源：《中华本草》

宽叶母草

Lindernia nummulariifolia (D. Don) Wettst.

凭证标本：资源县普查队 450329150724041LY（IBK、GXMG、CMMI）

功效：全草，清热解毒、消炎止痛、凉血止血、截疟。

功效来源：《药用植物辞典》

旱田草

Lindernia ruellioides (Colsm.) Pennell

功效：全草，理气活血、消肿止痛。

功效来源：《广西壮族自治区壮药质量标准 第三卷》（2018年版）

注：《广西植物名录》有记载。

通泉草属 *Mazus* Lour.

通泉草

Mazus pumilus (Burm. f.) Steenis

凭证标本：资源县普查队 450329160403015LY（IBK）

功效：全草，清热解毒、消炎消肿、利尿、止痛、健胃消积。

功效来源：《药用植物辞典》

沟酸浆属 *Mimulus* L.

沟酸浆

Mimulus tenellus Bunge

凭证标本：资源县普查队 450329170819023LY（IBK）

功效：全草，清热解毒、止泻、止痛、健脾燥湿束带。

功效来源：《药用植物辞典》

尼泊尔沟酸浆

Mimulus tenellus Bunge var. *nepalensis* (Benth.) P. C. Tsoong

功效：全草，清热解毒、利湿。

功效来源：《药用植物辞典》

注：《广西植物名录》有记载。

泡桐属 *Paulownia* Sieb. et Zucc.

白花泡桐 泡桐叶

Paulownia fortunei (Seem.) Hemsl.

凭证标本：资源县普查队 450329160401023LY（IBK、GXMG、CMMI）

功效：叶，清热解毒、止血消肿。

功效来源：《中华本草》

台湾泡桐

Paulownia kawakamii T. Ito

凭证标本：资源县普查队 450329151025045LY（IBK、GXMG、CMMI）

功效：树皮，解毒消肿、止血。

功效来源：《中华本草》

马先蒿属 *Pedicularis* L.

亨氏马先蒿 凤尾参

Pedicularis henryi Maxim.

凭证标本：资源县普查队 450329151024051LY（IBK、GXMG、CMMI）

功效：根，补气血、强筋骨、健脾胃。

功效来源：《中华本草》

粗茎返顾马先蒿

Pedicularis resupinata L. subsp. *crassicaulis* (Vaniot ex

Bonati) P. C. Tsoong

凭证标本：黄德爱 60490（IBK）

功效：根，行气、止痛。

功效来源：《药用植物辞典》

玄参属 *Scrophularia* L.

玄参

Scrophularia ningpoensis Hemsl.

凭证标本：资源县普查队 450329150912003LY（IBK、GXMG、CMMI）

功效：根，凉血滋阴、泻火解毒。

功效来源：《全国中草药汇编》

阴行草属 *Siphonostegia* Benth.

阴行草 金钟茵陈

Siphonostegia chinensis Benth.

凭证标本：钟济新 83473（IBK）

功效：全草，清热利湿、凉血止血、祛瘀止痛。

功效来源：《中华本草》

独脚金属 *Striga* Lour.

独脚金

Striga asiatica (L.) Kuntze

功效：全草，清肝、健脾、消积、杀虫。

功效来源：《广西中药材标准 第一册》

注：《广西植物名录》有记载。

蝴蝶草属 *Torenia* L.

长叶蝴蝶草 水韩信草

Torenia asiatica L.

凭证标本：资源县普查队 450329150618013LY（IBK、GXMG、CMMI）

功效：全株，清热利湿、解毒、散瘀。

功效来源：《中华本草》

单色蝴蝶草 蓝猪耳

Torenia concolor Lindl.

凭证标本：资源县普查队 450329170810003LY（IBK）

功效：全草，清热解毒、利湿、止咳、和胃止呕、化瘀。

功效来源：《全国中草药汇编》

黄花蝴蝶草

Torenia flava Buch.-Ham. ex Benth.

凭证标本：资源县普查队 450329160331040LY（IBK、GXMG、CMMI）

功效：全草，用于阴囊肿大。

功效来源：《广西药用植物名录》

紫萼蝴蝶草

Torenia violacea (Azaola ex Blanco) Pennell

凭证标本：资源县普查队 450329150720042LY（IBK、GXMG、CMMI）

功效：全草，清热解毒、利湿止咳、化痰。

功效来源：《药用植物辞典》

婆婆纳属 *Veronica* L.

直立婆婆纳

Veronica arvensis L.

凭证标本：资源县普查队 450329160403011LY（IBK、GXMG、CMMI）

功效：全草，清热、除疟。

功效来源：《全国中草药汇编》

多枝婆婆纳

Veronica javanica Blume

功效：全草，祛风散热、解毒消肿。

功效来源：《全国中草药汇编》

注：《广西植物名录》有记载。

阿拉伯婆婆纳 灯笼婆婆纳

Veronica persica Poir.

凭证标本：资源县普查队 450329170312025LY（IBK）

功效：全草，解热毒。

功效来源：《全国中草药汇编》

婆婆纳

Veronica polita Fries

凭证标本：万煜 47585（GXMI）

功效：全草，凉血止血、理气止痛。

功效来源：《全国中草药汇编》

腹水草属 *Veronicastrum* Heist. ex Farbic.

长穗腹水草

Veronicastrum longispicatum (Merr.) Yamaz.

凭证标本：资源县普查队 450329160921002LY（IBK、GXMG、CMMI）

功效：全草，清热、行水、消肿、解毒。

功效来源：《药用植物辞典》

大叶腹水草

Veronicastrum robustum (Diels) D. Y. Hong subsp. grandifolium T. L. Chin et D. Y. Hong

凭证标本：资源县普查队 450329160818016LY（IBK、CMMI）

功效：叶，祛风除湿、散瘀止痛。

功效来源：《药用植物辞典》

腹水草

Veronicastrum stenostachyum (Hemsl.) Yamaz. subsp. plukenetii (T. Yamaz.) D. Y. Hong

凭证标本：资源县普查队 450329150723031LY（IBK、GXMG、CMMI）

功效：全草，利尿消肿、散瘀解毒。

功效来源：《药用植物辞典》

253. 列当科 Orobanchaceae

野菰属 *Aeginetia* L.

野菰

Aeginetia indica L.

凭证标本：资源县普查队 450329150909011LY（IBK、GXMG、CMMI）

功效：全草，解毒消肿、清热凉血。

功效来源：《全国中草药汇编》

假野菰属 *Christisonia* Gardner

假野菰

Christisonia hookeri C. B. Clarke

凭证标本：资源县普查队 450329160815038LY（IBK、GXMG、CMMI）

功效：全草，清热解毒、泻火疗疮。

功效来源：《药用植物辞典》

254. 狸藻科 Lentibulariaceae

狸藻属 *Utricularia* L.

黄花狸藻

Utricularia aurea Lour.

凭证标本：资源县普查队 450329150909019LY（IBK、GXMG、CMMI）

功效：全草，外用治目赤红肿、急性结膜炎。

功效来源：《药用植物辞典》

256. 苦苣苔科 Gesneriaceae

芒毛苣苔属 *Aeschynanthus* Jack

黄杨叶芒毛苣苔

Aeschynanthus buxifolius Hemsl.

凭证标本：钟济新 83581（IBSC）

功效：全草，用于蛇虫咬伤。

功效来源：《药用植物辞典》

唇柱苣苔属 *Chirita* Buch.-Ham. ex D. Don

蚂蝗七 石蜈蚣

Primulina fimbrisepala (Hand.-Mazz.) Yin Z. Wang

凭证标本：资源县普查队 450329150617068LY（IBK、GXMG、CMMI）

功效：根状茎或全草，清热利湿、行滞消积、止血活血、解毒消肿。

功效来源：《中华本草》

羽裂报春苣苔

Primulina pinnatifida (Hand.-Mazz.) Yin Z. Wang

凭证标本：资源县普查队 450329151025038LY（IBK、GXMG、CMMI）

功效：全草，用于痢疾、跌打损伤。

功效来源：《广西药用植物名录》

半蒴苣苔属 *Hemiboea* C. B. Clarke

贵州半蒴苣苔

Hemiboea cavaleriei H. Lév.

凭证标本：中峰学习班 6-3052（GXMI）

功效：全草，清热解毒、利水除湿。

功效来源：《药用植物辞典》

半蒴苣苔 降龙草

Hemiboea subcapitata C. B. Clarke

凭证标本：资源县普查队 450329150617005LY（IBK）

功效：全草，清暑、利湿、解毒。

功效来源：《中华本草》

吊石苣苔属 *Lysionotus* D. Don

吊石苣苔 石吊兰

Lysionotus pauciflorus Maxim.

凭证标本：资源县普查队 450329150720034LY（IBK、GXMG、CMMI）

功效：全株，清热利湿、祛痰止咳、活血调经。

功效来源：《中国药典》（2020年版）

马铃苣苔属 *Oreocharis* Benth.

长瓣马铃苣苔

Oreocharis auricula (S. Moore) C. B. Clarke

凭证标本：资源县普查队 450329151024030LY（IBK、GXMG、CMMI）

功效：全草，凉血止血、清热解毒。

功效来源：《中华本草》

大叶石上莲

Oreocharis benthamii C. B. Clarke var. *benthamii*

凭证标本：资源县普查队 450329150722035LY（IBK、GXMG、CMMI）

功效：全草，用于跌打损伤、咳嗽。

功效来源：《广西药用植物名录》

石上莲

Oreocharis benthamii C. B. Clarke var. *reticulata* Dunn

凭证标本：李树刚等 3-163（IBK）

功效：叶，外用治湿疹。

功效来源：《广西药用植物名录》

湘桂马铃苣苔

Oreocharis xiangguiensis W. T. Wang et K. Y. Pan

凭证标本：资源县普查队 450329150909010LY（IBK、GXMG、CMMI）

功效：全草，用于跌打损伤。

功效来源：《药用植物辞典》

257. 紫葳科 Bignoniaceae

凌霄属 *Campsis* Lour.

凌霄 凌霄花

Campsis grandiflora (Thunb.) K. Schum.

凭证标本：资源县普查队 450329170820021LY（IBK）

功效：花，活血通经、凉血祛风。

功效来源：《中国药典》（2020年版）

梓属 *Catalpa* Scop.

梓

Catalpa ovata G. Don

功效：根，用于湿热黄疸、咳嗽痰多；外用治小儿热痱、有小毒。

功效来源：《广西中药资源名录》

注：《广西植物名录》有记载。

硬骨凌霄属 *Tecomaria* Spach

硬骨凌霄

Tecomaria capensis (Thunb.) Spach

功效：茎、叶，散瘀消肿。花，通经利尿。

功效来源：《全国中草药汇编》

注：民间常见栽培物种。

258. 胡麻科 Pedaliaceae

胡麻属 *Sesamum* L.

芝麻 黑芝麻

Sesamum indicum L.

凭证标本：资源县普查队 450329160810001LY（IBK、GXMG、CMMI）

功效：种子，补益肝肾、养血益精、润肠通便。

功效来源：《中华本草》

259. 爵床科 Acanthaceae

穿心莲属 *Andrographis* Wall. ex Nees

穿心莲

Andrographis paniculata (Burm. f.) Nees

功效：地上部分，清热解毒、凉血、消肿。

功效来源：《中国药典》（2020年版）

注：民间常见栽培物种。

白接骨属 *Asystasiella* Lindau

白接骨

Asystasiella neesiana (Wall.) Lindau

凭证标本：资源县普查队 450329150725027LY（IBK）

功效：全草，化瘀止血、续筋接骨、利尿消肿、清热解毒。

功效来源：《中华本草》

狗肝菜属 *Dicliptera* Juss.

狗肝菜

Dicliptera chinensis (L.) Juss.

凭证标本：资源县普查队 450329160806004LY（IBK、GXMG、CMMI）

功效：全草，清热、凉血、利湿、解毒。

功效来源：《广西壮族自治区壮药质量标准　第一卷》（2008年版）

喜花草属 *Eranthemum* L.

喜花草

Eranthemum pulchellum Andrews

功效：叶，清热解毒、散瘀消肿。

功效来源：《药用植物辞典》

注：民间常见栽培物种。

爵床属 *Justicia* L.

鸭嘴花

Justicia adhatoda L.

功效：全株，祛风活血、散瘀止痛、接骨。

功效来源：《全国中草药汇编》

注：民间常见栽培物种。

小驳骨

Justicia gendarussa N. L. Burman

功效：地上部分，祛瘀止痛、续筋接骨。

功效来源：《广西壮族自治区壮药质量标准　第一卷》（2008年版）

注：《广西植物名录》有记载。

爵床

Justicia procumbens L.

凭证标本：资源县普查队 450329150907002LY（IBK）

功效：全草，清热解毒、利湿消积、活血止痛。

功效来源：《中华本草》

杜根藤

Justicia quadrifaria (Nees) T. Anderson

凭证标本：资源县普查队 450329150725007LY（IBK、GXMG、CMMI）

功效：全草，清热解毒。

功效来源：《药用植物辞典》

观音草属 *Peristrophe* Nees

九头狮子草

Peristrophe japonica (Thunb.) Bremek.

凭证标本：资源县普查队 450329170820012LY（IBK）

功效：全草，发汗解表、清热解毒、镇痉。

功效来源：《全国中草药汇编》

紫云菜属 *Strobilanthes* Blume

板蓝 青黛

Strobilanthes cusia (Nees) Kuntze

功效：叶或叶经加工制得的干燥粉末、团块或颗粒，清热解毒、凉血消斑、泻火定惊。

功效来源：《中国药典》（2020年版）

注：《广西植物名录》有记载。

山牵牛属 Thunbergia Retz.

山牵牛 老鸦嘴

Thunbergia grandiflora (Rottl. exwilld.) Roxb.

功效：全株，舒筋活络、散瘀消肿。

功效来源：《广西壮族自治区壮药质量标准　第一卷》（2008年版）

注：《广西植物名录》有记载。

263. 马鞭草科 Verbenaceae

紫珠属 Callicarpa L.

紫珠 珍珠风子

Callicarpa bodinieri H. Lév. var. *bodinieri*

凭证标本：资源县普查队 450329150618049LY（IBK、GXMG、CMMI）

功效：果实，发表散寒。

功效来源：《中华本草》

南川紫珠

Callicarpa bodinieri H. Lév. var. *rosthornii* (Diels) Rehder

凭证标本：资源县普查队 450329150720040LY（IBK、GXMG、CMMI）

功效：叶，消肿、止血。

功效来源：《药用植物辞典》

白棠子树 紫珠

Callicarpa dichotoma (Lour.) K. Koch

功效：叶，收敛止血、清热解毒。

功效来源：《中华本草》

注：《广西植物名录》有记载。

老鸦糊 紫珠

Callicarpa giraldii Hesse ex Rehder

凭证标本：资源县普查队 450329150620041LY（IBK、GXMG、CMMI）

功效：叶，收敛止血、清热解毒。

功效来源：《中华本草》

藤紫珠

Callicarpa integerrima Champ. var. *chinensis* (P'ei) S. L. Chen

凭证标本：资源县普查队 450329150722002LY（IBK）

功效：全株，用于泄泻、感冒发热、风湿痛。

功效来源：《药用植物辞典》

日本紫珠

Callicarpa japonica Thunb.

凭证标本：陈照宙 52025（IBK）

功效：嫩叶，代茶可治眼疾。

功效来源：《药用植物辞典》

枇杷叶紫珠 牛舌癀

Callicarpa kochiana Makino

凭证标本：李光照 10050（IBK）

功效：根、茎、叶，祛风除湿、活血止血。

功效来源：《中华本草》

广东紫珠 金刀菜

Callicarpa kwangtungensis Chun

凭证标本：资源县普查队 450329150720031LY（IBK、GXMG、CMMI）

功效：茎、叶，止血、止痛。

功效来源：《中华本草》

长柄紫珠

Callicarpa longipes Dunn

凭证标本：李光照 10092（IBK）

功效：叶，祛风除湿、止血。

功效来源：《药用植物辞典》

大叶紫珠

Callicarpa macrophylla Vahl

凭证标本：资源县普查队 450329150722001LY（IBK、GXMG、CMMI）

功效：根、叶，散瘀止血、消肿止痛。

功效来源：《广西壮族自治区壮药质量标准　第三卷》（2018年版）

红紫珠

Callicarpa rubella Lindl. var. *rubella*

凭证标本：资源县普查队 450329150722029LY（IBK、GXMG、CMMI）

功效：叶及嫩枝，解毒消肿、凉血止血。

功效来源：《中华本草》

秃红紫珠

Callicarpa rubella Lindl. var. *subglabra* (C. P'ei) H. T. Chang

凭证标本：资源县普查队 450329160808001LY（IBK、GXMG、CMMI）

功效：叶，外用治小儿高烧。

功效来源：《广西中药资源名录》

莸属 Caryopteris Bunge

兰香草

Caryopteris incana (Thunb. ex Houtt.) Miq.

凭证标本：资源县普查队 450329150910002LY（IBK、GXMG、CMMI）

功效：全草，疏风解表、祛痰止咳、散瘀止痛。

功效来源：《药用植物辞典》

大青属 *Clerodendrum* L.

灰毛大青 大叶白花灯笼

Clerodendrum canescens Wall. ex Walp.

功效：全株，清热解毒、凉血止血。

功效来源：《中华本草》

注：《广西植物名录》有记载。

重瓣臭茉莉

Clerodendrum chinense (Osbeck) Mabb.

功效：根、叶，祛风利湿、化痰止咳、活血消肿。

功效来源：《药用植物辞典》

注：《广西植物名录》有记载。

大青

Clerodendrum cyrtophyllum Turcz.

凭证标本：资源县普查队 450329150617048LY（IBK、GXMG、CMMI）

功效：茎、叶，清热解毒、凉血、止血。

功效来源：《广西壮族自治区壮药质量标准 第二卷》（2011年版）

白花灯笼

Clerodendrum fortunatum L.

功效：根或全株，清热解毒、止咳定痛。

功效来源：《全国中草药汇编》

注：《广西植物名录》有记载。

赪桐

Clerodendrum japonicum (Thunb.) Sweet

凭证标本：资源县普查队 450329150621020LY（IBK、GXMG、CMMI）

功效：花，安神、止血。叶，祛风解毒、散瘀消肿。

功效来源：《广西壮族自治区壮药质量标准 第二卷》（2011年版）

广东大青

Clerodendrum kwangtungense Hand.-Mazz.

凭证标本：资源县普查队 450329150721023LY（IBK、GXMG、CMMI）

功效：根，清热利湿、祛风止咳、壮腰健胃。

功效来源：《药用植物辞典》

尖齿臭茉莉 过墙风

Clerodendrum lindleyi Decne. ex Planch.

凭证标本：李光照等 10145（IBK）

功效：全株，祛风除湿、活血消肿。

功效来源：《中华本草》

海通

Clerodendrum mandarinorum Diels

凭证标本：资源县普查队 450329150726030LY（IBK、GXMG、CMMI）

功效：根、枝、叶，清热解毒、通经活络、祛风除痹、利水。

功效来源：《药用植物辞典》

龙吐珠

Clerodendrum thomsoniae Balf. f.

凭证标本：陈照宙 51977（IBK）

功效：全株、叶，解毒。

功效来源：《药用植物辞典》

假连翘属 *Duranta* L.

假连翘

Duranta erecta L.

功效：叶、果，散热透邪、行血祛瘀、止痛杀虫、消肿解毒。

功效来源：《全国中草药汇编》

注：《广西植物名录》有记载。

马缨丹属 *Lantana* L.

马缨丹 五色梅

Lantana camara L.

功效：根、花及叶，清热泻火、解毒散结。

功效来源：《中华本草》

注：《广西植物名录》有记载。

豆腐柴属 *Premna* L.

豆腐柴

Premna microphylla Turcz.

凭证标本：资源县普查队 450329150617062LY（IBK、GXMG、CMMI）

功效：根、茎及叶，清热解毒。

功效来源：《中华本草》

马鞭草属 *Verbena* L.

马鞭草

Verbena officinalis L.

功效：地上部分，活血散瘀、解毒、利水、退黄、截疟。

功效来源：《中国药典》（2020年版）

注：《广西植物名录》有记载。

牡荆属 *Vitex* L.

黄荆 五指柑

Vitex negundo L. var. *negundo*

功效：全株，祛风解表、止咳化痰、理气止痛。

功效来源：《广西壮族自治区壮药质量标准 第一

卷》（2008年版）

注：《广西植物名录》有记载。

牡荆 五指柑

Vitex negundo L. var. *cannabifolia* (Sieb. et Zucc.) Hand.-Mazz.

功效：全株，祛风解表、止咳化痰、理气止痛。

功效来源：《广西壮族自治区壮药质量标准 第一卷》（2008年版）

注：《广西植物名录》有记载。

264. 唇形科 Labiatae

筋骨草属 *Ajuga* L.

金疮小草 白毛夏枯草

Ajuga decumbens Thunb.

凭证标本：资源县普查队 450329150720068LY（IBK）

功效：全草，清热解毒、化痰止咳、凉血散血。

功效来源：《中华本草》

广防风属 *Anisomeles* R. Br.

广防风

Anisomeles indica (L.) Kuntze

功效：全草，祛风解表、理气止痛。

功效来源：《药用植物辞典》

注：《广西植物名录》有记载。

毛药花属 *Bostrychanthera* Benth.

毛药花

Bostrychanthera deflexa Benth.

凭证标本：资源县普查队 450329160922003LY（IBK、GXMG、CMMI）

功效：全草，清热解毒、活血止痛。

功效来源：《药用植物辞典》

肾茶属 *Clerodendranthus* Kudo

肾茶 猫须草

Clerodendranthus spicatus (Thunb.) C. Y. Wu ex H. W. Li

凭证标本：YZ567（IBK）

功效：茎、叶，清热祛湿、排石利尿。

功效来源：《全国中草药汇编》

风轮菜属 *Clinopodium* L.

风轮菜 断血流

Clinopodium chinense (Benth.) Kuntze

凭证标本：资源县普查队 450329150620074LY（IBK、GXMG、CMMI）

功效：全草，收敛止血。

功效来源：《中国药典》（2020年版）

邻近风轮菜

Clinopodium confine (Hance) Kuntze

凭证标本：资源县普查队 450329150618004LY（IBK、GXMG、CMMI）

功效：全草，清热解毒、散瘀消肿、止血。

功效来源：《药用植物辞典》

细风轮菜

Clinopodium gracile (Benth.) Matsum.

凭证标本：资源县普查队 450329150723040LY（IBK）

功效：全草，清热解毒、消肿止痛、凉血止痢、祛风止痒、止血。

功效来源：《药用植物辞典》

灯笼草 断血流

Clinopodium polycephalum (Vaniot) C. Y. Wu et S. J. Hsuan

凭证标本：资源县普查队 450329150724038LY（IBK、GXMG、CMMI）

功效：地上部分，收敛止血。

功效来源：《中国药典》（2020年版）

鞘蕊花属 *Coleus* Lour.

肉叶鞘蕊花 小洋紫苏

Coleus carnosifolius (Hemsl.) Dunn

凭证标本：资源县普查队 450329170820006LY（IBK）

功效：全草，清热解毒、消疳杀虫。

功效来源：《中华本草》

香薷属 *Elsholtzia* Willd.

紫花香薷

Elsholtzia argyi H. Lév.

凭证标本：资源县普查队 450329151025047LY（IBK）

功效：全草，祛风、散寒解表、发汗、解暑、利尿、止咳。

功效来源：《药用植物辞典》

小野芝麻属 *Galeobdolon* Adans.

小野芝麻 地绵绵

Galeobdolon chinense (Benth.) C. Y. Wu

凭证标本：资源县普查队 450329160329009LY（IBK）

功效：块根，用于外伤止血。

功效来源：《全国中草药汇编》

活血丹属 *Glechoma* L.

活血丹 连钱草

Glechoma longituba (Nakai) Kuprian

凭证标本：资源县普查队 450329160403024LY（IBK、GXMG、CMMI）

功效：地上部分，利湿通淋、清热解毒、散瘀消肿。

功效来源：《广西壮族自治区壮药质量标准 第一卷》（2008年版）

锥花属 *Gomphostemma* Wall. ex Benth.

中华锥花 老虎耳

Gomphostemma chinense Oliv.

凭证标本：资源县普查队 450329160816009LY（IBK、GXMG、CMMI）

功效：全草，祛风湿、益气血、通经络、消肿毒。

功效来源：《中华本草》

香茶菜属 *Isodon* (Schrad. ex Benth.) Spach

香茶菜

Isodon amethystoides (Benth.) H. Hara

凭证标本：资源县普查队 450329161021004LY（IBK、GXMG、CMMI）

功效：地上部分，清热利湿、活血散瘀、解毒消肿。

功效来源：《中华本草》

细锥香茶菜

Isodon coetsa (Buch.-Ham. ex D. Don) Kudô

凭证标本：李光照 10093（IBK）

功效：根，行血、止痛。

功效来源：《全国中草药汇编》

显脉香茶菜

Isodon nervosus (Hemsl.) Kudô

凭证标本：李光照 11736（IBK）

功效：全草，清热利湿、解毒。

功效来源：《全国中草药汇编》

牛尾草 三叶香茶菜

Isodon ternifolius (D. Don) Kudô

功效：全草，清热解毒、利湿。

功效来源：《广西中药材标准 第一册》

注：《广西植物名录》有记载。

益母草属 *Leonurus* L.

益母草

Leonurus japonicus Houtt.

凭证标本：李光照 12276（IBK）

功效：地上部分，活血调经、利尿消肿、清热解毒。

功效来源：《中国药典》（2020年版）

地笋属 *Lycopus* L.

硬毛地笋 泽兰

Lycopus lucidus Turcz. var. *hirtus* Regel

凭证标本：资源县普查队 450329150912011LY（IBK、GXMG、CMMI）

功效：地上部分，活血调经、祛瘀消痈、利水消肿。

功效来源：《中国药典》（2020年版）

龙头草属 *Meehania* Britton

华西龙头草

Meehania fargesii (H. Lév.) C. Y. Wu var. *fargesii*

凭证标本：李光照 11597（IBK）

功效：全草，清热解毒、消炎、发表散寒。

功效来源：《药用植物辞典》

梗花华西龙头草

Meehania fargesii (H. Lév.) C. Y. Wu var. *pedunculata* (Hemsl.) C. Y. Wu

功效：根、叶，外用治牙痛、痈疮肿毒。

功效来源：《广西中药资源名录》

注：《广西植物名录》有记载。

龙头草

Meehania henryi (Hemsl.) Sun ex C. Y. Wu

凭证标本：资源县普查队 450329151024100LY（IBK、GXMG、CMMI）

功效：根或叶，补气血、祛风湿、消肿毒。

功效来源：《中华本草》

薄荷属 *Mentha* L.

薄荷

Mentha canadensis L.

功效：地上部分，疏散风热、清利头目、利咽、透疹、疏肝行气。

功效来源：《中国药典》（2020年版）

注：民间常见栽培物种。

石荠苎属 *Mosla* (Benth.) Buch.-Ham. ex Maxim.

石香薷 香薷

Mosla chinensis Maxim.

凭证标本：资源县普查队 450329150908002LY（IBK、GXMG、CMMI）

功效：地上部分，发汗解表、和中利湿。

功效来源：《中国药典》（2020年版）

小鱼仙草 热痱草

Mosla dianthera (Buch.-Ham. ex Roxb.) Maxim.

凭证标本：资源县普查队 450329151024004LY（IBK、GXMG、CMMI）

功效：全草，发表祛暑、利湿和中、消肿止血、散风止痒。

功效来源：《中华本草》

石荠苎 小鱼仙草

Mosla scabra (Thunb.) C. Y. Wu et H. W. Li

凭证标本：资源分队 6–3104（GXMI）

功效：全草，疏风解表、清暑除湿、解毒止痒。

功效来源：《广西中药材标准 第一册》

假糙苏属 *Paraphlomis* Prain

假糙苏

Paraphlomis javanica (Blume) Prain

凭证标本：资源县普查队 450329150721058LY（IBK、GXMG、CMMI）

功效：全草，清肝、发表、滋阴润燥、润肺止咳、补血调经。叶、茎，清肝、发表。

功效来源：《药用植物辞典》

紫苏属 *Perilla* L.

紫苏

Perilla frutescens (L.) Britton var. *frutescens*

凭证标本：资源县普查队 450329170816004LY（IBK）

功效：果实，降气化痰、止咳平喘、润肠通便。茎，理气宽中、止痛、安胎。

功效来源：《中国药典》（2020年版）

回回苏

Perilla frutescens (L.) Britton var. *crispa* (Thunb.) Deane ex Bailey

功效：果实（苏子），下气消痰、平喘润肺。叶，发表散寒、理气和胃。茎枝，理气、舒郁、止痛、安胎。

功效来源：《药用植物辞典》

注：民间常见栽培物种。

刺蕊草属 *Pogostemon* Desf.

广藿香

Pogostemon cablin (Blanco) Benth.

功效：地上部分，芳香化浊、开胃止呕、发表解暑。

功效来源：《中国药典》（2020年版）

注：《广西植物名录》有记载。

夏枯草属 *Prunella* L.

夏枯草

Prunella vulgaris L.

凭证标本：资源县普查队 450329150620072LY（IBK、GXMG、CMMI）

功效：果穗，清肝泻火、明目、散结消肿。

功效来源：《中国药典》（2020年版）

鼠尾草属 *Salvia* L.

贵州鼠尾草 血盆草

Salvia cavaleriei H. Lév. var. *cavaleriei*

凭证标本：资源县普查队 450329170809004LY（IBK）

功效：全草，凉血止血、活血消肿、清热利湿。

功效来源：《中华本草》

血盆草

Salvia cavaleriei H. Lév. var. *simplicifolia* E. Peter

凭证标本：资源县普查队 450329150618046LY（IBK、CMMI）

功效：全草，凉血止血、活血消肿、清热利湿。

功效来源：《中华本草》

荔枝草

Salvia plebeia R. Br.

功效：全草，清热解毒、利水消肿。

功效来源：《中华本草》

注：《广西植物名录》有记载。

长冠鼠尾草 红骨参

Salvia plectranthoides Griff.

凭证标本：余少林 900374（IBK）

功效：根，活血调经。

功效来源：《全国中草药汇编》

黄芩属 *Scutellaria* L.

半枝莲

Scutellaria barbata D. Don

功效：全草，清热解毒、散瘀止血、利尿消肿。

功效来源：《广西壮族自治区壮药质量标准　第二卷》（2011年版）

注：《广西植物名录》有记载。

韩信草

Scutellaria indica L. var. *indica*

凭证标本：资源县普查队 450329150726026LY（IBK、GXMG、CMMI）

功效：全草，祛风活血、解毒止痛。

功效来源：《中药大辞典》

长毛韩信草

Scutellaria indica L. var. *elliptica* Sun ex C. H. Hu

凭证标本：资源县普查队 450329160331011LY（IBK、GXMG、CMMI）

功效：全草，用于跌打损伤、吐血、痈肿、牙痛。

功效来源：《药用植物辞典》

筒冠花属 *Siphocranion* Kudo

筒冠花 草藤乌

Siphocranion macranthum (Hook. f.) C. Y. Wu

凭证标本：资源县普查队 450329160922005LY（IBK、GXMG、CMMI）

功效：全草，疏风清热、解毒消肿。

功效来源：《中华本草》

光柄筒冠花

Siphocranion nudipes (Hemsl.) Kudô

凭证标本：资源县普查队 450329160815004LY（IBK、GXMG、CMMI）

功效：茎、叶，外用治痈疮肿毒。

功效来源：《药用植物辞典》

水苏属 *Stachys* L.

针筒菜 野油麻

Stachys oblongifolia Wall. ex Benth.

凭证标本：李光照 12275（IBK）

功效：全草，补气、止血。

功效来源：《中华本草》

香科科属 *Teucrium* L.
铁轴草

Teucrium quadrifarium Buch.-Ham. ex D. Don

凭证标本：资源县普查队 450329150721018LY（IBK、GXMG、CMMI）

功效：全草、根及叶，利湿消肿、祛风解暑、凉血解毒。

功效来源：《中华本草》

血见愁 山藿香

Teucrium viscidum Blume

功效：全草，消肿解毒、凉血止血。

功效来源：《中华本草》

注：《广西植物名录》有记载。

267. 泽泻科 Alismataceae
慈姑属 *Sagittaria* L.
小慈姑

Sagittaria potamogetifolia Merr.

凭证标本：黄增任 47701（GXMI）

功效：根、块茎，用于甲状腺肿大。

功效来源：《广西中药资源名录》

野慈姑

Sagittaria trifolia L.

凭证标本：资源县普查队 450329150725040LY（IBK）

功效：球茎，用于哮喘、狂犬咬伤。

功效来源：《广西中药资源名录》

慈姑

Sagittaria trifolia L. var. *sinensis* Sims

功效：球茎，活血凉血、止咳通淋、散结解毒。

功效来源：《中华本草》

注：民间常见栽培物种。

276. 眼子菜科 Potamogetonaceae
眼子菜属 *Potamogeton* L.
眼子菜

Potamogeton distinctus A. Benn.

凭证标本：资源县普查队 450329160811004LY（IBK、GXMG、CMMI）

功效：全草，清热解毒、利湿通淋、止血、驱蛔虫。

功效来源：《中华本草》

280. 鸭跖草科 Commelinaceae
鸭跖草属 *Commelina* L.

鸭跖草

Commelina communis L.

凭证标本：资源县普查队 450329150618029LY（IBK）

功效：地上部分，清热泻火、解毒、利水消肿。

功效来源：《中国药典》（2020年版）

聚花草属 *Floscopa* Lour.
聚花草

Floscopa scandens Lour.

功效：全草，清热解毒、利水。

功效来源：《中华本草》

注：《广西植物名录》有记载。

水竹叶属 *Murdannia* Royle
裸花水竹叶 红毛草

Murdannia nudiflora (L.) Brenan

凭证标本：资源县普查队 450329170816009LY（IBK）

功效：全草，清肺止咳、凉血止血。

功效来源：《全国中草药汇编》

水竹叶

Murdannia triquetra (Wall. ex C. B. Clarke) Brückner

凭证标本：资源县普查队 450329150908016LY（IBK、GXMG、CMMI）

功效：全草，清热解毒、利尿。

功效来源：《中华本草》

杜若属 *Pollia* Thunb.
杜若 竹叶莲

Pollia japonica Thunb.

凭证标本：资源县普查队 450329150722051LY（IBK、GXMG、CMMI）

功效：根状茎或全草，清热利尿、解毒消肿。

功效来源：《中华本草》

竹叶吉祥草属 *Spatholirion* Ridl.
竹叶吉祥草

Spatholirion longifolium (Gagnep.) Dunn

凭证标本：资源县普查队 450329160925019LY（IBK、CMMI）

功效：花序，调经、止痛。

功效来源：《全国中草药汇编》

竹叶子属 *Streptolirion* Edgew.
竹叶子

Streptolirion volubile Edgeworth

凭证标本：资源县普查队 450329150726034LY（IBK、GXMG、CMMI）

功效：全草，祛风除湿、养阴、清热解毒、利尿。

功效来源：《药用植物辞典》

紫万年青属 *Tradescantia* L.

吊竹梅

Tradescantia zebrina Bosse

功效：全草，清热解毒、凉血、利尿、止咳。

功效来源：《药用植物辞典》

注：民间常见栽培物种。

285. 谷精草科 Eriocaulaceae

谷精草属 *Eriocaulon* L.

谷精草

Eriocaulon buergerianum Koern.

凭证标本：资源分队 6-3101（GXMI）

功效：花序，疏散风热、明目退翳。

功效来源：《中国药典》（2020年版）

白药谷精草

Eriocaulon cinereum R. Br.

凭证标本：资源县普查队 450329161030012LY（IBK、GXMG、CMMI）

功效：全草及花序，清肝明目、退翳、祛风散热。

功效来源：《药用植物辞典》

287. 芭蕉科 Musaceae

芭蕉属 *Musa* L.

大蕉

Musa paradisiaca L.

功效：果实，止渴、润肺、解酒、清脾滑肠。

功效来源：《药用植物辞典》

注：民间常见栽培物种。

野蕉 山芭蕉子

Musa balbisiana Colla

凭证标本：资源县普查队 450329170818010LY（IBK）

功效：种子，破瘀血、通大便。

功效来源：《中华本草》

290. 姜科 Zingiberaceae

山姜属 *Alpinia* Roxb.

山姜

Alpinia japonica (Thunb.) Miq.

凭证标本：资源县普查队 450329150617003LY（IBK、GXMG、CMMI）

功效：根状茎，温中散寒、祛风活血。

功效来源：《中华本草》

华山姜

Alpinia oblongifolia Hayata

凭证标本：资源县普查队 450329170715005LY（IBK）

功效：根状茎，温中暖胃、散寒止痛、消食、除风湿、解疮毒。种子，祛寒暖胃、燥湿、止呃逆。

功效来源：《药用植物辞典》

矮山姜

Alpinia psilogyna D. Fang

凭证标本：李光照 11652（IBK）

功效：根状茎，用于产后脾胃虚弱、产后风痛。

功效来源：《广西中药资源名录》

豆蔻属 *Amomum* Roxb.

三叶豆蔻

Amomum austrosinense D. Fang

凭证标本：资源县普查队 450329170712009LY（IBK）

功效：果实，用于胸腹胀痛、食积不消。

功效来源：《广西中药资源名录》

砂仁

Amomum villosum Lour.

凭证标本：万煜组 47705（GXMI）

功效：果实，化湿开胃、温脾止泻、理气安胎。

功效来源：《中国药典》（2020年版）

舞花姜属 *Globba* L.

舞花姜 云南小草蔻

Globba racemosa Sm.

凭证标本：资源县普查队 450329150723019LY（IBK）

功效：果实，健胃消食。

功效来源：《中华本草》

姜属 *Zingiber* Mill.

蘘荷

Zingiber mioga (Thunb.) Roscoe

凭证标本：资源县普查队 450329170809009LY（IBK）

功效：根状茎，温中理气、祛风止痛、止咳平喘。

功效来源：《全国中草药汇编》

姜 生姜

Zingiber officinale Roscoe

凭证标本：资源县普查队 450329170819021LY（IBK）

功效：根状茎，解表散寒、温中止呕、化痰止咳、解鱼蟹毒。

功效来源：《中国药典》（2020年版）

阳荷

Zingiber striolatum Diels

凭证标本：钟济新 83550（IBSC）

功效：嫩茎叶、花，温症寒热、酸嘶邪气。

功效来源：《药用植物辞典》

291. 美人蕉科 Cannaceae

美人蕉属 *Canna* L.

蕉芋

Canna indica 'Edulis' Ker-Gawl.

凭证标本：李光照 11187（IBK）

功效：根状茎，清热利湿、解毒。

功效来源：《中华本草》

美人蕉 蕉芋

Canna indica L.

功效：根状茎，清热利湿、解毒。

功效来源：《中华本草》

注：民间常见栽培物种。

292. 竹芋科 Marantaceae

竹芋属 *Maranta* L.

花叶竹芋

Maranta bicolor Ker Gawl.

功效：根状茎，清热消肿。

功效来源：《全国中草药汇编》

注：民间常见栽培物种。

293. 百合科 Liliaceae

粉条儿菜属 *Aletris* L.

灰鞘粉条儿菜

Aletris cinerascens F. T. Wang et T. Tang

凭证标本：两水小组 6-3004（GXMI）

功效：全草，清热、润肺、止咳。

功效来源：《药用植物辞典》

短柄粉条儿菜 小肺筋草

Aletris scopulorum Dunn

凭证标本：万煜 47590（GXMI）

功效：根、全草，清热、润肺止咳、活血调经、杀虫。

功效来源：《中华本草》

粉条儿菜

Aletris spicata (Thunb.) Franch.

凭证标本：资源县普查队 450329160329004LY（IBK、GXMG、CMMI）

功效：根、全草，润肺止咳、养心安神、消积驱蛔。

功效来源：《全国中草药汇编》

葱属 *Allium* L.

洋葱

Allium cepa L.

功效：鳞茎，散寒、理气、解毒、杀虫。

功效来源：《药用植物辞典》

注：民间常见栽培物种。

薤头 薤白

Allium chinense G. Don

凭证标本：资源县普查队 450329151026023LY（IBK、GXMG、CMMI）

功效：鳞茎，通阳散结、行气导滞。

功效来源：《中国药典》（2020年版）

宽叶韭

Allium hookeri Thwaites

凭证标本：资源县普查队 4503291509212014LY（IBK、GXMG、CMMI）

功效：全草，理气宽中、通阳散结、祛瘀、消肿止痛、活血通络。

功效来源：《药用植物辞典》

蒜 大蒜

Allium sativum L.

凭证标本：40449（IBK）

功效：鳞茎，温中行滞、解毒、杀虫。

功效来源：《桂本草 第一卷》（上）

韭 韭菜

Allium tuberosum Rottler ex Spreng.

凭证标本：资源县普查队 450329150723048LY（IBK、GXMG、CMMI）

功效：根，补肾、温中行气、散瘀、解毒。

功效来源：《广西壮族自治区壮药质量标准 第二卷》（2011年版）

芦荟属 *Aloe* L.

芦荟

Aloe vera (L.) Burm. f.

功效：叶或叶的干浸膏，用于肝经实热头晕、头痛、耳鸣、烦躁、便秘、小儿惊痫。花，咳血、吐血、尿血。

功效来源：《全国中草药汇编》

注：民间常见栽培物种。

蜘蛛抱蛋属 *Aspidistra* Ker Gawl.

小花蜘蛛抱蛋

Aspidistra minutiflora Stapf

凭证标本：资源县普查队 450329160404031LY（IBK）

功效：根状茎，活血通淋、泻热痛络。

功效来源：《药用植物辞典》

四川蜘蛛抱蛋

Aspidistra sichuanensis K. Y. Lang et Z. Y. Zhu

凭证标本：资源县普查队 450329160920001LY（IBK、GXMG）

功效：根状茎，活血通淋、跌打扭伤。

功效来源：《中国药用植物志》（11）

绵枣儿属 *Barnardia* Lindl.

绵枣儿

Barnardia japonica (Thunb.) Schult. et Schult. f.

凭证标本：资源县普查队 450329160813020LY（IBK）

功效：鳞茎或全草，活血解毒、消肿止痛、用于乳痛、肠痢、跌打损伤、腰腿痛。
功效来源：《药用植物辞典》

开口箭属 Campylandra Baker
开口箭
Campylandra chinensis (Baker) M. N. Tamura, S. Y. Liang et Turland
凭证标本：资源县普查队 450329151024077LY（IBK、GXMG、CMMI）
功效：根茎，清热解毒、祛风除湿、散瘀止痛。
功效来源：《中华本草》

弯蕊开口箭 扁竹兰
Campylandra wattii C. B. Clarke
凭证标本：李光照 63010（IBK）
功效：根茎，清热解毒、散瘀止血、消肿止痛。
功效来源：《中华本草》

大百合属 Cardiocrinum (Endl.) Lindl.
大百合 心叶百合
Cardiocrinum giganteum (Wall.) Makino
凭证标本：资源县普查队 450329160523028LY（IBK）
功效：鳞茎，清肺止咳、解毒。
功效来源：《全国中草药汇编》

吊兰属 Chlorophytum Ker Gawl.
南非吊兰
Chlorophytum capense (L.) Voss
功效：全草，清热解毒、散瘀消肿、养阴清肺、润肺止咳。
功效来源：《药用植物辞典》
注：民间常见栽培物种。

山菅属 Dianella Lam.
山菅 山猫儿
Dianella ensifolia (L.) Redouté
凭证标本：资源县普查队 450329150722021LY（IBK、GXMG、CMMI）
功效：根茎或全草，拔毒消肿、散瘀止痛。
功效来源：《中华本草》

竹根七属 Disporopsis Hance
散斑竹根七
Disporopsis aspersa (Hua) Engl.
凭证标本：资源县普查队 450329160815035LY（IBK）
功效：根状茎，补中益气、养阴润肺、生津止咳、化瘀止痛、凉血、解毒。
功效来源：《药用植物辞典》

竹根七
Disporopsis fuscopicta Hance

凭证标本：资源县普查队 450329151024079LY（IBK、GXMG、CMMI）
功效：根状茎，养阴清肺、活血祛瘀。
功效来源：《中华本草》

深裂竹根七 黄脚鸡
Disporopsis pernyi (Hua) Diels
凭证标本：余少林 900175（IBK）
功效：根状茎，益气健脾、养阴润肺、活血舒筋。
功效来源：《中华本草》

万寿竹属 Disporum Salisb. ex D. Don
短蕊万寿竹
Disporum bodinieri (H. Lév. et Vaniot) F. T. Wang et T. Tang
凭证标本：资源县普查队 450329160404030LY（IBK）
功效：根，消肿、利尿、驱虫。
功效来源：《药用植物辞典》

万寿竹 竹叶参
Disporum cantoniense (Lour.) Merr.
凭证标本：资源县普查队 450329150725019LY（IBK、GXMG、CMMI）
功效：根状茎，祛风湿、舒筋活血、清热、祛痰止咳。
功效来源：《中华本草》

宝铎草 竹林霄
Disporum sessile D. Don
凭证标本：资源县普查队 450329150617035LY（IBK、GXMG、CMMI）
功效：根及根状茎，清热解毒、润肺止咳、健胃消食、舒筋活络。
功效来源：《中华本草》

萱草属 Hemerocallis L.
黄花菜 金针菜
Hemerocallis citrina Baroni
凭证标本：李光照 11642（IBK）
功效：花蕾，清热利湿、宽胸解郁、凉血解毒。
功效来源：《中华本草》

萱草 萱草根
Hemerocallis fulva (L.) L.
凭证标本：资源县普查队 450329150618067LY（IBK、GXMG、CMMI）
功效：根，清热利尿、凉血止血。
功效来源：《中华本草》

玉簪属 Hosta Tratt.
紫萼 紫玉簪

Hosta ventricosa (Salisb.) Stearn
凭证标本：资源县普查队 450329150620080LY（IBK）
功效：全草、根、花，散瘀止痛、解毒、凉血、止血。
功效来源：《中华本草》

百合属 *Lilium* L.
野百合 百合
Lilium brownii F. E. Br. ex Miellez var. *brownii*
凭证标本：资源县普查队 450329151024123LY（IBK、CMMI）
功效：鳞茎，清心安神、养阴润肺。
功效来源：《中国药典》（2020年版）

百合
Lilium brownii F. E. Br. ex Miellez var. *viridulum* Baker
凭证标本：资源县普查队 450329150721047LY（IBK、CMMI）
功效：鳞茎，养阴润肺、清心安神。
功效来源：《中国药典》（2020年版）

药百合
Lilium speciosum Thunb. var. *gloriosoides* Baker
凭证标本：资源县普查队 450329170817005LY（IBK）
功效：鳞茎，可作百合药用，养阴润肺、止咳、清心安神。
功效来源：《药用植物辞典》

卷丹 百合
Lilium lancifolium Thunb.
凭证标本：黄德爱 60714（IBK）
功效：鳞茎，养阴润肺、清心安神。
功效来源：《中国药典》（2020年版）

山麦冬属 *Liriope* Lour.
矮小山麦冬
Liriope minor (Maxim.) Makino
凭证标本：资源县普查队 450329150725057LY（IBK、GXMG、CMMI）
功效：块根，养阴生津、润肺、清心。
功效来源：《药用植物辞典》

阔叶山麦冬
Liriope muscari (Decne.) L. H. Bailey
凭证标本：资源县普查队 450329150724042LY（IBK）
功效：块根，养阴生津、润肺、清心、止咳养胃。
功效来源：《药用植物辞典》

山麦冬 土麦冬
Liriope spicata (Thunb.) Lour.
凭证标本：黄德爱 60925（IBK）

功效：块根，养阴生津。
功效来源：《中华本草》

舞鹤草属 *Maianthemum* F. H. Wigg.
窄瓣鹿药
Maianthemum tatsienense (Franch.) LaFrankie
凭证标本：高成芝等 47722（GXMI）
功效：根及根状茎，补气益肾、祛风除湿、活血调经。
功效来源：《药用植物辞典》

沿阶草属 *Ophiopogon* Ker. Gawl.
连药沿阶草
Ophiopogon bockianus Diels
凭证标本：资源县普查队 450329150620052LY（IBK、GXMG、CMMI）
功效：全草、块根，清热、润肺养阴、生津止咳。
功效来源：《药用植物辞典》

沿阶草 麦门冬
Ophiopogon bodinieri H. Lév.
凭证标本：资源县普查队 450329160814009LY（IBK、GXMG、CMMI）
功效：块根，滋阴润肺、益胃生津、清心除烦。
功效来源：《中华本草》

间型沿阶草
Ophiopogon intermedius D. Don
凭证标本：资源县普查队 450329151024026LY（IBK、GXMG、CMMI）
功效：块根，清热润肺、养阴生津、止咳。
功效来源：《药用植物辞典》

麦冬
Ophiopogon japonicus (L. f.) Ker-Gawl.
凭证标本：李光照等 10079（IBK）
功效：块根，养阴生津、润肺清心。
功效来源：《中国药典》（2020年版）

狭叶沿阶草
Ophiopogon stenophyllus (Merr.) L. Rodr.
凭证标本：资源县普查队 450329151024015LY（IBK、GXMG、CMMI）
功效：全草，滋阴补气、和中健胃、清热润肺、养阴生津、清心除烦。
功效来源：《药用植物辞典》

黄精属 *Polygonatum* Mill.
多花黄精 黄精
Polygonatum cyrtonema Hua
凭证标本：资源县普查队 450329150720070LY（IBK）

功效：根状茎，补气养阴、健脾润肺、益肾。

功效来源：《中国药典》（2020年版）

长梗黄精

Polygonatum filipes Merr. ex C. Jeffrey et McEwan

凭证标本：桂林医药站（IBK）

功效：根状茎，补气养阴、健脾、润肺、益肾。

功效来源：《药用植物辞典》

玉竹

Polygonatum odoratum (Mill.) Druce

凭证标本：黄德爱 60491（IBK）

功效：根状茎，养阴润燥、生津止渴。

功效来源：《中国药典》（2020年版）

点花黄精 树刁

Polygonatum punctatum Royle ex Kunth

凭证标本：黄德爱 61328（IBK）

功效：根状茎或全草，解毒消肿、止血。

功效来源：《全国中草药汇编》

湖北黄精

Polygonatum zanlanscianense Pamp.

凭证标本：高成芝等 47717（GXMI）

功效：根状茎，补血养阴、健脾、润肺、杀虫。

功效来源：《药用植物辞典》

吉祥草属 *Reineckea* Kunth

吉祥草

Reineckea carnea (Andrews) Kunth

凭证标本：资源县普查队 450329150725055LY（IBK、GXMG、CMMI）

功效：全草，清肺止咳、解毒利咽、凉血止血。

功效来源：《中华本草》

万年青属 *Rohdea* Roth

万年青

Rohdea japonica (Thunb.) Roth

凭证标本：资源县普查队 450329150913018LY（IBK）

功效：根状茎或全草，清热解毒、强心利尿。

功效来源：《全国中草药汇编》

油点草属 *Tricyrtis* Wall.

油点草

Tricyrtis macropoda Miq.

凭证标本：资源县普查队 450329150723044LY（IBK、GXMG、CMMI）

功效：全草或根，补虚止咳。

功效来源：《药用植物辞典》

藜芦属 *Veratrum* L.

牯岭藜芦 藜芦

Veratrum schindleri Loes.

凭证标本：资源县普查队 450329160817041LY（IBK）

功效：根及根茎，涌吐风痰、杀虫。

功效来源：《中华本草》

丫蕊花属 *Ypsilandra* Franch.

丫蕊花 蛾眉石凤丹

Ypsilandra thibetica Franch.

凭证标本：资源县普查队 450329160330004LY（IBK）

功效：全草，清热解毒、散结、利小便。

功效来源：《中华本草》

295. 延龄草科 Trilliaceae

重楼属 *Paris* L.

球药隔重楼 七叶一枝花

Paris fargesii Franch.

凭证标本：李光照 11704（IBK）

功效：根状茎，清热解毒、消肿止痛。

功效来源：《全国中草药汇编》

华重楼

Paris polyphylla var. *chinensis* (Franch.) Hara

凭证标本：资源县普查队 450329160920006LY（IBK、CMMI）

功效：根状茎，清热解毒、消肿止痛、凉肝定惊。

功效来源：《中国药典》（2020年版）

296. 雨久花科 Pontederiaceae

凤眼蓝属 *Eichhornia* Kunth

凤眼蓝 凤眼兰

Eichhornia crassipes (Mart.) Solms

凭证标本：资源县普查队 450329161031007LY（IBK、CMMI）

功效：全草，清热解暑、利尿消肿。

功效来源：《全国中草药汇编》

雨久花属 *Monochoria* C. Presl

鸭舌草

Monochoria vaginalis (Burm. f.) C. Presl ex Kunth

凭证标本：资源县普查队 450329150908015LY（IBK、CMMI）

功效：全草，清热解毒。

功效来源：《全国中草药汇编》

297. 菝葜科 Smilacaceae

菝葜属 *Smilax* L.

菝葜

Smilax china L.

凭证标本：资源县普查队 450329150724022LY（IBK、GXMG、CMMI）

功效：根状茎，利湿去浊、祛风除痹、解毒散瘀。

功效来源：《中国药典》（2020年版）

筐条菝葜

Smilax corbularia Kunth

凭证标本：资源县普查队 450329150721057LY（IBK、GXMG、CMMI）

功效：根状茎，祛风除湿、消肿解毒。

功效来源：《药用植物辞典》

土茯苓

Smilax glabra Roxb.

凭证标本：资源县普查队 450329150722060LY（IBK、GXMG、CMMI）

功效：根状茎，除湿、解毒、通利关节。

功效来源：《中国药典》（2020年版）

黑果菝葜 金刚藤头

Smilax glaucochina Warb.

凭证标本：万煜 47595（GXMI）

功效：根状茎或嫩叶，祛风、清热、利湿、解毒。

功效来源：《中华本草》

马甲菝葜

Smilax lanceifolia Roxb. var. *lanceifolia*

凭证标本：资源县普查队 450329160813011LY（IBK、CMMI）

功效：根状茎，用于腰膝疼痛、水肿、腹胀。

功效来源：《广西中药资源名录》

凹脉菝葜

Smilax lanceifolia Roxb. var. *impressinervia* (F. T. Wang et T. Tang) T. Koyama

凭证标本：资源县普查队 450329151024128LY（IBK）

功效：根状茎，消肿止痛、祛风。

功效来源：《药用植物辞典》

牛尾菜

Smilax riparia A. DC.

凭证标本：资源县普查队 450329150720039LY（IBK、GXMG、CMMI）

功效：根及根状茎或全草，补气活血、舒筋通络、祛痰止咳。

功效来源：《广西壮族自治区壮药质量标准 第一卷》（2008年版）

鞘柄菝葜 铁丝灵仙

Smilax stans Maxim.

凭证标本：资源县普查队 450329151024129LY（IBK）

功效：根、根状茎，祛风除湿、活血通络、解毒

散结。

功效来源：《中华本草》

302. 天南星科 Araceae

菖蒲属 *Acorus* L.

菖蒲 藏菖蒲

Acorus calamus L.

凭证标本：李光照 11629（IBK）

功效：根状茎，温胃、消炎止痛。

功效来源：《中国药典》（2020年版）

金钱蒲 石菖蒲

Acorus gramineus Soland.

凭证标本：李光照 11645（IBK）

功效：根状茎，化湿开胃、开窍豁痰、醒神益智。

功效来源：《药用植物辞典》

茴香菖蒲

Acorus macrospadiceus F. N. Wei et Y. K. Li

凭证标本：黄德爱 60698（IBK）

功效：根状茎，化湿、和胃。

功效来源：《药用植物辞典》

石菖蒲

Acorus tatarinowii Schott

凭证标本：资源县普查队 450329160330012LY（IBK、GXMG、CMMI）

功效：根状茎，醒神益智、化湿开胃、开窍豁痰。

功效来源：《中国药典》（2020年版）

广东万年青属 *Aglaonema* Schott

广东万年青

Aglaonema modestum Schott. ex Engl.

功效：根状茎及叶，清热凉血、消肿拔毒、止痛。

功效来源：《中华本草》

注：民间常见栽培物种。

磨芋属 *Amorphophallus* Blume

花磨芋 蒟蒻

Amorphophallus konjac K. Koch

功效：块茎，化痰散积、行瘀消肿。

功效来源：《中药大辞典》

注：《广西植物名录》有记载。

天南星属 *Arisaema* Mart.

灯台莲

Arisaema bockii Engl.

凭证标本：资源县普查队 450329160330006LY（IBK、GXMG、CMMI）

功效：块茎，有毒，清热解毒。

功效来源：《药用植物辞典》

一把伞南星 天南星
Arisaema erubescens (Wall.) Schott
凭证标本：资源县普查队 450329150620051LY（IBK、GXMG、CMMI）
功效：块茎，散结消肿。
功效来源：《中国药典》（2020年版）

天南星
Arisaema heterophyllum Blume
凭证标本：资源县普查队 450329150725030LY（IBK）
功效：块茎，散结消肿、燥湿化痰、祛风止痉。
功效来源：《中国药典》（2020年版）

花南星
Arisaema lobatum Engl.
凭证标本：李光照等 63201（IBK）
功效：块茎，祛痰止咳、消肿、散结。
功效来源：《药用植物辞典》

雪里见
Arisaema rhizomatum C. E. C. Fisch.
凭证标本：资源县普查队 450329160920002LY（IBK、GXMG、CMMI）
功效：块茎，解毒止痛、祛风、除湿。
功效来源：《全国中草药汇编》

芋属 *Colocasia* Schott
芋 芋头
Colocasia esculenta (L.) Schott
功效：花序，理气止痛、散瘀止血。根状茎，健脾补虚、散结解毒。
功效来源：《中华本草》
注：民间常见栽培物种。

半夏属 *Pinellia* Ten.
虎掌 天南星
Pinellia pedatisecta Schott
凭证标本：黄德爱 61208（IBK）
功效：块茎，祛风止痉、化痰散结。
功效来源：《中华本草》

半夏
Pinellia ternata (Thunb.) Breitenb.
凭证标本：资源县普查队 450329160331007LY（IBK、GXMG、CMMI）
功效：块茎，燥湿化痰、健脾和胃、消肿消结。
功效来源：《中华本草》

石柑属 *Pothos* L.
石柑子
Pothos chinensis (Raf.) Merr.

功效：全草，舒筋活络、散瘀消肿、导滞去积。
功效来源：《广西壮族自治区壮药质量标准 第三卷》（2018年版）
注：《广西植物名录》有记载。

犁头尖属 *Typhonium* Schott
犁头尖
Typhonium blumei Nicolson et Sivadasan
凭证标本：黄德爱 60740（IBK）
功效：块茎或全草，解毒消肿、散瘀止血。
功效来源：《中华本草》

303. 浮萍科 Lemnaceae
浮萍属 *Lemna* L.
浮萍
Lemna minor L.
功效：全草，发汗解表、透疹止痒、利水消肿、清热解毒。
功效来源：《中华本草》
注：《广西植物名录》有记载。

紫萍属 *Spirodela* Schleid.
紫萍 浮萍
Spirodela polyrrhiza (L.) Schleiden
功效：全草，宣散风热、透疹、利尿。
功效来源：《中国药典》（2020年版）
注：《广西植物名录》有记载。

306. 石蒜科 Amaryllidaceae
文殊兰属 *Crinum* L.
文殊兰
Crinum asiaticum L. var. *sinicum* (Roxb. ex Herb.) Baker
凭证标本：资源县普查队 450329170819022LY（IBK）
功效：叶及鳞茎，行血散瘀、消肿止痛。
功效来源：《全国中草药汇编》

水鬼蕉属 *Hymenocallis* Salisb.
水鬼蕉
Hymenocallis littoralis (Jacq.) Salisb.
功效：叶，舒筋活血、消肿止痛。
功效来源：《中华本草》
注：民间常见栽培物种。

石蒜属 *Lycoris* Herb.
忽地笑 铁色箭
Lycoris aurea (L'Hér.) Herb.
凭证标本：资源县普查队 450329160813018LY（IBK）
功效：鳞茎，润肺止咳、解毒消肿。
功效来源：《中华本草》

石蒜

Lycoris radiata (L'Hér.) Herb.

凭证标本：资源县普查队 450329150913003LY（IBK、GXMG、CMMI）

功效：鳞茎，祛痰催吐、解毒散结。

功效来源：《中华本草》

葱莲属 *Zephyranthes* Herb.

葱莲 玉帘

Zephyranthes candida (Lindl.) Herb.

功效：全草，平肝熄风。

功效来源：《全国中草药汇编》

注：民间常见栽培物种。

307. 鸢尾科 Iridaceae

射干属 *Belamcanda* Adans.

射干

Belamcanda chinensis (L.) Redouté

凭证标本：资源县普查队 450329150722072LY（IBK）

功效：根状茎，清热解毒、消痰利咽。

功效来源：《中国药典》（2020年版）

鸢尾属 *Iris* L.

蝴蝶花

Iris japonica Thunb.

凭证标本：资源县普查队 450329160329012LY（IBK）

功效：全草，消肿止痛、清热解毒。

功效来源：《中华本草》

鸢尾 鸢根

Iris tectorum Maxim.

凭证标本：资源县普查队 450329150913019LY（IBK）

功效：根状茎，消积杀虫、破瘀行水、解毒。

功效来源：《中华本草》

311. 薯蓣科 Dioscoreaceae

薯蓣属 *Dioscorea* L.

参薯 毛薯

Dioscorea alata L.

功效：块茎，健脾止泻、益肺滋肾、解毒敛疮。

功效来源：《中华本草》

注：《广西植物名录》有记载。

黄独

Dioscorea bulbifera L.

凭证标本：资源县普查队 450329160523023LY（IBK、GXMG、CMMI）

功效：块茎，化痰消瘿、止咳、止血。

功效来源：《广西壮族自治区壮药质量标准 第三卷》（2018年版）

山葛薯

Dioscorea chingii Prain et Burkill

凭证标本：黄德爱 61245（IBK）

功效：根状茎，消肿、止痛。

功效来源：《药用植物辞典》

叉蕊薯蓣

Dioscorea collettii Hook. f. var. collettii

凭证标本：李光照 11680（IBK）

功效：根状茎，解毒消肿、祛瘀止血、祛风除湿、止痒、止痛。

功效来源：《药用植物辞典》

粉背薯蓣 萆薢

Dioscorea collettii Hook. f. var. *hypoglauca* (Palib.) Pei et C. T. Ting

功效：根状茎，祛风湿、利湿浊。

功效来源：《中华本草》

注：《广西植物名录》有记载。

日本薯蓣 山药

Dioscorea japonica Thunb. var. *japonica*

凭证标本：资源县普查队 450329160807001LY（IBK、GXMG、CMMI）

功效：根状茎，生津益肺、补肾涩精、补脾养胃。

功效来源：《中国药典》（2020年版）

细叶日本薯蓣

Dioscorea japonica Thunb. var. *oldhamii* Uline ex R. Knuth

凭证标本：资源县普查队 450329150720033LY（IBK、GXMG）

功效：块茎，用于脾虚食少、久泻不止、肺虚喘咳、肾虚遗精、带下、尿频、虚热消渴。

功效来源：《广西中药资源名录》

褐苞薯蓣 山药（广山药）

Dioscorea persimilis Prain et Burkill

凭证标本：资源县普查队 450329150617059LY（IBK、GXMG、CMMI）

功效：块茎，补脾养胃、生津益肺、补肾涩精。

功效来源：《广西壮族自治区壮药质量标准 第一卷》（2008年版）

薯蓣

Dioscorea polystachya Turcz.

凭证标本：资源县普查队 450329150726011LY（IBK、GXMG、CMMI）

功效：块茎，补脾养胃、生津益肺、止咳平喘、补肾涩精、止泻。珠芽，补虚损、强腰脚、益肾、食之不饥。

功效来源：《药用植物辞典》

绵萆薢

Dioscorea spongiosa J. Q. Xi, M. Mizuno et W. L. Zhao

功效：块茎，利湿去浊、祛风除痹。

功效来源：《中国药典》（2020年版）

注：《广西植物名录》有记载。

313. 龙舌兰科 Agavaceae

龙舌兰属 *Agave* L.

龙舌兰

Agave americana L.

功效：叶，解毒拔脓、杀虫、止血。

功效来源：《中华本草》

注：民间常见栽培物种。

金边龙舌兰

Agave americana L. var. *marginata* Trel.

功效：叶，润肺止咳、平喘、透疹、祛瘀生新。

功效来源：《全国中草药汇编》

注：民间常见栽培物种。

朱蕉属 *Cordyline* Comm. ex R. Br.

朱蕉

Cordyline fruticosa (L.) A. Chev.

功效：花，清热化痰、凉血止血。叶、根，凉血止血、散瘀定痛。

功效来源：《中华本草》

注：民间常见栽培物种。

虎尾兰属 *Sansevieria* Thunb.

虎尾兰

Sansevieria trifasciata Prain

功效：叶，清热解毒、去腐生肌。

功效来源：《全国中草药汇编》

注：民间常见栽培物种。

金边虎尾兰　虎尾兰

Sansevieria trifasciata Prain var. *laurentii* (De Wildem.) N. E. Brown

功效：叶，清热解毒、活血消肿。

功效来源：《中华本草》

注：民间常见栽培物种。

314. 棕榈科 Arecaceae

蒲葵属 *Livistona* R. Br.

蒲葵　蒲葵子

Livistona chinensis (Jacq.) R. Br.

功效：果实，抗癌。

功效来源：《广西中药材标准　第二册》

注：《广西植物名录》有记载。

棕榈属 *Trachycarpus* H. Wendl.

棕榈

Trachycarpus fortunei (Hook.) H. Wendl.

凭证标本：资源县普查队 450329160403018LY（IBK、CMMI）

功效：叶柄，收敛止血。

功效来源：《中国药典》（2020年版）

318. 仙茅科 Hypoxidaceae

仙茅属 *Curculigo* Gaertn.

仙茅

Curculigo orchioides Gaertn.

凭证标本：资源县普查队 450329150914009LY（IBK、GXMG、CMMI）

功效：根状茎，补肾壮阳、祛除寒湿。

功效来源：《广西壮族自治区壮药质量标准　第二卷》（2011年版）

321. 蒟蒻薯科 Taccaceae

裂果薯属 *Schizocapsa* Hance

裂果薯　水田七

Schizocapsa plantaginea Hance

凭证标本：资源县普查队 450329150913012LY（IBK）

功效：块根，清热解毒、止咳祛痰、理气止痛、散瘀止血。

功效来源：《广西壮族自治区壮药质量标准　第二卷》（2011年版）

326. 兰科 Orchidaceae

无柱兰属 *Amitostigma* Schltr.

四裂无柱兰

Amitostigma basifoliatum (Finet) Schltr.

凭证标本：李光照 11644（IBK）

功效：全草，解毒、止痛。

功效来源：《药用植物辞典》

开唇兰属 *Anoectochilus* Blume

西南齿唇兰

Anoectochilus elwesii (C. B. Clarke ex Hook. f.) King et Pantl.

凭证标本：资源县普查队 450329160818024LY（IBK）

功效：全草，消肿、止痛。

功效来源：《药用植物辞典》

艳丽齿唇兰

Anoectochilus moulmeinensis (Parish et Rchb. f.) Seidenf.

凭证标本：资源县普查队 450329160401007LY（IBK、CMMI）

功效：全草，清热解毒、凉血、消肿。

功效来源：《药用植物辞典》

金线兰 金线莲
Anoectochilus roxburghii (Wall.) Lindl.
凭证标本：资源县普查队 450329160818023LY（IBK）
功效：全草，清热解毒、祛风除湿、凉血平肝、固肾。
功效来源：《广西壮族自治区壮药质量标准 第三卷》（2018年版）

浙江金线兰
Anoectochilus zhejiangensis Z. Wei et Y. B. Chang
凭证标本：资源县普查队 450329170807007LY（IBK）
功效：全草，清热解毒、凉血、消肿。
功效来源：《药用植物辞典》

白及属 *Bletilla* Rchb. f.
白及
Bletilla striata (Thunb. ex A. Murray) Rchb. f.
凭证标本：黄德爱 61235（IBK）
功效：块茎，收敛止血、消肿生肌。
功效来源：《全国中草药汇编》

苞叶兰属 *Brachycorythis* Lindl.
短距苞叶兰
Brachycorythis galeandra (Rchb. f.) Summerh.
凭证标本：李光照 10271（IBK）
功效：块茎，用于头晕耳鸣、肾虚腰痛、阳痿、早泄。
功效来源：《广西中药资源名录》

虾脊兰属 *Calanthe* Ker Gawl.
钩距虾脊兰 四里麻
Calanthe graciliflora Hayata
凭证标本：资源县普查队 450329160406039LY（IBK）
功效：根、全草，清热解毒、活血止痛。
功效来源：《中华本草》

叉唇虾脊兰
Calanthe hancockii Rolfe
凭证标本：黄德爱 60440（IBK）
功效：全草，清热解毒、软坚散结。
功效来源：《药用植物辞典》

细花虾脊兰
Calanthe mannii Hook. f.
凭证标本：资源县普查队 450329170410010LY（IBK）
功效：全草，清热解毒、软坚散结、祛风镇痛。
功效来源：《药用植物辞典》

反瓣虾脊兰
Calanthe reflexa Maxim.
凭证标本：资源县普查队 450329160815009LY（IBK、CMMI）
功效：全草，清热解毒、软坚散结、活血、止痛。
功效来源：《药用植物辞典》

长距虾脊兰
Calanthe sylvatica (Thouars) Lindl.
凭证标本：资源县普查队 450329160816008LY（IBK）
功效：全草，解毒止痛、活血化瘀、拔毒生肌。
功效来源：《药用植物辞典》

头蕊兰属 *Cephalanthera* Rich.
金兰
Cephalanthera falcata (Thunb. ex A. Murray) Blume
凭证标本：李光照 12804（IBK）
功效：全草，清热、泻火。
功效来源：《全国中草药汇编》

吻兰属 *Collabium* Blume
吻兰
Collabium chinense (Rolfe) T. Tang et F. T. Wang
凭证标本：资源县普查队 450329160815033LY（IBK）
功效：全株，用于风湿骨痛、跌打损伤。
功效来源：《广西中药资源名录》

兰属 *Cymbidium* Sw.
多花兰 牛角三七
Cymbidium floribundum Lindl.
凭证标本：资源县普查队 450329160329015LY（IBK）
功效：全草，清热化痰、补肾健脑。
功效来源：《中华本草》

春兰 化气兰
Cymbidium goeringii (Rchb. f.) Rchb. f.
凭证标本：资源县普查队 450329160401033LY（IBK、CMMI）
功效：根皮，润肺止咳、清热利湿、杀虫。
功效来源：《中华本草》

寒兰
Cymbidium kanran Makino
凭证标本：资源县普查队 450329161029010LY（IBK）
功效：全草，清心润肺、止咳平喘。根，清热、驱蛔。
功效来源：《药用植物辞典》

兔耳兰
Cymbidium lancifolium Hook.
凭证标本：资源县普查队 450329160401004LY（IBK、CMMI）
功效：全草，补肝肺、祛风除湿、强筋骨、清热解毒、消肿、润肺、宁神、固气、利水。
功效来源：《药用植物辞典》

石斛属 *Dendrobium* Sw.

罗河石斛 石斛
Dendrobium lohohense T. Tang et F. T. Wang
凭证标本：黄德爱 60699（IBK）
功效：茎，生津益胃、滋阴益肾、明目强腰。
功效来源：《中华本草》

细茎石斛
Dendrobium moniliforme (L.) Sw.
凭证标本：黄德爱 60479（IBK）
功效：茎，益胃生津、滋阴清热。
功效来源：《药用植物辞典》

山珊瑚属 *Galeola* Lour.

毛萼山珊瑚
Galeola lindleyana (Hook. f. et Thomson) Rchb. f.
凭证标本：黄增任 47624（GXMI）
功效：全草，祛风除湿、润肺止咳、利水通淋。
功效来源：《药用植物辞典》

天麻属 *Gastrodia* R. Br.

天麻
Gastrodia elata Blume
凭证标本：李光照 11660（IBK）
功效：块茎，平肝、息风、止痉。
功效来源：《全国中草药汇编》

斑叶兰属 *Goodyera* R. Br.

高斑叶兰 石风丹
Goodyera procera (Ker.-Gawl.) Hook.
功效：全草，祛风除湿、行气活血、止咳平喘。
功效来源：《中华本草》
注：《广西植物名录》有记载。

斑叶兰
Goodyera schlechtendaliana Rchb. f.
凭证标本：资源县普查队 450329150722056LY（IBK）
功效：全草，润肺止咳、补肾益气、行气活血、消肿
解毒。
功效来源：《中华本草》

绒叶斑叶兰 斑叶兰
Goodyera velutina Maxim.
凭证标本：资源县普查队 450329161024008LY（IBK）
功效：全草，润肺止咳、补肾益气、行气活血、消肿
解毒。
功效来源：《中华本草》

玉凤花属 *Habenaria* Willd.

毛莛玉凤花 肾经草
Habenaria ciliolaris Kraenzl.
凭证标本：资源县普查队 450329160811006LY（IBK、
GXMG、CMMI）
功效：块茎，壮腰补肾、清热利水、解毒。
功效来源：《中华本草》

鹅毛玉凤花 白花草
Habenaria dentata (Sw.) Schltr.
凭证标本：陈照宙 51951（IBK）
功效：茎、叶、块茎，清热利湿。
功效来源：《中华本草》

裂瓣玉凤花
Habenaria petelotii Gagnep.
凭证标本：资源县普查队 450329160816001LY（IBK、
GXMG、CMMI）
功效：块茎，用于腰痛、水肿。
功效来源：《药用植物辞典》

橙黄玉凤花
Habenaria rhodocheila Hance
凭证标本：资源县普查队 450329150722019LY（IBK）
功效：块茎，清热解毒、活血止痛。
功效来源：《中华本草》

角盘兰属 *Herminium* L.

叉唇角盘兰 腰子草
Herminium lanceum (Thunb. ex Sw.) Vuijk
凭证标本：黄德爱 61236（IBK）
功效：块根、全草，益肾壮阳、养血补虚、理气除
湿。
功效来源：《中华本草》

羊耳蒜属 *Liparis* Rich.

镰翅羊耳蒜 九连灯
Liparis bootanensis Griff.
凭证标本：资源县普查队 450329160401017LY（IBK、
GXMG、CMMI）
功效：全草，解毒、利湿、润肺止咳。
功效来源：《中华本草》

长苞羊耳蒜
Liparis inaperta Finet
凭证标本：余少林 900323（IBK）
功效：全草，化痰、止咳、润肺。
功效来源：《药用植物辞典》

见血青 见血清
Liparis nervosa (Thunb. ex A. Murray) Lindl.
功效：全草，凉血止血、清热解毒。
功效来源：《中华本草》
注：《广西植物名录》有记载。

柄叶羊耳蒜

Liparis petiolata (D. Don) P. F. Hunt et Summerh.

凭证标本：资源县普查队 450329151025073LY（IBK）

功效：全草，润肺。

功效来源：《广西药用植物名录》

齿唇兰属 *Odontochilus* Blume

西南齿唇兰

Odontochilus elwesii C. B. Clarke ex Hook.f.

凭证标本：资源县普查队 450329160818024LY（IBK）

功效：全草，消肿、止痛。

功效来源：《药用植物辞典》

山兰属 *Oreorchis* Lindl.

长叶山兰

Oreorchis fargesii Finet

凭证标本：李光照 12091（IBK）

功效：假鳞茎，清热解毒、活血祛瘀、消肿止痛。

功效来源：《药用植物辞典》

阔蕊兰属 *Peristylus* Blume

阔蕊兰 山砂姜

Peristylus goodyeroides (D. Don) Lindl.

凭证标本：资源县普查队 450329150723004LY（IBK、GXMG、CMMI）

功效：块根，清热解毒。

功效来源：《中华本草》

鹤顶兰属 *Phaius* Lour.

鹤顶兰

Phaius tankervilleae (L'Hér.) Blume

功效：假鳞茎，祛痰止咳、活血止血。

功效来源：《药用植物辞典》

注：《广西植物名录》有记载。

石仙桃属 *Pholidota* Lindl. ex Hook.

细叶石仙桃 小石仙桃

Pholidota cantonensis Rolfe

凭证标本：资源县普查队 450329160329007LY（IBK、GXMG、CMMI）

功效：全草、假鳞茎，清热凉血、滋阴润肺、解毒。

功效来源：《中华本草》

石仙桃

Pholidota chinensis Lindl.

功效：全草，养阴润肺、清热解毒、利湿、消瘀。

功效来源：《中华本草》

注：《广西植物名录》有记载。

舌唇兰属 *Platanthera* Rich.

舌唇兰 观音竹

Platanthera japonica (Thunb. ex A. Murray) Lindl.

凭证标本：李光照 11723（IBK）

功效：全草，补气润肺、化痰止咳、解毒。

功效来源：《中华本草》

尾瓣舌唇兰

Platanthera mandarinorum Rchb. f.

凭证标本：李光照 12095（IBK）

功效：全草，理气止痛、补肾止咳。块茎，镇静解痉、益肾安神、利尿降压、发汗。

功效来源：《药用植物辞典》

独蒜兰属 *Pleione* D. Don

独蒜兰 山慈菇

Pleione bulbocodioides (Franch.) Rolfe

凭证标本：资源县普查队 450329151026050LY（IBK）

功效：鳞茎，清热解毒、化痰散结。

功效来源：《中国药典》（2020年版）

毛唇独蒜兰

Pleione hookeriana (Lindl.) B. S. Williams

功效：假鳞茎，清热解毒、消肿散结、润肺化痰、止咳、止血、生肌。全草，清热消肿。

功效来源：《药用植物辞典》

菱兰属 *Rhomboda* Lindley

艳丽菱兰

Rhomboda moulmeinensis (C.S.P.Parish et Rchb.f.) Ormerod

凭证标本：资源县普查队 450329160401007LY（IBK、CMMI）

功效：全草，清热解毒、凉血、消肿。

功效来源：《药用植物辞典》

鸟足兰属 *Satyrium* Sw.

缘毛鸟足兰

Satyrium ciliatum Lindl.

凭证标本：资源分队 6–3159（GXMI）

功效：块茎，温肾回阳、壮阳缩尿。

功效来源：《药用植物辞典》

绶草属 *Spiranthes* Rich.

香港绶草

Spiranthes hongkongensis S. Y. Hu et Barretto

凭证标本：资源县普查队 450329160329016LY（IBK）

功效：全草，滋阴益气、凉血解毒。

功效来源：民间用药

绶草 盘龙参

Spiranthes sinensis (Pers.) Ames

凭证标本：资源县普查队 450329150621049LY（IBK、

CMMI）

功效：根、全草，滋阴益气、清热解毒。

功效来源：《广西壮族自治区壮药质量标准 第一卷》（2008年版）

327. 灯心草科 Juncaceae

灯心草属 *Juncus* L.

灯心草

Juncus effusus L.

凭证标本：李光照 11639（IBK）

功效：茎髓，清心火、利小便。

功效来源：《中国药典》（2020年版）

笄石菖

Juncus prismatocarpus R. Br.

凭证标本：资源县普查队 450329150725036LY（IBK）

功效：茎髓，清热降火、利尿通淋、清凉、镇静、安神。全草，清热除烦、利水通淋。

功效来源：《药用植物辞典》

野灯心草 石龙刍

Juncus setchuensis Buchen.

凭证标本：资源县普查队 450329150618034LY（IBK、GXMG、CMMI）

功效：全草，利水通淋、泄热、安神、凉血止血。

功效来源：《中华本草》

331. 莎草科 Cyperaceae

薹草属 *Carex* L.

浆果薹草 山稗子

Carex baccans Nees

凭证标本：李光照等 10127（IBK）

功效：种子，透疹止咳、补中利水。

功效来源：《中华本草》

十字薹草

Carex cruciata Wahlenb.

凭证标本：资源县普查队 450329150721046LY（IBK、GXMG、CMMI）

功效：全草，清热凉血、止血、解表透疹、理气健脾。

功效来源：《药用植物辞典》

蕨状薹草

Carex filicina Nees

凭证标本：李光照 11174（IBK）

功效：根、叶，理气、固脱。

功效来源：《药用植物辞典》

莎草属 *Cyperus* L.

异型莎草 王母钗

Cyperus difformis L.

凭证标本：资源县普查队 450329150724026LY（IBK、GXMG、CMMI）

功效：全草，利尿通淋、行气活血。

功效来源：《中华本草》

碎米莎草 野席草

Cyperus iria L.

凭证标本：资源县普查队 450329150723037LY（IBK、GXMG、CMMI）

功效：全草，祛风除湿、调经利尿。

功效来源：《全国中草药汇编》

香附子 香附

Cyperus rotundus L.

凭证标本：资源县普查队 450329150722078LY（IBK、CMMI）

功效：块茎，疏肝解郁、理气宽中、调经止痛。

功效来源：《中国药典》（2020年版）

荸荠属 *Eleocharis* R. Br.

荸荠

Eleocharis dulcis (Burm. f.) Trin. ex Hensch.

功效：球茎，清热生津、化痰消积。

功效来源：《中华本草》

注：民间常见栽培物种。

芙兰草属 *Fuirena* Rottb.

芙兰草

Fuirena umbellata Rottb.

功效：全草，散风热、止疟。

功效来源：《药用植物辞典》

注：《广西植物名录》有记载。

水蜈蚣属 *Kyllinga* Rottb.

单穗水蜈蚣 一箭球

Kyllinga nemoralis (J. R. Forst. et G. Forst.) Dandy ex Hutch. et Dalziel

凭证标本：资源县普查队 450329150618037LY（IBK）

功效：全草，宣肺止咳、清热解毒、散瘀消肿、杀虫截疟。

功效来源：《中华本草》

砖子苗属 *Mariscus* Vahl

砖子苗

Mariscus sumatrensis (Retz.) J. Raynal

凭证标本：资源县普查队 450329150618015LY（IBK、GXMG、CMMI）

功效：根状茎，调经止痛、行气解表。全草，祛风止痒、解郁调经。

功效来源：《药用植物辞典》

刺子莞属 *Rhynchospora* Vahl

刺子莞

Rhynchospora rubra (Lour.) Makino

功效：全草，清热利湿。

功效来源：《全国中草药汇编》

注：《广西植物名录》有记载。

水葱属 *Schoenoplectus* (Rchb.) Palla

萤蔺

Schoenoplectus juncoides (Roxb.) Palla

功效：全草，清热解毒、凉血利水、止吐血。

功效来源：《药用植物辞典》

注：《广西植物名录》有记载。

薦草属 *Scirpus* L.

庐山薦草

Scirpus lushanensis Ohwi

凭证标本：资源县普查队 450329151024003LY（IBK、GXMG、CMMI）

功效：根及种子，活血化瘀、清热利尿、止血。

功效来源：《药用植物辞典》

葧薦草属 *Trichophorum* Pers.

玉山针葧 类头状花序薦草

Trichophorum subcapitatum (Thwaites et Hook.) D. A. Simpson

凭证标本：李光照 11145（IBK）

功效：全草，利尿通淋、清热安神。

功效来源：《广西药用植物名录》

332. 禾本科 Poaceae

看麦娘属 *Alopecurus* L.

看麦娘

Alopecurus aequalis Sobol.

凭证标本：李光照等 10547（IBK）

功效：根，利湿消肿、解毒。

功效来源：《全国中草药汇编》

荩草属 *Arthraxon* P. Beauv.

荩草

Arthraxon hispidus (Thunb.) Makino

功效：全草，清热、止咳平喘、解毒、祛风湿。

功效来源：《全国中草药汇编》

注：《广西植物名录》有记载。

野古草属 *Arundinella* Raddi

野古草

Arundinella anomala Stend.

凭证标本：陈照宙 50045（IBK）

功效：全草，清热、凉血。

功效来源：《药用植物辞典》

箣竹属 *Bambusa* Schreb.

粉单竹 竹心

Bambusa chungii McClure

凭证标本：李光照 11668（IBK）

功效：卷而未放的叶芽，清心除烦、解暑止渴。竹沥，清热、除痰。

功效来源：《广西中药材标准 第一册》

车筒竹 刺竹茹

Bambusa sinospinosa McClure

功效：茎秆除去外皮后刮下的中间层，清热和胃降逆。

功效来源：《中华本草》

注：民间常见栽培物种。

雀麦属 *Bromus* L.

雀麦

Bromus japonicus Thunb. ex Murr.

凭证标本：资源县普查队 450329170810005LY（IBK）

功效：全草，止汗、滑肠。

功效来源：《全国中草药汇编》

拂子茅属 *Calamagrostis* Adans.

拂子茅

Calamagrostis epigeios (L.) Roth

凭证标本：陈照宙 52103（IBK）

功效：全草，催产助生。

功效来源：《药用植物辞典》

山涧草属 *Chikusichloa* Koidz.

无芒山涧草

Chikusichloa mutica Keng

凭证标本：广西资源县林业科学研究所 38（IBK）

功效：根，清热解毒。

功效来源：《药用植物辞典》

薏苡属 *Coix* L.

薏苡

Coix lacryma-jobi L.

凭证标本：资源县普查队 450329150721052LY（IBK、GXMG、CMMI）

功效：根，健脾和中、清热祛湿、利尿、杀虫。种仁，健脾补肺、清热、渗湿、止泻、排脓、杀虫。

功效来源：《药用植物辞典》

狗牙根属 *Cynodon* Rich.

狗牙根

Cynodon dactylon (L.) Pers.

功效：全草，祛风活络、凉血止血、解毒。

功效来源：《中华本草》

注：《广西植物名录》有记载。

马唐属 *Digitaria* Haller

马唐

Digitaria sanguinalis (L.) Scopoli

功效：全草，明目润肺。

功效来源：《中华本草》

注：《广西植物名录》有记载。

穆属 *Eleusine* Gaertn.

穆 穆子

Eleusine coracana (L.) Gaertn.

凭证标本：资源县普查队 450329150912010LY（IBK、GXMG、CMMI）

功效：种仁，补中益气。

功效来源：《中华本草》

牛筋草

Eleusine indica (L.) Gaertn.

凭证标本：资源县普查队 450329150618033LY（IBK、GXMG、CMMI）

功效：全草，清热解毒、祛风利湿、散瘀止血。

功效来源：《全国中草药汇编》

画眉草属 *Eragrostis* Wolf

画眉草

Eragrostis pilosa (L.) P. Beauv.

凭证标本：资源县普查队 450329150618026LY（IBK、GXMG、CMMI）

功效：全草，利尿通淋、清热活血。

功效来源：《中华本草》

黄金茅属 *Eulalia* Kunth

金茅

Eulalia speciosa (Debeaux) Kuntze

凭证标本：李光照 11903（IBK）

功效：根、茎，行气破血、止血。

功效来源：《药用植物辞典》

白茅属 *Imperata* Cirillo

白茅

Imperata cylindrica (L.) Reauv.

功效：根、茎，清热、抗炎、祛瘀、利尿、凉血、止血。

功效来源：《药用植物辞典》

注：《广西植物名录》有记载。

淡竹叶属 *Lophatherum* Brongn.

淡竹叶

Lophatherum gracile Brongn.

凭证标本：资源县普查队 450329150721045LY（IBK、GXMG、CMMI）

功效：茎、叶，清热泻火、除烦止渴、利尿通淋。

功效来源：《中国药典》（2020年版）

芒属 *Miscanthus* Andersson

五节芒 苦芦骨

Miscanthus floridulus (Labill.) Warburg ex K. Schumann

凭证标本：李光照等 10147（IBK）

功效：虫瘿，发表、理气、调经。

功效来源：《全国中草药汇编》

类芦属 *Neyraudia* Hook. f.

类芦 篱笆竹

Neyraudia reynaudiana (Kunth) Keng ex Hitchc.

凭证标本：资源县普查队 450329150725054LY（IBK、GXMG、CMMI）

功效：嫩苗，清热利湿、消肿解毒。

功效来源：《全国中草药汇编》

求米草属 *Oplismenus* P. Beauv.

求米草

Oplismenus undulatifolius (Ard.) Roem. et Schult.

凭证标本：陈照宙 52132（KUN）

功效：全草，用于跌打损伤。

功效来源：《药用植物辞典》

稻属 *Oryza* L.

稻 稻芽

Oryza sativa L.

凭证标本：资源县普查队 450329160805001LY（IBK、GXMG、CMMI）

功效：果实经发芽干燥，消食和中、健脾开胃。

功效来源：《中国药典》（2020年版）

雀稗属 *Paspalum* L.

鸭嬷草 皱稃雀稗

Paspalum scrobiculatum L.

凭证标本：陈照宙 51455（IBSC）

功效：全草，驱蚊。

功效来源：《广西药用植物名录》

雀稗

Paspalum thunbergii Kunth ex Steud.

凭证标本：陈照宙 51455（IBK）

功效：全草，用于目赤肿痛、风热咳喘、肝炎、跌打损伤。

功效来源：《药用植物辞典》

狼尾草属 *Pennisetum* Rich. ex Pers.

狼尾草

Pennisetum alopecuroides (L.) Spreng.

凭证标本：资源县普查队 450329161022005LY（IBK、GXMG、CMMI）

功效：根、根状茎、全草，清肺止咳、凉血明目。

功效来源：《全国中草药汇编》

显子草属 *Phaenosperma* Munro ex Benth.
显子草
Phaenosperma globosa Munro ex Benth.

凭证标本：资源县普查队 450329150618051LY（IBK、GXMG、CMMI）

功效：全草，补虚、健脾、活血、调经。

功效来源：《全国中草药汇编》

芦苇属 *Phragmites* Adans.
芦苇
Phragmites australis (Cav.) Trin. ex Steud.

功效：根状茎，清热、生津、止呕。

功效来源：《广西药用植物名录》

注：《广西植物名录》有记载。

刚竹属 *Phyllostachys* Sieb. et Zucc.
水竹
Phyllostachys heteroclada Oliv.

凭证标本：黄德爱 60462（IBK）

功效：叶、根，清热、凉血、化痰。竹沥，清热豁痰。

功效来源：《药用植物辞典》

篌竹
Phyllostachys nidularia Munro

凭证标本：李光照 11632（IBK）

功效：叶，清心热、利尿。花穗，清热、利尿。

功效来源：《药用植物辞典》

紫竹 竹茹
Phyllostachys nigra (Lodd. ex Lindl.) Munro

凭证标本：黄德爱 61033（IBK）

功效：茎秆除去外皮的中间层，清热化痰、除烦、止呕。

功效来源：《中国药典》（2020年版）

桂竹 刚竹
Phyllostachys reticulata (Rupr.) K. Koch

凭证标本：李光照 11601（IBK）

功效：根、果实，祛风热、通经络、止血。

功效来源：《全国中草药汇编》

苦竹属 *Pleioblastus* Nakai
苦竹 苦竹根
Pleioblastus amarus (Keng) Keng f.

凭证标本：黄德爱 60995（IBK）

功效：根状茎，清热、除烦、清痰。茎秆除去外皮的中间层，清热、化痰、凉血。茎秆经火烤后流出的液汁，

清火、解毒利窍。嫩苗，清热除烦、除湿、利水。嫩叶，清心、利尿明目、解毒。

功效来源：《中华本草》

早熟禾属 *Poa* L.
早熟禾
Poa annua L.

凭证标本：资源县普查队 450329150620073LY（IBK）

功效：全草，用于咳嗽、湿疹、跌打损伤。

功效来源：《药用植物辞典》

金发草属 *Pogonatherum* P. Beauv.
金丝草
Pogonatherum crinitum (Thunb.) Kunth

凭证标本：资源县普查队 450329150723033LY（IBK、GXMG、CMMI）

功效：全草，清热凉血、利尿通淋。

功效来源：《广西药用植物名录》

筒轴茅属 *Rottboellia* L. f.
筒轴茅 筒轴草
Rottboellia cochinchinensis (Lour.) Clayton

功效：全草，用于小便不利。

功效来源：《广西中药资源名录》

注：《广西植物名录》有记载。

狗尾草属 *Setaria* P. Beauv.
棕叶狗尾草 竹头草
Setaria palmifolia (J. König) Stapf

凭证标本：李光照 10143（IBK）

功效：全草，益气固脱。

功效来源：《中华本草》

皱叶狗尾草
Setaria plicata (Lam.) T. Cooke

功效：全草，解毒、杀虫、祛风。

功效来源：《全国中草药汇编》

注：《广西植物名录》有记载。

金色狗尾草
Setaria pumila (Poir.) Roem. et Schult.

凭证标本：李光照 11244（IBK）

功效：全草，除热、祛湿、消肿。

功效来源：《药用植物辞典》

狗尾草
Setaria viridis (L.) P. Beauv.

凭证标本：资源县普查队 450329150724018LY（IBK、GXMG、CMMI）

功效：全草，祛风明目、清热利尿。

功效来源：《全国中草药汇编》

高粱属 *Sorghum* Moench

高粱

Sorghum bicolor (L.) Moench

凭证标本：资源县普查队 450329160807011LY（IBK）

功效：种仁，温中、涩肠胃、止泻、止霍乱、利气、利尿、碎石。根，平喘、利尿、止血。

功效来源：《药用植物辞典》

鼠尾粟属 *Sporobolus* R. Br.

鼠尾粟

Sporobolus fertilis (Steud.) Clayton

功效：全草、根，清热、凉血、解毒、利尿。

功效来源：《中华本草》

注：《广西植物名录》有记载。

棕叶芦属 *Thysanolaena* Nees

棕叶芦 棕叶芦

Thysanolaena latifolia (Roxb. ex Hornem.) Honda

功效：根或笋，清热截疟、止咳平喘。

功效来源：《中华本草》

注：《广西植物名录》有记载。

玉蜀黍属 *Zea* L.

玉蜀黍

Zea mays L.

凭证标本：陈照宙 52113（IBK）

功效：花柱、柱头，利尿消肿、平肝利胆。

功效来源：《全国中草药汇编》

资源县药用动物名录

环节动物门 Annelida
寡毛纲 Oligochaeta
后孔寡毛目 Opisthopora
背暗异唇蚓
Allolobophora caliginosa trapezoids
功效来源：《中国药典》（2020年版）

蛭纲 Hirudinea
无吻蛭目 Arynchobdella
日本医蛭
Hirudo aipponica
功效来源：《中国动物药资源》

光润金线蛭
Whitmania laevis
功效来源：《中国动物药资源》

宽体金线蛭
Whitmania pigra
功效来源：《广西中药资源名录》

软体动物门 Mollusca
腹足纲 Gastropoda
中腹足目 Mesogastropoda
方形环稜螺
Bellamya guadrata
功效来源：《广西中药资源名录》

梨形环稜螺
Bellamya purificata
功效来源：《中国动物药资源》

中国圆田螺
Cipangopaludina chinensis
功效来源：《中国动物药资源》

长螺旋圆田螺
Cipangopaludina longispira
功效来源：《广西中药资源名录》

胀肚圆田螺
Cipangopaludina ventricosa
功效来源：《广西中药资源名录》

柄眼目 Stylommatophora
野蛞蝓
Agriolimax agrestis
功效来源：《广西中药资源名录》

黄蛞蝓
Limacus flavus
功效来源：《中国动物药资源》

双线嗜黏液蛞蝓
Philomycus bilineatus
功效来源：《广西中药资源名录》

江西巴蜗牛
Bradybaena kiangsiensis
功效来源：《中国动物药资源》

灰巴蜗牛
Bradybaena ravida
功效来源：《中国动物药资源》

同型巴蜗牛
Bradybaena similaris
功效来源：《中国动物药资源》

褐云玛瑙螺
Achatina fulica
功效来源：《中国动物药资源》

皱疤坚螺
Camaena cicatricosa
功效来源：《广西中药资源名录》

双壳纲 Bivalvia
真瓣鳃目 Eulamellibranchia
圆蚌
Anodonta pacifica
功效来源：《广西中药资源名录》

背角无齿蚌
Sinanodonta woodiana
功效来源：《广西中药资源名录》

褶纹冠蚌
Cristaria plicata
功效来源：《广西中药资源名录》

背瘤丽蚌
Lamprotula leai
功效来源：《广西中药资源名录》

佛耳丽蚌
Lamprotula mansuyi
功效来源：《广西中药资源名录》

失衡丽蚌
Lamprotula tortuosa
功效来源：《广西中药资源名录》

河蚬
Corbicula fluminea
功效来源：《中国动物药资源》

节肢动物门 Arthropoda
甲壳纲 Crustacea
十足目 Decapoda
平甲虫
Armadillidium vulgare
功效来源：《广西中药资源名录》

日本沼虾
Macrobrachium nipponense
功效来源：《广西中药资源名录》

罗氏沼虾
Macrobrachium rosenbergii
功效来源：《广西中药资源名录》

秀丽白虾
Palaemon modestus
功效来源：《广西中药资源名录》

中华绒螯蟹
Eriocheir sinensis
功效来源：《中国动物药资源》

蛛形纲 Arachnida
蜘蛛目 Araneida
大腹园蛛
Araneus ventricosus
功效来源：《中国动物药资源》

迷路漏斗网蛛
Agelena labyrinthica
功效来源：《中国动物药资源》

螲蟷
Latouchia pavlovi
功效来源：《广西中药资源名录》

华南壁钱
Uroctea compactilis
功效来源：《中国动物药资源》

花背跳蛛
Menemerus fulvus
功效来源：《广西中药资源名录》

倍足纲 Diplopoda
蟠形目 Oniscomorpha
宽跗陇马陆
Kronopolites svenhedini
功效来源：《广西中药资源名录》

燕山蛩
Spirobolus bungii
功效来源：《广西中药资源名录》

唇足纲 Chilopoda
蜈蚣目 Scolopendromorpha
少棘蜈蚣
Scolopendra mutilans
功效来源：《中国动物药资源》

内颚纲 Entognatha
衣鱼目 Lygentoma
毛衣鱼
Ctenolepisma villosa
功效来源：《广西中药资源名录》

衣鱼
Lepisma saccharina
功效来源：《中国动物药资源》

昆虫纲 Insecta
蜻蜓目 Odonata
大蜻蜓
Anax parthenope
功效来源：《广西中药资源名录》

红蜻
Crocothemis servilia
功效来源：《中国动物药资源》

黄蜻
Pantala flavescens
功效来源：《中国动物药资源》

蜚蠊目 Blattaria
东方蜚蠊
Blatta orientalis
功效来源：《广西中药资源名录》

澳洲蜚蠊
Periplaneta australasiae
功效来源：《广西中药资源名录》

等翅目 Isoptera
家白蚁
Coptotermes formosanus
功效来源：《广西中药资源名录》

螳螂目 Montodea
拒斧螳螂
Hierodula saussurei
功效来源：《广西中药资源名录》

薄翅螳螂
Mantis religiosa
功效来源：《广西中药资源名录》

长螳螂
Paratenodera sinensis
功效来源：《广西中药资源名录》

直翅目 Orthoptera
中华蚱蜢
Acrida cinerea
功效来源：《广西中药资源名录》

飞蝗
Locusta migratoria
功效来源：《广西中药资源名录》

二齿稻蝗
Oxya bidentata
功效来源：《广西中药资源名录》

中华稻蝗
Oxya chinensis
功效来源：《中国动物药资源》

小稻蝗
Oxya intricata
功效来源：《广西中药资源名录》

长翅稻蝗
Oxya velox
功效来源：《广西中药资源名录》

蝈蝈
Gampsocleis gratiosa
功效来源：《广西中药资源名录》

纺织娘
Mecopoda elongata
功效来源：《广西中药资源名录》

花生大蟋蟀
Tarbinskiellus portentosus
功效来源：《广西中药资源名录》

油葫芦
Gryllus testaceus
功效来源：《广西中药资源名录》

棺头蟋蟀
Loxoblemmus doenitzi
功效来源：《广西中药资源名录》

蟋蟀
Velarifictorus aspersus
功效来源：《广西中药资源名录》

非洲蝼蛄
Gryllotalpa africana
功效来源：《中国动物药资源》

台湾蝼蛄
Gryllotalpa formosana
功效来源：《中国动物药资源》

半翅目 Hemiptera
黑蚱蝉
Cryptotympana atrata
功效来源：《中国动物药资源》

华南蚱蝉
Cryptotympana mandarina
功效来源：《广西中药资源名录》

蚱蝉
Cryptotympana pustulata
功效来源：《中国动物药资源》

褐翅红娘子
Huechys philamata
功效来源：《广西中药资源名录》

黑翅红娘子
Huechys sanguine
功效来源：《广西中药资源名录》

白蜡虫
Ericerus pela

功效来源:《广西中药资源名录》

九香虫
Aspongonpus chinensis
功效来源:《中国动物药资源》

臭虫
Cimex lectularius
功效来源:《广西中药资源名录》

水黾
Rhagadotarsus kraeplini
功效来源:《广西中药资源名录》

脉翅目 Neuroptera
黄足蚁蛉
Hagenomyia micans
功效来源:《广西中药资源名录》

蚁狮
Myrmeleon formicarius
功效来源:《广西中药资源名录》

鳞翅目 Lepidoptera
灯蛾
Arctia caja phaeosoma
功效来源:《广西中药资源名录》

黄刺蛾
Cnidocampa flavescens
功效来源:《广西中药资源名录》

玉米螟
Ostrinia nubilalis
功效来源:《广西中药资源名录》

高粱条螟
Proceras venosatus
功效来源:《广西中药资源名录》

柞蚕
Antheraea pernyi
功效来源:《广西中药资源名录》

家蚕
Bombyx mori
功效来源:《广西中药资源名录》

蓖麻蚕
Philosamia cynthia ricini
功效来源:《广西中药资源名录》

白粉蝶
Pieris rapae
功效来源:《广西中药资源名录》

黄凤蝶
Papilio machaon
功效来源:《广西中药资源名录》

凤蝶
Papilio xuthus
功效来源:《广西中药资源名录》

双翅目 Diptera
花蝇
Eristalis tenax
功效来源:《广西中药资源名录》

大头金蝇
Chrysomyia megacephala
功效来源:《广西中药资源名录》

江苏虻
Tabanus kiangsuensis
功效来源:《广西中药资源名录》

中华虻
Tabanus mandarinus
功效来源:《广西中药资源名录》

褐虻
Tabanus sapporoensis
功效来源:《广西中药资源名录》

鳖虻
Tabanus trigeminus
功效来源:《广西中药资源名录》

鞘翅目 Coleoptera
豉虫
Gyrinus curtus
功效来源:《广西中药资源名录》

黄边大龙虱
Cybister japonicus
功效来源:《广西中药资源名录》

东方潜龙虱
Cybister tripunctatus
功效来源:《广西中药资源名录》

虎斑步甲
Pheropsophus jessoensis

功效来源：《中国动物药资源》

行夜
Pheropsophus jessoensis
功效来源：《广西中药资源名录》

萤火
Luciola vitticollis
功效来源：《广西中药资源名录》

有沟叩头虫
Pleonomus canaliculatus
功效来源：《广西中药资源名录》

中华豆芫菁
Epicauta chinensis
功效来源：《广西中药资源名录》

锯角豆芫菁
Epicauta gorhami
功效来源：《广西中药资源名录》

毛胫豆芫菁
Epicauta tibialis
功效来源：《广西中药资源名录》

毛角豆芫菁
Epicauta hirticornis
功效来源：《广西中药资源名录》

绿芫菁
Lytta caraganae
功效来源：《广西中药资源名录》

大斑芫菁
Mylabris phalerata
功效来源：《广西中药资源名录》

眼斑芫菁
Mylabris cichorii
功效来源：《广西中药资源名录》

竹蠹虫
Lyctus brunneus
功效来源：《广西中药资源名录》

柑橘星天牛
Anoplophora chinensis
功效来源：《广西中药资源名录》

桑褐天牛
Apriona germari

功效来源：《广西中药资源名录》

云斑天牛
Batocera horsfieldi
功效来源：《中国动物药资源》

橘褐天牛
Nadezhdiella cantori
功效来源：《广西中药资源名录》

黑色金龟子
Alissonotum impreassicolle
功效来源：《广西中药资源名录》

独角蜣螂虫
Trypoxylus dichotomus
功效来源：《广西中药资源名录》

蜣螂虫
Catharsius molossus
功效来源：《广西中药资源名录》

竹象鼻虫
Cyrtotrachelus longimanus
功效来源：《广西中药资源名录》

日本吉丁虫
Chalcophora japonica
功效来源：《广西中药资源名录》

膜翅目 Hgmenoptera
华黄蜂
Polistes chinensis
功效来源：《广西中药资源名录》

胡蜂
Polistes jadwigae
功效来源：《广西中药资源名录》

长足蜂
Polistes hebraeus
功效来源：《广西中药资源名录》

大胡蜂
Vespa magnifica
功效来源：《广西中药资源名录》

斑胡蜂
Vespa mandarinia
功效来源：《广西中药资源名录》

蜾蠃
Allorhynchium chinense
功效来源：《中国动物药资源》

中华蜜蜂
Apis cerana
功效来源：《中国动物药资源》

意大利蜂
Apis mellifera
功效来源：《中国动物药资源》

黄胸竹蜂
Xylocopa appendiculata
功效来源：《广西中药资源名录》

竹蜂
Xylocopa dissimilis
功效来源：《广西中药资源名录》

灰胸竹蜂
Xylocopa phalothorax
功效来源：《广西中药资源名录》

中华竹蜂
Xylocopa sinensis
功效来源：《广西中药资源名录》

黑蚂蚁
Formica fusca
功效来源：《广西中药资源名录》

脊椎动物门 Vertebrata
硬骨鱼纲 Osteichthyes
鲤形目 Cypriniformes
鳙鱼
Hypophthalmichthys nobilis
功效来源：《广西中药资源名录》

鲫鱼
Carassius auratus
功效来源：《广西中药资源名录》

鲮
Cirrhinus molitorella
功效来源：《广西中药资源名录》

草鱼
Ctenopharyngodon idellus
功效来源：《广西中药资源名录》

鲤鱼
Cyprinus carpio
功效来源：《广西中药资源名录》

鲦鱼
Hemiculter leucisculus
功效来源：《广西中药资源名录》

鲢鱼
Hypophthalmichthys molitrix
功效来源：《广西中药资源名录》

青鱼
Mylopharyngodon piceus
功效来源：《广西中药资源名录》

赤眼鳟
Squaliobarbus curriculus
功效来源：《中国动物药资源》

泥鳅
Misgurnus anguillicaudatus
功效来源：《广西中药资源名录》

鲇形目 Siluriformes
海鲇
Arius thalassinus
功效来源：《广西中药资源名录》

小胡子鲇
Clarias abbreviatus
功效来源：《广西中药资源名录》

胡子鲇
Clarias fuscus
功效来源：《广西中药资源名录》

鲇
Silurus asotus
功效来源：《广西中药资源名录》

合鳃鱼目 Sgnbranchiformes
黄鳝
Monopterus albus
功效来源：《广西中药资源名录》

鲈形目 Perciformes
鳜鱼
Siniperca chuatsi
功效来源：《广西中药资源名录》

圆尾斗鱼
Macropodus opercularis
功效来源：《广西中药资源名录》

叉尾斗鱼
Macropodus opercularis
功效来源：《广西中药资源名录》

月鳢
Channa asiatica
功效来源：《广西中药资源名录》

斑鳢
Channa maculata
功效来源：《广西中药资源名录》

两栖纲 Amphibia
无尾目 Anura
大蟾蜍华西亚种
Bufo bufo andrewsi
功效来源：《广西中药资源名录》

中华蟾蜍
Bufo gargarizans
功效来源：《中国动物药资源》

黑眶蟾蜍
Duttaphrynus melanostictus
功效来源：《中国动物药资源》

沼蛙
Hylarana guentheri
功效来源：《广西中药资源名录》

泽蛙
Rana limnocharis
功效来源：《广西中药资源名录》

黑斑蛙
Pelophylax nigromaculatus
功效来源：《广西中药资源名录》

棘胸蛙
Quasipaa spinosa
功效来源：《中国动物药资源》

虎纹蛙
Rana tigrina rugulosa
功效来源：《中国动物药资源》

斑腿树蛙
Rhacophorus leucomystax megacephalus
功效来源：《广西中药资源名录》

花姬蛙
Microhyla pulchra
功效来源：《广西中药资源名录》

有尾目 Caudata
无斑肥螈
Pachytriton labiatus
功效来源：《中国动物药资源—水壁虎》

爬行纲 Reptilia
龟鳖目 Testudines
乌龟
Mauremys reevesii
功效来源：《广西中药资源名录》

眼斑水龟
Sacalia bealei
功效来源：《广西中药资源名录》

黄喉水龟
Mauremys mutiea
功效来源：《广西中药资源名录》

三线闭壳龟
Cuora trifasciata
功效来源：《广西中药资源名录》

花龟
Mauremys sinensis
功效来源：《广西中药资源名录》

平胸龟
Platysternon megacephalum
功效来源：《广西中药资源名录》

山瑞鳖
Palea steindachneri
功效来源：《中国动物药资源》

有鳞目 Squamata
南草蜥
Takydromus sexlineatus
功效来源：《中国动物药资源》

中国壁虎
Gekko chinensis
功效来源：《广西中药资源名录》

蹼趾壁虎
Gekko subpalmatus
功效来源：《广西中药资源名录》

中国石龙子
Plestiodon chinensis
功效来源：《四川中药志》

蓝尾石龙子
Plestiodon elegans
功效来源：《广西中药资源名录》

尖吻蝮
Deinagkistrodon acutus
功效来源：《中国动物药资源》

山烙铁头蛇
Ovophis monticola
功效来源：《中国动物药资源》

白唇竹叶青
Trimeresurus albolabris
功效来源：《广西中药资源名录》

竹叶青
Trimeresurus stejnegeri
功效来源：《广西中药资源名录》

翠青蛇
Cyclophiops major
功效来源：《中国动物药资源》

赤链蛇
Lycodon rufozonatum
功效来源：《广西中药资源名录》

王锦蛇
Elaphe carinata
功效来源：《中国动物药资源》

三索锦蛇
Coelognathus radiatus
功效来源：《中国动物药资源》

黑眉锦蛇
Orthriophis taeniurus
功效来源：《中国动物药资源》

中国水蛇
Myrrophis chinensis
功效来源：《广西中药资源名录》

铅色水蛇
Hypsiscopus plumbea
功效来源：《中国动物药资源》

锈链游蛇
Hebius craspedogaster
功效来源：《广西中药资源名录》

乌游蛇
Sinonatrix percarinata
功效来源：《广西中药资源名录》

渔游蛇
Xenochrophis piscator
功效来源：《中国动物药资源》

草游蛇
Amphiesma stolatum
功效来源：《广西中药资源名录》

虎斑游蛇
Natrix tigrina lateralis
功效来源：《广西中药资源名录》

山溪后棱蛇
Opisthotropis latouchii
功效来源：《中国动物药资源》

横纹斜鳞蛇
Pseudoxenodon bambusicola
功效来源：《中国动物药资源》

灰鼠蛇
Ptyas korros
功效来源：《广西中药资源名录》

滑鼠蛇
Ptyas mucosua
功效来源：《广西中药资源名录》

虎斑颈槽蛇
Rhabdophis tigrinus
功效来源：《中国动物药资源》

乌梢蛇
Ptyas dhumnades
功效来源：《爬行类动物药概述》

银环蛇
Bungarus multicinctus multicinctus
功效来源：《爬行类动物药概述》

眼镜蛇
Naja naja
功效来源：《广西中药资源名录》

鸟纲 Aves
鹈形目 Pelecaniformes
鸬鹚
Phalacrocorax carbo
功效来源：《广西中药资源名录》

雁形目 Anseriformes
家鹅
Anser cygnoides domestica
功效来源：《中国动物药资源》

家鸭
Anas platyrhynchos domestica
功效来源：《中国动物药资源》

番鸭
Cairina moschata
功效来源：《广西中药资源名录》

隼形目 Falconiformes
松雀鹰
Accipiter virgatus
功效来源：《广西中药资源名录》

草原鹞
Circus macrourus
功效来源：《广西中药资源名录》

鹊鹞
Circus melanoleucos
功效来源：《中国动物药资源》

黑鸢
Milvus migrans
功效来源：《中国动物药资源》

灰背隼
Falco columbarius
功效来源：《中国动物药资源》

红隼
Falco tinnunculus
功效来源：《中国动物药资源》

鸡形目 Galliformes
灰胸竹鸡指名亚种
Bambusicola thoracicus thoracicus

功效来源：《广西中药资源名录》

红腹锦鸡
Chrysolophus pictus
功效来源：《中国动物药资源》

鹧鸪
Francolinus pintadeanus
功效来源：《广西中药资源名录》

家鸡
Gallus gallus
功效来源：《中国动物药资源》

白鹇指名亚种
Lophura nycthemera nycthemera
功效来源：《广西中药资源名录》

白颈长尾雉
Syrmaticus ellioti
功效来源：《广西中药资源名录》

鹤形目 Gruiformes
棕三趾鹑华南亚种
Turnix suscitator
功效来源：《广西中药资源名录》

鸽形目 Columbiformes
家鸽
Columba livia domestica
功效来源：《中国动物药资源》

火斑鸠
Oenopopelia tranquebarica
功效来源：《中国动物药资源》

珠颈斑鸠指名亚种
Streptopelia chinensis chinensis
功效来源：《广西中药资源名录》

山斑鸠
Streptopelia orientalis
功效来源：《广西中药资源名录》

鹃形目 Cuculiformes
褐翅鸦鹃
Centropus sinensis
功效来源：《广西中药资源名录》

小鸦鹃
Centropus toulou

功效来源：《广西中药资源名录》

鸮形目 Strigiformes
领鸺鹠
Glaucidium brodiei
功效来源：《中国动物药资源》

斑头鸺鹠
Glaucidium cuculoides
功效来源：《广西中药资源名录》

领角鸮
Otus bakkamoena
功效来源：《中国动物药资源》

佛法僧目 Coraciiformes
普通翠鸟
Alcedo atthis
功效来源：《中国动物药资源》

鴷形目 Piciformes
蚁䴕普通亚种
Jynx torquilla chinensis
功效来源：《广西中药资源名录》

灰头绿啄木鸟
Picus canus
功效来源：《广西中药资源名录》

雀形目 Passeriformes
家燕普通亚种
Hirundo rustica gutturalis
功效来源：《广西中药资源名录》

八哥指名亚种
Acridotheres cristatellus cristatellus
功效来源：《广西中药资源名录》

喜鹊普通亚种
Pica pica serica
功效来源：《广西中药资源名录》

红嘴蓝鹊
Urocissa erythrorhyncha
功效来源：《中国动物药资源》

紫啸鸫指名亚种
Myophonus caeruleus caeruleus
功效来源：《广西中药资源名录》

红胁蓝尾鸲
Tarsiger cyanurus

功效来源：《中国动物药资源》

乌鸫
Turdus merula
功效来源：《中国动物药资源》

虎斑地鸫
Zoothera dauma
功效来源：《中国动物药资源》

黄胸鹀指名亚种
Emberiza aureola aureola
功效来源：《广西中药资源名录》

灰头鹀东方亚种
Emberiza spodocephala sordida
功效来源：《广西中药资源名录》

黑尾蜡嘴雀指名亚种
Eophona migratoria migratoria
功效来源：《广西中药资源名录》

麻雀
Passer montanus
功效来源：《广西中药资源名录》

山麻雀
Passer rutilans
功效来源：《广西中药资源名录》

哺乳纲 Mammalia
食虫目 Insectivora
华南缺齿鼹
Mogera insularis
功效来源：《广西中药资源名录》

灵长目 Primates
猕猴
Macaca mulatta
功效来源：《广西中药资源名录》

短尾猴指名亚种
Macaca arctiodes arctiodes
功效来源：《广西中药资源名录》

啮齿目 Rodentia
赤腹松鼠
Callosciurus erythraeus
功效来源：《中国动物药资源》

红白鼯鼠
Petaurista alborufus

功效来源：《广西中药资源名录》

中华竹鼠
Rhizomys sinensis
功效来源：《广西中药资源名录》

大家鼠
Rattus norvegicus
功效来源：《广西中药资源名录》

沼泽田鼠
Microtus fortis
功效来源：《广西中药资源名录》

兔形目 Lagomorpha
灰尾兔
Lepus oiostolus
功效来源：《广西中药资源名录》

华南兔
Lepus sinensis
功效来源：《广西中药资源名录》

家兔
Oryctolagus cuniculus domesticus
功效来源：《广西中药资源名录》

鳞甲目 Pholidota
中国穿山甲
Manis pentadactyla
功效来源：《广西中药资源名录》

食肉目 Carnivora
狗
Canis lupus familiaris
功效来源：《广西中药资源名录》

猪獾
Arctonyx collaris
功效来源：《广西中药资源名录》

水獭
Lutra lutra
功效来源：《广西中药资源名录》

鼬獾
Melogale moschata
功效来源：《广西中药资源名录》

黄鼬
Mustela sibirica

功效来源：《中国动物药资源》

豹猫
Prionailurus bengalensis
功效来源：《中国动物药资源》

家猫
Felis catus
功效来源：《中国动物药资源》

金猫
Felis temmincki
功效来源：《广西中药资源名录》

黑熊
Selenarctos thibetanus
功效来源：《中国动物药资源》

花面狸
Paguma larvata
功效来源：《中国动物药资源》

大灵猫
Viverra zibetha
功效来源：《广西中药资源名录》

小灵猫
Viverricula indica
功效来源：《广西中药资源名录》

偶蹄目 Artiodactyla
家猪
Sus scrofa domestica
功效来源：《中国动物药资源》

林麝
Moschus berezovskii
功效来源：《广西中药资源名录》

水鹿
Rusa unicolor
功效来源：《中国动物药资源》

赤麂
Muntiacus muntjak
功效来源：《广西中药资源名录》

小麂
Muntiacus reevesi
功效来源：《广西中药资源名录》

黄牛
Bos taurus
功效来源：《中国动物药资源》

水牛
Bubalus bubalis
功效来源：《中国动物药资源》

山羊
Capra hircus
功效来源：《中国动物药资源》

鬣羚
Capricornis sumatraensis

功效来源：《广西中药资源名录》

奇蹄目 Perissodactyla
驴
Equus asinus
功效来源：《中国动物药资源》

马
Equus caballus
功效来源：《中国动物药资源》

资源县药用矿物名录

白石脂

含水化硅酸铝的硅酸盐类矿物白色块状白陶土。

功效：用于小儿水泻。

功效来源：《广西中药资源名录》

伏龙肝

久经草或木柴熏烧的灶心土。在修拆柴火灶或柴火烧的窑时，将烧结成的土块取下，用刀削去焦黑部分及杂质即得。

功效：温中，止呕，止血。

功效来源：《广西中药资源名录》

黄土

含三氧化二铝和二氧化硅的黄土层地带地下黄土。

功效：用于野蕈中毒。

功效来源：《广西中药资源名录》

钟乳石

碳酸盐类矿物方解石族方解石，主含碳酸钙。采挖后，除去杂石。采挖后，洗净，砸成小块，干燥。

功效：温肺，助阳，平喘，制酸，通乳。

功效来源：《中国药典》（2020年版）

钟乳鹅管石

含碳酸钙的碳酸盐类矿物钟乳石顶端细长而中空如管状部分。

功效：功用与钟乳石相同，常作为钟乳石入药。

功效来源：《广西中药资源名录》

石灰

含碳酸钙的石灰岩，经加热煅烧而成的白色块状生石灰，水解后而成的白色粉末状熟石灰。

功效：用于烧烫伤，外伤出血。有毒，忌内服。

功效来源：《广西中药资源名录》

云母石

为单斜晶系白云母的矿石，主含含水硅铝酸钾，采挖后，除去杂质。

功效：下气，补中，敛疮，止血。

功效来源：《中国药典》（1977年版）

阳起石

为单斜晶系透闪石或透闪石石棉的矿石，主含含水硅酸钙镁。采挖后，除去泥沙及杂石。

功效：温肾壮阳。

功效来源：《中国药典》（1977年版）

白石英

含二氧化硅的氧化物类矿物白石英的矿石。

功效：用于心悸健忘。

功效来源：《广西中药资源名录》

寒水石

含碳酸钙的碳酸盐类矿物方解石的矿石。

功效：用于发热，烧、烫伤。

功效来源：《广西中药资源名录》

紫石英

为氟化物类矿物萤石族萤石，主含氟化钙。采挖后，除去杂石。

功效：温肾暖宫，镇心安神，温肺平喘。

功效来源：《中国药典》（2020年版）

参考文献

［1］黄燮才.广西药用植物补遗［J］.广西科学，1999，1：76-80.

［2］莫大同.广西通志（自然地理志）［M］.南宁：广西科学技术出版社，1994.

［3］肖永孜.中国西部概览（广西）［M］.北京：科学出版社，2000.

［4］陆益新，梁畴芬.广西植物地理的基本情况和基本特征［J］.广西植物，1983，3：153-165.

［5］黄金玲，蒋德斌.广西猫儿山自然保护区综合科学考察［M］.长沙：湖南科学技术出版社，2002.

［6］广西中药资源普查办公室.广西中药资源名录［M］.南宁：广西民族出版社，1993：110-113.

［7］资源县志编委办公室编.资源县志［M］.南宁：广西人民出版社，1998

［8］中国植物志编委会.中国植物志（第2~80卷）［M］.北京：科学出版社，1995-2004.

［9］中国科学院植物研究所.中国高等植物图鉴及其补编［M］.北京：科学出版社，1972-1983.

［10］吴兆洪，秦仁昌.中国蕨类植物科属志［M］.北京：科学出版社，1991.

［11］广西壮族自治区中国科学院广西植物研究所.广西植物志（第1~6卷）［M］.南宁：广西科学技术出版社，1991-2017.

［12］Flora of China Editorial Committee. Flora of China［M］. Beijing/St. Louis：Science Press/Missouri Botanical Garden Press. Retrieved November，1994，23：2005.

［13］中国药典委员会.中华人民共和国药典（第一部）［M］.北京：中国医药科技出版社，2015.

［14］全国中草药汇编编写组.全国中草药汇编（上，下）［M］.北京：人民卫生出版社，1975-1978.

［15］南京中医药大学.中药大辞典［M］.上海：上海科学技术出版社，2006.

［16］李时珍.本草纲目［M］.昆明：云南人民出版社，2011.

［17］南京药学院药材学教研组.药材学［M］.北京：人民卫生出版社，1960.

［18］广西壮族自治区卫生厅.广西中药志（1-2）［M］.南宁：广西人民出版社，1959-1963.

［19］广西壮族自治区革委会卫生局.广西本草选编［M］.南宁：广西人民出版社，1974.

［20］中国土农药志编辑委员会.中国土农药志［M］.北京：科学出版社，1959.

［21］贾敏如，李星伟.中国民族药志要［M］.北京：中国医药科技出版社，2005.

［22］广西医药研究所药用植物园.广西药用植物名录［M］.南宁：广西人民出版社，1975.

［23］汪松，解焱.中国物种红色名录（第一卷）［M］.北京：高等教育出版社，2004.

［24］IUCN. IUCN Red List Categories and Criteria（version 3.1）［R］. Gland Switzerland and Cambridge：IUCN Pulications service Unit，2001.

［25］李博.广西野生木兰科药用植物资源调查［J］.桂林师范高等专科学校学报，2017，31（03）.

［26］肖荣军.资源县幸存的珍稀树种［J］.广西林业，1997（4）：33.

［27］蒋得斌，吴兴亮，李光平，等.广西猫儿山国家级自然保护区大型真菌资源研究［J］.贵州
科学，2010，28（01）：1-11.

［28］左勤，刘倩，王幼芳.广西猫儿山自然保护区藓类植物区系研究［J］.广西植物，2010，30
（06）：795，850-858.

［29］汪国海，李生强，施泽攀，等.广西猫儿山自然保护区的兽类和鸟类多样性初步调查——基
于红外相机监测数据［J］.兽类学报，2016，36（03）：338-347.

［30］蒋锝斌，罗远周，王绍能，等.广西猫儿山国家级自然保护区的两栖爬行动物［J］.四川动
物，2006（02）：294-297，441.

［31］王绍能，李光平，蒋爱伍，等.广西猫儿山自然保护区珍稀鸟类资源及保护对策［J］.贵州
科学，2011，29（02）：36-39，84.